Udo Rabast

Gesunde Ernährung, gesunder Lebensstil

Was schadet uns, was tut uns gut?

3. Auflage

Mit über 134 farbigen Abbildungen

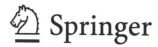

Springer

Udo Rabast
Hattingen, Deutschland

ISBN 978-3-662-65229-9   ISBN 978-3-662-65230-5   (eBook)
https://doi.org/10.1007/978-3-662-65230-5

Die Deutsche Nationalbibliothek verzeichnet diese Publikation in der Deutschen Nationalbibliografie;
detaillierte bibliografische Daten sind im Internet über http://dnb.d-nb.de abrufbar.

Coverfoto © Adobe Stock; Abdul Qaiyoom

Planung/Lektorat: Renate Eichhorn

Springer ist ein Imprint der eingetragenen Gesellschaft Springer-Verlag GmbH, DE und ist ein Teil von
Springer Nature.
Die Anschrift der Gesellschaft ist: Heidelberger Platz 3, 14197 Berlin, Germany

Gesunde Ernährung, gesunder Lebensstil

Vorwort

Bereits drei Jahre nach Erscheinen der zweiten Auflage des Buches „Gesunde Ernährung-gesunder Lebensstil" war vom Verlag die Neuauflage angeregt worden. Die erste Auflage erschien im Umschau Verlag unter dem Titel „Gesundheit, langes Leben und Ernährung".

Die Ernährungsmedizin ist stets im Fluss. Überblickt man einen längeren Zeitraum, sieht man Empfehlungen kommen und gehen. Heute Hochaktuelles kann kurze Zeit später nicht mehr empfehlenswert erscheinen. Eine Überarbeitung erschien deshalb bereits nach dem relativ kurzen Zeitraum angezeigt.

Corona hat die Welt verändert. Auch wenn die Ernährungsmedizin durch diese Krankheit nur marginal tangiert wird, wurde ein Kapitel zum Krankheitsbild aufgrund des allgemeinen Interesses im Buch mit aufgenommen. Umfangreicher und neu gestaltet wurde das Kapitel Adipositas. Ein neues, vom Autor über Jahre erfolgreich praktiziertes Behandlungsprinzip zur Gewichtsreduktion wird ausführlich und mit praktischen Anleitungen versehen dargestellt. Das Konzept dient der Behandlung von ausgeprägtem Übergewicht, kann aber in abgewandelter Form auch dann eingesetzt werden, wenn es nur darum geht, einige Pfunde loszuwerden oder Gewicht zu halten. „Moderne Therapieverfahren", u. a. das Intervallfasten und die Paleo-Diät, werden kritisch besprochen. Wissenschaftlich evaluierte Programme zur Gewichtsreduktion sind neu aufgenommen worden, und auf das Problem der zunehmend verbreiteten Apps wird eingegangen. Auch die Fülle neuer wissenschaftlicher Erkenntnisse, so der Zusammenhang des Konsums geringer Alkoholmengen mit dem Auftreten von Herzrhythmusstörungen, der positive Einfluss des Verzehrs von Milchprodukten und der negative Einfluss eines hohen Fleischverzehrs etc. ließen die Neuauflage sinnvoll erscheinen. Das Buch ist nicht frei von Überschneidungen. Diese wurden bewusst in Kauf genommen. Ziel war es, die einzelnen Kapitel getrennt lesbar zu machen Es schien sinnvoll, eine Neubündelung der Kapitel in die aufgenommenen Bereiche vorzunehmen. Dem Leser sollte das Auffinden von Antworten auf viele Alltagsfragen rund um die Ernährung und Lebensweise erleichtert werden. Die meisten Kapitel aus der zweiten Auflage sind geblieben und sind, soweit erforderlich, durch neues Wissen ergänzt worden. Anhand des Fazits am Ende der Kapitel kann sich der eilige Leser grob über einzelne Fragestellungen informieren.

Im Buch verzichte ich ausdrücklich auf genderspezifische Markierungen. Begriffe wie „Arzt", „Patient", „Behandler", „Operateur" beinhalten alle Geschlechter und deren Varianten und sollen nicht diskriminieren.

Mein Dank gilt Frau Renate Eichhorn für die Planung und Lektorierung und Frau Christiane Beisel Projektmanagerin beim Springer-Verlag - für die Durchsicht des Manuskripts und die zahlreichen Anregungen und Diskussionen.

Udo Rabast
Hattingen
Frühjahr 2023

Inhaltsverzeichnis

Permanenter Anstieg unserer Lebenserwartung

Inhaltsverzeichnis

© Springer-Verlag GmbH Deutschland, ein Teil von Springer Nature 2022
U. Rabast, *Gesunde Ernährung, gesunder Lebensstil*, https://doi.org/10.1007/978-3-662-65230-5_1

» Früher starben die Menschen mit 35 Jahren, heute schimpfen sie bis 95 auf die Chemie.
    Carl H. Krauch (deutscher Chemiker und Industriemanager, 1931–2004)

Als die Beatles 1964 „Will you still need me, will you still feed me, when I am sixty-four" sangen, war die Frage durchaus realistisch. Die mittlere Lebenserwartung des Mannes lag bei 68, die der Frau bei 74 Jahren. Für Politiker waren Aussagen wie „Die Renten sind sicher" keine Phrase. Sie konnten dies fast garantieren.

Fünf Jahrzehnte später hat sich die Situation grundlegend geändert. Ein 2007 geborener Junge wird rein rechnerisch durchschnittlich 76,6 und ein Mädchen 82,1 Jahre. Im Jahr 2015 aktualisierte Zahlen weisen für Männer fast 78 (77 Jahre und 9 Monate) und für Frauen fast 83 Jahre (82 Jahre und 10 Monate) aus. Für Jungen sind dies fast sechs und für Mädchen fast fünf Jahre mehr als noch vor 25 Jahren. Jedes zweite heute geborene

Mädchen könnte älter als 95 Jahre werden – Tendenz weiter steigend. Pro Tag gewinnen wir ein paar Stunden, pro Jahr einige Monate. Im statistischen Mittel gewinnen wir pro Jahrzehnt 2–3 Jahre. Eindrucksvoll sind die Veränderungen, wenn man sie mit früheren Sterbetafeln vergleicht. So betrug 1871/1881 die Lebenserwartung eines Jungen 35 Jahre, die des Mädchens 38 Jahre und fünf Monate.

Haben wir das 60. Lebensjahr erreicht, und dies erreichen heute 89 % der Männer und 94 % der Frauen, verändert sich die Situation nochmals. Die verbleibende Lebenserwartung lässt sich jetzt neu berechnen. Nach Berechnungen aus 2007/2008 können Männer mit zusätzlichen 21 und Frauen mit zusätzlichen 25 Jahren rechnen. Es liegt hier die Neuberechnung für eine Gruppe vor, die bereits ein gewisses Alter erreicht hat.

Letztlich sind es fiktive, in die Zukunft gerichtete Zahlen, bei denen abzuwarten bleibt, wie die Realität aussehen wird (◘ Abb. 1.1).

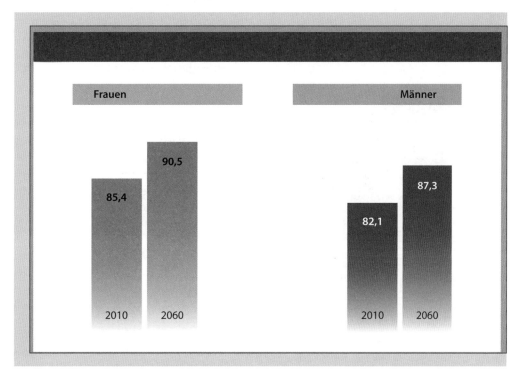

◘ **Abb. 1.1**   Mittlere Lebenserwartung 65-Jähriger. (Quelle: Statistisches Bundesamt)

■ **Lebenserwartung in der Antike und im Mittelalter**

Derart lange Lebensspannen gibt es erst seit relativ kurzer Zeit in der Menschheitsgeschichte. Das 40. Lebensjahr wurde in der Steinzeit nur ausnahmsweise erreicht, und mit 35 Jahren war man alt (◘ Abb. 1.2). Über Jahrtausende änderte sich dies nicht. Noch im 5. nachchristlichen Jahrhundert wurden in Rom Frauen durchschnittlich 27 und Männer 33 Jahre alt. Aber es gab auch in der Antike 100-Jährige. Sie waren zwar selten, aber es gab sie offensichtlich. So sollen eine Reihe von Philosophen und Dichter ein hohes Alter erreicht haben. Xenophanes von Kolophon, ein griechischer Dichter im 5. und 4. Jahrhundert vor unserer Zeitrechnung, soll rund 100 Jahre alt geworden sein. Nachprüfbar sind derartige Angaben allerdings nicht.

Noch im Mittelalter wurde man um die 30 Jahre alt. Mitte des 18. Jahrhunderts konnte man dann, wenn man das erste Lebensjahr überstand, um die 45 Jahre alt werden. Erst ab 1840 stieg die Lebenserwartung in Mitteleuropa drastisch an und verdoppelte sich seit dieser Zeit. Eine alleinige Zunahme der Lebenszeit ohne eine Zunahme der mit guter Gesundheit verbrachten Jahre wäre bedeutungslos. Erfreulicherweise nahmen auch die „healthy life years" zu.

❯ Mit dem Begriff „healthy life years" meint man die Anzahl an Jahren, die in einem bestimmten Alter ohne Behinderungen erwartet werden können. Sie sind ein Indikator für „gesunde" Lebensjahre.

Allerdings stieg die Anzahl gesund verbrachter Jahre mit 3,7 Jahren nicht im gleichen Ausmaß wie die Gesamtlebenserwartung. Untersucht man aber im Abstand von 30 Jahren Geborene als 70-Jährige, so waren die später Geborenen biologisch zehn Jahre jünger und Gesünder als die früher Geborenen. Optimisten sehen deshalb den 100-Jährigen von morgen mit gleicher Fitness wie den heute 80-Jährigen.

1.1 Was sind die Ursachen der zunehmenden Lebenserwartung?

In den letzten 100 Jahren trug vor allem die gute und dauerhafte Versorgung mit Energie und essenziellen Nährstoffen zu einer Verdoppelung der Lebenserwartung bei.

In den letzten 20 Jahren hat die Lebenserwartung je nach zugrunde liegender Berechnung um drei Jahre bzw. 6,2 Jahre zugenommen. Erst in den letzten Jahrzehnten war der medizinische Fortschritt mitursächlich für eine wesentliche Verlängerung der Lebensspanne. In den USA zusammengestellte Daten dürften auch für die meisten Industrienationen gelten.

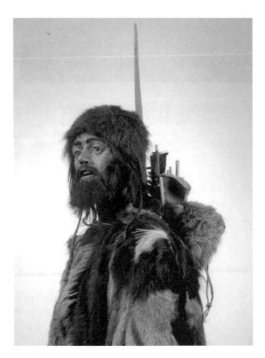

◘ **Abb. 1.2** Gletschermumie „Ötzi": Als er lebte, wurden die Menschen durchschnittlich 35 Jahre alt. (Mit freundl. Genehmigung des Südtiroler Archäologiemuseums/M.Tessaro)

Dem Institute for Health Metrics and Evaluation der University of Washington zufolge stieg die Lebenserwartung von 1990 bis 2013 um durchschnittlich 6,2 Jahre. Sechs Jahre sind in diesem relativ kurzen Zeitraum eine Menge. Die Ursachen sind vielfältig.

Die Häufigkeit von kardiovaskulären Erkrankungen und Schlaganfällen sank. Zwischen 1999 und 2011 wurden 38 % weniger Patienten wegen eines Herzinfarktes, 30,5 % weniger wegen Herzversagens und 33,6 % weniger wegen eines Schlaganfalls stationär behandelt. Diagnostik und Behandlung von Risikofaktoren wurden verbessert. Noch vor 30 Jahren war die Blutdruckmessung eine rein ärztliche Aufgabe. Weite Teile der Bevölkerung kannten ihre Blutdruckwerte nicht. Heute kann der Blutdruck in Apotheken und Drogerien gemessen werden, oder man kann für kleines Geld ein Selbstmessgerät kaufen und so den Blutdruck regelmäßig kontrollieren.

Serumcholesterol bzw. Serumcholesterin wird bei einem Check-up routinemäßig mitbestimmt, und erhöhte Werte können mit einem Statinpräparat sicher gesenkt werden. Die Anzahl der Raucher hat drastisch abgenommen. Fast Food und Soft Drinks trugen erheblich dazu bei, dass es mehr Adipöse gibt. Eine wachsende Zahl kardiovaskulärer Erkrankungen und Krebserkrankungen war die Folge. In den Jahren 2009–2010 waren in den USA ca. 36 % der erwachsenen Frauen und Männer adipös. Zwischenzeitlich stagnieren die Raten und weisen eine fallende Tendenz auf. Dennoch gibt es heute kaum eine Industrienation mit weniger als 20 % Adipösen.

Aber die Adipositas als Gesundheitsproblem ist in unser Bewusstsein gerückt: Gesetzgeber schreiben bei verpackten Nahrungsmitteln vor, anzugeben, wie viel Energie, Kohlenhydrate, Fett und Eiweiß enthalten sind. Hiermit und mit entsprechenden Programmen (Ampel, 1-plus 4-System und Nutri-Score) will man ins Bewusstsein rufen, was und wie viel bevor-zugt verzehrt, was gemieden oder nur gelegentlich verzehrt werden sollte.

Ein wichtiger, die mittlere Lebenserwartung verlängernder Faktor ist der deutlich gesunkene Tabakkonsum. R. Doll sah 1950 in ihm die Ursache für bis zu 30 % aller Todesfälle. Kardiovaskuläre Erkrankungen sowie Krebs- und Nierenerkrankungen werden hierdurch mitbedingt. Seit 1964 sank die Anzahl der Raucher. Waren es in den USA zu dieser Zeit 42 %, so zählte man 2013 nur noch 18 %. Die massive Aufklärung über die gefährlichen Auswirkungen des Rauchens, das Verbot, an öffentlichen Plätzen und in Restaurants zu rauchen, und die drastische Erhöhung der Tabaksteuer haben diese Entwicklung begünstigt. Auf dem Markt befindliche E-Zigaretten sollten Raucher nicht als Alternative ansehen. Auch hier gibt es ein erhebliches Gefährdungspotenzial.

In den letzten 30 Jahren erzielte man enorme Fortschritte in der Früherkennung bösartiger Tumoren. Aufklärungskampagnen bedingten, dass Angebote von Screening-Programmen für das Kolon- und Mammakarzinom zunehmend von der Bevölkerung genutzt werden. Dennoch ist man von einer optimalen Nutzung noch weit entfernt.

Die Rate bösartiger Tumoren nimmt zwar zu – bedingt durch die älter werdende Bevölkerung –, die frühzeitige Erkennung und verbesserte Behandlungsmethoden aber bedingten eine Abnahme der Tumorsterblichkeit. Innerhalb von zwei Jahrzehnten sanken in den USA die Krebstodesraten um 20 %. Starben pro 100.000 noch 215 Personen in der Bevölkerung, so sind es zurzeit 171.

Die Zahl tödlicher Verkehrsunfälle sank in allen Industrienationen. Straßen wurden ausgebaut, Gefahrenpunkte beseitigt, Geschwindigkeitsbeschränkungen und -kontrollen eingeführt und die Nutzung von Handys während des Fahrens verboten. Autos wurden sicherer, Airbags wurden entwickelt, und Sicherheitsgurte wurden Pflicht. In den

1

USA ist der Anteil tödlicher Unfälle zwischen 1995 und 2013 von 16 auf 13 % gesunken. Hier stellen tödliche Verletzungen durch Schusswaffen ein erhebliches Problem dar. In 14 Bundesstaaten versterben dadurch mehr Menschen als bei Verkehrsunfällen.

Eine Reihe der teilweise tödlich verlaufenden Infektionskrankheiten lässt sich verhindern. Für 17 Erkrankungen, wie Rotavirus-Infektionen, Pneumokokkenpneumonie, Meningokokkenmeningitis, Herpes zoster, Tetanus, Diphtherie und Keuchhusten, gibt es heute wirksame Impfungen.

Die Hepatitis C wurde von einer unheilbaren zu einer heilbaren Krankheit. Eine Behandlung über zwölf Wochen ermöglicht dies heute. AIDS, eine früher tödlich verlaufende Erkrankung, kann durch Behandlung in eine chronische Erkrankung umgewandelt werden. Die Lebenserwartung der Betroffenen ist kaum verkürzt. Möglicherweise gelingt es auch, einen Impfstoff zu entwickeln. Zwischen 1990 und 2014 sank weltweit die Sterblichkeit von Kindern und Müttern bei der Geburt um 45 %.

Strategien der WHO führten von 1990 bis 2015 zu einer Senkung der Tuberkulose-Sterblichkeit um 50 %. Polio konnte mittels eines globalen Eradikationsprogramms abgesehen von vier Ländern weltweit ausgemerzt werden. Malariaerkrankungen konnten durch entsprechende Initiativen und die Entwicklung von wirksamen Insektiziden und Vorbeugungsmaßnahmen weltweit um 25 % gesenkt werden.

Fazit

Unsere Lebenserwartung steigt von Jahr zu Jahr. Jedes zweite heute geborene Mädchen könnte 95–100 Jahre alt werden. Haben Fortschritte in der Medizin innerhalb von 100 Jahren nur wenig zur Verlängerung der Lebenserwartung beigetragen, so führten Entwicklungen der letzten 20 Jahre zu einer um drei bzw. sechs Jahre verlängerten Lebenserwartung. Man darf gespannt sein, was die nächsten zehn Jahre bringen werden. Sicher werden auch elektronische Systeme mit der Vernetzung von Wissen und vorausschauenden Informationstechnologien einen Beitrag leisten können.

1.2 Demografischer Wandel

Einem Bericht der EU-Kommission von 2017 zufolge ist die Lebenserwartung in Deutschland niedriger als in Spanien oder Italien. Deutschland findet sich auf Platz 18 der 28 EU-Länder. Ein in Deutschland geborenes Baby kann im Durchschnitt mit 80,7 Lebensjahren, in Spanien mit 83, in Italien mit 82,7 und in Frankreich mit 82,4 Jahren rechnen. Die Angaben stehen im Widerspruch zu anderen statistischen Berechnungen.

Seit Mitte der 1970er-Jahre ist die Geburtenrate in Deutschland niedriger als die Sterberate. Gleichzeitig nimmt die Lebenserwartung von Jahr zu Jahr zu. Dies bedingt massive Veränderungen in der Altersstruktur der Bevölkerung (◘ Abb. 1.3).

Vergleicht man die Jahre 1960 und 2011, so reduzierte sich der Anteil der unter 20-Jährigen von 28,4 auf 18,2 %. Parallel stieg der Anteil der 60-Jährigen und Älteren von 17,4 auf 26,6 %.

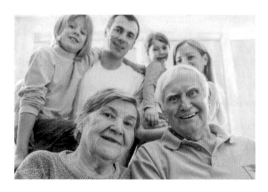

◘ **Abb. 1.3** Demografischer Wandel: Die alternde Bevölkerung stellt die Gesellschaft vor eine Fülle von Herausforderungen. (© skynesher/Getty Images/iStock)

Das Statistische Bundesamt hat mehrere Varianten mit unterschiedlichen Annahmen hinsichtlich der Entwicklung der Geburtenhäufigkeit, der Lebenserwartung und des Wanderungssaldos berechnet. In einer Variante wurde prognostiziert, dass der Anteil der unter 20-Jährigen zwischen 2011 und 2060 von 18,2 auf 15,7 % zurückgehen werde. Der Anteil der Personen, die 60 Jahre oder älter sind, werde hingegen von 26,6 auf 39,2 % anwachsen. Die Bevölkerungszahl verringere sich bei dieser Variante bis zum Jahr 2060 von derzeit 81,8 auf 70,1 Millionen.

Dies hätte zwangsläufig Auswirkungen auf eine Fülle der vom Gesetzgeber, aber auch von den Kommunen zu regelnden Bereiche. Das Lohnniveau, die Zahl der Erwerbstätigen, der Vollzeitbeschäftigten und die gesamtwirtschaftliche Entwicklung würden sich verändern. Verbindliche Aussagen über die Entwicklung der Altersstruktur lassen sich aber ebenso wenig treffen wie Aussagen zur „Belastung" der mittleren Generation. Die „Überalterung" der Bevölkerung aber ist unausweichlich. Es werden immer mehr Rentenempfänger weniger Beitragszahlern gegenüberstehen. Im Gesundheitssystem wird die Zahl kranker und pflegebedürftiger Menschen wachsen. Der Bedarf an zusätzlichen Einrichtungen in der Altenpflege steigt. Andererseits wird es zum Rückgang der Schülerzahlen und damit auch der künftigen Erwerbstätigen kommen. Es muss bezweifelt werden, ob die zunächst angestrebte frühzeitige Berentung ein dauerhaft gangbarer Weg ist. Zwangsläufig wird man, um eine dauerhafte Finanzierung zu gewährleisten, wieder über die Erhöhung des gesetzlichen Rentenalters nachdenken. Auch die Arbeitsbedingungen wird man an die wachsende Zahl älterer Mitarbeiter anpassen müssen.

Die Bevölkerung wird schrumpfen, der Bedarf an Zuwanderern bleibt. Nur mithilfe von Zuwanderern lässt sich der Altersdurchschnitt senken. Die Flüchtlingswelle 2015 hat sicher auch zur Einreise von unerwünschten Personen geführt. Insbesondere beruflich qualifizierte und arbeitswillige Zuwanderer sollten uns hoch willkommen sein.

Die Leistungsfähigkeit der 65-Jährigen ist noch hoch, nimmt aber bei den über 80-Jährigen deutlich ab und zeigt ab dem neunten Lebensjahrzehnt deutliche Einschränkungen. Unwillkürlich fragt man sich: Reagieren Gesetzgeber, Städte und Kommunen ausreichend auf diese Situation? Inzwischen gibt es Demografie-Beauftragte, die sich Gedanken über die Auswirkungen der demografischen Entwicklung machen. Die Handlungsfelder umfassen u. a. auch die Stadtentwicklung, Bauen, Verkehr, Mobilität, Kultur und Bildung. Sind die für den alten Menschen erforderlichen Erleichterungen zumindest teilweise umgesetzt? Im Alltagsleben sieht man abgesenkte Bürgersteige, sichere Straßenübergänge usw. Alten- und behindertengerechte öffentliche Toiletten in den innerstädtischen Bereichen sind dagegen eher Mangelware.

Nachholbedarf ist insbesondere im Bereich des Bus- und Bahnverkehrs gegeben. Das Ein- und Aussteigen kann von älteren Menschen meist nicht problemlos bewältigt werden. Selbst bei den modernen ICE-Zügen sind auch fitte Alte vor erhebliche Probleme gestellt. Der Zugang zum Bahnsteig stellt die erste Hürde dar. Rolltreppen oder ein leicht erreichbarer, nahe gelegener Aufzug sind eher eine Ausnahme. Findet sich eine Rolltreppe oder ein Rollband, so laufen diese meist nur „one way" und dann von unten nach oben. Es klingt widersinnig, aber ältere Menschen können Koffer meistens leichter Treppe für Treppe nach oben transportieren als die Treppe abwärts. Die Sturzgefahr ist beim Abwärtsgehen deutlich höher. Interessanterweise hat man in Australien das Problem erkannt und dem mit „One-way-Rolltreppen und -bändern" Rechnung getragen. Die Beispiele, die das Alltagsleben für fitte und unfitte Senioren erleichtern könnten, ließen sich beliebig fortsetzen, und man darf gespannt sein,

1

wann sich diesbezüglich angepasst wird. Mit der Gründung von Netzwerken für Senioren – oder einer Seniorenmesse – und Schlagwörtern wie „Quartiersentwicklung" wird man die Probleme kaum lösen können.

Andererseits haben Industrie und Reiseagenturen rasch die Senioren als Wirtschaftsfaktor erkannt. Eine Reihe von ihnen ist betucht. Viele haben für den eventuellen Eintritt einer Pflegebedürftigkeit Geld gespart und können es ausgeben. Die boomende „Kreuzfahrtindustrie" macht dies deutlich. Der Altersdurchschnitt der Passagiere liegt hier nahezu regelhaft bei 65, oft sogar bei 70 plus.

> **Fazit**
> Die demografische Entwicklung stellt uns vor Herausforderungen. Der Gesetzgeber reagiert nicht ausreichend. Letztlich stellt der demografische Wandel eine Entwicklung dar, die sich seit Jahrzehnten beobachten lässt. Die Herabsetzung des Rentenalters dürfte kaum der richtige Weg sein, die mit dem demografischen Wandel einhergehenden Probleme zu lösen. Sinnvoller wäre es, für ältere Menschen Arbeitsplätze zu schaffen, die diese weder über- noch unterfordern.

1.3 Warum altern wir?

Ließe sich das Altern gänzlich verhindern, so könnten wir, so die Meinung einzelner Wissenschaftler, etwa 690 Jahre, manche meinen sogar durchschnittlich 800 Jahre leben. Lediglich der Unfalltod, Mord oder Selbstmord würde unser Leben vorzeitig beenden.

Scherzhaft wird manchmal gesagt: Wir könnten doch ebenso gut „jüngern" statt zu altern. Die resultierenden Probleme scheinen aber noch gravierender zu sein. Man stelle sich vor, man würde als alter Mensch geboren und als Säugling die Erde verlassen. Die vielschichtigen Probleme wurden in einem Film eindrucksvoll dargestellt. Unser Altern beginnt mit dem Eintritt ins Leben

und endet mit dem Tod. Man spricht vom biologischen Altern, einem „Alt-Werden" oder der Seneszenz. Die Ursachen des Alterns sind komplex. Die meistdiskutierte Ursache ist die Wirkung der im Organismus entstehenden und von außen einwirkenden freien Radikale. Es gibt aber zahlreiche weitere unterschiedlichste, den Alterungsprozess begünstigende oder in Gang setzende Mechanismen, denen wir ausgesetzt sind.

In jeder Körperzelle treten pro Tag 50.000 Schädigungen an der Erbsubstanz, der DNA, auf. Theoretisch könnte jede Schädigung einen Tumor oder eine schwere Krankheit auslösen. Dank verschiedener genetischer Schutzmechanismen ist dies nicht der Fall. Unsere sogenannten Caretaker-Gene reparieren als Hausmeister Schäden an der DNA. Die Gatekeeper- oder Türsteher-Gene zwingen Tumorzellen zum kontrollierten Altern und Absterben. In der Jugend schützen uns die Gatekeeper-Gene vor Tumoren. Im Alter verlieren sie ihre Funktion.

Es gibt zurzeit mehr als 300 Alterstheorien. Das Interesse an dieser Frage und den Besonderheiten bei Centenarians (100-Jährigen) ist groß. In einem EU-Projekt namens Mark-Age wird in den nächsten fünf Jahren eine Kohorte mit 3700 Probanden beobachtet. Es sollen 800 Parameter erhoben werden. Daten zur Anthropometrie, zum Hormonstatus und zum oxidativen Stress sollen, neben weiteren Daten, Auskünfte über den Mechanismus des Alterungsprozesses geben.

1.4 Telomere, der Schlüssel zum Altern und Jüngern und die Hayflick-Grenze

Die Fähigkeit zur Zellteilung in der menschlichen Zelle ist begrenzt.

❯ Die „Lebensspanne" einer Zelle hängt von der Länge der DNS-Strukturen am Ende der Chromosomen ab. Diese sogenannten Telomere bestimmen die Anzahl der Zellteilungen. Sie verkürzen sich mit jedem Teilungszyklus. Ist die Telomerenlänge aufgebraucht, ist die Lebensspanne der Zelle beendet.

1961 entdeckte dies Leonard Hayflick. Er bewies, dass sich die normale menschliche Zelle ca. 52-mal teilt. Die Menge an natürlichen Teilungen ist von Spezies zu Spezies unterschiedlich. Sie sind ein wesentlicher, die Lebenserwartung beeinflussender Faktor.

Man vermutet, dass bestimmte Ernährungsfaktoren, insbesondere mit der Nahrung zugeführte Antioxidanzien, die Verkürzung der Telomere (◘ Abb. 1.4) verlangsamen. Schädigende Mechanismen, wie z. B. die Einwirkung freier Radikale und der damit verbundene oxidative Stress, beschleunigen dagegen die Verkürzungsrate.

Die unterschiedliche Lebensdauer verschiedener Spezies im Tierreich soll in erster Linie durch unterschiedlich effektive Schutzmechanismen gegenüber den Schädigungen durch freie Radikale bedingt sein. Antworten könnten sich aus der tierexperimentellen Forschung ergeben. Beim Prachtgrundkärpfling gelang die Analyse des Genoms. Der Fisch ist mit durchschnittlich vier Monaten extrem kurzlebig. Er altert im Zeitraffertempo. Sein Genom entspricht zu mehr als 90 % dem menschlichen. Man hofft durch ihn, Weiteres über den Alterungsprozess zu erfahren. War man bisher auf Fliegen, Würmer und Hefen in der Forschung angewiesen, so kann man jetzt auf ein kurzlebiges Wirbeltier zurückgreifen.

Telomere gelten als Biomarker für eine intakte Struktur des genetischen Materials, der DNS. Sie sind evtl. ein Marker für die zu erwartende Lebenslänge. Eine verkürzte Telomerenlänge fand sich bei Adipösen und Rauchern. Die insgesamt kürzere Lebenserwartung dieser Gruppen wird, neben den bekannten Risiken, mit auf die verkürzte Telomerenlänge zurückgeführt. Je kürzer die Telomere, desto häufiger treten altersabhängige chronische Krankheiten auf.

Obwohl sich die Telomere bei jeder Zellteilung verkürzen, schützen sie als Endstücke der Chromosomen die Zelle. Sie sind die Kontrollpunkte für die Reparatur der Chromosomen. Enzyme in den Telomeren, die sogenannten Telomerasen, können der Telomerenverkürzung entgegenwirken. Die Telomerasen könnten deshalb in der Verhinderung des Alterns und für eine Lebensverlängerung bedeutsam sein. Stammzellen enthalten reichlich Telomerasen. In jedem Zellverband des menschlichen Körpers finden sich die sogenannten Stammzellen. Aus ihnen können alle anderen Zellen und alle möglichen Gewebe gebildet werden (z. B. Blut, Herz-, Skelettmuskulatur und andere). Sie sind vom Hayflick-Gesetz nicht betroffen. Die Länge der Telomere kann bei ihnen erhalten bleiben.

Auch Tumorzellen enthalten reichlich Telomerasen. Dadurch wird die Zellalterung ausgeschaltet (zelluläre Seneszenz) und der Zelltod (Apoptose) verhindert. Was auf den ersten Blick positiv scheint, ist letztlich negativ. Es kommt zum ungezügelten Wachstum der Tumorzelle und im Weiteren auch zur Schädigung und zum Tod des Organismus.

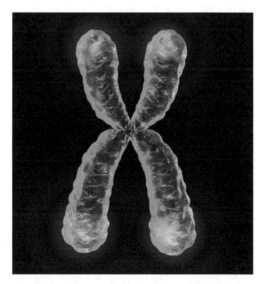

◘ **Abb. 1.4** Telomere sind die Enden an Chromosomen. Sie schützen die Zelle vor Schäden durch oxidativen Stress. Bei jeder Zellteilung verkürzen sich die Telomere. Sind sie aufgebraucht, teilt sich die Zelle nicht mehr und stirbt ab. (© wildpixel/Getty Images/iStock)

1

Hat man eine Nachbarschaft, in der Lärm, Vandalismus und eine erhöhte Kriminalitätsrate vorliegen, so hat man deutlich verkürzte Telomere, so eine Studie aus den Niederlanden.

Noch ist wenig bekannt, welchen Einfluss die Ernährung auf die Länge der Telomere und das genetische Material hat. Bei 2284 Frauen der Nurses-Health-Studie führte der vermehrte Verzehr von Getreideballaststoffen zu einem positiven Einfluss auf die Länge der Leukozytentelomere. Die mediterrane Ernährung führte bei 169 Personen bereits nach drei Monaten zu Veränderungen am genetischen Material. In der Nurses-Health-Studie mit 4676 gesunden Probanden führte ein striktes – im Vergleich zum mäßigen – Einhalten der mediterranen Kost zu signifikant längeren Telomeren. Die American Heart Association (AHA) empfiehlt Personen mit einer koronaren Herzerkrankung (KHK), Omega-3-Fettsäuren als Nahrungsergänzungsmittel einzunehmen. Bei 608 Patienten mit stabiler KHK ließ sich so der Zellalterungsprozess hemmen. Bestimmt wurden die Leukozytentelomere zu Studienbeginn und nach fünf Jahren. Patienten mit dem niedrigsten Omega-3-Fettsäure-Spiegel hatten die rascheste Telomerenverkürzung.

1.5 Sonderform des vorzeitigen Alterns

Die extremste Form raschen Alterns findet sich bei der Progerie, einem genetischen Defekt, der bereits im Kindesalter wirksam wird (Hutchinson-Gilford-Syndrom). Ursächlich sind eine wahrscheinlich genetisch bedingte beschleunigte Telomerenverkürzung und die reduzierte Telomerenlänge. Teilt sich eine Zelle vor Eintritt des Zelltodes etwa 50-mal (Hayflick-Grenze), so sind bei diesem Krankheitsbild die Telomere bereits nach 20 Zellteilungen aufgebraucht. Im Alter von 6 bis 12 Jahren treten die ersten Krankheitssymptome auf, und im Alter von

12 bis 13 Jahren kommt es zu Arthrosen, Herzinfarkten und Schlaganfällen. Die Lebenserwartung dieser Kinder liegt bei durchschnittlich 13 Jahren. Die bedauernswerten Kinder sehen wie Greise aus. Häufig sind sie intelligent und erkennen sehr genau, an welchen Erkrankungen sie schon frühzeitig leiden. Eine ursächliche Behandlung der Erkrankung gibt es nicht. Mithilfe von Telomerasen ließe sich der beschleunigte Abbau der Telomere verhindern. Die Enzyme würden gentechnisch in die Zellen eingebracht und könnten so der weiteren Verkürzung der Chromosomen entgegenwirken. Was auf den ersten Blick gangbar und positiv scheint, hat bei praktischer Anwendung zum vermehrten Auftreten von Krebserkrankungen geführt.

Inzwischen bietet eine Firma aus Madrid die Bestimmung der Telomerenlänge in Blutzellen an. Man benötige lediglich 10 ml Blut und könne so herauszufinden, welche Lebenslänge ein Proband erhoffen kann. Ein hoher Anteil besonders kurzer Telomere gilt als ungünstig. Man erfasse gerade die sehr kurzen Telomere und könne anhand deren Länge auch das biologische Alter eines Menschen abschätzen. Eine zweite Firma bietet die Messung der Telomerenlänge mit einfacherer Technik und Kosten von „nur" 200 Dollar an. Es bestehen Zweifel, ob derartige Messungen sinnvoll sind. Hinter den Firmen stehen zwar renommierte Wissenschaftler, so z. B. die Nobelpreisträgerin Elisabeth Blackburn, doch es wird befürchtet, dass die Ergebnisse genutzt werden, um Fitness-Kurse oder zweifelhafte Anti-Aging-Elixiere anzubieten.

1.6 Schädigungen durch freie Radikale

Die Länge der Telomere, der Endstücke der Chromosomen, ist genetisch festgelegt. Unser Alterungsprozess kann durch eine Reihe von Einflüssen beschleunigt werden, z. B. durch oxidativen Stress. Freie Radikale werden in unserem Organismus gebildet oder von außen zugeführt und wirken ständig auf uns ein. Sie können die Zelle schädigen und Kettenreaktionen auslösen, bei denen neue Radikale gebildet werden. Auch der im Organismus entstehende Sauerstoff kann falsch umgesetzt werden und so weitere freie Radikale entstehen lassen.

Radikale können entzündliche und immunologische Prozesse in Gang setzen, sie können in der Zelle auf Teile unserer Erbsubstanz, die Nukleinsäuren, auf Fette (Lipide) und körpereigene Eiweißstrukturen (Proteine) einwirken. Die Alterung wird so vorangetrieben und das Entstehen von Erkrankungen begünstigt. Letztlich kommt es mit zunehmendem Alter wahrscheinlich zu einem durch Radikale vermehrt ausgelösten Verschleiß.

1.6.1 Radikalfänger

Wir verfügen über sehr wirksame Reparaturmechanismen und können im Organismus Radikalfänger in Form von Antioxidanzien bilden. Wir können sie auch mit verschiedenen Nahrungsmitteln zuführen. Körpereigen gebildet werden u. a. die Glutathion-Peroxidase, Superoxid-Dismutase und die Katalase. Mit der Nahrung führen wir z. B. Vitamin C, Beta-Karotin, Vitamin E und eine Fülle von sekundären Pflanzenstoffen zu. Aber nicht jede von den Abwehrmechanismen durchgeführte Reparatur muss in vollem Umfang erfolgreich sein.

1.6.2 Mitochondrien

Manche Zellorganellen, z. B. die Mitochondrien, besitzen keine Reparaturmechanismen. Sie gelten als der sensibelste Ort für den Alterungsprozess und reagieren sehr empfindlich auf schädigende Einflüsse. Mitochondrien befinden sich in den Zellen. Sie bauen unsere Nährstoffe ab, oxidieren sie und liefern damit Energie. Die Produk-

tion der Energie bedingt aber auch die Entstehung einer Reihe anderer Substanzen, z. B. von freien Sauerstoffradikalen wie Superoxid und Wasserstoffperoxid. Diese Radikale können die Erbsubstanz angreifen und schädigen. Werden Mitochondrien ausgeprägt geschädigt, kommt es zum Tod der Zelle. Man bezeichnet dies auch als Apoptose. Gelingt es dem Organismus, die mit Nahrungsmitteln reichlich zugeführten Antioxidanzien wirksam einzusetzen, kann er die schädlichen Oxidanzien, die Radikale, wirkungsvoll abwehren. Die Bildung antioxidativ wirksamer Substanzen und das Ausmaß der Schädigung können bei Tieren und natürlich auch beim Menschen höchst unterschiedlich sein. So zeigt sich bei langlebigen Fruchtfliegen eine ungewöhnlich hohe Aktivität des antioxidativ wirksamen Enzyms Superoxid-Dismutase.

Mit fortschreitendem Alter nimmt die Möglichkeit ab, Abwehrmechanismen zu entfalten. Auch die Mitochondrien sind mit uns gealtert, und in ihnen entstehen zusätzlich Radikale. Sie häufen sich in der Zelle an, schädigen sie und damit auch den Gesamtorganismus.

Um das Leben zu verlängern, könnte man versuchen, die Bildung schädigender Radikale zu reduzieren, die Produktion der Antioxidanzien zu erhöhen oder aber diese vermehrt zuführen.

1.7 Schädigung durch zelleigene Eiweißstrukturen

Die Zelle selbst kann durch Eiweißstrukturen, die in ihr entstehen, geschädigt werden, und zwar durch die „advanced glycation endproducts" (AGE). AGE sind fortgeschrittene Glykolisierungsprodukte. Dabei gehen Zuckermoleküle Verbindungen mit Eiweißen ein, die dann zur Zell- und Gefäßschädigung führen. Gleiches kann durch die Maillard-Reaktion bedingt werden – eine chemische Reaktion, die man als Bräunungsreaktion bezeichnet (▶ Kap. 7).

1

Damit gehen die Funktionen der Proteine verloren, und es können Ablagerungen in den Gefäßen entstehen. Arteriosklerotische Prozesse werden angekurbelt, ihr Fortschreiten wird begünstigt. Je älter wir werden, umso mehr AGEs bilden wir. Möglicherweise gelingt es einmal, Medikamente zu entwickeln, die diese AGEs abfangen und so dem Alterungsprozess entgegenwirken.

Einen neuen Aspekt in der Anti-Aging-Theorie stellt „Chip" dar. Der körpereigene Regulator entsorgt fehlerhafte und beschädigte Eiweißkörper. Auf diese Weise verhindert er degenerative Prozesse und reguliert die Lebenserwartung. Fehlt „Chip", ist frühzeitiges Altern die Folge. Genetisch veränderte Labortiere lebten dann länger, wenn defekte Insulin-Rezeptoren durch „Chip" abgebaut wurden.

1.8 Lässt sich unsere restliche Lebenserwartung vorhersagen?

Natürlich verkürzen vor allem schwerwiegende Erkrankungen unsere Lebenserwartung. Aber lässt die Abnahme unserer Sinnesleistungen Rückschlüsse zu, ob sich bei älteren Menschen dadurch auch die Lebenserwartung verkürzt? Im Fachmagazin „Plos One" wird im Jahr 2014 der Geruchssinn als guter Indikator für die menschliche Lebenserwartung beschrieben. Konnten alte Menschen einzelne Gerüche schlecht identifizieren, so erhöhte sich die Wahrscheinlichkeit, in den nächsten fünf Jahren zu versterben. Gerüche mussten von ihnen zunächst Bildern zugeordnet werden. Fünf Jahre später überprüfte man, wer von den ursprünglich 3000 Probanden noch am Leben war. Jeder achte Versuchsteilnehmer war verstorben. Hatten die Probanden fünf Jahre vorher die Gerüche beim Test nicht erkannt, so waren 39 % verstorben. War der Geruchssinn nur leicht beeinträchtigt, waren

es 19 %. Wurden alle Duftnoten erkannt, so waren lediglich 10 % verstorben.

Berücksichtigte man Alter, Geschlecht, sozialen Status und Gesundheitszustand als wichtige Einflussfaktoren, so war der Effekt zwar geringer, blieb aber nach wie vor signifikant. Die Ergebnisse sind schwer zu deuten. Man geht aber davon aus, dass der Geruchssinn eine Art Marker im Sinne eines Frühwarnsystems sein könnte. Schon in vorangegangenen Studien hatte sich gezeigt, dass Menschen dann, wenn sie schwer krank sind und schlechte Aussichten haben zu überleben, auch schlechter riechen können.

In anderen Studien erwies sich die Hautalterung als guter Vorhersageparameter für das biologische Alter des Organismus. Mittels Hautfluoreszenz und Hautscan ermittelte man bei 2000 Menschen mit dem Alter ansteigende AGE-Konzentrationen in der Haut. Die Höhe der AGEs gab Auskunft über die Funktion der inneren Organe und das Langzeitüberleben. So lebten 90 % der Diabetiker mit einer niedrigen Hautfluoreszenz und damit niedrigen AGE-Mengen in der Haut noch nach fünf Jahren, während 90 % mit einer hohen Hautfluoreszenz verstorben waren.

Wer rein statistisch wissen will, welche Lebenszeit für ihn bleibt, kann im Internet einen Lebenszeitrechner aufrufen. Nach Eingabe des Geburtsdatums erhält er eine Angabe der „rein statistisch" verbleibenden Lebensjahre. Grundlage für die Berechnung sind die Auswertungen von Millionen Daten Versicherter.

Die Nobelpreisträgerin für Medizin, Elisabeth Blackburn, brachte es in einem Interview auf den Punkt:

» Wir sind im Leben tagtäglich einem Kugelhagel von freien Radikalen durch Infektionskrankheiten, Tabakrauch, Sonneneinstrahlung etc. ausgesetzt. Dies trägt mit zur Zellalterung und zur Verkürzung unserer Telomere bei. Letztlich altert jeder Organismus. Aber alt zu werden ist die einzige Möglichkeit lange zu leben, die andere Alternative ist der Tod.

Die Folgen der vielfachen, das Alter bedingenden und beschleunigenden Faktoren sind streckenweise unübersehbar. Die Körperkraft nimmt ab. Muskulatur wird abgebaut, und das Körperfett nimmt zu. In der Mitte des sechsten Lebensjahrzehntes beobachten Viele besorgt die als Sarkopenie bezeichnete Verminderung der Skelettmuskulatur. Schmerzlich erkennen wir eines Tages, wie sehr der Oberarmumfang abnimmt. Wichtige Organe wie das Gehirn, Herz und die Nieren werden weniger gut durchblutet als in jungen Jahren. All unsere Sinneswahrnehmungen werden schlechter. Wir sehen und hören schlechter. Unser Geschmacksempfinden lässt nach. Unser Risiko, an einem Herzinfarkt, Schlaganfall oder bestimmten Krebserkrankungen zu erkranken, steigt. Die Gedächtnisleistungen werden schlechter, und mit jedem Lebensjahrzehnt wächst das Risiko, an dem mit einer Demenz einhergehenden Morbus Alzheimer zu erkranken.

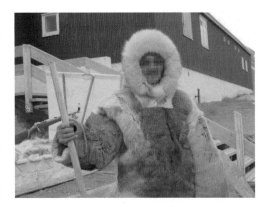

◘ **Abb. 1.5** Inuit werden durchschnittlich nur 62 Jahre alt, erreichen aber damit das für Herzinfarkte typische Alter. Dennoch tritt er seltener als bei einer gleichaltrigen Gruppe Dänen auf

1.9 Länder und Gegenden mit langer und kurzer Lebenserwartung

Trotz Umweltgiften und Schadstoffen ist die mittlere Lebenserwartung in den Industrienationen mit ihren hohen Lebens- und Hygienestandards am höchsten. In Ländern der Dritten Welt, in denen der größte Teil der Bevölkerung lebt, ist sie niedrig.

1.9.1 Lebenserwartung in einzelnen Ländern

2016 teilte die Weltgesundheitsorganisation WHO mit, allein seit 2000 sei die Lebenserwartung weltweit um fünf Jahre auf durchschnittlich 71,4 Jahre gestiegen. Es gibt große regionale Unterschiede. In 29 wohlhabenden Ländern haben neugeborene Kinder eine Lebenserwartung von durchschnittlich mindestens 80 Jahren. In den 22 Ländern südlich der Sahara beträgt sie dagegen weniger als 60 Jahre.

Es gibt Länder und ethnische Gruppen mit einer unter- und überdurchschnittlichen Lebenserwartung. So wurden Inuit in Grönland bis vor 50 Jahren gerade einmal 35 Jahre alt. Auch heute noch ist die Lebenserwartung mit 62 Jahren niedriger als in den meisten europäischen Ländern (◘ Abb. 1.5).

Aufgrund des häufigen Vorkommens von AIDS-Erkrankungen ist die Lebenserwartung in den Staaten Schwarzafrikas mit weniger als 40 Jahren extrem niedrig. Amazonas-Indianer werden durchschnittlich 45 Jahre alt. Nicht wesentlich älter wird man in Äthiopien (ca. 50 Jahre). Knapp 60 Jahre alt werden russische Männer. Die durchschnittliche Lebenserwartung ist in Australien mit 81,5 Jahren hoch. Bei den Ureinwohnern Australiens, den Aborigines, beträgt sie für Frauen 62, für Männer 57 Jahre (◘ Abb. 1.6). Die höchste Lebenserwartung haben mit 83,5 Jahren Menschen in Andorra. Mittlerweile ist auch hier Japan im Spitzenbereich angesiedelt.

Auch in Europa gibt es Unterschiede. So ist die Lebenserwartung in den zehn neu hinzugekommenen EU-Staaten ca. sieben Jahre niedriger als im alten Europa. Die Beispiele ließen sich beliebig fortsetzen.

1

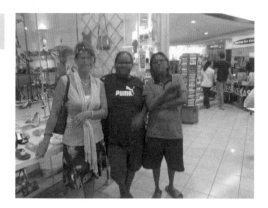

◻ Abb. 1.6 Darwin: Aborigines in Australien haben eine um 17 Jahre geringere Lebenserwartung

1.9.2 Centenarians, Semi-Supercentenarians und Supercentenarians

Im anglo-amerikanischen Sprachraum bezeichnet man 100-Jährige als Centenarians. Die Vereinten Nationen rechneten um die Jahrtausendwende weltweit mit 180.000 Centenarians.

❯ Wichtig

Centenarian: Mensch, der 100 Jahre alt wird
Semi-Supercentenarian: Mensch, der 105 Jahre alt wird
Supercentenarian: Mensch, der 110 Jahre alt wird

Nur einer von 1000 100-Jährigen wird zum Supercentenarian. 115 Jahre alt wird gar nur einer von 50.000 100-Jährigen. Man schätzt, dass lediglich einer von 2,1 Milliarden Menschen das Alter von 115 Jahren erreicht. Bei einer Weltbevölkerung von zurzeit ca. 7 Milliarden ist dies natürlich eine verschwindend kleine Zahl.

Blickt man aber auf die wachsende Anzahl 100-Jähriger, so scheinen Schätzungen durchaus realistisch, die von einer weiteren Zunahme Langlebiger ausgehen. Gab es 1975 in der damaligen BRD und DDR 716 100-Jährige, so waren es 1994 schon 4604,

und momentan schätzt man die Anzahl auf über 7000. Noch 1965 gab es in der damaligen BRD keinen Menschen, der 105 Jahre oder älter war. 1970 waren es fünf und 2012 bereits 444. Rund acht Millionen der heute in Deutschland lebenden Menschen werden voraussichtlich mindestens 100 Jahre alt und das Jahr 2111 erleben. Teilweise wird eine noch höhere Zunahme 100-Jähriger vorausgesagt.

Steigt die Lebenserwartung so weiter wie in den letzten zwei Jahrhunderten, so würden die seit 2000 Neugeborenen – egal ob Junge oder Mädchen – in Kanada, Dänemark, Frankreich, Deutschland, Italien, Japan, Großbritannien und den USA mindestens 100 Jahre alt werden, in Japan sogar 107 Jahre. Wir wissen nicht, wie hoch die maximale Lebensspanne ist. Manche Wissenschaftler sehen 120 Jahre, andere 130 Jahre als die maximal mögliche Lebensspanne an.

1.9.2.1 Besonderheiten bei 100-Jährigen

2006 starb der Kubaner Benito Martinez Abogan. Pressemitteilungen zufolge ist er 126 Jahre alt geworden. Er wäre damit der älteste Mensch der Geschichte. Es gibt jedoch Zweifel an der Richtigkeit der Daten. 2016 war die 116-jährige Emma Morano aus Italien von Altersforschern in Los Angeles als weltweit ältester Mensch gelistet. Sie gilt als der einzige noch lebende im 19. Jahrhundert geborene Mensch.

Ende August 2016 wurde vom Indonesier Mbah Goto berichtet, er sei 145 Jahre. Vier Ehefrauen und auch seine Kinder habe er überlebt. Laut Behördenunterlagen sei er 1870 geboren. Unabhängige Gutachter konnten das hohe Alter von Goto nicht bestätigen. Würde es stimmen, stünde ihm der Eintrag im Guinnessbuch der Rekorde zu. Zwei weitere Menschen geben an, noch älter zu sein. So soll der Nigerianer James Olofintuyi 163 Jahre und der Äthiopier Dhaqabo 171 Jahre alt sein. Bei beiden ist das Alter nicht belegbar und eher unwahrscheinlich. Der älteste Mensch, der je gelebt hat, ist

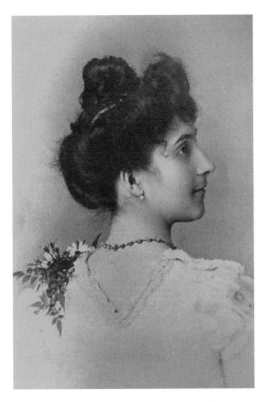

offensichtlich die Französin Jeanne Calment (1875–1997; ◘ Abb. 1.7). Ihr Alter ist dokumentiert. Sie ist 122 Jahre alt geworden.

Sah man früher genetische Einflüsse als Hauptursache der Langlebigkeit an, so relativieren neuere Untersuchungsergebnisse diese Ansicht. Altwerden wird genetisch mitbestimmt, ist aber nicht, wie häufig vermutet, an ein einzelnes Gen gebunden. Man verglich 300.000 Genlokalisationen bei 801 alten und 926 jungen Amerikanern. Die Alten waren zwischen 95 und 119 Jahre alt. 15 % der Jungen hatten 150 genetische Gemeinsamkeiten mit den Alten. Die Wahrscheinlichkeit für sie, eines Tages zu den „Uralten" zu gehören, liegt bei 77 %.

Auch Männer mit einer Genvariante im Rezeptor des Wachstumshormons haben eine zehn Jahre längere Lebenserwartung (genetischer Polymorphismus: d3/d3-Genotyp). 100-Jährige Träger waren zudem etwa 2,5 cm länger als andere und erkrankten seltener an Diabetes, Krebs und Schlaganfall.

Aber der Einfluss der Gene auf das Altwerden reduziert sich auf ca. 20 %. Auch der Durchschnittsmensch hat heute gute Chancen, 80 Jahre oder älter zu werden. Wäre die Langlebigkeit ausschließlich von der genetischen Herkunft bestimmt, würde sie vorzugsweise ein Volk betreffen. Die Anzahl Langlebiger wäre dann in einem Land extrem hoch. Die ungleich wichtigere Voraussetzung für ein langes Leben wird heute aber nicht mehr in den Genen, sondern in einem gesunden Lebensstil gesehen.

1.9.2.2 Laborchemische Besonderheiten bei Centenarians

Eine italienische Studie fand bei 100-Jährigen hohe Vitamin-A- und Vitamin-E-Konzentrationen im Blut. Dies sollte uns aber nicht veranlassen, großzügig diese Vitamine als Nahrungssupplemente einzunehmen (► Kap. 15). In anderen Studien wurden die Enzyme Glutathion-Reduktase und Katalase signifikant erhöht in den Erythrozyten (roten Blutkörperchen) gemessen. Hohe Enzymaktivitäten fanden sich vor allem bei geistig und körperlich aktiven Langlebigen. Auch eine erhöhte Anzahl bestimmter Immunzellen (native B-Zellen) ließ sich bei ihnen nachweisen.

Möglicherweise ist ein Teil der bei Centenarians gefundenen genetischen Veränderungen durch Besonderheiten in ihrer Ernährungs- und Lebensweise mitbedingt.

1.9.3 Selbstbewusstsein und Glücklichsein – Grundlage für ein langes Leben

Neben diesen biochemischen Besonderheiten gibt es offensichtlich auch Persönlichkeitsmerkmale, die zur Langlebigkeit prä-

1

disponieren können. Der Würzburger Altersforscher Prof. Dr. Hans Franke befragte 575 urkundlich belegte 100-Jährige. Bereits früh wies er darauf hin: Langlebige sind meist selbstbewusst und haben auch noch im hohen Alter ein positives Selbstbildnis. Ältere haben deutlich reduzierte Ansprüche an den verbleibenden Lebenszeitraum. Sie erachten das Erreichte für weniger bedeutsam als Jüngere.

In der Glücksforschung untersuchte man die Zusammenhänge zwischen Glück, körperlicher Gesundheit und Lebenserwartung. Glückliche Menschen leben um etwa 14 % länger als unglückliche. In den Industrienationen ist dies ein Plus von zehn Jahren. Glück hat selbst dann noch einen positiven Effekt, wenn negative Faktoren wie Tabakkonsum und Übergewicht mitberücksichtigt werden. Auch das Glücklichsein wird genetisch mitbedingt. So gelten die Dänen als die glücklichsten Menschen in Europa. Ihre Genstruktur prädestiniert sie hierzu. Glück kann man nicht messen. Um positive Auswirkungen zu erfassen, bedürfte es der Auswertung von langjährigen Beobachtungsstudien. Zufriedene Personen sind weniger krank, haben eine bessere Lebensqualität und leben länger als unzufriedene. Von 28.000 Europäern und US-Amerikanern gab ein Drittel der 88-Jährigen an, glücklich zu sein. Unter den jungen Erwachsenen waren es nur 24 %.

Zweifellos beeinflussen auch äußere Einflüsse unsere Lebenserwartung. So lag 1994 die Sterblichkeit in Los Angeles am Tag nach dem Erdbeben fünfmal höher als in den Wochen zuvor. Männer sterben im ersten Monat nach dem Tod des Ehepartners doppelt, Frauen dreimal so häufig wie normal.

Fazit

Unsere Lebenserwartung steigt täglich um einige Stunden und Jahr für Jahr einige Monate. Die Frage des „Alt-Werdens" wird nicht ausschließlich durch unsere Gene bestimmt. Zwar gibt es eine kleine Gruppe genetisch privilegierter, aber auch der normal Ausgestattete hat gute Chancen, 80 Jahre oder älter zu werden. Neben einer guten Versorgung mit Energie und essenziellen Nährstoffen, einer gesunden Lebens- und Ernährungsweise und dem medizinischen Fortschritt sind Glück und Zufriedenheit mitbestimmend für unsere Lebenserwartung. Aber auch das Glücklichsein wird genetisch mitbestimmt. In Europa gelten die Dänen als die glücklichsten Menschen.

1.10 Centenarians in einzelnen Regionen

Es gibt Länder bzw. Landstriche, in denen auffallend viele 100-Jährige registriert werden. Die höchste Zahl 100-Jähriger findet man in Japan. Man ging einmal von einem 100-Jährigen pro 3552 Einwohnern aus. Dies wurde angezweifelt, da viele bereits Verstorbene als Lebende geführt wurden und teilweise über mehr als 30 Jahre Rentenzahlungen erhielten. Eine im September 2014 veröffentlichte Statistik weist Japan aber nach wie vor als das Land mit den meisten 100-Jährigen aus. Unter den 127,3 Millionen Einwohnern fanden sich 58.820 100-Jährige und Ältere. Pro 100.000 Einwohner finden sich also 46,21 Centenarians. Die Statistik der 100-Jährigen wird in Japan seit 1963 geführt. Damals registrierte man 153 Centenarians, 1998 waren es bereits mehr als 10.000, im Jahr 2007 dann 30.000 und 2012 schon 50.000. Man geht von einer jährlichen Zunahme von 3000–4000 aus.

89 % aller 100-Jährigen sind Frauen. Die Bekanntgabe aktueller Zahlen erfolgt in Japan jährlich im Rahmen eines nationalen Feiertages, dem „Respect-for-the-Aged-Day". Der derzeit älteste Mensch in Japan, eine Frau, ist mit 116 Jahren Misao Momoi, der älteste Mann mit 111 Jahren Sakari Momoi.

Zwischenzeitlich beanspruchen sowohl die USA als auch China für sich die höchste Zahl an 100-Jährigen. So soll es in den USA aufgrund eines Zensus von 2010 53.364 Menschen mit mindestens 100 Jahren geben. Die Einwohnerzahl ist in den USA allerdings ungleich höher als in Japan. Pro 100.000 Einwohner errechnen sich hier nur 17,3 Centenarians. Die Vereinten Nationen gingen weltweit 2013 von geschätzten 441.000 Centenarians aus und erwarten bis 2050 ein Anwachsen dieser Population auf 3,4 Millionen. Verfügbare Daten sind allerdings oftmals kaum belastbar.

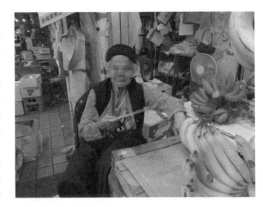

◘ **Abb. 1.8**   100-Jährige auf Okinawa

1.10.1 Japan und Okinawa

Trotz der gehegten statistischen Zweifel bleibt Japan das Land mit einer überdurchschnittlich hohen Zahl Langlebiger. Ein im Jahr 2014 in Japan geborener Junge wird durchschnittlich 80,2 Jahre, ein Mädchen 86,6 Jahre alt. Ähnlich hohe Werte weisen Zwergstaaten wie Macau, Andorra und San Marino auf. Bei Männern belegt die Schweiz mit einem Durchschnittsalter von 81,3 Jahren den Spitzenplatz.

Über 37 Jahre fand sich auf Okinawa die höchste Zahl an 100-Jährigen. Japan ist in 47 Präfekturen eingeteilt. Bis 2009 gab es pro Präfektur durchschnittlich 12–13 100-Jährige. Auf Okinawa, dem „Hawaii Japans", fanden sich 33 gesunde 100-Jährige pro 100.000 Einwohner (◘ Abb. 1.8). 26 waren körperlich und geistig fit. Die Anzahl an Centenarians stieg in ganz Japan drastisch an. Okinawa hat zurzeit 68 100-Jährige pro 100.000 Einwohner und nimmt damit nur noch Platz 11 ein. Platz 1 besetzt die Präfektur Shimane mit 90, gefolgt von Koichi mit 86 100-Jährigen pro 100.000 Einwohnern.

Die Fitness betagter Okinawer ist bemerkenswert. So klettern 80-Jährige zum Sammeln von Früchten noch auf Bäume.

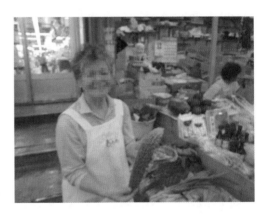

◘ **Abb. 1.9**   Bittergurke Goya

Als ursächlich für die hohe Zahl körperlich und geistig fitter Okinawer gelten vier Faktoren:

- Esskultur,
- anhaltende körperliche Aktivität,
- Selbstständigkeit,
- gegenseitige optimale Hilfe.

Die Menschen der Insel ernähren sich zwar optimal, energetisch aber knapp. Als Nahrungsmittel werden Fisch, frisches Obst und Gemüse bevorzugt. Als wertvoll gilt Goya, eine vitaminreiche Bittergurke mit genoppter Schale (◘ Abb. 1.9).

Man kennt mehr als 100 verschiedene Arten von Bittergurken. Vom internationalen Gemüsezentrum (World Vegeta-

1

ble Center) und der Universität Gießen wurde in Tierversuchen ein blutzuckersenkender Effekt bei bestimmten Bittergurkenextrakten beobachtet. Möglicherweise bewirkt der regelmäßige Verzehr von Goya verbesserte Blutzuckerwerte und eine reduzierte Zahl an Typ-2-Diabetikern.

Auch Ingwer und Seetang werden verzehrt. Ihnen sagt man Anti-Aging-Eigenschaften nach. Beliebt ist zartes Schweinefleisch. Es wird lange gekocht und das Kochwasser mehrmals erneuert. Damit sinkt der Fett- und Cholesteringehalt des Fleisches erheblich. Verzehrt wird auch Tofu, der auf Okinawa eine besondere Qualität besitzen soll. Gelegentlich wird der Reisschnaps Sake getrunken.

Zur Esstradition gehört das Hara hachi bun (sprich: Hala Hatschi Bun). Der Magen soll nur zu 80 % gefüllt werden, und man sollte nur leicht gesättigt vom Essen aufstehen. Für das hohe Lebensalter der Okinawer wird zwar ein genetischer Einfluss als mitursächlich diskutiert, entscheidend aber scheint das Leben auf Okinawa zu sein. Verlassen Okinawer die Insel, erreichen sie meistens nicht das auf der Insel übliche hohe Lebensalter. Die Kost der Okinawer ist der mediterranen Ernährung ähnlich.

1.10.2 Langlebige in China

Aus China erhielt man erst in den letzten Jahrzehnten Informationen, es ist das Land mit den meisten Menschen weltweit. Es würde nicht überraschen, wenn es auch die meisten Langlebigen hätte. 10 % der Bevölkerung (130 Mio.) sind älter als 60 Jahre. Man geht davon aus, dass die Zahl bis ca. 2050 auf über 400 Mio. steigt. Ob das „Privileg" der japanischen Präfekturen Bestand haben wird, bleibt abzuwarten.

Ein UN-Standard definierte den „Ort der Langlebigkeit" angeblich als Ort, in dem von 100.000 Menschen 7,5 älter als 100 Jahre sind.

Im Kreis Bama, in China, soll es prozentual weltweit die höchste Anzahl an Langlebigen geben. Bei der Untersuchung von 110 verstorbenen, aber langlebigen Bamaern fand sich bei keinem Bluthochdruck, Diabetes mellitus oder Krebs, und keiner war an einer Hirnblutung verstorben. 77 % der Langlebigen waren Nichtraucher, 67 % tranken nur den einheimischen Reiswein mit niedrigem Alkoholgehalt, und 65 % trieben regelmäßig Sport.

Die meisten der 100-Jährigen sind Analphabeten. Sie sind konfessionslos, sind aber dem Konfuzianismus, Buddhismus und Taoismus zugewandt. Man pflegt die Tradition und achtet und liebt die Alten. Auch dies sollen Gründe für die Langlebigkeit sein.

Im chinesischen 600-Seelen-Dorf Bapan gibt es die meisten Langlebigen. Bereits im 19. Jahrhundert soll es einen Mann gegeben haben, der den 142. Geburtstag erlebt haben soll. Die Zahl ist anzuzweifeln. Glaubhaft dagegen wird über acht derzeit in dem 600-Einwohner-Dorf lebende Menschen berichtet, die älter als 100 Jahre sind. Die Anforderungen des UN-Standards werden 200-fach übertroffen. Bapan ist nicht der einzige Ort in dieser Provinz mit zahlreichen Langlebigen. Die Anzahl 100-Jähriger ist mit den Zahlen in manchen japanischen Präfekturen vergleichbar.

Als Ursachen der Langlebigkeit in Bapan werden diskutiert:
- natürliche Bedingungen,
- der weitgehend fehlende Einfluss der Zivilisation,
- saubere Luft,
- sauberes Quellwasser und
- ein Boden, der reichlich Spurenelemente (Mangan, Zink) enthält.

Der Mangangehalt im Haar soll bei älteren Menschen in Bapan zehnmal höher sein als bei Menschen aus chinesischen Großstädten. Auch die Art der Ernährung gilt als bedeutsam. Die Kost ist ballaststoffreich.

Bevorzugt verzehrt werden Gemüse, Mais, Süßkartoffeln, Hirse, Bohnen und Pilze.

Man baut Huoma an. Es wird in Suppen verwendet. Das Gewächs senkt den Blutdruck, den Cholesterinspiegel und beugt angeblich der Krebsentstehung vor. Auch die Huomasuppe und der Reisschnaps seien Gründe für das hohe Alter der Menschen in dieser Gegend. Reisschnaps wird auf Heilkräuterbasis hergestellt.

Eine Besonderheit stellt die in den Berggebieten von Bapan beheimatete Ölpflanze *Laportea urentissema* dar. Die Kerne der Pflanze enthalten Öl mit einem hohen Gehalt an ungesättigten Fettsäuren. Es soll blutdruck- und cholesterinsenkend wirken und gilt als weltweit einziges wasserlösliches Öl.

Die Gegend um Bapan zählte einmal zu den rückständigsten Regionen des Landes. Inzwischen sind die alten Hütten verschwunden, und es wurde ein Forschungsinstitut eingerichtet. Der Ort ist im Ausland weitgehend unbekannt, in China aber eine Touristenattraktion. Die Centenarians sind leicht zu finden, da überall auf sie hingewiesen wird. Teilweise werden sie von Managern vermarktet und geben auch nur gemeinsam mit diesen Interviews. Der Verkauf von Souvenirs, Büchern und Langlebigkeitsöl, -tee und -schnaps hat zu bescheidenem Wohlstand geführt. Auch dem Quellwasser schreibt man – wie bereits erwähnt – heilende Wirkung zu. Man kann es kaum glauben, aber es wird behauptet, die Wassermoleküle wären hier kleiner als sonst üblich. Einzelne nutzen den Ort bereits als Kurort. Touristische Großprojekte sind in der Planung.

1.10.3　Langlebige auf Sardinien, in Griechenland und Costa Rica

Neben Bapan und Okinawa gibt es auffällig viele 100-Jährige, deren Alter urkundlich belegt ist, in der Provinz Nuoro auf Sardinien.

In der Gegend um Nuoro wird Rotwein aus einer alten Traubenart, der Tannattraube, gekeltert. Der Rotwein ist reich an oligomeren Procyanidinen. Sie gelten als eine der Ursachen für die Langlebigkeit.

Jüngst wurde von der Insel Ikaria auf Griechenland über eine hohe Zahl Langlebiger berichtet. Hier sollen die Ernährung und wenig Stress die Hauptursachen sein. In Ecuador wird Vilcabamba als Tal der Langlebigen bezeichnet. Gleiches gilt für Nicoya auf Costa Rica. Ein aktiver Lebensstil mit einem häufigen Aufenthalt im Freien, ein hoher Grad an Zufriedenheit und Glücklichsein sollen neben einer gesunden Ernährung die Hauptursachen für die vielen Langlebigen sein. Man raucht nicht, ernährt sich überwiegend vegetarisch, und intakte Familienbande haben einen hohen Stellenwert.

1.10.4　Langlebige Hunzakuts im Karakorum

Der Stamm der Hunzakuts im Karakorum stand lange im Blickpunkt westlicher Forscher. Das Hunzatal galt als „Das Tal der 100-Jährigen". Die Menschen werden angeblich weit mehr als 100 Jahre alt, bleiben gesund und lebenslang fit. Auch hier wird angenommen, dass eine gesunde Ernährung eine der Hauptursachen ist. Tierversuche scheinen dies zu bestätigen.

Das Besondere an der Hunzakost sind das weitgehende Fehlen von Fleisch und der Verzehr von Rohkost und Vollkornbrot. Auch dem Himalayasalz wird eine positive Wirkung zugeschrieben. Wissenschaftliche Belege für die außerordentliche Langlebigkeit dieser Bevölkerungsgruppe fehlen. Die mittlere Lebenserwartung in Pakistan insgesamt liegt bei 60 Jahren. Die mittlere Lebenserwartung im Hunzatal sehen manche Forscher deshalb nur bei 50–60 Jahren. 30 % der Kinder sterben vor dem 10. Lebensjahr und 10 % der Erwachsenen vor dem 40. Lebensjahr.

1

1.10.5 Langlebige im Kaukasus

Im Kaukasus soll es 9000 Menschen mit einem Alter zwischen 100 und 120 Jahren geben, und weitere 500 sollen zwischen 120 und 170 Jahre alt sein. Bereits im Jahr 1908 diskutierte der bulgarische Nobelpreisträger Ilja Metchnikoff den reichlichen und regelmäßigen Joghurtverzehr als ursächlich für die Langlebigkeit der osteuropäischen Bevölkerung. Beim Besuch osteuropäischer Länder fällt neben einem reichlichen Joghurtangebot ein dem Tankwagen ähnliches Gefährt auf. Aus ihm wird Kwas, ein Brottrunk, angeboten.

Es handelt es sich letztlich um ein probiotisches Lebensmittel. Berücksichtigt man die Größe der Verkaufswagen, so kann man durchaus von einer gewissen Beliebtheit des säuerlich schmeckenden Getränks ausgehen (Abb. 1.10).

1.10.6 Blue Zones als Orte der Langlebigkeit

Als Blue Zones werden Gegenden bezeichnet, in denen demografische und oder geografische Besonderheiten bestehen. Menschen in den Blue Zones leben signifikant länger als Menschen in anderen Gegenden. Als erste Blue Zone wurde Nuoro in

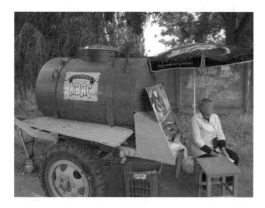

 Abb. 1.10 Kwas: Der Brottrunk ist in Osteuropa beliebt

Sardinien entdeckt. Die Forscher Gianni Pes und Michel Poulain zogen auf einer Landkarte um derartige Gebiete einen Kreis und untersuchten diese Hotspots der Langlebigkeit. Zu ihnen gehörten auch Okinawa in Japan, Nicoya in Costa Rica und Icaria in Griechenland. Zwischenzeitlich finden sich allerdings eine Reihe anderer japanischer Inseln mit einer höheren Anzahl an Centenarians als in Okinawa. Die bekannteste Blue Zone ist Loma Linda in den USA.

1.10.7 Langlebige in Nordamerika: Loma Linda

Manchen Amerikaner hört man stolz sagen: „Everything that happens in the world, first happens in America" (Alles was auf der Welt passiert, passiert zuerst in Amerika). Gemeint sind natürlich die Vereinigten Staaten. Es erstaunt deshalb, dass man zu Langlebigen vorwiegend Einzelberichte oder Mitteilungen aus bestimmten Gruppen (Sieben-Tages-Adventisten) findet. Angaben zu Gegenden mit einer überdurchschnittlich hohen Zahl Langlebiger suchte man bislang vergebens.

Dies will man jetzt offensichtlich systematisch ändern. So lebt in Loma Linda, einer Stadt mit 21.000 Einwohnern, eine einzigartige Gesellschaft. Ihren Einwohnern wird eine Alternative zur üblichen modernen Lebensart angeboten. Man verfügt über ein nationales Zentrum für Gesundheit und Wellness. Nach Loma Linda kommen inzwischen Menschen aus aller Welt. Es ist eine Stadt mit kosmopolitischem Flair. Man geht davon aus, dass Menschen in Loma Linda zehn Jahre länger leben könnten als die Durchschnittsbevölkerung. Ähnlich wie für China gibt es Pressemeldungen aus den USA mit der angeblich höchsten Zahl Langlebiger weltweit.

Als beispiellos wird die Altersentwicklung von Frauen in Südkorea angesehen. Seit 1985 stieg die durchschnittliche Lebenserwartung jedes Jahrzehnt um

3,7 Jahre. Vermutlich wird Südkorea im Ländervergleich von Position 29 im Jahr 1985 bis zum Jahr 2030 auf Platz 1 steigen. Als ursächlich gelten ein hoher Lebensstandard und die gute Gesundheitsversorgung.

1.11 Sind Berichte über extrem Langlebige glaubhaft?

Die für die Kaukasier angeführten Zahlen zu ihren Centenarians sind unglaubhaft. Selbst bei noch so reichlichem Joghurtverzehr dürften sie nicht erreicht werden. Es gibt keine neutralen Untersuchungen, mit denen sich das teilweise extrem hohe Alter belegen ließe. Bei einer Reihe von Berichten handelt es sich eher um Legenden. So gibt es heute sicher keine Menschen mit einem Lebensalter von 130 oder gar 145 Jahren. Durchforstet man Länder mit einer mutmaßlich hohen Zahl Langlebiger, so findet man häufig einen niedrigen Lebens- und Bildungsstand. Neben dem Kaukasus und den Hunzas werden auch Ägypten, Bolivien, Ecuador und Georgien genannt. Wissenschaftler vermuten, dass die berichtete Langlebigkeit eines Volkes mit dem Analphabetentum korreliert. Meist weiß man nicht, wann man geboren wurde und überschätzt dann das tatsächliche Lebensalter. Ein Pressebericht von 2014 über eine 723 Jahre alte Inderin gehört in den Bereich der Fabel. Obwohl auch aus einer Reihe ärmerer Länder über eine hohe Zahl Langlebiger berichtet wird und sich Altersrekorde rund um die Erde finden, beobachtet man sie vorzugsweise in den reichen Ländern. Nur hier ist das Alter der 100-Jährigen urkundlich belegt, und alle Altersrekordler stammen aus diesen Ländern. Der fehlende urkundliche Nachweis bei 100-Jährigen aus ärmeren Ländern wird, im Rahmen der Globalisierung, in den nächsten Jahrzehnten sicherlich der Vergangenheit angehören. Vielleicht gelingt es auch eines Tages wissenschaftliche Methoden zu entwickeln, mit denen, ohne urkundlichen Beweis, eine exakte Altersbestimmung möglich ist.

Fazit

Zwischenzeitlich gibt es zahlreiche Orte mit Langlebigen. Die diskutierten Ursachen sind unterschiedlich. In Bapan, in China, sollen es Luft, Wasser und Bodenbeschaffenheit sein. In Okinawa soll die Bittergurke Goya, im sardinischen Nuoro die Tannattraube, im Kaukasus der probiotische Joghurt und bei den Hunza Rohkost und Himalayasalz mitursächlich für die lange Lebenserwartung sein. Es ist aber nie ein einzelner Faktor, sondern eine Fülle von Faktoren, die als ursächlich infrage kommen. In allen Orten der Langlebigkeit fällt eine vergleichsweise bescheidene Lebensweise auf.

1.12 Inuit in Grönland

1865 hatten Männer in Grönland eine Lebenserwartung von 28, Frauen von 23 Jahren. Zu dieser Zeit lebte man in weiten Teilen Europas bereits mehr als doppelt so lange. Die Angaben zur mittleren Lebenserwartung der Inuit schwanken. Obwohl teilweise 68–70 Jahre genannt werden, wird in den meisten Publikationen eine mit ca. 60–62 Jahren relativ kurze Zeitspanne angegeben. Die Kindersterblichkeit ist hoch, die medizinische Versorgung keineswegs optimal. Und es kommt zu zahlreichen Jagdunfällen.

Man vermeide die Bezeichnung Eskimo (Rohfleischesser). Der hier lebende Volksstamm hat sich bewusst in Inuit (Mensch) umbenannt. Der Verzehr von rohem Fleisch war in dieser Gegend sinnvoll. Während bei längeren Reisen und Expeditionen Skorbut ein konstanter Begleiter war, ist die Erkrankung bei den Inuit unbekannt. Da der Permafrost keinen Anbau von Obst und Gemüse ermöglicht, werden über rohes Fleisch und insbesondere Innereien viele Vitamine aufgenommen. Beim Kochen wird ins-

1

besondere das hitzelabile Vitamin C zerstört. Die im frischen Fleisch enthaltene Vitamin-C-Menge reicht offensichtlich, um das Auftreten von Skorbut zu verhindern.

1.12.1 Besonderheiten in der Ernährung der Inuit

Seit Langem sind Besonderheiten in der Ernährung der Inuit bekannt. In der traditionellen Kost dominieren Fisch, Fett und Fleisch. Obst und Gemüse stehen nicht zur Verfügung und können kaum verzehrt werden. Trotz der insgesamt geringen Lebenserwartung wird das für einen Herzinfarkt typische Alter erreicht. Die fettreiche Ernährung müsste das Auftreten von Infarkten begünstigen. Dies ist nicht der Fall. Der dänische Wissenschaftler Dyerberg und seine Mitarbeiter beobachteten zwischen 1950 und 1974 ca. 1800 Inuit aus einem Ort der Region Upernavik. Die Inuit erlitten ungleich seltener einen Herzinfarkt als eine vergleichbare Gruppe Dänen. Ursächlich sind die mit Salzwasserfisch, Wal- und Robbenfleisch vermehrt aufgenommenen Fischölsäuren, Eicosapentaen- und Docosahexaensäure. Sie beeinflussen Risikofaktoren der Herz-Kreislauf-Erkrankungen positiv. So gerinnt das Blut der Inuit infolge einer durch die Omega-3-Fettsäuren verbesserten Fließeigenschaft und einer Hemmung der Thrombozytenaggregation (Blutplättchenzusammenballung) langsamer. Das Serum-Cholesterol wird durch die Fettsäuren positiv beeinflusst. Omega-3-Fettsäuren sind Ausgangssubstanzen für die hormonähnlichen Eicosanoide, sie hemmen Entzündungen.

Aber Fisch enthält auch Methylquecksilber. Ihm wird angelastet, es könne die Infarktraten erhöhen. Quecksilber ist ein zellschädigendes Schwermetall, und die Zufuhr großer Mengen kann zu Vergiftungen führen. Ein vermehrter Fischverzehr führt zur erhöhten Quecksilberbelastung des Organismus. In einer Studie aus Nordschweden, in der auch Biomarker untersucht wurden, fand sich dennoch ein protektiver Effekt bei einem vermehrten Fischkonsum. Trotz gelegentlich negativer Pressemitteilungen kann man unbesorgt sein. Die positiven Aspekte eines ein- bis zweimaligen wöchentlichen Fischverzehrs überwiegen. In Deutschland lagen in den Haaren gemessene Quecksilberwerte zudem deutlich unter dem europäischen Durchschnitt.

Im Jahr 2016 fand man in einer prospektiven Kohortenstudie mit mehr als 670.000 Teilnehmern und 57.000 Todesfällen in der Gruppe mit dem höchsten Fischverzehr ein um 6 % reduziertes Sterberisiko. Wurden Probanden mit einem täglichen Fischverzehr von 60 g mit „Nicht-Fischessern" verglichen, betrug der Unterschied sogar 12 %.

Besucht man in Grönland einen Fisch- und Fleischmarkt, so findet man ein großes Angebot an landestypischen Jagdtieren. Auch das Erlegen von Walen ist den Inuit für den Eigenbedarf in begrenztem Umfang erlaubt. Der Wal ist kein Fisch, sondern ein im Meer lebendes Säugetier. Trotz seines Aufenthalts im Wasser ist das Fleisch der Wale dem der Säugtiere ähnlich. Walfleisch ist aufgrund des hohen Hämoglobingehaltes dunkelrot und in Konsistenz und Geschmack dem Rindfleisch ähnlich. Das Garen von Walfleisch gilt als aufwendig und zeitintensiv, das Fleisch ist eher zäh. Die äußere Speckschicht (Mattag) gilt als Delikatesse. Sie wird sowohl roh als auch gegart verzehrt. Die lederartige Haut von Wal und Robbe enthält etliche Vitamine und wird wie Kaugummi gekaut. Dies kann als Bestandteil der Zahnpflege angesehen werden. An Meerestieren werden auf den Märkten neben Fischen auch das Fleisch von Robbe und Walross angeboten.

Im Rahmen der Christianisierung musste man das „Vaterunser" den Gegebenheiten anpassen. Getreideprodukte waren den Inuit praktisch unbekannt, die Bitte nach dem täglichen Brot im Vaterunser deshalb unpassend. Anstelle von „Unser tägliches Brot gib uns heute" wurde gebetet: „Unsere tägliche Robbe gib uns heute". Eine kleine Robbe reichte einer Großfamilie für die Energieversorgung gerade einmal für 1–2 Tage. Ein erlegter Wal konnte eine Gemeinde über Wochen und Monate ernähren.

Der Fleischverzehr der Inuit beschränkt sich nicht auf aquatische Tiere. Moschusochsen und Rentiere sind offensichtlich in hoher Zahl vorhanden.

Es erstaunt deshalb wenig, wenn in neueren Untersuchungen zur Ernährung und Gesundheit der Inuit in Grönland und Nordamerika über eine ähnliche Rate an Herzkrankheiten wie bei der übrigen Bevölkerung berichtet wird. Die heutigen Ernährungs- und Lebensbedingungen sind nicht mit denen zum Zeitpunkt der Untersuchungen von Dyerberg identisch.

Grönland ist unbewaldet. Holz ist wertvoll, als Brennstoff nicht zugänglich und lediglich gelegentlich als Treibholz spontan verfügbar. Waltran und Robbenfett wurden deshalb in Tranlampen und als Brennstoff verwendet. Heute sind die Städte elektrifiziert, und es gibt Wasserleitungs- und Abwassersysteme.

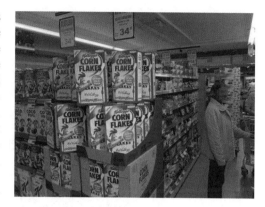

◻ **Abb. 1.11** „Pisiffik" in Grönland: Der Supermarkt bietet von Cola bis zum Flachbildfernseher alles

1.12.2 Die traditionelle Ernährung in Grönland hat sich geändert

Das Angebot im Supermarkt (Pisiffik) überrascht (◻ Abb. 1.11). Es unterscheidet sich nicht von dem unserer Supermärkte. Es gibt Obst und Gemüse und auch Coca-Cola, die Tiefkühlpizza und Alkoholika sind nicht unbekannt. Selbst der Flachbildfernseher fehlt nicht. Beim Vergleich der Preise scheint das meiste sehr teuer.

Das geänderte Ernährungsverhalten bedingt, dass Adipöse keineswegs selten zu sehen sind. Damit verbundene Zivilisationskrankheiten lassen sich erahnen. War vor 50 Jahren der Diabetes mellitus Typ 2 noch eine

Rarität, so wird heute über eine Häufigkeit von 8–10 % berichtet – ganz ähnlich wie in den Industrieländern. Auch andere Auswirkungen der geänderten Lebensweise lassen sich beobachten. So findet man auffallend häufig junge Menschen mit schlechtem Zahnstatus oder fehlenden Frontzähnen. Der Verzehr raffinierter Kohlenhydrate und die eingeschränkten Möglichkeiten zur Zahnpflege erhöhen das Kariesrisiko. Auftretenden Schmerzen konnte man bei einem Mangel an zahnärztlicher Betreuung wahrscheinlich nur mit der Extraktion begegnen.

Bekannt ist eine zunehmende Zahl an Inuit mit Alkoholproblemen. Inuit haben ähnlich Chinesen, Japanern und anderen Asiaten einen Mangel am Alkohol abbauenden Enzym Alkohol-Dehydrogenase. Vergleichsweise geringe Alkoholmengen führen deshalb bereits zum Rausch.

Ergibt sich für den Touristen die Möglichkeit, einen Whisky oder Wodka mit Permaeis zu trinken, so sollte man sich das Vergnügen gönnen. Das Eis ist Tausende von Jahren alt. Lufteinschlüsse geben ihm die typisch weiße, schneeartige Farbe. Beim Schmelzen bedingt die frei werdende Luft ein anhaltendes und deutlich hörbares Knistern.

Fazit

Trotz der Kurzlebigkeit der Inuit haben wir aus ihrer Art, sich zu ernähren, viel gelernt. Die Infarktraten sind bei traditioneller Ernährung geringer als in einer vergleichbaren Gruppe unter westlicher Ernährung. Die Empfehlung zum 1- bis 2-maligen wöchentlichen Verzehr von fettem Seefisch (Salzwasserfisch) resultiert aus diesen Forschungsergebnissen. Für den, der keinen Fisch mag, wird Fischöl auch in Kapselform angeboten. Jedoch erbrachte nur der Verzehr der betreffenden ganzen Nahrungsmittel positive Ergebnisse, nicht die Einnahme von Omega-3-Fettsäuren.

1.13 Leben und Ernährung der Amazonas-Indianer

Die eingeborene, also indigene Bevölkerung am Amazonas hat eine im Vergleich zu den Inuit noch kürzere Lebenserwartung. Sie beträgt mit etwa 45 Jahren gerade einmal neun Jahre mehr als die mittlere Lebenserwartung der Steinzeitmenschen.

Der Amazonas ist mit knapp 7000 km der längste Fluss der Erde. Bei der Fahrt über den Amazonas blickt man auf das weltweit größte zusammenhängende tropische Regenwaldgebiet mit einer Größe der Fläche Australiens. Von den 167 Millionen Einwohnern Brasiliens gehören ca. 350.000 zur indigenen Bevölkerung. Amazonas-Indianer jagen, fischen und sammeln Früchte. Sie sind vorzugsweise Nomaden, errichten aber einfache, mit Palmblättern abgedeckte Holzhütten. Da die Tätigkeit als Jäger und Sammler große Gebiete erfordert, wird der Lagerplatz nach einigen Jahren wieder verlassen. Der Ackerbau hat Grenzen. Nur 4 % der Böden in Amazonien sind für die Landwirtschaft geeignet.

Hauptnahrungsmittel der Bevölkerung ist Maniok (◘ Abb. 1.12). Maniok sind die Wurzeln des Cassave-Strauchs aus der Familie der Wolfsmilchgewächse. Im Handel erhältliche Wurzeln sind 30–50 cm lang. Die Wurzeln sind unregelmäßig geformt, haben eine rotbraune Schale und weißes Fruchtfleisch. In Südamerika, der Karibik, Afrika und Indien ist Maniok das Grundnahrungsmittel. Maniok enthält reichlich Stärke, kann zu Mehl verarbeitet und als Brei zubereitet oder – ähnlich wie die Kartoffel – geschält, gewürfelt und in Salzwasser gekocht werden. Maniok schmeckt mehlig bis süßlich. Maniokwurzeln enthalten reichlich Blausäure und sind deshalb roh ungenießbar. Der Energiegehalt pro 100 g liegt bei 160 kcal, die Hauptinhaltstoffe sind Stärke (25–40 %), Eiweiß, Vitamin C, Kalzium, Eisen, Kalium und Blausäure. Neben Maniok werden Ess- und Kochbananen, aber auch Früchte wie Taro (grüne Beeren) und Papaya angebaut. Manche Indiostämme bauen auf ihren Feldern 60 und mehr verschiedene Pflanzenarten an.

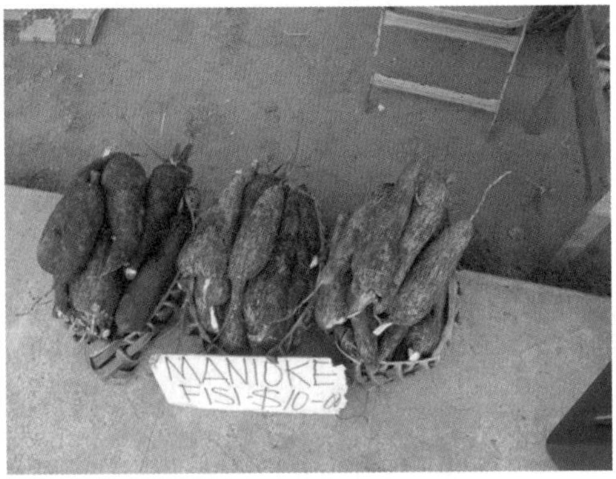

◘ **Abb. 1.12** Maniok: Landestypisches Grundnahrungsmittel am Amazonas

Der Fischfang spielt eine wichtige Rolle. Die Vielfalt der Fische im Amazonas mit angeblich 1000 verschiedenen Arten ist angeblich höher als im gesamten Atlantik. Die zahlreich vorhandenen und mit einer Angel leicht zu fangenden Piranhas sind als Speisefische weniger beliebt. Die Zähne der Piranhas sind messerscharf, und es wird immer wieder von Piranhaschwärmen berichtet, die Menschen und auch größere Tiere regelrecht abgenagt haben sollen. Derartige Berichte gehören in den Bereich der Fabel. Die indigene Bevölkerung jedenfalls lässt sich von einem Bad im Amazonas nicht abhalten.

Zur Nahrungsbeschaffung wird auch gejagt. Die Jäger müssen den Regenwald auf der Suche nach Wild oft tagelang durchstreifen. Erlegt werden Wollaffen, Tapire, Gürteltiere und Vögel. Außerhalb des Regenwaldes findet man in den Seitenarmen des Amazonas auch gehöftähnliche Ansiedlungen mit Tierhaltung (◘ Abb. 1.13). Neben Schweinen, Kühen und Hühnern sieht man auch Büffel.

Auf den ersten Blick wirken die meisten Indios am Amazonas wohlgenährt. Ihre Ernährung ist aber schlecht. Statistiken zufolge soll jedes zweite Kind am Amazonas unterernährt sein. Die Kost entspricht auch heute noch weitgehend einer Steinzeiternährung, einer Paleo-Kost. Häufig werden auch Industrieprodukte minderer Qualität konsumiert.

Die Lebenserwartung der indigenen Bevölkerung liegt mit 45 Jahren 20 Jahre unter der der übrigen Bevölkerung in Brasilien. Die Kindersterblichkeit ist hoch, die medizinische Versorgung ist unzureichend. Die sanitäre Grundausstattung mit fließendem Wasser, die Abwasserentsorgung oder eine Sinkgrube fehlen in abgelegenen Gebieten ebenso wie elektrische Energie. Es gibt

sonst alles. Fernsehen, Internet, Coca- oder Pepsi-Cola etc. Einen Fernseher kann es auch in abgelegenen Behausungen geben. Da es häufig keine Elektrizität gibt, ist ein benzinbetriebener Generator erforderlich. Benzin wird per Kanu besorgt und kostet fast 3 €/l.

Man ist bei Kontakt mit der dortigen Bevölkerung meist besorgt, sich in deren Umgebung mit einer unbekannten, ansteckenden Tropenkrankheit zu infizieren. Tatsächlich stellt der Besucher für den Ureinwohner das größere Risiko dar. Die von uns übertragenen Infektionskrankheiten, wie Grippe oder Masern, treffen auf ein unvorbereitetes Immunsystem und können tödlich für die Indios sein. Europäer waren nachweislich erst am Ende des 15. Jahrhunderts auf dem südamerikanischen Kontinent. Die Eroberer („Konquistadoren") aus Spanien und Portugal waren ursächlich für mehrere Millionen Todesfälle unter den Indios.

Fazit

Selbst wenn sich die Ureinwohner Amazoniens weitgehend vegetarisch ernähren und letztlich eine Steinzeiternährung (Paleo-Diät) praktizieren, ist ihre Lebenserwartung nur kurz. Teilweise ist die Energie- und Nährstoffversorgung unzureichend. Die hygienischen Verhältnisse und die medizinische Versorgung sind schlecht, die Kindersterblichkeit ist hoch. Mitursächlich sind die vor allem im Kindesalter häufigen Tropenkrankheiten. In den Tropen gilt: Wer 20 Jahre alt wird, kann auch 100 Jahre alt werden. Im Vergleich zu der Lebenserwartung der Inuit ist die der Amazonas-Indianer deutlich niedriger. Der Lebensraum der Inuit wirkt auf den ersten Blick unwirtlicher. Aber sie kennen weder Malaria noch Gelb- oder Denguefieber, und auch mit Nahrungsmitteln übertragene Erkrankungen („foodborne diseases") dürften bei ihnen weitgehend unbekannt sein.

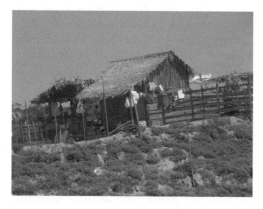

◘ **Abb. 1.13** Gehöft am Amazonas

1

1.14 Lebensweise und Ernährung der Maori in Neuseeland

Am anderen Ende der Welt, in Neuseeland, findet man den indigenen Stamm der Maori. Als Ureinwohner sind sie vor mehr als 1000 Jahren eingewandert. Ca. 15 % (565.000 Personen) der neuseeländischen Bevölkerung sehen sich als Maori. In Legenden werden mit dem Wort Maori die sterblichen Menschen im Gegensatz zu Geistern und unsterblichen Wesen bezeichnet (◘ Abb. 1.14).

Maori sind die am besten integrierte indigene Bevölkerungsgruppe weltweit Sie sind aus vielen Bereichen des täglichen Lebens in Neuseeland nicht wegzudenken. Die Lebenserwartung ist zwar höher als bei indigenen Bevölkerungsgruppen in anderen Ländern, liegt aber noch deutlich unter der Lebenserwartung der restlichen Bevölkerung. Sie ist bei Männern mit 63 um 8, bei den mit Frauen mit 72 Jahren um 9 Jahre geringer als bei der Nicht-Maori-Bevölkerung. Bezüglich der Lebensweise und Ernährung weisen Maori einige Besonderheiten auf.

Üppige und häufige Mahlzeiten galten bei ihnen als Zeichen des Wohlstandes, waren aber nicht häufig, denn Nahrung war nicht einfach zu beschaffen. In der Regel musste man sich auf zwei Mahlzeiten pro Tag, eine vormittags und eine abends bei Sonnenuntergang, beschränken. Gegessen wurde stets im Freien. Essen wurde niemals in die Häuser mitgenommen.

Die Fauna jagdbarer Tiere ist in Neuseeland übersichtlich, und bis zum Eintreffen weißer Siedler gab es keine größeren Tiere. Fleischgerichte waren deshalb selten. Aber die Maori waren ein kriegerisches Volk, kriegerische Auseinandersetzungen waren häufig und der Verzehr getöteter Feinde durchaus üblich.

Ein Großteil der Nahrung war maritimen Ursprungs. Fischfang mit Netzen und Angelschnüren wurde beherrscht, und ein gestrandeter Großfisch (z. B. Wal) stellte die Versorgung einer Großfamilie oder eines Dorfes über längere Zeit sicher. Letztendlich aber bedeutete Nahrungsbeschaffung stets einen erheblichen zeitlichen Aufwand.

Gemüse war rar, als Gemüse dominierten Farnwurzeln. Sie waren fingerdick, mussten aus tieferen Erdschichten ausgegraben und von verholztem und Fasermaterial befreit werden. Auch Puhwa, eine Distelart, war als Gemüse beliebt. Eine Art Brot wurde aus den zerdrückten Kernen verschiedener Beeren hergestellt. Auch bestimmte Binsenpollen wurden zu Brot verarbeitet.

Beim Besuch einer Maori-Kultstätte fand sich ein Teich mit zutraulichen Aalen. Die Besucher wurden gefragt, wer denn schon einmal Aal gegessen habe. Das Bejahen wurde mit dem Ausdruck des Entsetzens registriert. Maori verehren den Neuseeländischen Aal in zahlreichen Mythen. Einen Aal zu töten galt zu gewissen Zeiten als Tabubruch. Ureinwohner halten sie in isolierten Teichen und füttern sie täglich. Die Tiere sind dabei auffallend zutraulich. Die Maori begegnen ihnen mit einem gewissen Respekt und Verehrung. Die Aale sollen ein Alter von über 70 Jahren erreichen können. Der maorische Reiseleiter rettete schließlich die Situation, indem er erklärte, die anderen Ortes verzehrten Aale seien eine andere Spezies mit kürzerer Lebenszeit.

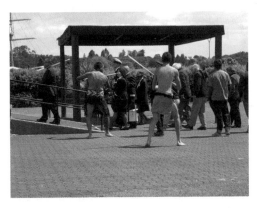

◘ **Abb. 1.14** Ernst zunehmendes Ritual zum Vertreiben böser Geister

Mit dem Eintreffen der Europäer änderte sich das Ernährungsverhalten der Maori drastisch. Der Kannibalismus verschwand. Vor allem Schweinefleisch war bald reichlich vorhanden und wurde ebenso reichlich verzehrt. Die heimische Süßkartoffel wurde durch die weniger anspruchsvollen und ertragreicheren europäischen Kartoffelsorten ersetzt. Traditionelle Maori-Speisen verschwanden fast vollständig. An ihre Stelle traten Brot, Rind- und Schweinefleisch, Bier und Käse.

Heute dominieren fettes Essen und Fast Food. Gemüse gilt als zu teuer und die Zubereitung als zu langwierig. Ein Mangel an körperlicher Aktivität und reichlicher Alkoholkonsum leisten dem Auftreten von Zivilisationskrankheiten zusätzlich Vorschub. Die traditionelle Ernährung der Maori vor der Einwanderung europäischer Siedler war ungleich gesünder. Der heutige Gesundheitsstatus der Maori ist schlecht. Fettleibigkeit und deren Folgeerkrankungen wie Diabetes mellitus Typ 2, Herz- und Gefäßkrankheiten finden sich bei ihnen überdurchschnittlich häufig. Maori gehören, wie generell die Menschen in Polynesien und Mikronesien, zu den dicksten Menschen weltweit. Der durchschnittliche BMI liegt bei 30 kg/m².

Die Nahrungsbeschaffung war, wie eine Reihe anderer Dinge, stets mit religiösen Ritualen verknüpft. Auch heute kann man sie als Tourist beobachten. So durfte man eine Maori-Kultstätte nur ohne Schuhe und erst dann betreten, wenn böse Geister ausgetrieben waren. Das Ritual wurde ernsthaft vorgetragen, wirkte nahezu bedrohlich, und Lachen hatte zu unterbleiben. Das Fotografieren in Richtung einer geöffneten Kirchentür war unerwünscht. Ein Einheimischer erklärte, man befürchte, Geistwesen und Schutzgötter könnten die Kirche verlassen. Als Tourist sollte man dies uneingeschränkt akzeptieren. Nach Beendigung des Rituals lud man uns auf freundliche Weise zur Besichtigung der mit reichlich Bildmaterial und Schnitzereien bestückten Versammlungsräume ein.

Maori kleiden sich heute wie alle Neuseeländer. Nur bei offiziellen Anlässen oder bei touristischen Veranstaltungen trägt der oder die Stammesälteste vielleicht einen Federmantel. Er wird über Generationen weitergegeben. Eine ältere Dame erklärte, sie habe das Federkleid von ihrer mit 90 Jahren verstorbenen Großmutter geerbt und es anlässlich ihres Hochschulabschlusses getragen (◘ Abb. 1.15). Das Basismaterial wird bei allen Kleidungsstücken aus Flachs hergestellt.

Maori sind geschickte Handwerker. Sie bauten das vermutlich größte Kriegskanu aller Zeiten: 36 Meter lang, in der Mitte zwei Meter breit. 150 Krieger und 80 Ruderer fanden Platz.

Maori-Kunst findet man in Galerien, Kunstläden und auf Märkten. Bekannt sind Schnitz-, Webkunst und die Herstellung von Schmuck. Holzschnitzereien sind ein beliebtes Souvenir. Der Stil der Maori-Kunst ist heute auch in kommerziell hergestellten Produkten zu finden. Schlechte Nachahmungen verletzen das historische Erbe. Man strebt deshalb an, nur dann Produkte für den Souvenirmarkt zu autorisieren, wenn ein gewisses Maß an historischer Genauigkeit eingehalten wird.

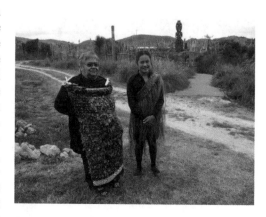

◘ **Abb. 1.15** Traditionelles, zu besonderen Anlässen getragenes und vererbtes Kleid aus Federn

Tätowierungen galten den Maoris als persönlicher Schmuck. Bei Jüngeren sieht man sie heute eher selten. Angeblich nimmt aber die Beliebtheit als Ausdruck des angestiegenen Selbstbewusstseins der Maori wieder zu. Werden sie bei touristischen Veranstaltungen zur Schau gestellt, fragt man sich, ob es sich um dauerhaft angelegte Tattoos oder um nur um einen kurzfristig aufgemalten „Dekoartikel" handelt. Gesichtstattoos waren früher durchaus üblich, konnte der Autor aber ebenso wenig wie in früheren Zeiten übliche, mit Narbenbildung einhergehende Tattoos beobachten (◘ Abb. 1.16).

Eine Besonderheit stellt die Bestattung dar. Gräbt man wenige Meter tief, so stößt man auf heißes Wasser. Deshalb müssen Gräber überirdisch und aus Stein angelegt werden.

Die Situation der Maori in Neuseeland ist im Vergleich zu indigenen Bevölkerungen in anderen Ländern vergleichsweise gut. So ist mittlerweile „Maori", neben der Amtssprache Englisch, offizielle Landessprache und Bestandteil von Fernseh- und Radioprogrammen. Allerdings war früher die erste Sprache Maori, heute ist dies Englisch. Aber Maori gehören überproportional häufig zur sozialen Unterschicht, und das durchschnittliche Pro-Kopf-Einkommen ist deutlich geringer als in Neuseeland üblich. Ca.

40 % aller über 15-jährigen Maori haben keinen Schulabschluss (neuseeländische Gesamtbevölkerung 25 %).Es gibt aber durchaus gebildete Stämme bzw. Schichten, die alte Traditionen pflegen und diese an ihre Nachfahren weitergeben. Eine junge Maori-Dame berichtete von ihren beiden Kindern, die täglich von 9:00–15:00 zur Schule gehen und danach von ihr in den Traditionen ihres Stammes unterrichtet werden. Vorführungen zeigten eindrucksvoll, wie erfolgreich dieser Unterricht ist. Maoris sind gastfreundlich, und die Kannibalenkulte sind längst abgelegt. Das Verschwinden eines 40 Jahre alten deutschen Touristen auf der Südseeinsel Nuku Hiva sorgte 2001 für Schlagzeilen. Ein Einheimischer hatte ihn zur Ziegenjagd eingeladen. Er verschwand spurlos. Man fand schließlich eine Feuerstelle mit Knochenresten, einem Gebiss und Kleidungsresten. Rasch wurde ein Fall von Kannibalismus vermutet. Dies bestätigte sich nicht und wurde von vielen Seiten vehement dementiert.

Fazit

Maori sind die am besten integrierte indigene Bevölkerungsgruppe weltweit. In Neuseeland sind sie aus dem Alltagsleben nicht wegzudenken. Die Lebenserwartung ist zwar höher als bei indigenen Bevölkerungsgruppen in anderen Ländern, liegt aber noch deutlich unter der Lebenserwartung der neuseeländischen Bevölkerung. Die Ernährung war mit zwei Mahlzeiten pro Tag knapp, die Nahrungsbeschaffung schwierig. Heute entspricht sie der in der westlichen Welt üblichen.

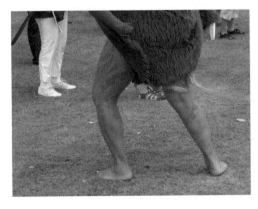

◘ **Abb. 1.16** Tattoo am Unterschenkel Bein eines Maori. Dauerhaft oder nur für Touristen aufgemalt?

Weiterführende Literatur

Bawden P (1999) Food and culture in New Zealand. New House Publishers, Auckland

Ben-Avraham D et al (2017) The GH receptor exon 3 deletion is a marker of male-specific exceptional longevity associated with increased GH sensitivity and taller stature. Sci Adv 3(6):e1602025. https://doi.org/10.1126/sciadv.1602025

Bertelsmann Stiftung (Hrsg) (2006) Wegweiser Demographischer Wandel 2020. Analysen und Handlungskonzepte für Städte und Gemeinden. Bertelsmann Stiftung, Gütersloh

Bosch J, Gerstein HC, Dageneis GR et al (2012) n–3 Fatty acids and cardiovascular outcomes in patients with dysglycemia. Orig Trial Investig. https://doi.org/10.1056/nejmoa1203859

Bundeszentrale für politische Bildung (2003) Die soziale Situation in Deutschland. Entwicklung der Lebenserwartung. http://www.bpb.de/nachschlagen/zahlen-und-fakten/soziale-situation-in-deutschland/

Cassidy A et al (2010) Associations between diet, lifestyle factors, and telomere length in women. Am J Clin Nutr 91:1273–1280

Chros-Bou M, Fung TT, Prescott J et al (2014) Mediterranean diet and telomere length in nurses health study: population based cohort study. BMJ 349:667

Die Maori

Dyerberg J, Bang HO (1979) Haemostatic function and platelet. Polyunsaturated fatty acids in Eskimos. Lancet 2(8140):433–435

Dyerberg J et al (1975) Fatty acid composition of the plasma lipids in Greenland Eskimos. Am J Clin Nutr 28(9):958–966

Farzaneh-Far R et al (2010) Association of marine omega-3 fatty acid levels with telomeric aging in patients with coronary heart disease. JAMA 303:250–257

Flindt R (1988) Biologie in Zahlen. Spektrum Akademischer, Frankfurt a. M.

Fodor GJ, Helis E, Yazdekhasti N, Vohnout B (2014) Fishing for the origins of the „Eskimos and heart disease" story. Facts or wishful thinking? A review. Can J Cardiol 30:864–868

Franke H (1987) Hoch- und Höchstbetagte: Ursachen und Probleme des hohen Alters. Springer, Berlin

Grune T (2011) Altern in Gesundheit. Einfluss sekundärer Pflanzenstoffe auf den Alterungsprozess. Aktuel Ernährungsmed 36(1):36–38

Guinness Buch der Rekorde (1980, 1995, 2008, 2017, 2018)

Hein IG (2015) Healthier people: 20 years of public health achievements. Medscape. (November 20)

Jørgensen ME et al (2002) Diabetes and impaired glucose tolerance among the Inuit population of Greenland. Diabetes Care 25:1766–1771

Junker C (2007) Gesundheit und Lebenserwartung. Gesundheitswesen Schweiz 2007–2009. Huber, Bern

Klomann SD, Müller AS, Pallauf J et al (2010) Antidiabetic effects of bitter gourd extracts in insulin dependent db/db mice. Br J Nutr 104:1613–1620

Kreesig RW (2009) Warum altert die Muskulatur (Muscle Aging). Aktuel Ernährungsmed 34:259–262

Kruse A (2015) Wenn die Nation ergraut. Aktuel Ernahrungsmed 40(1):52–54

Lairon D et al (2009) Nutrigenetics: links between genetic background and response to mediterranean-type diets. Public Health Nutr 12(9A):1601–1606

Metge J (1976) The Maoris of New Zealand Rautahi. Routledge & Kegan Paul, London. ISBN 0-7100-8352-1

Möllmann-Bardak A, Kilian H (2014) Armut macht krank! Der Zusammenhang von sozialer Lage und Gesundheit. Ernährungs Umschau 61:M667–M671

Pedersen ML (2012) Diabetes mellitus in Greenland. Prevalence, organisation and quality in the management of type 2 diabetes mellitus. Effect of a diabetes health care. Dan Med J 59(2):B438

Rabast U (2017) Lebensweise und Ernährung der Maori in Neuseeland. Jahrgang 19, Nr. 2–7

Rizos EC, Ntzani EE, Bika E, Kostapanos MS, Elisaf MS (2012) Association between omega-3 fatty acid supplementation and risk of major cardiovascular disease events: a systematic review and meta-analysis. JAMA 308:1024–1033

Rott C, d'Heureuse V, Kliegel M et al (2001) Die Heidelberger Hundertjährigen-Studie: Theoretische und methodische Grundlagen zur sozialwissenschaftlichen Hochaltrigkeitsforschung. Z Gerontol Geriatr 34:356–364

Sebastiani P, Solovieff N, Puca A et al (2010) Genetic signatures of exceptional longevity in humans. Science. https://doi.org/10.1126/science.1190532

Sho H (2001) History and characteristics of Okinawan longevity food. Asia Pac J Clin Nutr 10(2):159–164

Simm A (2015) Wie alt bin ich wirklich? Aktuel Ernahrungsmed 40(1):S23–S26

Uribarri J et al (2007) Circulating glycotoxins and dietary advanced glycation endproducts: two links to inflammatory response, oxidative stress, and aging. J Gerontol A Biol Sci Med Sci 62:427–433

Wennberg M, Bergdahl IA, Hallmans G et al (2011) Fish consumption and myocardial infarction: a second prospective biomarker study from northern Sweden. Am J Clin Nutr 93:27–36

Wiegand U (2009) History and characteristics of Okinawan longevity food. Dtsch Ärztebl 106:219

Zhao LG, Sun JW, Yang Y et al (2016) Fish consumption and all-cause mortality, a meta-analysis of cohort studies. Eur J Clin Nutr 70:155–161

Internetadressen

Rabast U (2012) Omega-3 Fettsäuren nachgefragt: Wie leben Grönlandeskimos heute? Der Ernährungsmediziner DAEM (Online-Publikation)

1

Rabast U (2013) Leben und Ernährung der Amazonasindianer. Der Ernährungsmediziner DAEM (Online-Publikation)

Riga T et al (2017) The ubiquitin ligase CHIP integrates proteostasis and aging by regulation of insulin receptor turnover. Cell. https://doi.org/10.1016/j.cell.2017.04.003

Statistisches Bundesamt. www.destatis.de. Online-Datenbank, 10. und 12. koordinierte Bevölkerungsvorausberechnung: Bevölkerung Deutschlands bis 2050, Bevölkerung Deutschlands bis 2060

www.chemgapedia.de/…/vsc/…/seneszenz. Zugegriffen am 10.01.2018

www.manfred-hiebl.de/Reise/Neuseeland/maori.htm

www.telomere.net/. Zugegriffen am 30.01.2018

Wie definiert man Gesundheit?

Inhaltsverzeichnis

© Springer-Verlag GmbH Deutschland, ein Teil von Springer Nature 2022
U. Rabast, *Gesunde Ernährung, gesunder Lebensstil*, https://doi.org/10.1007/978-3-662-65230-5_2

2

Nicht nur in unseren Breiten, auch weltweit wird unsere Lebenserwartung letztlich von unserem Gesundheitsstatus mitbestimmt. Aber was ist eigentlich „krank", und was ist „gesund"? Der britische Schriftsteller Aldous Huxley (1894–1963) behauptete: „Die Medizin hat so große Fortschritte gemacht, dass es praktisch keinen gesunden Menschen mehr gibt." Aphoristiker dagegen sehen in der „Gesundheit die Summe aller Krankheiten, die man nicht hat".

Die Weltgesundheitsorganisation (WHO) definierte 1946 Gesundheit als einen Zustand vollkommenen körperlichen, geistigen und sozialen Wohlbefindens, und nicht als bloße Abwesenheit von Krankheit und Gebrechen („Health is a state of complete physical, mental and social well-being and not merely the absence of disease or infirmity"). Ein Krebskranker kann nach dieser Definition als gesund gelten, während dies für einen Menschen mit Liebeskummer nicht gilt.

Wenn wir für unsere Gesundheit etwas Positives tun wollen, ist dies keineswegs kostenintensiv. Eine gesunde Ernährung, Ruhe und Erholung, ausreichend Schlaf, ausreichende körperliche Bewegung und das Meiden von Nikotin und übermäßigen Alkoholmengen kann jeder von uns nahezu zum Nulltarif erhalten.

Wir können aber viel mehr tun. Beim jetzigen Kenntnisstand können wir auch jenseits der Jugendzeit als 60- oder 65-Jährige unsere Lebensweise noch so ändern, dass sich unser Leben um Jahre verlängert. Darüber hinaus gibt es eine Fülle von Vorsorgeprogrammen, mit denen etwas für den Erhalt der Gesundheit getan werden kann. Leider werden sie unzureichend genutzt (z. B. Brustkrebs-, Darmkrebs-, Diabetesfrüherkennung). Frauen sind gesundheitsbewusster. Etwa 30 % der Frauen, aber nur 10–15 % der Männer nehmen an den Darmkrebsvorsorgeuntersuchungen teil.

Allein im Jahr 2007 erkrankten in Deutschland 460.000 Menschen neu an Krebs (246.000 Männer und 214.000 Frauen). Anfang 2014 wurde über eine weitere Häufigkeitszunahme berichtet. Die Zahlen steigen im Vergleich zu den Vorjahren stets leicht an. Natürlich wird man zunächst Umweltgifte und die Verschmutzung von Luft und Wasser als ursächlich ansehen. Publikumswirksame Schlagzeilen in der Presse bestärken uns in dieser Meinung.

Realität ist: Die Altersstruktur in der Bevölkerung hat sich verändert (demografischer Wandel), und die Möglichkeiten zur Früherkennung von Krebserkrankungen haben sich verbessert. Dies erklärt zwanglos die beobachtete Häufigkeitszunahme. Doch was schadet uns, und welche zusätzlichen, meist nicht zu beeinflussenden Gefahren ergeben sich aus unserer Umwelt? Das wird uns in den nächsten Kapiteln beschäftigen.

Weiterführende Literatur

Bawden P (1999) Food and culture in New Zealand. New House Publishers, Auckland NZ

Ben-Avraham D et al (2017) The GH receptor exon 3 deletion is a marker of male-specific exceptional longevity associated with increased GH sensitivity and taller stature. Sci Adv 3(6):e1602025. https://doi.org/10.1126/sciadv.1602025

Bertelsmann Stiftung (Hrsg) (2006) Wegweiser Demographischer Wandel 2020. Analysen und Handlungskonzepte für Städte und Gemeinden. Bertelsmann Stiftung, Gütersloh

Bosch J, Gerstein HC, Dageneis GR et al (2012) n–3 fatty acids and cardiovascular outcomes in patients with dysglycemia. Orig Trial Investig https://doi.org/10.1056/nejmoa1203859. (June 11, 2012)

Bundeszentrale für politische Bildung (2003) Die soziale Situation in Deutschland. Entwicklung der Lebenserwartung. http://www.bpb.de/nachschlagen/zahlen-und-fakten/soziale-situation-in-deutschland/

Cassidy A et al (2010) Associations between diet, lifestyle factors, and telomere length in women. Am J Cin Nutr 91:1273–1280

Chros-Bou M, Fung TT, Prescott J et al (2014) Mediterranean diet and telomere length in nurses health study: population based cohort study. BMJ 349:667

Die Maori

Dyerberg J, Bang HO (1979) Haemostatic function and platelet. Polyunsaturated fatty acids in Eskimos. Lancet 2(8140):433–435

Dyerberg J et al (1975) Fatty acid composition of the plasma lipids in Greenland Eskimos. Am J Clin Nutr 28(9):958–966

Farzaneh-Far R et al (2010) Association of marine omega-3 fatty acid levels with telomeric aging in patients with coronary heart disease. JAMA 303:250–257

Flindt R (1988) Biologie in Zahlen. Spektrum Akademischer, Frankfurt am Main

Fodor GJ, Helis E, Yazdekhasti N, Vohnout B (2014) Fishing for the origins of the „Eskimos and heart disease" story. Facts or wishful thinking? A review. Can J Cardiol 30:864–868

Franke H (1987) Hoch- und Höchstbetagte: Ursachen und Probleme des hohen Alters. Springer, Berlin

Grune T (2011) Altern in Gesundheit. Einfluss sekundärer Pflanzenstoffe auf den Alterungsprozess. Aktuel Ernährungsmed 36(1):36–38

Guinness Buch der Rekorde (1980, 1995, 2008, 2017, 2018)

Hein IG (2015) Healthier people: 20 years of public health achievements. Medscape (November 20)

Jørgensen ME et al (2002) Diabetes and impaired glucosetolerance among the inuit population of Greenland. Diabetes Care 25:1766–1771

Junker C (2007) Gesundheit und Lebenserwartung. Gesundheitswesen Schweiz 2007–2009. Huber, Bern

Klomann SD, Müller AS, Pallauf et al (2010) Antidiabetic effects of bitter gourd extracts in insulin dependent db/db mice. Br J Nutr 104:1613–1620

Kreesig RW (2009) Warum altert die Muskulatur (Muscle Aging). Aktuel Ernährungsmed 34:259–262

Kruse A (2015) Wenn die Nation ergraut. Aktuel Ernahrungsmed 40(1):52–54

Lairon D et al (2009) Nutrigenetics: links between genetic background and response to mediterranean-type diets. Public Health Nutr 12(9A):1601–1606

Metge J (1976) The Maoris of New Zealand Rautahi. Routledge & Kegan Paul, London. ISBN 0-7100-8352-1

Möllmann-Bardak A, Kilian H (2014) Armut macht krank! Der Zusammenhang von sozialer Lage und Gesundheit. Ernährungs Umschau 61:M667–M671

Pedersen ML (2012) Diabetes mellitus in Greenland. Prevalence, organisation and quality in the management of type 2 diabetes mellitus. Effect of a diabetes health care. Dan Med J 59(2):B438

Rabast U (2017) Lebensweise und Ernährung der Maori in Neuseeland 2017: Jahrgang 19, Nr. 2–7

Rizos EC, Ntzani EE, Bika E, Kostapanos MS, Elisaf MS (2012) Association between omega-3 fatty acid supplementation and risk of major cardiovascular disease events: a systematic review and meta-analysis. JAMA 308:1024–1033

Rott C, d'Heureuse V, Kliegel M et al (2001) Die Heidelberger Hundertjährigen-Studie: Theoretische und methodische Grundlagen zur sozialwissenschaftlichen Hochaltrigkeitsforschung. Zeitschr f Gerontol Geriatr 34:356–364

Sebastiani P, Solovieff N, Puca A et al (2010) Genetic signatures of exceptional longevity in humans. Science. https://doi.org/10.1126/science.1190532. (July)

Sho H (2001) History and characteristics of Okinawan longevity food. Asia Pac J Clin Nutr 10(2):159–164

Simm A (2015) Wie alt bin ich wirklich? Aktuel Ernahrungsmed 40(1):S23–S26

Uribarri J et al (2007) Circulating glycotoxins and dietary advanced glycation endproducts: two links to inflammatory response, oxidative stress, and aging. J Gerontol A Biol Sci Med Sci 62:427–433

Wennberg M, Bergdahl IA, Hallmans G et al (2011) Fish consumption and myocardial infarction: a second prospective biomarker study from northern Sweden. Am J Clin Nutr 93:27–36

Wiegand U (2009) History and characteristics of Okinawan longevity food. Deutsches Ärzteblatt 106:219

Zhao LG, Sun JW, Yang Y et al (2016) Fish consumption and all-cause mortality, a meta-analysis of cohort studies. Eur J Clin Nutr 70:155–161

Internetadressen

Rabast U (2012) Omega-3 Fettsäuren nachgefragt: Wie leben Grönlandeskimos heute? Der Ernährungsmediziner DAEM (Online-Publikation)

Rabast U (2013) Leben und Ernährung der Amazonasindianer. Der Ernährungsmediziner DAEM (Online-Publikation)

Riga T et al (2017) The Ubiquitin Ligase CHIP integrates proteostasis and aging by regulation of insulin receptor turnover. https://doi.org/10.1016/j.cell.2017.04.003

Statistisches Bundesamt.: www.destatis.de. Online-Datenbank, 10. und 12. koordinierte Bevölkerungsvorausberechnung: Bevölkerung Deutschlands bis 2050, Bevölkerung Deutschlands bis 2060

www.chemgapedia.de/.../vsc/.../seneszenz. Zugegriffen am 10.01.2018

www.manfred-hiebl.de/Reise/Neuseeland/maori.htm

www.telomere.net/. Zugegriffen am 30.01.2018

Wie COVID-19-Infektionen unser Leben verändern

Inhaltsverzeichnis

© Springer-Verlag GmbH Deutschland, ein Teil von Springer Nature 2022
U. Rabast, *Gesunde Ernährung, gesunder Lebensstil*, https://doi.org/10.1007/978-3-662-65230-5_3

3

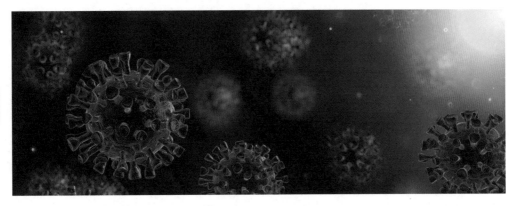

❒ **Abb. 3.1** Coronavirus. Der „Kranz" an der Virus-oberfläche bedingt den Namen Corona. Das Virus braucht ein Oberflächenprotein, um Zellen zu infizieren. Dabei bindet sich das Spike-Protein an einen Rezeptor der menschlichen Zellen. Es verbindet sich mit der Zellmembran und gibt sein Erbgut ins Zellinnere ab. (© Romolo Tavani / ▶ stock.adobe.com)

COVID-19-Infektionen bestimmen zwischenzeitlich unseren Lebensalltag. Sie haben zu Milliardenverlusten, Milliarden an Krankheitskosten und zu erheblichen Einschränkungen des täglichen Lebens geführt. Jedem von uns, vor allem jüngeren Menschen, haben sie zwei Jahre ihres Lebens „gestohlen" (❒ Abb. 3.1)

Erhöht gefährdet sind vor allem alte und immuninkompetente Menschen und Menschen in bestimmten Berufsgruppen. Gibt es darüber hinaus Menschen mit einem erhöhten Gefährdungspotenzial für Infektionen und einem erhöhten Risiko für schwere Verläufe bei einer bestehenden Infektion?

3.1 Adipositas als Risikofaktor für Covid-19-Infektionen?

Als Risikofaktoren für schwere Erkrankungen bei einer Covid-19-Infektion gelten neben Begleiterkrankungen Hypertonie, Diabetes mellitus, kardiovaskuläre Erkrankungen, COPD/Rauchen, Immunsuppression, Alter (über 65 Jahre) und auch die Adipositas. Schwere COVID-19-Verläufe, verbunden mit mehr Krankenhauseinweisungen als üblich, häufigeren Behandlungen auf einer Intensivstation und einem erhöhten Risiko für ein Lungen- und Organversagen bis hin zu einem tödlichen Ausgang sind hier vermehrt zu finden.

2020 wurden aus New York City Ergebnisse einer Fallanalyse bei mehr als 4000 Covid-19-Patienten mitgeteilt.

Von 445 Patienten unter mechanischer Beatmung verstarben 162. Fast 40 % der ins Krankenhaus eingelieferten Patienten waren adipös.

Das Risiko einer schweren COVID-19-Erkrankung steigt bei einem Body-Mass-Index (BMI) über 40 kg/m^2. Es war weitgehend unklar, warum adipöse Patienten häufiger einen schweren Verlauf bei einer COVID-19-Infektion erleiden. Als mitursächlich vermutet werden Entzündungsreaktionen, wie sie bei Adipösen gehäuft auftreten. Bei Männern findet sich häufig vermehrt intraabdominales Fett (vermehrt Fett im Bauchraum; androide Adipositas bzw. Apfeltyp). Dies kann eine künstliche Beatmung erschweren. In einer Studie aus dem Landkreis Heinsberg wurden 50 Patienten mit schwerem Verlauf untersucht. Normalgewichtige waren in der Unterzahl. Auch in Wuhan zeigte sich, mehr als 88 % der an COVID-19- Verstorbenen hatten einen BMI über 25 kg/m^2 und waren damit übergewichtig bis adipös. Aber nicht jeder Übergewichtige ist automatisch ein Risikopatient. Spezielle, über die Regelungen für die Allgemeinbevölkerung hinausgehende Quarantänemaßnahmen werden deshalb für Adipöse für nicht erforderlich gehalten.

3.2 Auch junge Menschen mit Adipositas sind schwerer betroffen

Die anfänglich insgesamt niedrige Sterberate COVID-19-Erkrankter in Deutschland war zunächst auf die hohe Erkrankungsrate junger Menschen zurückzuführen. Bei adipösen Patienten unter 60 Jahren war der Zusammenhang zwischen Übergewicht und schweren Verlaufsformen noch deutlicher. Im Vergleich zu Normalgewichtigen gleichen Alters mussten jüngere Menschen doppelt so häufig stationär im Krankenhaus und auf der Intensivstation behandelt werden.

3.3 Weshalb erkranken Adipöse bei einer COVID-19-Infektion schwerer?

Adipöse haben zwar kein erhöhtes Risiko, an einer Coronavirus-Infektion zu erkranken. Aber bei einer Infektion ist das Risiko, mit einem schweren Verlauf zu erkranken, doppelt so hoch. 23 % der Männer und 24 % der Frauen sind in Deutschland adipös. Rein theoretisch könnte jeder Vierte von einem schweren Verlauf betroffen sein.

Die Ursache für schwere Verläufe war unklar. Man nahm an, dass bei Adipösen Infektionen insgesamt heftiger verlaufen. Da sich die künstliche Beatmung bei Adipösen schwieriger gestaltet, könnten daraus resultierende Komplikationen auch den insgesamt schwereren Krankheitsverlauf erklären.

Laut einer Studie der Stanford Universität können sich Fettzellen auch direkt mit den Coronaviren infizieren und diese dort Entzündungsreaktionen in Gang setzen.

Es wurden Fettzellen von nicht mit COVID-19 Infizierten untersucht. Diese wurden dann Sars-Cov-2-Viren ausgesetzt. Ferner wurden Fettzellen von Menschen, die an Covid-19 verstorben waren, untersucht. Das Coronavirus siedelte sich sowohl in reifen Fettzellen als auch in Makrophagen, den Fresszellen des Immunsystems, innerhalb des Fettgewebes an. Vor allem hier wurde eine starke Entzündungsreaktion beobachtet. Bei der Autopsie konnte das Coronavirus in der Nähe kritischer Organe gefunden werden. Dies könnte die Häufung von Organschäden bei schweren Verläufen erklären. Das Fettgewebe kann letztlich ein Reservoir für das Virus sein und damit schwerere Verläufe bei Adipösen erklären. Je übergewichtiger ein Mensch ist, umso mehr infizierte Fettzellen wird er beherbergen und umso schwerer könnte eine Infektion verlaufen.

3.4 Long COVID – was ist das?

Eine scheinbar überstandene Corona-Infektion gibt keineswegs Sicherheit, Corona komplett hinter sich gelassen zu haben. Zwischenzeitlich sind mehr als 200 Symptome bekannt, die auf ein „Long COVID" hinweisen. Betroffene berichten über unterschiedliche Spätfolgen. Es kann Menschen jeden Alters betreffen. Man befragte über 3700 potenzielle Patienten aus 56 Ländern, bei denen der Verdacht oder die gesicherte Diagnose einer „Long COVID"-Erkrankung vorlag. Die häufigsten Symptome waren Fatigue, Erschöpfung, sogenannter Brain Fog (Gehirnnebel), Tinnitus, Zittern Halluzinationen, Gedächtnisverlust, Hautreizungen, Sehstörungen, Impotenz. Insgesamt waren zehn Organsysteme betroffen. Viele „Long COVID"-Betroffene leiden länger als ein halbes Jahr unter den Symptomen. Von den 2450 an der Studie teilnehmenden Betroffenen sagten 22 %, dass

3

sie nach wie vor nicht in der Lage seien, ihren Arbeitsalltag zu bewältigen.

Die Universität Birmingham untersuchte Faktoren, die das Risiko einer „Long CO-VID"-Erkrankung beeinflussen. Hatten COVID-19-Patienten mehr als fünf Corona-Symptome in der ersten Krankheitswoche, war das Risiko für Spätfolgen erhöht. Alter und Geschlecht hatten dagegen keinen Einfluss.

Mit dem Auftreten der Omikron-Mutation ist es zunächst in England, danach auch in Deutschland und anderen europäischen Ländern erneut zu einer explosionsartigen Zunahme an Corona-Neuinfektionen gekommen.

3.5 Empfehlungen der Deutschen Adipositasgesellschaft (DAG)

Die DAG fordert, dass Krankenhäuser und Intensivstationen den Bedürfnissen und Erfordernissen von Menschen mit Adipositas als Hochrisikopersonen für einen schweren COVID-19-Verlauf gerecht werden und eine genauso gute Versorgung sichergestellt wird wie für Normalgewichtige. Außerdem sollte eine Regelversorgung für Menschen mit Adipositas etabliert werden. Ein ausführliches DAG-Positionspapier zu Adipositas und COVID-19 ist auf der DAG-Webseite verfügbar.

3.6 Generell erhöhtes Infektionsrisiko bei Adipositas?

Zweit- und Folgeerkrankungen sind bei Adipösen durchaus gehäuft zu finden.

Der Zusammenhang zwischen Übergewicht bzw. der Adipositas und einem erhöhten Risiko für infektiöse Erkrankungen ist bekannt. In einer Meta-Analyse wurden gezielt Patienten mit Infektionen bei Vorliegen einer Adipositas untersucht. Die

Überlegung war, Leptin und Adiponektin, Schlüsselhormone des Fettstoffwechsels, könnten auch in die Steuerung des Immunsystems eingreifen und so indirekt das Infektionsgeschehen beeinflussen. Bei Übergewichtigen finden sich im Vergleich zu Normalgewichtigen signifikant häufiger bakterielle und Pilzinfektionen. Insbesondere bei einem Klinikaufenthalt ist das Infektionsrisiko hoch und der Krankheitsverlauf meist schwerer. Es zeigt sich, Dicke haben Gesundheitsrisiken, denen bislang wenig Beachtung geschenkt wurde. Ein erhöhtes Infektionsrisiko für Covid-19-Infektionen besteht bei Adipösen allerdings nicht.

3.7 Corona-Infektion

Das Robert Koch-Institut teilte zusammengefasst mit:

- Die meisten Menschen, die an CO-VID-19 erkranken, haben leichte bis mittelschwere Symptome und werden wieder gesund, ohne dass sie eine besondere ärztliche Behandlung benötigen.
- Das COVID-19 auslösende Virus wird vorwiegend durch „Tröpfchen" (Aerosole) dann übertragen, wenn eine infizierte Person hustet, niest oder ausatmet. Die Tröpfchen sind zu schwer, um lange in der Luft zu schweben, und sinken schnell auf den Boden oder auf Oberflächen ab.

Ging man anfangs davon aus, eine Übertragung sei auch bei Kontakt mit kontaminierten Oberflächen bzw. Gegenständen möglich (so genannte Schmierinfektion), so gilt dies mittlerweile eher als unwahrscheinlich.

Häufigste Anfangssymptome sind Fieber, trockener Husten, Müdigkeit.

Das Robert Koch-Institut empfiehlt zur Vorbeugung von Corona-Infektionen:

- **A**bstand halten
- **H**ände waschen

- **A**lltagsmaske tragen (AHA-Regel)
- Zusätzlich empfohlen werden häufiges Lüften und der Download der Corona-App.

Der RKI-Präsident Prof. Lothar Wieler regt an:

» Meiden Sie die drei Gs: Geschlossene Räume, Gruppen und Gedränge, Gespräche in lebhafter Atmosphäre.

Im Einzelnen wird empfohlen (gekürzte Wiedergabe):
- Die Hände häufig waschen.
- Maske tragen, wenn kein Abstand eingehalten werden kann.
- Bedecken von Nase und Mund beim Husten oder Niesen.
- Bei Krankheitsgefühl zu Hause bleiben.
- Arzt kontaktieren, bei Fieber, Husten oder Schwierigkeiten beim Atmen.
- Vor dem Besuch einer Arztpraxis Telefonkontakt herstellen.

Masken können der Übertragung des Virus durch den Träger der Maske an andere Personen entgegenwirken. Sie stellen keinen Komplettschutz gegen COVID-19 dar.

Die Empfehlung, einen Abstand von 1,5 m (–2 m) zu halten und das häufige Waschen der Hände wurde vergleichsweise rasch akzeptiert. Der Sinn des Tragens von Alltagsmasken war zunächst angezweifelt worden.

Die Empfehlungen des Gesetzgebers variierten angepasst an die jeweiligen neuen wissenschaftlichen Erkenntnisse.

Zwischenzeitlich ist das Tragen sogenannter FFP2- oder von OP-Masken in zahlreichen Situationen, in denen ein Kontakt mit weiteren Menschen gegeben sein kann (Einkaufen, öffentliche Verkehrsmittel, Innenstadtbereiche etc.) vorgeschrieben. Zuwiderhandlungen wurden mit teilweise hohen Bußgeldern geahndet.

Mit einer Überarbeitung des Infektionsschutzgesetzes soll der neuen Situation Rechnung getragen werden.

3.8 Welchen Sinn haben Atemschutzmasken (FFP-Masken)

FFP bedeutet „filtering face piece", partikelfiltrierende Halbmaske.

Die FFP2-Masken dienen primär dem Eigenschutz des Trägers. Für den Selbstschutz sind diese Masken effektiver als Alltagsmasken, die keiner Norm entsprechen und in denen die Filterleistung variieren kann. Offiziell sollte man die Masken nicht wiederverwenden. Sobald die Masken feucht werden, beispielsweise durch Atmung oder durch einen Waschvorgang, verringert sich ihre Filterleistung (◘ Abb. 3.2).Unter bestimmten Bedingungen ist eine Reinigung bzw. Wiederverwendung aber durchaus

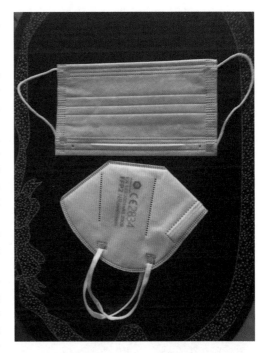

◘ Abb. 3.2 FFP2-Maske und normaler Mundschutz. FFP2-Masken („filtering face piece") schützen Träger und Umgebung besser als ein normaler Mundschutz bzw. eine normale Op-Maske: Die Filterwirkung der FFP2-Maske ist ungleich höher. Das bevorzugte Tragen von FFP2-Masken wurde empfohlen. Das korrekte Anlegen der Masken ist wichtig

3

möglich. Teilweise wurde empfohlen, bei einer Wiederverwendung mehrere Masken über einen Zeitraum von sieben Tagen rotierend zu tragen.

3.9 Hat die Impfung unsere Probleme gelöst?

Mit der Entwicklung eines Impfstoffes nahm man an, man könne die Probleme lösen.

Man kann die Leistung von Ugur Sahin und seiner Frau, in so kurzer Zeit einen Impfstoff zu entwickeln, gar nicht hoch genug bewerten, bedenkt man, dass es Infektionskrankheiten gibt, die seit Jahrzehnten bekannt sind und für die bis heute kein Impfstoff existiert (u. a. Hepatitis C, AIDS).

Im Juli 2021 waren knapp 50 % der Bevölkerung mit einer Erst- und Zweitimpfung vollständig geimpft (◘ Abb. 3.3).

Mit der raschen Entwicklung eines Impfstoffes verband sich die Hoffnung, das Corona-Problem rasch in den Griff zu bekommen. Neu auftretende Mutanten (zuletzt Omikron) und eine unzureichende Bereitschaft zur Impfung (Januar 2022: 75 % der Bevölkerung geimpft, 25 % ungeimpft) verhinderten dies.

Um eine sogenannte Herdenimmunität zu erzielen, wäre eine Impfquote von 85 %

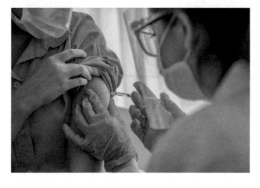

◘ **Abb. 3.3** Impfung (© Blue Planet Studio/▶ stock. adobe.com)

erforderlich. Obwohl die Impfung kostenlos ist, ließ nach einem anfänglichen Run die Impffreudigkeit in der Bevölkerung nach. Der Gesetzgeber wollte keine allgemeine Impfpflicht. Über deren Einführung wird diskutiert. Diskutiert wurde auch über Privilegien für vollständig Geimpfte. So sollten Restaurant-, Veranstaltungsbesuche etc. vorzugsweise „Genesenen, Geimpften und Getesteten" erlaubt werden. Diese sogenannte 3-G-Regelung wird zunehmend von der 2-G-Regelung abgelöst, mit der Geimpfte und Genesene erfasst werden. Auch die Variante 2-G-plus (geimpft, genesen und getestet) wurde in besonderen Situationen gefordert. Corona-Tests waren lange Zeit kostenfrei. Seit Februar 2022 sind sie nur noch kostenlos, wenn ein vorheriger Schnelltest positiv war. Nach wie vor kostenlos sind sie z. B. dann, wenn aufgrund anderer Erkrankungen nicht geimpft werden konnte.

Probleme bezüglich der Ausbreitungsgeschwindigkeit verursachte die Delta- und die noch ansteckendere Omikron-Mutante. Während die Krankheitsverläufe bei der Delta-Mutante teilweise schwer waren, verliefen Ansteckungen mit der Omikron-Mutante meist milder. Die Wirksamkeit gegenüber den derzeitigen Impfstoffen ist fraglich. Auch in Ländern mit hohen Impfquoten (USA, Israel) gab es Neuinfektionen und sogenannte Impfdurchbrüche auch bei vollständig Geimpften. Eine Auffrischimpfung – dritte Impfung, fünf bis sechs Monate nach der Zweitimpfung (Boosterung) –, wurde für alle ab 18 Jahren empfohlen. Die meisten der intensivpflichtigen Patienten waren ungeimpft. Werden Geimpfte mit Boosterung erneut krank, so verlaufen diese sogenannten Durchbruchinfektionen bislang meist weniger schwer. Zwischenzeitlich wird bei Risikopatienten (über 70-Jährigen) eine zweite Boosterung (4. Impfung) empfohlen. Dabei stellte sich die Frage, ob es sinnvoll wäre, bis zur Entwicklung eines Omikron-wirksamen Impfstoffes abzuwarten. Experten gehen allerdings davon aus, dass die Entwicklung noch dauern könnte.

Teilweise nimmt man an: Sind Corona-Mutanten hoch ansteckend, sind die Krankheitsverläufe meist milde (Omikron); ist die Ansteckungsgefahr geringer, sind die Krankheitsverläufe meist schwerer (Delta). Zwischenzeitlich wird aufgrund der milderen Verläufe bei Omikron-Infizierten diskutiert, ob Corona-Infektionen endemisch verlaufen könnten. Man wäre Träger des Virus, wäre unter gewissen Bedingungen ansteckend, würde aber selbst nicht erkranken.

3.10 Wechselnde Empfehlungen und Impfverweigerer

Ein spezielles Problem stellen Impfverweigerer und Querdenker dar. Sie stehen der Ausbildung einer Herdenimmunität im Wege. Man diskutiert bei ihnen gegen Überzeugungen, gegen die man letztendlich nicht diskutieren kann.

Eine Analyse der Übersterblichkeit hat ergeben, dass bis Ende 2021 wohl 18 Millionen Menschen an COVID-19 gestorben sind – und nicht, wie offiziell bekannt, 6 Millionen.

Alles ist zum Zeitpunkt der Textabfassung im Fluss. Letztlich kann heute Aktuelles morgen überholt sein.

Noch im August 2021 gab es keine einheitliche Empfehlung zur Impfung von Kindern und Jugendlichen. Die Empfehlungen des Gesundheitsministers widersprachen teilweise den Empfehlungen der ständigen Impfkommission (STIKO). Da die Krankheitsverläufe bei Kindern meist milde und die Impfung infolge teilweise aufgetretener Herzmuskelentzündungen nicht nebenwirkungsfrei ist, hielt man sich mit der Empfehlung zur Impfung bei Kindern zurück.

Im August 2021 wurden die Empfehlungen dem Kenntnisstand entsprechend angepasst. Die STIKO sprach nunmehr eine Impfempfehlung für alle 12- bis 17-Jährigen aus.

Ob und wie häufig Long COVID bei Kindern und Jugendlichen auftritt, ist unklar.

Auch noch Ende des Jahres 2021 gab es Differenzen, wie man sich bezüglich der anrollenden Omikron-Welle verhalten solle. Während das Robert Koch-Institut auf Allgemeinmaßnahmen, wie Abstand halten und Kontaktebeschränkungen, setzte, präferierte das Gesundheitsministerium eine Ausweitung der Impfungen. Dabei war es das Ziel, bis Ende Januar 2022 80 % Geimpfte in der Bevölkerung auszuweisen. Dieses Ziel wurde nicht erreicht. Seit Februar 2022 werden Impfungen auch in Apotheken angeboten. Ob dies zu einer erheblichen Zunahme Geimpfter führen wird, ist noch unklar.

Februar 2022 wurden eine Reihe von Einschränkungen zurückgenommen. Die Zunahmen der Neuinfektionen gingen, allerdings noch auf hohem Niveau, zunächst zurück. Im März 2022 wurden alle Einschränkungen aufgehoben. Es kam zu einer drastischen Zunahme der Neuinfektionen mit fast mehr als 150.000 Neuinfizierten pro Tag. Ende März war ein deutlicher Rückgang Neuinfizierter zu verzeichnen. Unklar blieb, ob der Rückgang anhaltend ist.

Eine im April 2022 durchgeführte parlamentarische Abstimmung sprach sich gegen die Einführung einer Impfpflicht aus.

Man wollte bis Ende Januar 2022 80 % als geimpft ausweisen. Dieses Ziel wurde nicht erreicht. Man stellte zunächst einen zögerlichen Rückgang der Infektionsraten fest und hob im März die bisherigen Einschränkungen weitgehend auf. Allerdings kam es danach postwendend zur fünften Coronawelle mit ca. 250.000 aktuell am 24.3.2022 Neuerkrankungen an einem einzigen Tag. Zwischenzeitlich wird ein erneuter Rückgang der Infektionszahlen beobachtet.

In Deutschland macht man sich zunehmend Gedanken, ob bei weiter steigenden Infektionszahlen die Krankenversorgung und eine Strom- und

Wasserversorgung gewährleistet werden können. Die Schwere des Verlaufes, die Zahl der Klinikeinweisungen, der Intensivbehandelten und die Zahl der Todesfälle lagen allerdings deutlich geringer als zu Zeiten der Delta-Variante.

Im April 2022 wurde ein neues Infektionsschutzgesetz herausgegeben, welches unmittelbar am nächsten Tag wieder aufgehoben und durch neue Anweisungen ersetzt wurde.

Eine parlamentarische Abstimmung zur Einführung einer allgemeinen Impfpflicht im April 2022 verlief negativ.

Viele der bisher gültigen Corona-Maßnahmen treten außer Kraft. Basis-Schutzmaßnahmen gelten auch weiterhin und strengere Maßnahmen in „Hotspots" sind möglich.

Die Regeln sind in einzelnen Bundesländern unterschiedlich. Es bleibt derzeit abzuwarten, welche Änderungen sich noch ergeben werden.

Fazit

Adipöse haben zwar kein höheres Infektionsrisiko aber ein höheres Risiko für schwerere COVID-19 Verläufe. Es gelten für sie die gleichen Vorsichtsmaßnahmen wie für Normalgewichtige. Dies gilt auch für jüngere Menschen. Mit der Möglichkeit der Impfung verband sich die Hoffnung die Infektion zu beherrschen. In Deutschland sind zwischenzeitlich mehr als 75 % der Bevölkerung komplett geimpft. Stand Februar 2022. Die STIKO hat eine allgemeine COVID-19 Impfempfehlung für 12- bis 17-Jährige ausgesprochen. Auch Geimpfte können erkranken, die Verläufe sind meist milder

aber sie können auch andere anstecken. Selbst in Ländern mit hohen Impfraten wurden Reinfektionen mit der Delta Mutante und der hochkontagiösen Omikron-Mutante in hoher Zahl beobachtet. Die auf dem Markt befindlichen Impfstoffe sind eigeschränkt wirksam.

Weiterführende Literatur

Chi YZJ, Lv W, Wang Y (2021) Review obesity and diabetes as high-risk factors for severe coronavirus disease 2019 (Covid-19). Diabetes Metab Res Rev 37(2):e3377. https://doi.org/10.1002/dmrr.3377.Epub. 2020 Jul 20

DAG-Positionspapier (2020) „Adipositas & COVID-19 – Empfehlungen für Menschen mit Adipositas und Forderungen an die Politik. https://adipositas-gesellschaft.de/fileadmin/PDF/daten/DAG_Positionspapier_Adipositas_und_Covid-19.pdf

Engeli S (2021) Adipositas als Risikofaktor für schwere Verläufe von COVID- 19. Ernährungs-Umschau 68(3):58–59

Robert Koch-Institut (2014) Übergewicht und Adipositas. Studie DEGS1, Erhebung 2008–2011

Robert Koch-Institut (2017) Gesundheitliche Ungleichheit in verschiedenen Lebensphasen https://www.rki.de/DE/Content/Gesundheitsmonitoring/Gesundheitsberichterstattung/GBEDownloadsB/gesundheitliche_ungleichheit_lebensphasen.html

SWR (2021) Corona-Splitter der KW 49/2021 Verursachen Coronaviren im Fettgewebe schwere COVID-19 bei Adipositas? www.swr.de/wissen/das-ist-ueber-long-covid-bekannt-100.html. Zugegriffen am 05.03.2022

Williams R, Kaufman KR (2022) Narrative review of the COVID-19, healthcare and healthcarers thematic series. BJPsych Open 8(2):e34. https://doi.org/10.1192/bjo.2021.1085

Yang J, Hu J, Zhu C (2021) Obesity aggravates COVID-19: A systematic review and meta-analysis. J Med Virol 93(1):257–261. https://doi.org/10.1002/jmv.26237. Epub 2020 Oct 5

Ernährung des COVID-19-Patienten

Inhaltsverzeichnis

© Springer-Verlag GmbH Deutschland, ein Teil von Springer Nature 2022
U. Rabast, *Gesunde Ernährung, gesunder Lebensstil*, https://doi.org/10.1007/978-3-662-65230-5_4

4

Die Fachgesellschaften DGEM und ESPEN fordern, die „Ernährungstherapie bei Covid-19-Patienten nicht zu vergessen."

Zunächst gilt es zu berücksichtigen: Es gibt keine Ernährungsform bzw. Diät, mit der sich eine Covid-19 -Infektion verhindern oder gar heilen ließe. Keine der gut gemeinten Empfehlungen ist evidenzbasiert. Leitlinien und Empfehlungen zur klinischen Ernährung kritisch Kranker gelten auch für Covid-19-Patienten. Die Grundsätze der gesunden Ernährung gelten sowohl für die Vorbeugung wie auch für den Erkrankten.

Darüber hinaus gilt:

- Der Ernährungszustand jedes Infizierten sollte überprüft werden.
- Für eine angemessene Energieversorgung unter Vermeidung einer Hyperalimentation (Überernährung) sowie für eine adäquate Proteinzufuhr muss Sorge getragen werden.

4.1 Empfehlungen für die Prävention und Behandlung von Mangelernährung bei gefährdeten oder mit SARS-CoV-2 infizierten Personen

In einem Statement nennt die Europäische Gesellschaft für klinische Ernährung und Stoffwechsel (ESPEN) zehn praktische Empfehlungen für das Ernährungsmanagement von Covid-19-Patienten (▶ https://www.clinicalnutritionjournal.com/article/S0261-5614(20)30140-0/pdf und ▶ https://www.bbraun.de/content/dam/b-braun/de/website/produkte-und-therepien/ernaehrungstherapie/corona/4006106-Fact-Sheet-Ernaehrung-bei-Corona-05-20-RGB.pdf). Detaillierte Informationen können auf den Webseiten der jeweiligen Fachgesellschaften eingesehen werden.

Die Empfehlungen gelten für alle risikobehafteten oder mit SARS-CoV-2 infizierten Patienten einschließlich der Intensivpatienten. Es sollte ein Mangelernährungs-screening vorgenommen werden und bei Personen mit einem höheren Risiko für einen schweren COVID-19-Krankheitsverlauf oder bei den mit COVID-19 infizierten Personen sollte der Ernährungszustand optimiert werden und eine Supplementierung mit Vitaminen und Mineralstoffen erfolgen. Je nach vorliegender Erkrankungssituation sollte für eine regelmäßige körperliche Aktivität gesorgt und je nach Zustandsbild ein oraler nutritiver Support mit Trinknahrung durchgeführt werden. In Abhängigkeit von der Schwere der Erkrankung und der Frage, ob eine Beatmung erforderlich ist, kommen die enterale oder die parenterale Ernährungstherapie in Frage.

4.2 Situation nach der Intensivbehandlung

Die Langzeitprognose von kritisch kranken Patienten nach einer intensivmedizinischen Behandlung wird durch körperliche, kognitive und psychische Beeinträchtigungen beeinflusst. Im Rahmen der intensivmedizinischen Behandlung verliert der Patient Muskelmasse. Insbesondere ältere und multimorbide an COVID-19 erkrankte Patienten mit bereits bestehender Katabolie sind bei langen Aufenthalten auf der Intensivstation von einem Verlust an Muskelmasse und -funktion verstärkt betroffen.

Die Genesung und Verbesserung des Ernährungszustandes nach einer intensivmedizinischen Behandlung hängt u. a. ab vom Appetit, der Fähigkeit zur Nahrungsaufnahme, individuellen Vorlieben und emotionalen/psychischen Faktoren. Zwei Wochen nach der Extubation nimmt der Patient durchschnittlich 50 % der sonst üblichen Energie- und Proteinmenge zu sich. Schluckstörungen können bis zu 21 Tage nach der Extubation bestehen. Deshalb benötigen diese Patienten nach überstandener Intensivbehandlung weiterhin eine ernährungstherapeutische Unterstützung.

> **Fazit**
> Es gibt keine Ernährungsform bzw. Diät, mit der sich eine Covid-19-Infektion verhindern oder gar heilen ließe. Keine der gut gemeinten Empfehlungen ist evidenzbasiert. Leitlinien und Empfehlungen zur klinischen Ernährung kritisch Kranker gelten auch für Covid-19-Patienten. Die Grundsätze der gesunden Ernährung gelten sowohl für die Vorbeugung wie auch für den Erkrankten.

Weiterführende Literatur

Barazzoni R, Bischoff SC, Breda J et al (2020) ESPEN expert statements and practical guidance for nutritional management of individuals with SARS-CoV-2 infection. Cin Clin Nutr 39(6):1631–1638. https://doi.org/10.1016/j.clnu.2020.03.022. Epub 2020 Mar 31

Gunnar E, Hartl H, Kreymann KG (2019) DGEM-Leitlinien Klinische Ernährung in der Intensivmedizin. Anästhesiol Intensivmed Notfallmed Schmerzther 54:63–73

Tabakrauchen

Inhaltsverzeichnis

© Springer-Verlag GmbH Deutschland, ein Teil von Springer Nature 2022
U. Rabast, *Gesunde Ernährung, gesunder Lebensstil*, https://doi.org/10.1007/978-3-662-65230-5_5

5

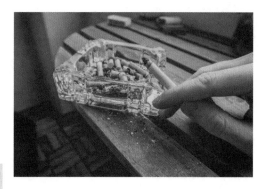

○ Abb. 5.1 Tabakrauchen: Tabakrauch enthält über 4800 verschiedene Substanzen. Eine Reihe von ihnen ist krebserregend

» Hätte der liebe Gott gewollt, dass wir rauchen, er hätte uns mit einem Schornstein erschaffen.

(Ausspruch eines Pastors vor einer Gruppe von Rauchern)

Einer Pressemitteilung von 2016 zufolge sterben trotz rückläufiger Raucherzahlen in Deutschland pro Jahr 121.000 Menschen infolge von Tabakkonsum. Durchschnittlich raucht in Deutschland jede Person 1004 Zigaretten pro Jahr (○ Abb. 5.1). Durch Tabakrauchen und Alkoholkonsum, so schätzen Experten, entstehen im Gesundheitswesen pro Jahr Kosten von 119 Milliarden. Erfreulicherweise greifen vor allem junge Menschen seltener zur Zigarette. Nur noch knapp 8 % der 12- bis 17-Jährigen rauchen. Dennoch raucht knapp ein Viertel in der Bevölkerung immer noch, und 12 % rauchen mehr als 20 Zigaretten pro Tag. 56 % haben nach eigenen Angaben noch nie geraucht. 20 % der Frauen und 29 % der Männer rauchen. Aber 6 % der Männer haben das Rauchen aufgegeben, bei den Frauen schafften dies nur 2 %.

5.1 Schädigende Einflüsse von Tabakrauch

Tabakrauch ist für zahlreiche todbringende Erkrankungen ursächlich. Mit einem generellen Rauchverzicht ließen sich 90 % aller Lungenkrebs- oder 20 % aller Krebstodesfälle vermeiden. Beim Tabakkonsum gibt es heute statusbedingte Unterschiede. Ein niedriger Sozialstatus erhöht die Wahrscheinlichkeit, zum Raucher zu werden.

In Zeiten zunehmender Rauchverbote besuche man als Nichtraucher einen der heute in Hotels und auf Flughäfen eingerichteten Raucherräume oder eine der kleinen Kneipen, in denen Rauchen wieder erlaubt wurde. Es wird rasch klar: Ein längerer Aufenthalt in diesen Räumen kann nicht gesund sein. Der Rauch einer durchschnittlichen Zigarette enthält mehr als 4800 verschiedene chemische Substanzen. Mehr als 70 von ihnen sind nachweislich krebserregend.

Wer raucht, lagert reichlich Schadstoffe in der Lunge ab. 20 Zigaretten pro Tag, über 20 Jahre geraucht, bedeuten pro Jahr 6 kg Staub oder eine Tasse reinen Teers in der Lunge. Die Lebensdauer des Rauchers ist verkürzt. Er lebt im Vergleich zum Nichtraucher durchschnittlich etwa 6–10 Jahre weniger. Jede Zigarette senkt die Lebenserwartung rein statistisch um ca. 15 Minuten.

5.1.1 Ist „Draußen Rauchen" ungefährlich?

Die negativen Auswirkungen des sogenannten Passivrauchens sind gut bekannt (○ Abb. 5.2). Seit Einführung des Rauchverbots in Gaststätten sind „Draußenraucher" ein häufiges Bild. Ist dies für die Umgebung unproblematisch? Die Wissenschaft sagt Nein.

Doch die Kinder von Rauchern leiden selbst dann häufiger unter Bronchitis oder Asthma, wenn die Eltern in der Wohnung nicht rauchen. Wer auf dem Balkon oder vor der Haustür raucht, schleppt mit Haaren, Kleidung und Händen Nikotin und krebserregende Substanzen in die Wohnung. Vor allem Babys und Kleinkinder sind vom eingeschleppten Rauch betroffen. Es emp-

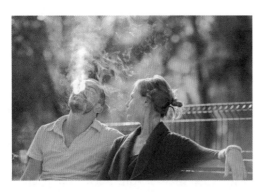

☐ **Abb. 5.2** Passivrauchen: Erst spät erkannte man, dass nicht nur direktes Tabakrauchen, sondern auch das sogenannte Passivrauchen schaden kann. (Symbolbild mit Fotomodellen; © anouchka/Getty Images/iStock)

fiehlt sich, Kleidung anzuziehen, die vor Betreten der Wohnung ausgezogen wird. Noch bis zu 90 Sekunden nach dem letzten Zug werden Rauchpartikel ausgeatmet.

5.2 Lungenkrebssterblichkeit bei Rauchern

Pro Jahr erkranken 33.000 Männer und 13.200 Frauen an Lungenkrebs. 90 % dieser Erkrankungen entstehen durch Zigarettenrauch. Auch der ungleich seltenere Bauchspeicheldrüsenkrebs (Pankreaskarzinom) wird durch Rauchen begünstigt. Das Risiko ist um 71 % erhöht gegenüber Personen, die niemals geraucht haben. Selbst bei Passivrauchern erhöht sich das Risiko.

Wer aufhört zu rauchen, ist nicht chancenlos. Das Risiko, an Lungenkrebs zu erkranken, sinkt Jahr für Jahr. Je nach Statistik erreicht er nach ca. 7–15 Jahren sogar das Risikoniveau des Nichtrauchers.

Nicht jeder Raucher kostet das Rauchen von 20 Zigaretten pro Tag über 20 Jahre das Leben. Ein Beispiel ist der im Alter von 96 Jahren verstorbene Altbundeskanzler Helmut Schmidt. Es gab wohl keinen Ort, an dem er nicht geraucht hat. Wir kennen ihn aus Fernsehshows mit qualmender Zigarette, Interviews ohne bereit stehenden Aschenbecher lehnte er angeblich ab und rauchte selbst im Theater. Seinem Leibarzt erklärte er, die Lehrbücher zum Rauchen und dem Auftreten von Krankheiten müsse man umschreiben. Der Arzt aber sah in ihm ein klassisches Beispiel für die schweren Folgeschäden des Rauchens. Die schwere Gefäßerkrankung, die ihn schließlich zu einem Rauchstopp bewog, bestätigt diese Sichtweise.

Es gibt Menschen, denen genetisch bedingt die oxidativen und karzinogenen Schadstoffe wenig anhaben. Ansatzweise finden sich in genomweiten Assoziationsstudien (GWAS) Hinweise. Keinesfalls darf man diese seltenen Fälle als regelhaft oder gar als Vorbilder ansehen.

5.3 Chronische Bronchitis, Gefäßerkrankungen und Schädigungen des Kindes im Mutterleib

Nur auf den ersten Blick ist die beim Raucher häufige chronische Bronchitis harmlos. Meist geht sie in eine Chronisch-obstruktive Bronchitis über (COPD, „chronic obstructive pulmonary disease") (☐ Abb. 5.3). Im weiteren Verlauf stellt sich eine überblähte Lunge ein, ein Lungenemphysem. Die körperliche Belastbarkeit nimmt ab, die Infektanfälligkeit zu.

Das im Tabakrauch enthaltene Nikotin wird über die Schleimhäute aufgenommen. Es verengt die Gefäße. Durchblutungsstörungen in nahezu allen Organen sind die Folge. Zu den weitreichenden Schädigungen gehören Herzinfarkt, Schlaganfall und die im Volksmund als Raucherbein bezeichnete Durchblutungsstörung. Raucht eine Schwangere, so erhöht sich das Risiko für Früh- und Fehlgeburten, Fehlbildungen (z. B. die Lippen-, Kiefer-, Gaumenspalte) und eine mangelhafte Entwicklung des werdenden Kindes.

5

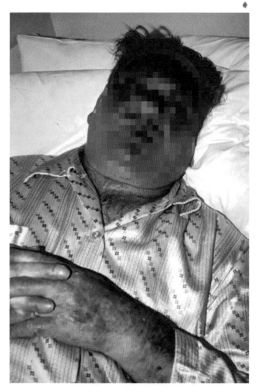

❑ **Abb. 5.3** Chronische Bronchitis: Tiefe Blaufärbung von Haut und Schleimhäuten (Zyanose) bei
einem Patienten mit Chronisch-obstruktiver Bronchitis (COPD)

Mit „Light-Zigaretten" wird das
Gesundheitsrisiko nicht reduziert. Sie erschweren sogar das Einstellen des Rauchens.
„Light" darf deshalb seit 2003 als Bezeichnung für Zigaretten nicht mehr verwendet werden. In den USA wurde 2009 die
Herstellung von Light-Zigaretten verboten.

5.4 Rauchverbot

2003 wurde von der damaligen EG ein weit-
reichendes Verbot für die Werbung von
Tabakerzeugnissen beschlossen. Die EG-
Gesundheitsminister haben sich auf Warnhinweise auf Zigarettenpackungen geeinigt:

„Rauchen kann tödlich sein", „Rauchen
lässt Ihre Haut altern" oder auch „Rauchen
kann zu einem langsamen und schmerzhaften
Tod führen". Mit genormten Verbots-
schildern sind heute die Orte des Rauchverbots auf Bahnhöfen, Flughäfen und in
öffentlichen Einrichtungen gekennzeichnet.
Auf den Schildern ist eine eben angezündete
Zigarette dargestellt. In Kanada sind in
Parks Rauchverbotsschilder aufgestellt. Die
weitreichendsten   Antiraucherkampagnen
werden in Australien geführt. Die bislang
schärfsten   Anti-Tabak-Gesetze   weltweit
wurden durchgesetzt. Zigaretten müssen
künftig in einheitlich olivgrünen Schachteln
mit   großflächigen   Fotos   von   Krebs-
geschwüren und Raucherlungen verkauft
werden.

„Outdoor"-Rauchverbot in Kanada in
öffentlichen Parks

Schockfotos von Krankheitsbildern auf
Zigarettenpackungen sind seit 2017 auch bei
uns üblich und sollen vor den Folgen des
Tabakkonsums warnen. In den USA hat ein
Gericht den geplanten Abdruck drastischer
Bilder zwischenzeitlich untersagt. Die Bilder
gingen über Informationen hinaus, die dem
Verbraucher mitgeteilt werden müssten.
Man versuche Emotionen hervorzurufen
und die Verbraucher einzuschüchtern. Auch
habe die US-Arznei- und Lebensmittelaufsicht FDA bisher nicht genügend Beweise
vorgelegt, aus denen ersichtlich wird, dass
drastische Bilder auf Zigarettenpackungen
zu einem Rückgang des Rauchens führen.
Geklagt hatten die Tabakkonzerne und
einen ersten Sieg errungen.

5.5 Raucherentwöhnung

Will ein Raucher ernsthaft aufhören, kann
er es alleine schaffen. Allerdings führt meist
nur der völlige Verzicht auf den Glimm-
stängel zum Ziel. Alternativ kann er sich

einem Raucherentwöhnungsprogramm anschließen. Hat der Raucher es geschafft, aufzuhören, so muss auch der gelegentliche Griff zur Zigarette unterbleiben. Der ehemalige Raucher hat nach einem guten Essen oft ein starkes Verlangen nach Tabak. Wird er schwach, besteht die Gefahr des erneuten Einstiegs. Die früher einmal gerauchte Zigarettenzahl wird dann rasch wieder erreicht. Empfindet der einstige Raucher nach Jahren den Rauch in Räumen und Gardinen als unangenehm und abstoßend, hat er es meist endgültig geschafft.

Durch Kombination medikamentöser und psychotherapeutischer Maßnahmen können nach sechs Monaten Abstinenzquoten von ca. 20–30 % erreicht werden (Placebo: 8–10 %). Präparate zur Nikotinersatztherapie werden als Kaugummi, Pflaster, Nasenspray, Inhalierer, Sublingual- oder Lutschtabletten angeboten. Ferner sind das antidepressiv und angstlösend wirkende Bupropion und der Rezeptorantagonist Vareniclin als Hilfsmittel zur Tabakabstinenz zugelassen. Die Ersatztherapie sollte 8–12 Wochen durchgeführt und die Dosis während dieses Zeitraums allmählich reduziert werden. Akupunktur und Hypnose sind zwar populär, werden aber in den Behandlungsleitlinien nicht empfohlen.

5.6 E-Zigarette – hilfreich und ungefährlich?

Die E-Zigarette machte 2011 Schlagzeilen. Ein kugelschreiberähnliches Gerät enthält eine Patrone mit Flüssigkeit, einen Akku und einen Verdampfer. Die Flüssigkeit gibt es in unterschiedlichen Geschmacksrichtungen, mit und ohne Nikotin. Es wird Dampf erzeugt, den der Raucher wie Tabakrauch inhaliert. Raucher sehen im Gebrauch eine Möglichkeit, sich so das Rauchen abzugewöhnen. 7 % der Raucher hoffen, auf diese Weise mit dem Rauchen aufhören zu können. Letztlich müsste diese Form des Rauchens weniger schädlich sein, denn im Gegensatz zum Tabakrauchen werden keine Teerkondensate eingeatmet. Dennoch ist Vorsicht geboten. Es ist unbekannt, wie viel Nikotin bei dieser Variante des Rauchens in den Körper gelangt. Die Mengen könnten höher als bei einer normalen Zigarette sein und so bedenkliche Konzentrationen erreichen. Im Gegensatz zu pharmazeutischen Nikotinersatzprodukten besteht beim Gebrauch der elektrischen Zigarette die Nikotinabhängigkeit letztlich weiter.

Die E-Zigarette ist nicht ungefährlich. 2016 kam es beim Rauchen zu einer Explosion, die zu schweren Gesichtsverletzungen und dem Verlust mehrerer Zähne führte. Es war nicht der einzige Vorfall dieser Art.

Inzwischen sind auch Fälle mit Vergiftungserscheinungen bekannt geworden. Die eingesetzten Flüssigkeiten bestehen zu 90 % aus Propylenglykol. Verdampft kann es zu Atemwegseinengungen und allergischen Reaktionen führen. Einige der verwendeten Flüssigkeiten enthalten neben Äthylalkohol und Glycerin auch krebserregende Nitrosamine, so eine US-Studie. Unzureichend untersucht ist auch, welche Wirkungen einzelne inhalierte Aromastoffe auf den Gesamtorganismus haben können.

Das Deutsche Krebsforschungszentrum rät vom Gebrauch der E-Zigarette ab. Die Wirkung auf die Gesundheit sei unklar, und sie sei auch als Hilfsmittel zur Raucherentwöhnung nicht geeignet. In einigen Produkten wurden krebserregende Substanzen nachgewiesen (Nitrosamine, Aldehyde). Es gibt Untersuchungen, denen zufolge das Krebsrisiko durch die E-Zigarette höher ist als beim Tabakrauchen.

5.7 Der Tabakerhitzer

Eine neue Alternative zur E-Zigarette ist der Tabakerhitzer. In dem Gerät werden Tabaksäfte, sogenannte Heets, auf 350 °C erhitzt. Das entstehende Aerosol wird inhaliert. Angeblich lässt sich so der Schadstoffgehalt um mehr als 90 % reduzieren. Das BfR sieht in der tabakfreien elektronischen Zigarette allerdings das geringere Risiko.

Fazit

Es hat mehr als 100 Jahre gedauert, bis man mit Sicherheit wusste: Tabakrauch schadet unserer Gesundheit. Wer tatsächlich aufhören möchte zu rauchen, sollte nicht zur innovativen E-Zigarette greifen – er sollte ganz aufhören.

5

Alkoholkonsum und die Folgen

Inhaltsverzeichnis

© Springer-Verlag GmbH Deutschland, ein Teil von Springer Nature 2022
U. Rabast, *Gesunde Ernährung, gesunder Lebensstil*, https://doi.org/10.1007/978-3-662-65230-5_6

Jeder Deutsche trinkt durchschnittlich 137 l Alkoholika pro Jahr. Alle sieben Minuten stirbt ein Mensch in Deutschland infolge von Alkoholmissbrauch. Pro Kopf werden in Deutschland pro Jahr 12,87 l reiner Alkohol von Menschen ab 15 Jahren getrunken. Dies ist ein Liter mehr als im europäischen Durchschnitt (Bundeszentrale für gesundheitliche Aufklärung, BZgA).

Alkohol wird bereits in der Bibel erwähnt. Auch in vorchristlichen Zeiten war Alkohol aufgrund seiner berauschenden Wirkung beliebt. Die Entdeckung war angeblich ein Zufallsprodukt. In einem vergessenen, mit Trauben gefüllten Tonkrug habe die Gärung eingesetzt. Das Produkt galt als ungenießbar. Ein Lebensmüder wollte mit einem derartigen Trunk aus dem Leben scheiden. Er nahm reichliche Mengen zu sich, wurde schwer berauscht, schlief ein und erwachte im Wohlbefinden. Soweit zumindest die Legende.

Die gravierenden negativen Folgen des Alkoholkonsums wurden erst später bekannt. Allein in Deutschland sind bis zu zwei Millionen Menschen alkoholkrank, im Jahr 2002 starben ca. 40.000 Menschen infolge von Alkoholmissbrauch (■ Abb. 6.1 und 6.2).

2012 war die Zahl der Todesfälle durch Alkoholmissbrauch in Deutschland fast viermal so hoch wie die Zahl der Verkehrstoten (ca. 15.000 vs. 3800). Vom Säugling bis zum Greis werden seit 1970 in Deutschland pro Kopf und Jahr durchschnittlich pro Tag 28 g reiner Alkohol getrunken. Bier, Wein und Schnaps sind die bevorzugten alkoholischen Getränke (■ Abb. 6.3). In derartige Berechnungen wird die Gesamtbevölkerung vom Säugling bis zum Greis einbezogen. Es ist deshalb verständlich, dass in weiten Teilen der Bevölkerung ein zu hoher Alkoholkonsum vorliegt.

Erfreulich ist die Entwicklung bei Jugendlichen. Im Jahr 2017 gaben nur noch

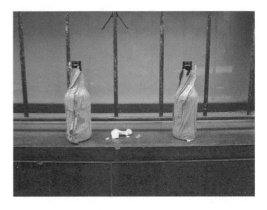

■ **Abb. 6.1** Verpackte Bierflaschen, aufgenommen in Sydney. Das Alkoholproblem, samt Verleugnungstendenzen, existiert weltweit

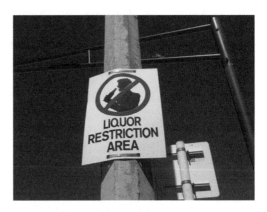

■ **Abb. 6.2** Alkoholfreie Zone in Neuseeland. Bei uns durchaus sinnvoll, aber nicht zu finden

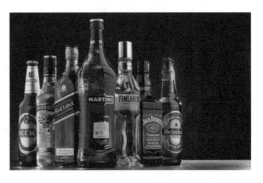

■ **Abb. 6.3** Alkohol gilt als das Rauschgift Europas. (© monticello/Getty Images/iStock)

10 % der 12- bis 17-Jährigen an, regelmäßig Alkohol zu trinken. Zudem trinken Jugendliche erst mit durchschnittlich 14,9 Jahren erstmals Alkohol.

Der Alkoholgehalt alkoholischer Getränke ist unterschiedlich und wird in der Regel in Volumenprozent (Vol.-%) angegeben. Die Grammmenge Alkohol je 100 ml eines alkoholischen Getränkes erhält man, indem man von den angegebenen Volumenprozenten 20 % abzieht.

6.1 Alkoholgehalt in alkoholischen Getränken

Der Alkoholgehalt in den vielfältigen Getränken ist sehr unterschiedlich. Die Übersicht zeigt ein paar Beispiele.

Alkoholgehalt in Getränken – Beispiele
- Biere: Vollbiere enthalten meist um 5 Vol.-% – 500 ml enthalten ca. 20 g Alkohol
- Alkoholfreies Bier: bis 0,5 Vol.-%
- Weine: meist um 12 Vol.-%, bei Rotweinen meist mehr – 200 ml enthalten ca. 20 g Alkohol
- Spirituosen (Whisky, Cognac, Schnaps, Wodka oder Rum): meist ca. 40 Vol.-%, zum Teil auch mehr – 40 ml enthalten ca. 13 g Alkohol

---

Von Lebensmitteln nimmt man meist an, sie seien alkoholfrei. Häufig finden sich jedoch auch in ihnen geringe, praktisch aber unbedeutende und nicht schädigende Alkoholmengen. Auch in unserem Organismus wird permanent eine geringe Menge an Alkohol produziert und wieder abgebaut.

Für den Alkoholiker können auch alkoholfreie Getränke problematisch sein.

Alkoholfreies Bier kann beim abstinenten Alkoholkranken zur Einstiegsdroge werden.

Die Alkoholkonzentration kann im Blut und in der Ausatemluft gemessen werden. Angegeben wird die Blutalkoholkonzentration in Milligramm Alkohol pro Gramm Blut (mg/g = ‰, Promille). Die Konzentration in der Ausatemluft wird in Milligramm pro Liter Atemluft (mg/l) gemessen. Grenzwerte für die Blutalkoholkonzentration bei Verkehrsdelikten sind 0,5 mg/g, für die Atemluftalkoholkonzentration 0,25 mg/l.

In der Regel wird im Organismus pro 10 kg Körpergewicht und Stunde mindestens 1 g Alkohol abgebaut. Die Alkoholmenge einer Flasche Bier (0,5 l) mit 16–20 g Alkohol ist erfahrungsgemäß in 1–3 Stunden abgebaut.

6.2 Alkoholwirkung

Alkohol führt zu Rauschzuständen. Er kann stimulierend oder betäubend wirken (◘ Abb. 6.4). Er erweitert die peripheren Blutgefäße, was die meisten von uns als Wärmegefühl wahrnehmen. Trunkenheits-

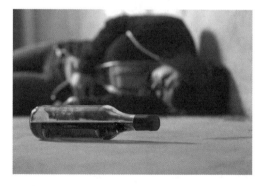

◘ **Abb. 6.4** Komatrinken: Bei Jugendlichen ist das „Komatrinken" verbreitet. Meist bestehen Geltungszwang und eine gewisse Gruppendynamik. Die Folgen können gravierend sein – bis hin zum tödlichen Ausgang. (© Antonio Guillem/Getty Images/iStock)

symptome treten meist bei einer Blutalkoholkonzentration von etwa 1 Promille
auf. Die tödliche Blutalkoholkonzentration
liegt für den ungeübten Trinker bei ca.
3–4 Promille. Die Alkoholwirkung und der
Alkoholabbau können genetisch bedingt
höchst unterschiedlich sein. Indianer, Inuit
und Ostasiaten bauen Alkohol langsamer
als Europäer ab und vertragen deshalb ungleich geringere Alkoholmengen.

6.3 Durch Alkohol bedingte Krankheiten

Die resultierenden Folgen des zu hohen
Alkoholkonsums sind katastrophal: körperliche und psychische Abhängigkeit, Schädigung nahezu aller Organsysteme, vor allem
von Gehirn, Leber und Bauchspeicheldrüse.
Pro Jahr sterben ca. 40.000 Menschen infolge von Alkoholmissbrauch.

Wird eine gewisse Alkoholmenge über
eine längere Zeit regelmäßig aufgenommen
und dann abgesetzt, kann ein teilweise
lebensgefährliches Alkoholentzugsdelir auftreten. Alkohol kann alle Organsysteme
schädigen. Leber und Bauchspeicheldrüse
sind die am häufigsten betroffenen Organe.
Bei der Leber kommt es als Spätfolge zur
Leberzirrhose. Ein Funktionsausfall mit
Bewusstlosigkeit (Coma hepaticum), Bauch-
wassersucht (Aszites; ☐ Abb. 6.5) und zu
massiven Blutungen neigende Krampfadern
der Speiseröhre (Ösophagusvarizen) sind
weitere Folgen. Auch eine zum Tode füh-
rende Herzvergrößerung, die Kardiomyopathie, ist seit Langem bekannt, als „Münchner Bierherz" und „Tübinger Weinherz"
(☐ Abb. 6.6). Bei etwa 15 % der verstorbenen Alkoholiker finden sich schwere
neurologische, das Gehirn betreffende Erkrankungen. Noch bevor ausgeprägte organische Störungen eingetreten sind, gleitet
der Alkoholiker häufig sozial ab.

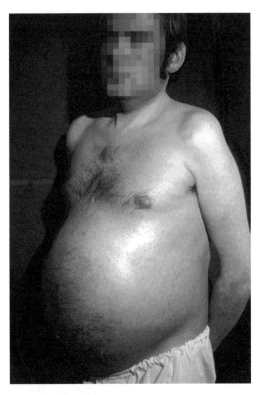

☐ **Abb. 6.5** Keine Fettsucht, sondern Bauchwasser-
sucht bei alkoholischer Leberzirrhose, Folge eines
jahrelangen übermäßigen Alkoholkonsums

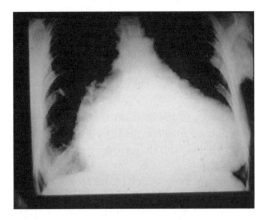

☐ **Abb. 6.6** Alkoholische Kardiomyopathie: Übermäßiger Alkoholkonsum kann zahlreiche Organe
schädigen, auch das Herz

6.3.1 Krebs und Alkoholkonsum

Hatte man lange Zeit bei einem übermäßigen Alkoholkonsum vor allem die Schädigung der Leber im Blickfeld, so zeigt sich: Ein regelmäßiger Alkoholkonsum erhöht das Krebsrisiko signifikant. Bereits 2011 warnte die Deutsche Gesellschaft für Ernährung sogar vor dem Feierabendbier. Regelmäßig 10 g Alkohol pro Tag erhöhen das Risiko für Mund-, Rachen-, Speiseröhren-, Kehlkopf-, Dickdarm-, Bauchspeicheldrüsen oder Brustkrebs. Täglich vier oder mehr Drinks (40 g Alkohol oder mehr) erhöhen das Risiko um 400 %. Das Risiko für Kehlkopfkrebs ist etwa um 150 %, für Dickdarm- (Bierkonsum) und Brustkrebs um 50 % und für Bauchspeicheldrüsenkrebs um 20 % erhöht. Bei Speiseröhrenkrebs hatte Alkohol einen Risikoanteil von rund 48 % bei Männern und 36 % bei Frauen.

Selbst für Magenkrebs gibt es ein erhöhtes Risiko. In einer EPIC-Kohorte mit 521.457 Teilnehmern traten 444 Fälle von Magenkrebs auf. Befragte man die 35–70 Jahre alten Teilnehmer nach dem Alkoholkonsum in den vergangenen zwölf Monaten, wurde klar: Wurden mehr als 60 g Alkohol pro Tag, also mehr als drei Flaschen Bier, getrunken, so erhöhte sich das Risiko, an Magenkrebs zu erkranken, signifikant. Trank man mehr als 30 g Alkohol pro Tag in Form von Bier, so hatte man bereits ein geringgradig erhöhtes Krebsrisiko. Dies galt nicht für Wein oder Likör. Die Zusammenhänge fanden sich vor allem bei Männern. Man ist heute sicher, dass die krebserregende Wirkung durch den Alkohol selbst und nicht durch die in alkoholischen Getränken zusätzlich vorhandenen Stoffe bedingt ist.

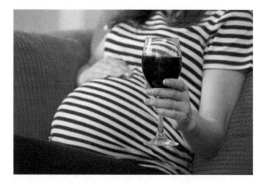

◘ Abb. 6.7 Alkohol und Schwangerschaft: Da es für Alkohol in der Schwangerschaft im Hinblick auf die Schädigung des ungeborenen Kindes kein „no effect level" gibt, sollte er in der Schwangerschaft Alkohol absolut tabu sein

6.4 Alkoholkonsum und Schwangerschaft

Gravierend sind die Folgen des Alkoholkonsums bei schwangeren Frauen (◘ Abb. 6.7). Bei der sogenannten Alkoholembryopathie ist die geistige Entwicklung des Kindes beeinträchtigt. Es kann zu schweren organischen Schäden kommen. Da es offensichtlich kein „no effect level" gibt, sollte in der Schwangerschaft jeglicher Alkoholkonsum unterbleiben. Bereits kleine Mengen, zu einem ungünstigen Zeitpunkt zugeführt, können dem Ungeborenen schaden.

6.5 Angaben zu schädigenden Alkoholmengen innerhalb Europas

Die als gesundheitsgefährdend eingestuften Alkoholmengen werden in den einzelnen Ländern keineswegs einheitlich angegeben.

In Italien und auch in Portugal sieht man die kritische Grenze bei 40 g/Tag, in Frankreich und in Spanien sind es für Männer und Frauen 30 g/Tag. Auch innerhalb eines Landes gibt es Unterschiede. Für Madrilenen und Madrileninnen gelten je 30 g/Tag als Höchstmenge, während es in Barcelona und bei den Bewohnern Kataloniens überhaupt 70 g/Tag sind. Unterschiede zwischen Männern und Frauen werden in den Zufuhrmengen hier nicht gemacht. In den USA liegen die zugestandenen Mengen für Männer bei 28, für Frauen bei 14 g pro Tag.

In Großbritannien wurden von bisherigen internationalen Empfehlungen erheblich abweichende Mengen angegeben. Sie seien das Ergebnis 20-jähriger Forschungsarbeit, heißt es. Die für Männer und Frauen erlaubten Mengen seien identisch. Männern wurden, je nach zugrunde liegender Empfehlung, bis zu 21 Einheiten pro Woche zugestanden (1 Einheit bzw. 1 Drink = 10 g Alkohol). Empfohlen werden aber Männern, ebenso wie Frauen, nicht mehr als 14 Drinks pro Woche. Die wöchentlich erlaubte Menge sollte nicht an ein oder zwei, sondern an drei oder mehr Tagen getrunken und einige alkoholfreie Tage eingelegt werden.

Zwischen Alkoholkonsum und dem Auftreten von Karzinomen besteht ein enger Zusammenhang. Bereits geringe Alkoholmengen können bei bestimmten Karzinomen ein im Vergleich zu Abstinenten höheres Risiko bedingen. 15 g Alkohol pro Tag (10,5 Einheiten pro Woche) erhöhen bei Frauen das Mammakarzinom-Risiko. Mehr als 60 g Alkohol pro Tag oder 42 Einheiten pro Woche bedingen ein erhöhtes Pankreas- und Leberkarzinom-Risiko. Je mehr Alkohol getrunken wird, umso höher wird das Risiko. Im Jahr 2010 war der Alkoholkonsum für 3 % und damit für ca. 13.000 aller Krebserkrankungen verantwortlich. 2013 erwiesen sich 4–6 % aller neu entdeckten Karzinomfälle als alkoholbedingt. Wird Abstinenz eingehalten, so sinkt innerhalb von einigen Jahren das Risiko wieder.

Der beste Weg, das Risiko niedrig zu halten, besteht darin, nicht mehr als 14 Einheiten (140 g Alkohol) pro Woche zu trinken. Trinkt ein Mann sieben Flaschen Bier mit je 500 ml pro Woche, so nimmt er in der Regel 140 g Alkohol zu sich und wird nur ein geringes Risiko für eine Leberschädigung oder eine Krebserkrankung haben.

2018 in The Lancet publizierte, an 600.000 Personen erhobene Daten ergaben: 200 g Alkohol pro Woche verkürzten die Lebenserwartung um 1–2 Jahre, über 350 g um bis zu fünf Jahre.

Das Gläschen in Ehren kann zwar niemand verwehren, aber: Hat man das Karzinomrisiko im Auge, so wäre es am besten, gar keinen Alkohol zu trinken.

6.6 Können auch geringe Alkoholmengen schaden?

Mitteilungen aus 2021 und aus Nature 2022 weisen auf negative Auswirkungen auch bei geringen, aber regelmäßig konsumierten Alkoholmengen hin. Bereits 12 Gramm Alkohol, etwa ein Drink pro Tag über einen längeren Zeitraum getrunken, kann, unabhängig von der Art des Getränks, zu Veränderungen in der Gehirnstruktur zu Ungunsten der grauen Hirnsubstanz führen. Auch das Risiko für Vorhofflimmern wird um 16 % erhöht. Bei ein bis zwei Gläsern pro Tag erhöht sich das Risiko um 28 % und liegt bei mehr als vier Drinks pro Tag um 47 % höher als bei jenen, die ihr Leben lang auf Alkohol verzichten. Mit einem Verzicht auf Alkohol könnte sich das Arrhythmierisiko verringern. Andererseits sind geringe Alkoholmengen bezüglich der Verhinderung von anderen Herzerkrankungen – Herzinfarkt, Herzinsuffizienz – als günstig anzusehen. Am niedrigsten war das Risiko für eine Herzinsuffizienz bei bis zu 20 Gramm Alkohol/Tag (ca. 0,5 l Bier) Der Nettobenefit geringer Alkoholmengen ist zum jetzigen Zeitpunkt noch unklar. Letztendlich wird jeder für sich selbst entscheiden müssen, ob er bei der derzeitigen Datenlage aus gesundheitlichen Gründen auf jeglichen Alkoholkonsum verzichtet.

Auf den Punkt gebracht hat es ein fränkischer Winzer:

» Was ist Wein? Eingefangener Sonnenschein, und der soll uns schädlich sein?

6.7 Sind auch alkoholfreier Wein und Bier herzschützend?

Die Diskussion um schädliche Wirkungen geringer Alkoholmengen bedingte in der Laienpresse eine Diskussion um mögliche positive Wirkungen alkoholfreier Getränke, wie Bier, Wein oder Sekt. Könnten auch sie herzschützend wirksam sein?

Alkoholfreies Bier ist ein isotonisches Getränk. Es enthält Mineralstoffe, u. a. Magnesium und Kalium. Der Energiegehalt ist mit durchschnittlich 26 kcal/100 ml geringer als bei alkoholhaltigem Bier mit ca. 46 kcal/100 ml. Als alkoholfrei gilt ein Bier mit einem Alkoholgehalt unter 0,5 %. Wer auf völlig alkoholfreies Bier Wert legt, muss auf Bier mit 0,0 % Alkohol zurückgreifen.

In Bier sind die Polyphenole Xanthohumol und Iso-Alphasäuren enthalten. Beide Polyphenole finden sich im Hopfen. Sie sind für den typischen bitteren Geschmack des Bieres verantwortlich. Von ihnen wird die Bildung von entzündungshemmend wirksamen Faktoren in der Leber- und den Blutzellen beeinflusst.

Zwischenzeitlich werden alkoholfreiem Bier und Wein eine Reihe positiver Eigenschaften zugeschrieben.

Insbesondere soll die herzschützende Wirkung durch die Inhaltsstoffe im Bier und weniger durch den Alkohol bedingt sein. Ein mäßiger Bierkonsum soll der Osteoporose, ein mäßiger Weinkonsum der Entwicklung einer Demenz entgegenwirken. Ähnliches gilt auch für alkoholfreien Wein. Auch wenn positive Effekte zur Diskussion stehen, die Bezeichnung „Superfood" für alkoholfreie Getränke erscheint übertrieben.

6.8 Positive gesundheitliche Wirkungen

Zweifellos gibt es auch positive gesundheitliche Auswirkungen eines moderaten Alkoholkonsums. Kurios hört sich eine im 18. Jahrhundert in England praktizierte Maßnahme an: Bei Lebensversicherungen hatte der Abstinenzler einen Risikozuschlag zu bezahlen.

Mäßiger Alkoholkonsum von 10–20 g/Tag (1–2 dl Wein oder einer halben bis einer Flasche Bier entsprechend) erhöht das gute HDL-Cholesterol signifikant, vermindert die Zusammenballung der Blutplättchen (Thrombozytenaggregation) und verbessert so die Fließeigenschaften des Blutes. Lange Zeit wurde die Wirkung den in Rotwein enthaltenen Substanzen (v. a. Resveratrol) zugeschrieben. Inzwischen weiß man, dass gleiche oder ähnliche Effekte auch mit geringen Mengen anderer Alkoholika (Bier, Weißwein, Schnaps) erzielt werden.

Untersuchungen bei 4235 Probanden ergaben bei einem regelmäßigen Konsum von 1–2 Drinks pro Tag oder weniger als einem Drink pro Tag (1 Drink = 10 g Alkohol) ein für die koronare Herzerkrankung niedrigeres Risiko als bei Menschen, die überhaupt keinen Alkohol zu sich nehmen. Das Schlaganfallrisiko war bei einem Drink pro Tag am niedrigsten. Die Sterberate war bei Patienten, die nur geringe oder mäßige Alkoholmengen tranken, niedriger als bei Personen, die gar keinen Alkohol tranken.

Die Angaben über Alkoholmengen, die der Gesundheit dienlich sein sollen, sind unterschiedlich. Unabhängig von den neuen Empfehlungen aus Großbritannien kann als Richtwert gelten: Bis zu 20 g Alkohol pro Tag für gesunde Männer, 10 g Alkohol pro Tag für gesunde Frauen. Oberhalb dieser Mengen kehrt sich die positive Wirkung um.

6

Hat man bislang keinen Alkohol getrunken und mag man ihn evtl. gar nicht, sollte man nicht anfangen, ihn aus gesundheitlichen Erwägungen zu trinken. Es besteht – wenn auch nur geringgradig – das Risiko des Auftretens einer Alkoholabhängigkeit.

Fazit

Fachgesellschaften empfehlen Alkohol aufgrund seines nachgewiesenen krebserregenden Effektes nicht. Ein generelles Alkoholverbot wird aber nicht ausgesprochen. Geringe Alkoholmengen haben eine herzschützende Wirkung und senken das Schlaganfallrisiko. Früher schrieb man die positiven Effekte dem in Rotwein enthaltenen Resveratrol zu. Heute weiß man, dass der Effekt für alle alkoholischen Getränke gilt – nur die Menge muss entsprechend gering sein. Erfreulich ist die Entwicklung unter den Jugendlichen in Deutschland. Von Jahr zu Jahr wird weniger Alkohol getrunken.

Auch wenn neuere Daten selbst bei geringen Alkoholmengen auf ein vermehrtes Auftreten von Herzrhythmusstörungen hinweisen, muss letztlich jeder für sich entscheiden, ob und welche Konsequenzen er aus den neuen Erkenntnissen zieht. Möglicherweise stellt der Konsum alkoholfreier Getränke (Bier, Wein) eine Alternative dar.

Weiterführende Literatur

Csengeri D et al (2021) Alcohol consumption, cardiac biomarkers, and risk of atrial fibrillation and adverse outcomes. Eur Heart J 00:1–8. https://doi.org/10.1093/eurheartj/ehaa953

Haelle T (2022) Just one extra drink a day may change the brain. Medscape, 16 Mar 2022

Wong J, Conen C (2021) Alcohol consumption, atrial fibrillation, and cardiovascular disease: finding the right balance. Eur Heart J 00:1–2. https://doi.org/10.1093/eurheartj/ehaa955

Bewegungsmangel

Inhaltsverzeichnis

© Springer-Verlag GmbH Deutschland, ein Teil von Springer Nature 2022
U. Rabast, *Gesunde Ernährung, gesunder Lebensstil*, https://doi.org/10.1007/978-3-662-65230-5_7

> » Sitzen ist das neue Rauchen.
> (Dr. James Levine, Mayo Clinic, USA)

7.1 Langes Sitzen reduziert unsere Lebenserwartung

Einer Mitteilung der WHO aus dem Jahr 2015 zufolge sterben jährlich unnötigerweise Millionen Menschen an den Folgen von Zivilisationskrankheiten. Ein wesentlicher Faktor ist der Bewegungsmangel (◘ Abb. 7.1). Langes Sitzen und Fernsehen verkürzen die Lebenserwartung der amerikanischen Bevölkerung signifikant. Ausgewertet wurden Daten des National Health and Nutrition Examination Survey (NHANES) und Studiendaten von insgesamt 167.000 Erwachsenen. Untersucht wurden Sitzzeiten und Todesursachen aller Art. Den Daten zufolge verbringen Erwachsene im Schnitt 55 % ihres Tages sitzend.

Befragte man Menschen in 20 Ländern, so verbachten sie im Schnitt fünf Stunden pro Tag sitzend. Die Spanne betrug drei (Portugal, Brasilien und Kolumbien) bis sechs Stunden (Taiwan, Norwegen, Hongkong, Saudi-Arabien und Japan). In Deutschland sehen wir allein durchschnittlich 3,5 Stunden pro Tag fern.

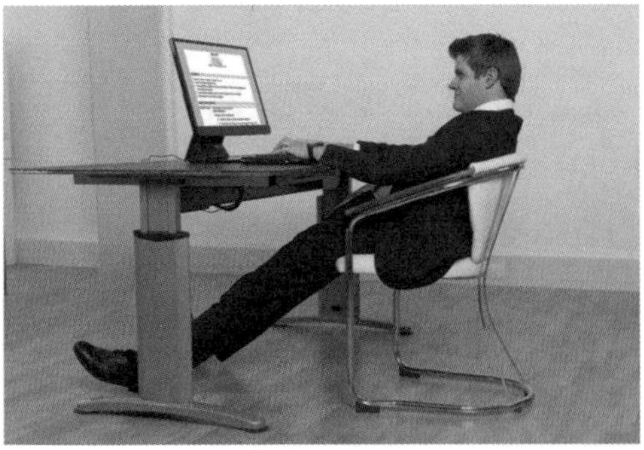

◘ **Abb. 7.1** Bewegungsmangel: Der Mangel an Bewegung ist neben der überhöhten Energiezufuhr und genetischen Einflüssen eine der Ursachen für die Häufigkeitszunahme Adipöser in allen Industrienationen. (© Andrey Popov/Getty Images/iStock)

7.2 Welche Folgen hat eine unzureichende körperliche Aktivität?

Bewegungsmangel bedingt 6 % aller Koronarerkrankungen, 7 % der Fälle von Diabetes mellitus Typ 2 und 10 % aller Erkrankungen an Dickdarm- und Brustkrebs, so die Ergebnisse einer Studie der Harvard University in Boston. Die Folgen eines Bewegungsmangels werden ähnlich negativ gesehen wie Tabakrauchen und schweres Übergewicht. Bewegungsmangel führt demnach zu mehr als 5,3 Millionen vorzeitigen Todesfällen. Bei unfitten Menschen besteht insgesamt eine höhere Absterberate. Von den Unfitten sterben pro Jahr 64 von 10.000, von den Fitten 20.

Leistungseinbußen im mittleren Lebensalter sind mehr durch eine inaktive Lebensweise als durch die biologische Alterung bedingt. So erreichte bei Marathon- und Halbmarathonläufern etwa die Hälfte aus der Gruppe der 20- bis 54-Jährigen erst nach den besten 25 % der 65- bis 69-Jährigen das Ziel. Dabei hatte ein Großteil der Senioren erst in den letzten fünf Jahren mit dem Lauftraining begonnen. Die meisten hielten sich auch nicht an die WHO-Empfehlung und trainierten statt 5-mal lediglich 3- bis 4-mal pro Woche.

Der Bundes-Gesundheitssurvey, eine 1998 durchgeführte Erhebung, zeigte bezüglich der körperlichen Aktivität in Deutschland eine defizitäre Situation. Sie gilt als mitursächlich für die Häufigkeitszunahme des Diabetes mellitus Typ 2 und der Herz-Kreislauf-Krankheiten in der Bevölkerung.

Fazit

Eine unzureichende körperliche Aktivität ist für das Auftreten von Herz-Kreislauf-Erkrankungen mitverantwortlich und verkürzt unsere Lebenserwartung. Keines der vielfach eingesetzten technischen Hilfsmittel fördert den Einsatz körperlicher Kräfte. Uns versklavende Erfindungen wie Computer oder Fernsehen tragen zur weiteren Reduktion unserer körperlichen Aktivität bei. Es ist deshalb sinnvoll, Alltagsaktivitäten zu steigern oder sich ein Fitnessprogramm zusammenzustellen. Alles, was man tut, hat einen positiven Effekt für das Herz.

Umwelt

Inhaltsverzeichnis

© Springer-Verlag GmbH Deutschland, ein Teil von Springer Nature 2022
U. Rabast, *Gesunde Ernährung, gesunder Lebensstil*, https://doi.org/10.1007/978-3-662-65230-5_8

8.1 Luftverschmutzung nimmt zu

Luftverschmutzung wird bedingt durch winzige feste Bestandteile (Partikel), freigesetzte Gase und die Belastung durch Ozon. Die Weltgesundheitsorganisation (WHO) gibt Gesundheitsschutzrichtlinien vor. Seit einigen Jahren erleben wir auch in Deutschland Smog infolge einer Schadstoffanreicherung in der Luft. Fahrverbote sind die unausweichliche Folge. Eine Situation, die wir früher allenfalls von London kannten, ist bei uns keineswegs mehr selten.

Verschmutzt oder verunreinigt wird unsere Luft durch Rauch, Ruß, Staub, Gase, Aerosole, aber auch durch Dämpfe oder Geruchsstoffe. Stickstoffoxide tragen zudem zur Feinstaubbelastung bei. Stickstoffoxide entstehen als Produkte unerwünschter Nebenreaktionen bei Verbrennungsprozessen. Die Hauptquellen von Stickstoffoxiden sind Verbrennungsmotoren und Feuerungsanlagen für Kohle, Öl, Gas, Holz und Abfälle. In Ballungsgebieten ist der Straßenverkehr die bedeutendste NO_x-Quelle.

Auch die Produktion des sogenannten Treibhausgases Kohlendioxid (CO_2) hat zugenommen. Es verschmutzt zwar nicht die Luft, beeinflusst aber die Erdatmosphäre und gilt als ursächlich für die weltweite Klimaveränderung.

Letztlich tragen unser Lebensstandard und die damit verbundenen Annehmlichkeiten erheblich zur Luftverschmutzung bei. Eine der wichtigsten Quellen der Luftverschmutzung ist der Straßenverkehr. Technisch weiterentwickelte Kraftfahrzeuge produzierten im Laufe von Jahrzehnten zwar weniger Abgase, aber die Anzahl der Autos im Straßenverkehr nahm immens zu. Die Schadstoffmengen nahmen deshalb nicht ab. Die Umweltbelastung durch Dieselmotoren wurde unterschätzt, und man versuchte sie zu vertuschen. Das Bemühen, das Problem durch den Einbau einer Schummelsoftware zu lösen, zeigt, dass man das Problem kannte, aber nicht bereit war, es nachhaltig zu lösen. Die konsequente Entwicklung von Elektroautos könnte künftig zur Verbesserung der Luftqualität beitragen.

Ein wachsendes Problem stellt die Luftverschmutzung durch Handels- und Kreuzfahrtschiffe dar. Meist fahren sie mit billigem Schweröl als Treibstoff. Sollte sich nichts ändern, so geht man davon aus, dass in Europa bis 2020 von ihnen mehr Giftstoffe ausgestoßen werden als von allen erdgebundenen Motoren und Maschinen. Ein großes Seeschiff belastet die Umwelt ebenso stark wie fünf Millionen Autos. Die 15 größten Hochseeschiffe belasten die Umwelt so stark wie alle 760 Millionen weltweit betriebenen Pkw.

8.2 Gefährlicher Feinstaub

„Der Tod kommt aus dem Schlot." Mit dieser Schlagzeile wies Greenpeace auf jährlich 3100 angeblich feinstaubbedingte Todesfälle hin. Ferner soll es zu einem Ausfall von 700.000 Arbeitstagen durch Atemwegserkrankungen und einer erhöhten Rate an Herzinfarkten und Lungenkrebs kommen. Ursächlich seien Kohlekraftwerke, von denen Schwefeldioxid, Stickoxide und Feinstaub ausgestoßen werden. Das Zahlenmaterial stammte aus einem Bericht der Health and Environment Alliance (HEAL). Obwohl Feinstaub grundsätzlich ein Schädigungspotenzial hat, werden in einem kritischen Diskussionsbeitrag im Deutschen Ärzteblatt die Aussagen von Greenpeace als spekulativ bezeichnet und Schädigungen in dem genannten Ausmaß angezweifelt. Eine 2014 in der Fachzeitschrift British Medical Journal (BMJ) publizierte multizentrische Studie bestätigt diese Meinung. Demnach sollen in stark feinstaubbelasteten Gebieten von 100.000 Menschen innerhalb von zwölf Jahren 5100 Menschen einen Herzinfarkt erlitten haben oder Symptome einer Herzerkrankung zeigen. 2017 wurde Londons Luft als Killer apostrophiert. So würden jährlich mehr als 9000 Londoner wegen der schlechten Luftqualität verfrüht sterben.

Gröbere Schmutzpartikel sind für die Atemwege nicht völlig ungefährlich, Feinstaubpartikel aber werden von den Schleimhäuten im Nasen/Rachenraum bzw. den Haaren im Nasenbereich nur unzureichend zurückgehalten. Sie dringen weit ins Bronchialsystem vor und können auch die Lungenbläschen (Alveolen) erreichen.

Auf natürlichem Wege entsteht Feinstaub z. B. infolge des Pollenflugs (◘ Abb. 8.1). Doch vor allem die Industrie und der Straßenverkehr, Privathaushalte und selbst die Landwirtschaft tragen zur Feinstaubbelastung bei (◘ Abb. 8.2). Generell sind Partikel aus Verbrennungsprozessen gefährlicher als Bodenpartikel oder der Reifenabrieb. Man spricht

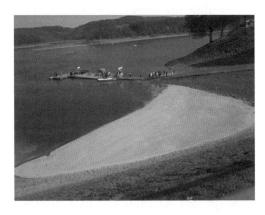

◘ **Abb. 8.1** Auch die Natur produziert Feinstaub: extreme Menge Blütenstaub im See

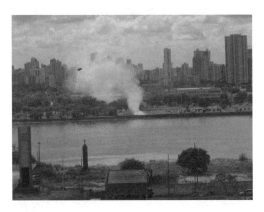

◘ **Abb. 8.2** Kairo: Ausgeprägte Luftverschmutzung

gerne von den vielfältigen Quellen, aus denen es zu einer Feinstaubbelastung kommt. Der Tabakrauch, der alle anderen Belastungen in den Innenräumen übersteigt, bleibt meist unerwähnt. Wissenschaftler fordern in allen geschlossenen öffentlichen Räumen und Arbeitsstätten ein Rauchverbot.

In Europa ist ab 2010 ein Grenzwert für Feinstaub von nur noch 20 µg/m³ als Jahresmittelwert festgelegt. Um dies einzuhalten, erfordert es je nach Land eine Reihe unterschiedlicher Maßnahmen (City-Maut, Partikelfilter, Mautgebühr für Lkw, Umweltzonen etc.). Zwischenzeitlich finden sich Jahr für Jahr wiederholt Mitteilungen über eine zu hohe und zu lange anhaltende Feinstaubbelastung. So wurde 2014 bereits im April mitgeteilt, dass in Großstädten wie Berlin, Stuttgart und einer Reihe anderer deutscher Städte die noch tolerable Feinstaubbelastung überschritten wurde.

Menschen mit hoher körperlicher Belastung weisen bei einer hohen Feinstaubbelastung stärkere Auswirkungen auf als körperlich inaktive. Bundesliga-Fußballer schlugen an Tagen mit höherer Feinstaubbelastung weniger Pässe. Ältere Spieler waren mehr beeinträchtigt als junge Nachwuchsspieler.

8.2.1 Welche Erkrankungen sind durch Feinstaub bedingt?

Eine chronische Bronchitis oder Asthmaanfälle können infolge einer Feinstaubbelastung ausgelöst oder verschlimmert werden. Erwachsene können einen Herzinfarkt erleiden. Der Feinstaub des Tabakrauchs ist die Hauptursache für Lungenkrebs. Man geht in Europa davon aus, dass sich durch die Feinstaubbelastung die Lebenserwartung um ca. ein Jahr reduziert.

❯ Vor allem Feinstaub, aber auch die Verschmutzung der Luft mit gröberen Partikeln kann sowohl unserer Gesundheit als auch der Umwelt schaden. Nicht nur die erhöhten Staubmengen der Luft schaden uns. Auch Gase wie Schwefeldioxid, Kohlenmonoxid, Stickstoffoxide und Kohlenwasserstoffe tragen mit dazu bei.

An ernsthaften Krankheits- und Todesfällen in der Gesamtbevölkerung ist die Luftverschmutzung zu 1–2 % mitbeteiligt. In Deutschland geht man von 66.000 Todesfällen pro Jahr aus. Weltweit ging die WHO im Mai 2018 infolge der Luftverschmutzung von rund sieben Millionen Toten aus. Schon deshalb sollten wir uns intensiv bemühen, das derzeitige Ausmaß der Luftverschmutzung deutlich zu reduzieren.

8.2.2 Feinstaub: Auswirkungen auf unsere Gesundheit unterschätzt?

Laut der Untersuchung des Mainzer Max-Planck-Instituts (MPI) für Chemie sterben in Deutschland rund 120.000 Menschen pro Jahr aufgrund der Feinstaubbelastung vorzeitig. Die Zahl ist fast doppelt so hoch wie die 2017 von der Europäischen Umweltagentur EEA angegebene. Man war von 66.000 vorzeitigen Todesfällen ausgegangen. In einer Pressemitteilung von 2021 wurde die ungleich höhere Zahl genannt. Die Umweltagentur (EEA) nennt für die EU über 300.000 Todesfälle infolge der Feinstaubbelastung. Allein in Deutschland habe es im Jahr 2019 Zehntausende vorzeitiger Todesfälle infolge einer Belastung der Umgebungsluft mit Feinstaub gegeben. Mehr als die Hälfte dieser Todesfälle hätte verhindert werden können. Als einer der Hauptverursacher von Feinstaub wird die Landwirtschaft infolge der Tierhaltung und einer dadurch bedingten massiven Produktion von Gülle angesehen. Gülle kann sich zu gasförmigem Ammoniak zersetzen. In der Luft verbindet sich dieser mit anderen Gasen und Partikeln zu Feinstaub. Bereits 2017 wurde in Fachzeitschriften auf die erhebliche Feinstaubbelastung durch die Gülle Produktion in der

Landwirtschaft hingewiesen. Für etwa 45 Prozent der Feinstaubbelastung in Deutschland sei die Landwirtschaft verantwortlich. Den Zahlen wurde von Vertretern der Landwirtschaft allerdings widersprochen.

8.3 Wasserverschmutzung und Schadstoffe im Trinkwasser

8.3.1 Sicheres Trinkwasser in Europa

In den Wasserleitungender westlichen Welt fließt gereinigtes Süßwasser. Von Ausnahmen abgesehen (z. B. Kanarische Inseln), handelt es sich um Trinkwasser (◻ Abb. 8.3). Es kann sowohl getrunken als auch für die Zubereitung von Speisen verwendet werden. Die Anforderungen an Trinkwasser sind in Deutschland in einer Trinkwasserverordnung und einer DIN-Norm festgelegt.

Bezeichnet man Trinkwasser als Lebensmittel, dann ist es das am besten kontrollierte Lebensmittel. Die an das Trinkwasser gestellten Anforderungen sind höher als bei industriell abgepacktem Mineral- oder Tafelwasser. 2015 teilte das Umweltbundesamt mit, Grenzwertüberschreitungen seien Einzelfälle. 99 % der überwachten Trinkwasserproben entsprächen den strengen rechtlichen Vorgaben. Nicht in allen euro-

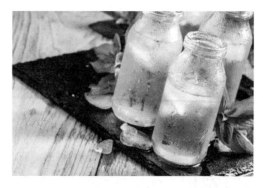

◻ **Abb. 8.3** Trinkwasser ist das am besten untersuchte „Nahrungsmittel". (© 5PH/Getty Images/iStock)

päischen Ländern ist die Trinkwasserqualität gleich. Zum Kochen aber eignet sich das Trinkwasser in ganz Europa.

Ende 2015 fand man allerdings eine deutlich zu hohe Nitratbelastung im Grundwasser. Als ursächlich gilt die Überdüngung der Felder mit Gülle aus der Massentierhaltung. Laut EU-Vorgabe sollen 50 mg/l nicht überschritten werden.

8.3.2 Ist die Trinkwasserchlorierung schädlich?

Trinkwasser gewinnt man durch Reinigung von Grund- bzw. Oberflächenwasser. Chlorierung verhindert die Ansammlung von Keimen im Wassernetz. Nur so gelingt es, Seuchen zu verhindern.

Umweltbewusste Gruppierungen diskutieren immer wieder die krebserregende Wirkung chlorierten Trinkwassers. Trinkwasser wird seit Langem chloriert, zu Häufigkeitszunahmen von Krebserkrankungen kam es in dieser Zeit nicht. Es gibt keine Hinweise für Gesundheitsschäden infolge der Chlorierung. Zwar kann der Besuch im Schwimmbad Reizungen der Augenbindehaut bedingen, die hier verwendeten Chlor-Dosierungen sind jedoch nicht mit denen bei der Trinkwasserchlorierung vergleichbar.

8.3.3 Nitrat im Brunnenwasser

Wesentlich gefährlicher als die Trinkwasserchlorierung war die in ländlichen Gegenden noch lange Zeit übliche Versorgung mit Brunnenwasser. Häufig stand der Brunnen auf dem Bauernhof nicht weit entfernt von Stallungen oder in der Nähe einer Güllegrube. Die Nitratbelastung und damit das Gefährdungspotenzial waren hoch. Magenkrebserkrankungen traten gehäuft auf. Erst als Trinkwasser mit den heute üblichen Hygienestandards zur Verfügung stand, war die Rate rückläufig.

8.3.4 Arzneimittelrückstände im Trinkwasser

2014 schreckten Pressemitteilungen über Arzneimittelrückstände im Trinkwasser die Bevölkerung auf. Es fänden sich u. a. geringe Mengen an Blutfettsenkern (Clofibrinsäure), Antirheumatika (Ibuprofen, Diclofenac) und Schmerzmitteln (Analgetika), aber auch Röntgenkontrastmittel und Reste der Pille (synthetische Hormone). Die mit dem Urin ausgeschiedenen Stoffe können nach Wochen oder Monaten u. U. wieder in den Wasserkreislauf gelangen. Privathaushalte tragen zu 80 % mit dazu bei, dass Wirkstoffe in die Kanalisation gelangen. Ungeklärt ist, wie die geringen Mengen zu bewerten sind und ob sie ein Risiko für den Menschen darstellen. Es geht um Größenordnungen von Milliardstel Gramm pro Liter Trinkwasser, eine Menge, die vor 20 Jahren noch gar nicht nachweisbar gewesen wäre. Zum Vergleich: Es ist so, als würde man ein Stück eines markierten Würfelzuckers im Bodensee nachweisen. Einen endgültigen Beweis für die schädigende Wirkung derart geringer Mengen gibt es nicht. Man kann leicht ausrechnen, dass man mehrere Hektoliter Wasser trinken müsste, bevor die Menge einer Tablette mit Trinkwasser aufgenommen würde.

Obwohl aus heutiger Sicht keine Risiken für die menschliche Gesundheit bestehen, ist eine völlige Unbedenklichkeit nicht gegeben. Viele Arzneimittel können von den Klärwerken nicht eliminiert werden. Man erprobt deshalb intensiv neue Techniken, mit denen in den Kläranlagen auch Spurenstoffe entfernt werden können.

8.3.5 Blei im Trinkwasser

Alte Häuser haben zum Teil noch Bleileitungen. Steht das Wasser lange in den Leitungen, kann der Bleigehalt im Trinkwasser erhöht sein. Die Verbraucherorganisation Foodwatch warnte vor hohen Uranwerten im Trinkwasser, in Einzelfällen wurde der tolerierbare Grenzwert überschritten. Foodwatch sieht dies als gefährlich an.

8.3.6 Sauberes Trinkwasser als Menschenrecht

Die Vereinten Nationen haben im Juli 2010 das Recht auf sauberes Wasser als ein Menschenrecht anerkannt. Der Anspruch auf sauberes Wasser ist völkerrechtlich allerdings nicht verbindlich. Geschätzte 884 Millionen Menschen weltweit haben keinen Zugang zu sauberem Trinkwasser. Mehr als 2,6 Milliarden haben keinen Zugang zu sanitären Anlagen. Pro Jahr sterben etwa 3,5 Millionen Menschen infolge unsauberen Wassers. Am häufigsten betroffen sind Kinder. Durchfallerkrankungen sind bei ihnen die zweithäufigste Todesursache. Schmutziges Wasser führt zu mehr Todesfällen als Aids, Malaria und Masern zusammen. Betroffen sind Länder der Dritten Welt. Ziel der Vereinten Nationen im Jahr 2000 war es, bis 2015 die Zahl der Menschen ohne Zugang zu Trinkwasser zu halbieren (■ Abb. 8.4).

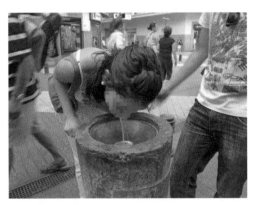

■ **Abb. 8.4** Trinkwasserspender im Zentrum von Santiago de Chile

8.4 Gibt es „Umwelt-Aids"?

Es gibt eine Reihe von angenommenen Schädigungen, die meist ohne Krankheitswert sind. Als bekannteste seien durch Amalgam, zahlreiche chemische Substanzen (Multiple Chemikaliensensitiviät) oder durch Gebäude („sick building syndrome") oder hochfrequente elektromagnetische Felder ausgelöste Gesundheitsstörungen genannt. Diesen gelegentlich als „Umwelt-Aids" apostrophierten Störungen liegt meist keine organische Erkrankung zugrunde. Weit häufiger sind derartige Beschwerden durch eine psychische Störung bedingt.

Kommt eine arbeitsbedingte Einwirkung mit einer daraus resultierenden Erkrankung infrage, so wird dies für einzelne Erkrankungen heute als berufsbedingt anerkannt. Besteht der begründete Verdacht, und nur dann, sollte professionelle Hilfe in Anspruch genommen werden. Hier wird man auch darüber entscheiden, ob meist teure Laboruntersuchungen erforderlich sind. Mithilfe eines Biomonitorings kann der Zusammenhang untersucht werden. Dieser muss allerdings zweifelfrei nachweisbar sein. Nur dann kommt eine Kostenübernahme der teuren Untersuchungen infrage.

> ▶ **Beispiel**
>
> Trotz gelegentlich schockierender Pressemitteilungen trägt die Luftverschmutzung, von Ausnahmen abgesehen, nicht wesentlich zur Sterblichkeitsrate bei. Will man es so nennen, so ist Trinkwasser, trotz der Diskussion um die Chlorierung und Arzneimittelrückstände, das „bestuntersuchte Nahrungsmittel". ◀

8.5 Hochspannungsleitungen, Mikrowelle, Strahlung

8.5.1 Starkstromleitungen

Die Diskussion um eine von Starkstromleitungen (◘ Abb. 8.5) ausgehende Gefahr reißt nicht ab. Teilweise wird empfohlen, die Entfernung einer Hochspannungsleitung von einem Wohnhaus solle mehr als 100–150 m betragen. Da Bauplätze in Ballungsräumen knapp sind, wird auch verstärkt in der Nähe von Starkstromleitungen gebaut.

Für das magnetische Wechselfeld gelten als Grenzwert 20 nT (Nanotesla). Allein der Grenzwert für einen PC-Monitor liegt bei einem Abstand von 30 cm bei 200 nT. Der offizielle Grenzwert von 100.000 nT wird in Industriebetrieben, von großen Trafos oder auf einer Elektrolok der Bahn erreicht. Die Werte von Magnetfeldern unter Hochspannungsleitungen sind ungleich niedriger, können sich aber je nach Stromfluss, Tages- und Jahreszeit ändern. Von Häusern in Massivbauweise werden sie überwiegend gegen die Erde abgeleitet. Auch in der Wohnung finden sich Magnetfelder. Ein Radiowecker im Abstand von 30 cm kann ein magnetisches Wechselfeld von 5000 nT erzeugen.

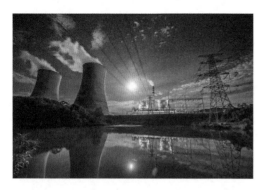

◘ **Abb. 8.5** Starkstromleitungen: Die Diskussion um eine von Starkstromleitungen ausgehende Gefahr reißt nicht ab. Dies ist teilweise spekulativ. (© zhongguo/Getty Images/iStock)

Der Wert ist 5-fach höher als unter einer durchschnittlichen Hochspannungsleitung. Da sich die Spannung quadratisch zum Abstand reduziert, wird bereits im Abstand von zwei Metern nichts mehr gemessen. Unser Erdmagnetfeld hat ca. 40.000 nT, aber unser Organismus hat sich seit Millionen von Jahren daran gewöhnt. Hier liegt ein Gleichfeld vor, welches nur bedingt mit den Wechselfeldern von Hochspannungsleitungen verglichen werden kann.

Nicht nur der direkte Einfluss des elektromagnetischen Feldes wäre bedeutsam, ist häufig zu lesen. Unter dem Einfluss elektromagnetischer Wellen soll eine Ionisierung der Luft erfolgen. Es könnten so Aerosole entstehen, die durch elektrische Felder aufgeladen werden. Die entstandenen Partikel können durch Windabdrift bis zu 400 m weit getragen und eingeatmet werden. Eine höhere Rate an Krebserkrankungen fand sich dort, wo der Wind vermehrt von den Stromleitungen her wehte.

Die Diskussion um krank machende Wirkungen ist teilweise spekulativ. Untersuchungsergebnisse weisen zwar auf eine doppelt so hohe Leukämierate bei Kindern und eine erhöhte Tumorrate u. a. von Lymphdrüsenkrebs beim Wohnen in der Nähe von Starkstromleitungen hin. Aber die Ergebnisse werden auch als Cluster-Effekt angesehen. Wirft man 10.000 oder 100.000 Erbsen willkürlich auf den Boden, so werden sich Stellen finden, an denen zahlreiche Erbsen zusammengeballt liegen. Ebenso findet man Gegenden, in denen sich bestimmte Erkrankungen häufen, ohne dass man hierfür eine plausible Erklärung hat.

Selbst wenn sich der Zusammenhang von Magnetfeldern mit Krankheiten in einer größeren Studie bestätigen sollte, wären nur extrem wenige Menschen gefährdet. Nur 2–3 % der Wohnungen in Deutschland weisen nennenswerte elektromagnetische Strahlung aufgrund von Hochspannungsleitungen auf.

8.6 Mikrowellen

Ähnliche Diskussionen werden um die Anwendung von Mikrowellen geführt. Man argumentiert, der Mensch habe hierfür kein Sinnesorgan. Er fühlt, riecht, schmeckt, sieht und hört sie nicht. Emotional geführte Diskussionen in der Laienpresse diskutieren eventuell langfristige Auswirkungen des „Elektrostresses". Ähnlich wie beim Thema Hochspannungsleitungen gibt es weder sichere Hinweise noch Beweise für eine schädigende Wirkung.

Das Bundesamt für Strahlenschutz stellt fest:

» Akute Gesundheitsgefahren sind beim Einwirken schwacher Magnetfelder für den Menschen nicht zu befürchten. Untersucht wird derzeit vorrangig, ob Spätfolgen bei Dauereinwirkungen möglich sind. Es wurde diskutiert – und bedarf noch nachvollziehbarer experimenteller Untersuchungen –, ob schwache Magnetfelder den Verlauf von Krebserkrankungen beeinflussen können.

Allerdings sind in einem Abstand von 60–80 m bei Freileitungen die Feldstärkenwerte (magnetisch und elektrisch) allgemein so weit abgesunken, dass sie zum Teil sogar um Größenordnungen unterhalb der Grenzwerte liegen. Um unsere Alltagsbelastungen nochmals zu konkretisieren, seien einige Beispiele genannt (◨ Tab. 8.1).

Die Bedeutung elektromagnetischer Felder für das Krebsrisiko sollte nicht überschätzt werden. Es gibt eine Reihe ungleich gravierendere, für das Krebsrisiko bedeutsamere Faktoren (Tabakkonsum, Alkohol, Überernährung).

Fazit

In der allgemeinmedizinischen Praxis wird die Frage einer möglichen Schädigung durch schwache Magnetfelder, Elektrosmog oder die Mikrowelle häufig gestellt. Am häufigsten wurde empfohlen, elektrische Geräte abzuschalten, am zweithäufigsten, umzuziehen. Die meisten Ratschläge erweisen sich als nicht evidenzbasiert. Im Einzelfall wird man mit scheinbar Betroffenen bei diesem Thema gegen Überzeugungen diskutieren, bekanntermaßen ist dies nicht sinnvoll.

8.7 Was ist radioaktive Strahlung und wie gefährlich ist sie?

8.7.1 Tschernobyl und Fukushima

Im März 2011 ereignete sich in Fukushima in Japan der wohl schwerste je bekannt gewordene Reaktorunfall. Über Wochen wurde über die radioaktive Belastung von Boden und Luft durch die radioaktiven Substanzen Jod, Cäsium, Strontium und das hochgiftige Plutonium berichtet. Die gesamte Jahresernte, Milch und andere Nahrungsmittel mussten aufgrund der

◨ **Tab. 8.1** Alltagsbelastungen durch Magnetfelder. (Quelle: W. Maes)

Alltagsobjekt	Abstand	Stärke
Niedervolt-Halogen-Schreibtischlampe	50 cm	>4500 nT
Heizdecke, Heizkissen	1 cm	>5000 nT
Fernseher	50 cm	3500 nT
Nachtstromspeicherheizung – Zuleitung	50 cm	2200 nT

radioaktiven Belastung vernichtet werden. Der Reaktorunfall führte auch in Deutschland zu weitreichenden Konsequenzen. Alte Atomkraftwerke wurden abgeschaltet, Sicherheitsüberprüfungen angeordnet und der Ausstieg aus der Kernkraft und die Energiewende intensiv forciert (◘ Abb. 8.6).

Im November 2010 schreckten Berichte über das Atommülllager Asse die Bevölkerung auf. In der Umgebung war ein erhöhtes Auftreten von Krebs- und bösartigen Bluterkrankungen (Leukämie) beobachtet worden. Umgebungsmessungen waren unauffällig, der Zusammenhang mit radioaktiver Strahlung war nicht nachweisbar. Aus früheren Meldungen waren ähnliche Ergebnisse bekannt geworden. Die Diskussion um erhöhte Krebsraten in der Umgebung von Atommülllagern und Kernkraftwerken wird seit Jahrzehnten geführt, blieb bislang aber ohne fassbares wissenschaftliches Ergebnis. Auch aufwendige Gutachten beendeten die Kontroverse nicht (◘ Abb. 8.7).

Vor dem Hintergrund derartiger Diskussionen gewinnt der Bericht der UN-Kommission zu den Folgen des Reaktorunfalls in Tschernobyl im Jahr 1986 Bedeutung (◘ Abb. 8.8). Erfasst wurden die Daten von mehr als 500.000 Arbeitern, die während des Unfalls und danach relativ hohen Strahlendosen ausgesetzt waren. Die Stärke der Strahlung und deren biologische Wirksamkeit wird in der Einheit Sievert (Sv) ausgedrückt. Werden 1 Million Menschen mit einer Dosis von 1 Sv (1000 mSv) bestrahlt, so sterben in den folgenden Jahren schätzungsweise 50.000 (5 %) an Krebs. Die mittlere Hintergrundstrahlung in Deutschland liegt bei 2,1 mSv pro Jahr. Diese Dosis erhalten wir über einen längeren Zeitraum verteilt, sodass es nicht zu unmittelbaren Strahlenschäden kommt. Die Belastung bei einer Röntgenuntersuchung liegt bei 0,4 mSv, die bei einem Kontinentalflug bei 0,02 mSv. Wird ein bösartiger Tumor bei einer Strahlentherapie bestrahlt, so beträgt die Teilkörperstrahlendosis 50.000–

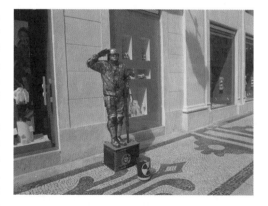

◘ **Abb. 8.6**   Lissabon: Protest gegen die Kernenergie

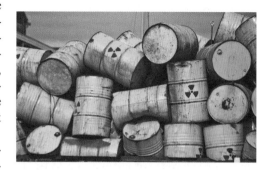

◘ **Abb. 8.7**   Atommüll: Nach wie vor ist das Problem der dauerhaften Entsorgung radioaktiven Abfalls ungelöst. (© thall/Getty Images/iStock)

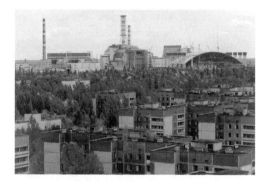

◘ **Abb. 8.8**   Tschernobyl: Nach der Reaktorkatastrophe von Tschernobyl wuchs die Angst, beim Verzehr von Nahrungsmitteln radioaktiv kontaminiertes Material aufzunehmen. In einigen Ländern sind 15 Jahre nach der Katastrophe Lebensmittel noch vermehrt belastet. (© Oktay Ortakcioglu/Getty Images/iStock)

60.000 mSv. Arbeiter im unmittelbaren Umfeld von Fukushima sollen mit einer Dosis von 170 mSv verstrahlt worden sein.

In Tschernobyl verstarben vor allem Arbeiter, die einer Ganzkörperstrahlendosis von über 4000 Millisievert (mSv) ausgesetzt waren. Von 134 Menschen, die zum Zeitpunkt der Explosion in Tschernobyl beschäftigt waren, sind 28 innerhalb der ersten drei Monate an den Folgen der Strahlenbelastung verstorben. Sie gehörten zu den 600 Arbeitern, die am Tag der Explosion auf dem Reaktorgelände waren. Bei den Arbeitern von Tschernobyl gab es Hinweise auf leicht erhöhte Raten an Leukämien und Katarakten (grauer Star). Darüber hinaus, so der UN-Bericht, habe man keine Hinweise auf strahlenbedingte gesundheitsschädigende Wirkungen gefunden. Die Daten der UN-Kommission blieben nicht unwidersprochen und wurden je nach Interessenlage angezweifelt.

Eindeutig ist der Zusammenhang von Strahlenbelastung und dem Auftreten von Schilddrüsenkarzinomen. Schilddrüsenkarzinome wurden vor allem durch Jod-131-kontaminierte Nahrungsmittel Milch und Blattgemüse bedingt. Besonders hoch war das Risiko für Schilddrüsenkrebs bei Kindern, die zum Zeitpunkt des Reaktorunfalls jünger als vier Jahre waren. Atomkraft wird seit Fukushima von Vielen als nicht beherrschbare Hochrisikotechnologie angesehen. Blickt man ins Ausland, so wird man feststellen, dass der Bau weiterer Atomreaktoren geplant ist, obwohl derartige Daten auch dort vorliegen dürften. Es sollte nicht vergessen werden, dass wir Strahlung aus dem Weltraum, dem Boden, bei Röntgenuntersuchungen, beim Fliegen, aber auch beim Fernsehen (nur bei Röhrengeräten, nicht bei Flachbildschirmen) ausgesetzt sind.

Experten in Deutschland zweifeln, ob bei einem Wegfall der Kernenergieversorgung mit dem Ausbau alternativer Energieformen der Bedarf an Energie gedeckt werden kann. Hinzu kommt, dass Großwind- und Solaranlagen die Land-

schaft keineswegs verschönern. Auch die Herstellung derartiger Anlagen erfordert Energie. Kritiker halten die für die Herstellung erforderlichen Energiemengen für höher als die während der Laufzeit erzeugbare Energie.

Kernenergie ist preiswert, alternative Energien sind teuer. Bereits heute spüren wir den drastischen Preisanstieg. Für den Verbraucher wird der Verzicht auf das „Restrisiko" mit einem deutlich höheren Energiepreis bezahlt werden müssen.

8.8   Wie belastet sind unsere Nahrungsmittel nach Reaktorunfällen?

Nach der Reaktorkatastrophe von Tschernobyl wuchs die Angst, mit dem Verzehr von Nahrungsmitteln radioaktiv kontaminiertes Material aufzunehmen. Die Belastung von Nahrungsmitteln wird mit der Messgröße Becquerel pro Kilogramm (Bq/kg) angegeben. Ein Becquerel entspricht der Aktivität einer radioaktiven Substanz pro Sekunde. Vereinfacht gesagt: Die Belastung ein Becquerel besteht, wenn ein Atomkern pro Sekunde zerfällt. Die natürliche Radioaktivität unserer Lebensmittel beträgt durchschnittlich 40 Bq/kg. In der EU gilt für Nahrungsmittel ein Grenzwert von 600 Bq/kg und für Milch, Milchprodukte und Säuglingsnahrung 370 Bq/kg. Die EU-Grenzwerte gelten für inländische Produkte und eingeführte Nahrungsmittel aus Drittländern.

Unabhängige Experten raten zu strengeren Grenzwerten. Nahrung für Erwachsene sollte mit höchstens 30–50 Bq/kg und für Kinder, stillende und schwangere Frauen mit höchstens 10–20 Bq/kg belastet sein. Wegen Unsicherheiten bei den Bewertungsgrundlagen wird für Kindernahrung meist nur ein Höchstwert von 5 Bq/kg Cäsium-Gesamtaktivität empfohlen.

Vergleichsweise hoch erwies sich die Belastung in Gegenden, in denen Radioaktivität durch Regen in den Boden gelangte. In einigen Ländern sind 15 Jahre nach der Katastrophe Lebensmittel noch vermehrt belastet, so z. B. Rentierfleisch aus Finnland, Hammelfleisch aus Großbritannien, Fisch aus bestimmten Seen in Norwegen und Schweden. In Deutschland waren vor allem in Bayern in den ersten Jahren Nahrungsmittel vermehrt radioaktiv belastet. In den Folgejahren nahm die Belastung deutlich ab. Als besonders belastet galten Waldpilze (◪ Abb. 8.9), hier vor allem Maronenröhrlinge. Diese hoch belasteten Waldpilze sind für den Verzehr ungeeignet. Steinpilze und Pfifferlinge sind im Vergleich zu Maronenröhrlingen mit 100 Bq/kg um den Faktor 10 weniger belastet. Wiesenchampignons waren anfangs mit 300 Bq/kg und mehr belastet, wobei dies jedoch rasch abnahm. Der Verzehr kann ebenso wie bei Zuchtpilzen bedenkenlos erfolgen.

Bei Wildbeeren sind vor allem Heidelbeeren, Preiselbeeren und Moosbeeren radioaktiv belastet. Die Werte können 100 Bq/kg erreichen. Auch bei Himbeeren wurde künstliche Radioaktivität im Bereich von bis zu 20 Bq/kg nachgewiesen.

Bei Wildtieren werden gleichbleibend hohe Belastungen registriert. 1999 wurden beim Schwarzwild Spitzenwerte von 65.000 Bq/kg gefunden. Nur jedes dritte untersuchte Tier war mit weniger als 600 Bq/

kg belastet. Die lange anhaltende Belastung wird verständlich, wenn man die teilweise sehr unterschiedliche Halbwertszeit einzelner radioaktiver Substanzen bedenkt. Sie beträgt für Jod nur 8 Tage. Für Cäsium-137 liegt sie bei mehr als 30 Jahren. Im Körper aufgenommenes Cäsium ist nach 110 Tagen wieder ausgeschieden.

Nach der Reaktorkatastrophe von Fukushima wurde eine vermehrte Belastung der in japanischen Gewässern gefangenen Meerestiere und Fische befürchtet. Von Wissenschaftlern wird Entwarnung gegeben. Eine gravierende Belastung der Fischbestände im Pazifik sei nicht zu erwarten. Nach der Katastrophe durften Lebensmittel nur noch über ausgewählte Kontrollstellen in die EU eingeführt werden. Verbraucherschützer kritisierten eine 2011 erlassene EU-Eilverordnung. Für die aus entsprechenden Gebieten importierten Nahrungsmittel wurde eine höhere als die bisher zugelassene radioaktive Belastung erlaubt. Auch diese erlaubten Mengen gelten als gesundheitlich unbedenklich. Inzwischen gibt es Hinweise einer vermehrten radioaktiven Belastung des nach dem Unfall in Fukushima geernteten grünen Tees.

Fazit

Es gibt immer wieder Mitteilungen über höhere Leukämie- und Tumorraten in der Nähe von Kernkraftwerken. Die Strahlung in der Umgebung von Reaktoren ist nicht höher als in anderen Gegenden und gilt nicht als ursächlich. Die Zusammenhänge sind nicht geklärt. Die Reaktorkatastrophe von Fukushima in Japan und massiver Druck vonseiten der Bevölkerung haben Forderungen nach dem Ausstieg aus der Atomenergie intensiviert. Die Situation lieferte gute Argumente für den Gewinn alternativer Energien. Alternative Energien sind teurer als Atomstrom. Es ist insgesamt fraglich, ob bei einem Wegfall von Atomstrom unser derzeitiger Energiebedarf gedeckt werden kann.

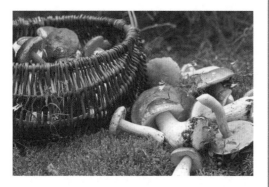

◪ **Abb. 8.9** Waldpilze: Nach der Reaktorkatastrophe von Tschernobyl galten Waldpilze, insbesondere Maronenröhrlinge, als hochgradig belastet und für den Verzehr teilweise ungeeignet. (© Alex Potemkin/ Getty Images/iStock)

Veränderung unserer Lebensmittel

Inhaltsverzeichnis

© Springer-Verlag GmbH Deutschland, ein Teil von Springer Nature 2022
U. Rabast, *Gesunde Ernährung, gesunder Lebensstil*, https://doi.org/10.1007/978-3-662-65230-5_9

9.1 Lebensmittelbestrahlung

Kaum ein Thema der Lebensmittelkonservierung wird derart kontrovers diskutiert wie die Lebensmittelbestrahlung. Es stellt sich die Frage, ob von bestrahlten Lebensmitteln Gefahren im Sinne einer Strahlenbelastung ausgehen. Lebensmittel werden durch ionisierende Strahlen konserviert – hierzu werden Elektronen, harte Bremsstrahlung aus Teilchenbeschleunigern oder Gammastrahlen verwendet. Ziel der Lebensmittelbestrahlung ist es, Keime, vor allem krankheitserregende Mikroorganismen, Insekten und Parasiten, zu vernichten und damit das Lebensmittel zu sterilisieren und es länger haltbar zu machen.

Ein bestrahltes Lebensmittel enthält keineswegs zusätzlich zur üblichen Strahlenbelastung Radioaktivität oder „strahlt". Einige wenige im Handel befindliche Lebensmittel sind bestrahlt.

Nach Meinung internationaler und nationaler Gremien sind bestrahlte Lebensmittel nicht gesundheitsschädlich. Gegner der Bestrahlung sehen die Frage nicht abschließend geklärt, da Langzeitversuche beim Menschen über die Wirkung bestrahlter Lebensmittel fehlen. In Versuchen an Testsystemen, Tieren und an Freiwilligen konnten keine Schäden festgestellt werden. Kein anderes Verfahren der Lebensmittelverarbeitung wurde derart gründlich untersucht.

Die Notwendigkeit der Bestrahlung von Lebensmitteln wird zum Teil angezweifelt. Die Lebensmittelhygiene sei so hoch entwickelt, dass sich eine Bestrahlung erübrigt. Auch die Entkeimung von Gewürzen sei mit anderen Methoden möglich (◘ Abb. 9.1). Das Risiko des Salmonellenbefalls wiederum lasse sich durch artgerechte Tierhaltung reduzieren. Mit Salmonellen verunreinigte Paprika-Kartoffelchips, die vor einigen Jahren zu etwa 1000 schweren Erkrankungen führten, zeigen das Gegenteil. 2011 führten mit EHEC befallene Sprossen

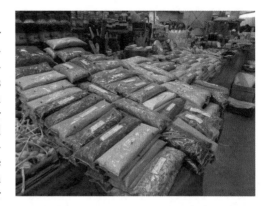

◘ **Abb. 9.1** Madagaskar: Die zahlreichen Fliegen (Insekteneier!) belegen: Die in Deutschland erlaubte Bestrahlung von Gewürzen ist sinnvoll!

zu 4300 Krankheitsfällen mit 50 Todesfällen und 50–100 dauerhaft dialysepflichtigen Patienten. Es klingt zynisch, wenn man hört, dass trotz hoher Hygienestandards die traditionellen Methoden nicht immer ausreichten und ein „Restrisiko" für das Auftreten von Mikroorganismen in Lebensmitteln und ein dadurch ausgelöstes Auftreten von Erkrankungen zweifelsfrei bestehe. Durch den Einsatz der ionisierenden Bestrahlung ließe sich das Risiko von mikrobiellen Lebensmittelvergiftungen deutlich reduzieren. Experten diskutieren ernsthaft, dass die EHEC-Ausbrüche in Deutschland durch Anwendung der Lebensmittelbestrahlung hätten verhindert werden können. Die Weltgesundheitsorganisation empfiehlt die Bestrahlung, was allerdings kontrovers diskutiert wird. In den USA ist die Bestrahlung von Fleisch, Meeresfrüchten, Eierschalen, Früchten, Gemüse, Kräutern, Gewürzen, Saatgut und Sojabohnen zugelassen.

Gegner der Bestrahlung führen an, es könnten infolge der Bestrahlung neue Substanzen entstehen, sogenannte Radiotoxine. Die Existenz von „Radiotoxinen" ließ sich bisher wissenschaftlich nicht nachweisen. Letztlich wurden, als die Hitzepasteurisierung der Milch eingeführt wurde, nahezu die gleichen Einwände gemacht.

Heute ist die Pasteurisierung der Milch allgemein akzeptiert.

In Deutschland ist die Bestrahlung von Lebensmitteln verboten. Nach der Lebensmittelbestrahlungsverordnung und den EU-Richtlinien dürfen lediglich getrocknete aromatische Kräuter und Gewürze ohne entsprechende Allgemeinverfügung bestrahlt angeboten bzw. verkauft werden. In Belgien, Frankreich, Italien, den Niederlanden und Großbritannien ist die Strahlenbehandlung bei weiteren Lebensmitteln erlaubt.

Ein vergleichsweise neu entwickeltes Verfahren ist die UV-C-Behandlung, bei der elektromagnetische Wellen eingesetzt werden. Sie sind allerdings nur oberflächlich wirksam und in Deutschland nur erlaubt zur Entkeimung von Trinkwasser, den Oberflächen von Obst- und Gemüseerzeugnissen, Hartkäse und der Entkeimung von Luft und Oberflächen.

Fazit

Bestrahlte Lebensmittel sind sicher. Sie enthalten weder „Radiotoxine" noch strahlen sie selbst. Mit einer Bestrahlung der Sprossen hätte möglicherweise der EHEC-Ausbruch 2011 mit 50 Todesfällen verhindert werden können. In geringem Umfang sind auch bestrahlte Lebensmittel im Handel.

9.2 Gentechnik

Sieht man von Umwelteinflüssen als Gefahrenmoment ab, so wird der Verzehr gentechnisch veränderter Nahrungsmittel von Teilen der Bevölkerung als gefährlich angesehen. Doch was verbirgt sich unter dem Begriff Gentechnik?

9.2.1 Grüne, weiße und rote Gentechnik

Mit grüner Gentechnik bezeichnet man die genetische Veränderung landwirtschaftlicher Nutzpflanzen. Mit weißer Gentechnik werden gentechnische Verfahren zur Herstellung von Enzymen, Impfstoffen, Arzneimitteln oder anderen Rohstoffen durch Mikroorganismen bezeichnet. Der Begriff rote Gentechnik gilt bei genetisch veränderten Nutztieren.

9.2.2 Gentechnisch veränderte Nahrungsmittel

Gentechnisch veränderte Lebensmittel werden aus gentechnisch veränderten Pflanzen, Tieren oder Mikroorganismen hergestellt oder enthalten Anteile von diesen. In der EU zählt man Tiere, die mit gentechnisch veränderten Futtermitteln gefüttert wurden, nicht zu den gentechnisch veränderten Nahrungsmitteln. So wurde 2014 bekannt, dass McDonalds eine Fütterung von Masthähnchen mit gentechnisch verändertem Mais zulässt. Laut EU-Richtlinie handelt es sich bei den Masthähnchen nicht um ein gentechnisch verändertes Lebensmittel. Der Anbau von Genmais wurde 2009 verboten, und die Genkartoffel Amflora verlor 2013 ihre Anbauzulassung.

Die europäische Behörde für Lebensmittelsicherheit EFSA (European Food Safety Authority) schloss 2005 die Sicherheitsbewertung für den Genmais 1507 ab und sah keine negativen Auswirkungen auf Mensch, Tier oder die Umwelt. Sie hat die Pflanze als unbedenklich eingestuft. Die Maissorte 1507 sei nicht weniger sicher als konventionell angebauter Mais. Sollte der Anbau erlaubt werden, wird der Genmais als Futter- und als Lebensmittel zugelassen. Nun steht die Zulassung weiterer Sorten von Genmais zur Diskussion, die in nächster Zeit von der EU-Kommission für den Anbau zugelassen werden könnten. Allerdings blieb die zweite und letzte Runde im März 2017 ohne Ergebnis. Vonseiten grüner Politiker und auch von einem Teil der Landwirte wird ein Verbot für den Anbau von Genmais in Deutschland gefordert.

Auch Honig aus zugelassenen Genmais-Pollen dürfte in Zukunft verkauft werden. In Bayern musste eine ganze Jahresernte Honig vernichtet werden. Grund: Der bayrische Genmais stammte von einem Versuchsfeld und war noch nicht zugelassen. Neben Mais findet man am häufigsten aus gentechnisch verändertem Soja hergestellte Lebensmittel.

Es gibt Befürworter und Gegner gentechnisch veränderter Lebensmittel. Gegner sehen die Risiken als zu groß an. Unkalkulierbar seien die Folgen für die eigene Gesundheit oder die Umwelt. Kritiker sehen ein wachsendes und unkalkulierbares Risiko für Allergien.

Befürworter der grünen Gentechnik sehen gute Chancen, damit das Welternährungsproblem zu lösen. Man könne den Nährwert von Nutzarten erhöhen. Als Beispiel gilt der sogenannte goldene Reis. Er enthält mehr Beta-Karotin und kann so dem Vitamin-A-Mangel vorbeugen. Es könnten eine Reihe positiver Veränderungen an Pflanzen vorgenommen werden, mit denen z. B. der Ballaststoffgehalt und der Gehalt an natürlichen Antioxidanzien erhöht und das Fettsäuremuster verändert werden könnte. Genpflanzen könnten auch als Quelle für nachwachsende Rohstoffe wichtig sein und zur Produktion von Therapeutika eine Rolle spielen. Befürworter halten Genpflanzen aufgrund des extrem strengen Zulassungsverfahrens sogar für sicherer als vergleichbare konventionell hergestellte.

> **Fazit**
> Die Auflagen für gentechnisch veränderte Lebensmittel sind streng. Bei einer Fülle von verarbeiteten Lebensmitteln werden bereits heute ausschließlich gentechnische Verfahren eingesetzt (z. B. Labferment, Aromen, Hilfsstoffe in der Backindustrie). Im Bereich der Medizin nimmt die weiße Gentechnik zur Produktion von Arzneimitteln bereits einen breiten und erfolgreichen Platz ein. Die weiße Gentechnik wird von weiten Teilen der Bevölkerung akzeptiert, während die grüne Gentechnik kontrovers diskutiert wird. Letztlich wird auch an der grünen Gentechnik kein Weg vorbeiführen. Die Chancen überwiegen im Vergleich zu den Risiken.

9.3 Pestizide

Im August 2017 führte der Skandal um das Pestizid Fipronil zu tagelangen Schlagzeilen. Millionen belasteter Eier waren in den Handel gelangt. Die Werte lagen weit unter einer Menge, von der kurzfristig Gefahren zu erwarten gewesen wären. Die Substanz hat aber in Lebensmitteln nichts verloren.

Weite Teile der Bevölkerung sehen die mit der pflanzlichen Nahrung aufgenommenen Insektizide und Pestizide als schädlich an. 46 % der Bundesbürger sahen in der Anwendung von Pflanzenschutzmitteln mehr Vor- als Nachteile, 11 % forderten, auf deren Anwendung ganz zu verzichten.

9.3.1 Wie werden die erlaubten Mengen bestimmt?

Pflanzenschutzmittel (❏ Abb. 9.2) gehen vor ihrer Anwendung einen langen Weg. Zunächst wird die Dosis ermittelt, bei der die empfindlichste Tierart ohne erkennbare schädliche Wirkungen bleibt. Dieser Wert wird noch mit einem Sicherheitsfaktor belegt. Welternährungs- und Weltgesundheitsorganisation (WHO/FAO) definieren einen Wert, der täglich und lebenslang ohne erkennbares Risiko für die Gesundheit aufgenommen werden kann. Im Fachjargon wird dieser Wert als ADI-Wert („acceptable daily intake") bezeichnet. Die tatsächlich aufgenommenen Mengen an Pestiziden liegen meist unterhalb der zulässigen Höchstwerte. Man berücksichtigt

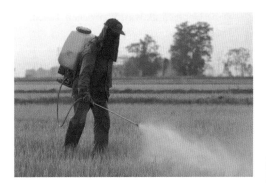

◩ **Abb. 9.2** Insektizide und Pestizide: Bezüglich deren Einsatzes prallen Meinungen aufeinander. 2017 führte die Weiterzulassung des Pflanzenschutzmittels (Herbizids) Glyphosat (Round-up) zu lange anhaltenden Diskussionen in der Presse. (© narongcp/Getty Images/iStock)

auch, dass Obst und Gemüse mit mehreren unterschiedlichen Pestiziden belastet sein können.

Wurden 1994 von 100 möglichen Wirkstoffen 40–50 regelmäßig im Obst und Gemüse nachgewiesen, so waren zehn Jahre später von 350 möglichen Wirkstoffen ca. 150 nachweisbar. Untersuchte man 1994 ein Lebensmittel auf 150 Pestizide, so fand man nur bei 6 bzw. 3 % Mehrfachrückstände (4- bzw. 5-fach-Befunde). Heute liegt die Quote bei 300 nachweisbaren Pestiziden bei 100 %. Es werden mehr Pestizide nachgewiesen und damit auch Mehrfachrückstände häufiger erfasst.

Dennoch gilt das Problem der Mehrfachbelastung mit unterschiedlichen Insektiziden und Pestiziden als ungelöst. Jedes Einzelne darf einen zulässigen Grenzwert nicht überschreiten. Sind mehrere dieser Substanzen unterhalb des Grenzwertes in einem Nahrungsmittel enthalten, so können eventuelle ungünstige Wirkungen nicht ausgeschlossen werden. 2010 hat die EU deshalb eine Verordnung erlassen, nach der Berechnungen mit einer Summenbelastungsformel erfolgen müssen. Damit will man verhindern, dass unterschiedliche Pestizide jeweils bis zum Erreichen eines Grenzwertes angewandt werden.

Trotz aller Sicherheitsvorkehrungen schrecken Pressemeldungen über erhöhte Pflanzenschutzrückstände auf. Im Kopfsalat, in Äpfeln, Zuchtchampignons, Grün- und Wirsingkohl seien häufig die gesetzlichen Höchstmengen überschritten worden. Verstärkte Kontrollmaßnahmen werden gefordert.

Fazit

Die Sicherheitsmargen für Pestizide sind so weit gesteckt, dass auch beim Überschreiten der maximal zulässigen Pestizidmengen für den Verbraucher kein Gesundheitsrisiko besteht. Werden bei Kontrollen erhöhte Grenzwerte gemessen, so führt dies zur Vernichtung der gesamten Jahresernte. Der Wunsch mancher Verbraucher nach völlig rückstandsfreiem Obst und Gemüse ist unrealistisch. Die heute zur Verfügung stehenden Analysemethoden sind so empfindlich, dass jede noch so geringe Menge nachgewiesen werden kann.

9.4 Sollte man Bio-Obst und -Gemüse bevorzugen?

In der Diskussion um die Schädlichkeit gentechnisch veränderter Lebensmitteln und pestizidbelasteten Obsts und Gemüses und daraus resultierenden potenziellen Gefahren wird man als gesundheitsbewusster Verbraucher Bio-Produkten den Vorzug geben. Doch liegt man damit richtig? Ökologisch angebaute Lebensmittel sind im Vergleich zu konventionellen Produkten bis zu fünfmal so teuer. Lohnt sich der Mehrpreis im Sinne einer gesunden Ernährung? Über Jahre wurden große Stichproben untersucht:
- Für Bio-Obst und -Gemüse ergab sich eine durchschnittliche Schadstoffbelastung mit Insektiziden und Pestiziden von 0,01 mg/kg.
- Konventionelle Produkte dagegen enthielten 0,4 mg/kg.

Der Bundesverband Naturkost, Naturwaren hat ein Monitoring-System für Obst und Gemüse im Naturkosthandel aufgebaut. Bio-Obst und Bio-Gemüse werden systematisch auf Pestizid-Belastungen untersucht. Etwa 95 % der untersuchten Proben führen die Bezeichnung „Öko" zu Recht. Nur ein geringer Prozentsatz der Öko-Lebensmittel war ähnlich belastet wie konventionelle Lebensmittel.

Eine 2014 publizierte umfangreiche Untersuchung ergab bei konventionell angebauten Nutzpflanzen im Vergleich zu biologisch angebauten einen um 48 % höheren Gehalt am giftigen Schwermetall Cadmium. Die Nitrit- und Nitratkonzentrationen waren höher, und das Vorliegen von Pestizidrückständen war viermal wahrscheinlicher. In biologisch angebauten Nutzpflanzen und daraus verarbeiteten Produkten fand sich im Vergleich zu konventionell angebauten ein um bis zu 60 % höherer Gehalt an Antioxidanzien. Die Konzentration an Polyphenolen war um 18–69 % höher. Eine Ernährung mit biologisch angebautem Obst, Gemüse und Getreide entspräche, den Ergebnissen zufolge, einer zusätzlichen Antioxidanzienzufuhr von 1–2 zusätzlichen Portionen an Obst und Gemüse pro Tag. Basis der Untersuchungen war die Auswertung von 343 Studien. Die Studie wurde unter der Leitung der Universität Newcastle durchgeführt, zusammen mit einer Organisation zur Förderung des ökologischen Landbaus.

Eine 2009 von der UK Food Standard Agency in Auftrag gegebenen Untersuchung hatte keinen signifikanten ernährungsphysiologischen Nutzen bei biologisch erzeugten Nahrungsmitteln ergeben.

Es besteht jedoch kein Zweifel, dass ökologisch hergestellte Lebensmittel geringer schadstoffbelastet sind als konventionell produzierte. Während der konventionelle Bauer organisch-synthetische Pflanzenschutzmittel einsetzen kann, verzichtet der Öko-Bauer auf diese. Aber lebensmittelchemische Untersuchungen zeigen: Auch ökologisch produzierte Lebensmittel können in ähnlicher Weise schadstoffbelastet sein wie konventionell erzeugte.

Öko-Produkte können durchaus mehr von Krankheiten oder Schädlingen befallen sein. Zwangsläufig muss deshalb oft eine Qualitätsminderung in Kauf genommen werden. Bei ökologischem Anbau ist der Ertrag meist deutlich geringer als bei konventionellem. Dies erklärt die höheren Preise von Ökoprodukten. Sie sind nicht durch das Angebot eines qualitativ höherwertigen Produktes bedingt.

Die Unterschiede in der Qualität von Öko- und konventionell angebauten Produkten sind oftmals eher durch Sorten-, Artenunterschiede, Unterschiede im Reifegrad und Standortunterschiede als durch Unterschiede in der Anbaumethode bedingt. Spektakulär sind die Qualitätsunterschiede von Öko- und konventionell hergestellten Produkten keineswegs.

Heute sind Bio-Lebensmittel weit verbreitet. Sie sind vor allem dann gefragt, wenn über Lebensmittelskandale berichtet wird. Bislang ist der gesundheitliche Nutzen von Bio-Produkten nicht belegt. Man reklamiert auch positive Effekte bezüglich der Umwelt. Kaufe und verzehre man Bio-Produkte, so tue man etwas für die Umwelt, und dies wiederum steigere das psychische Wohlbefinden. Dies sei letztlich ein positiver gesundheitlicher Aspekt.

Dabei sind ökologische Produkte auch unter dem Blickwinkel des Klimaschutzes keineswegs nur positiv zu sehen. Wird Getreide oder Schweinefleisch unter ökologischen Bedingungen produziert, so ist dies hinsichtlich des Klimaschutzes der konventionellen Erzeugung klar überlegen. Bei der Rindfleisch- und Milchproduktion, der Ochsen- und Bullenmast kehren sich die Verhältnisse allerdings um. Die ökologische Herstellung bedingt eine bis zu 60 % höhere Produktion von Treibhausgasen. Foodwatch resümiert: Wer Bio-Produkte kauft, ernährt sich nicht automatisch umweltfreundlich. Ein Konsument von ökologischem Rindfleisch verursacht pro Jahr etwa die gleiche Menge an Treibhausgasen wie ein Konsument der gleichen Menge von konventionell hergestelltem Schweinefleisch innerhalb von vier Jahren. Ein Bio-Landwirt ist also keineswegs ein Klimaretter.

9.4.1 Leben Bio-Käufer länger?

Ob Bio-Käufer länger leben, lässt sich ebenso wenig beantworten wie die Frage, ob Vegetarier länger leben. Eine Forschergruppe am Max-Rubner-Institut in Karlsruhe wertete Daten von 13.000 Personen der nationalen Verzehrstudie II aus. Bio-Käufer waren mehrheitlich Frauen. Sie waren seltener übergewichtig oder adipös. 60 % gehörten der oberen sozialen Schicht an. Sie lebten gesundheitsbewusst, waren körperlich aktiv, Nichtraucher und schätzten ihren Gesundheitszustand oft als sehr gut ein. Sie verzehrten mehr Obst und Gemüse, weniger Fleisch- und Wurstwaren sowie weniger Süßigkeiten und Limonaden. Bio-Käufer waren auch mehr an Ernährungsfragen interessiert und verfügten über bessere Ernährungskenntnisse als Nicht-Bio-Käufer.

9.4.2 Kennzeichnung transatlantischer Produkte

Seit Juni 2012 sind „Bio" und „Organic" gleichwertige Begriffe. Die EU und die USA erkennen ihre Standards für ökologische Produkte gegenseitig als gleichwertig an. In der EU erzeugte zertifizierte ökologische Erzeugnisse können so in den USA verkauft werden und umgekehrt.

Anhänger von Bioprodukten werden erfreut festgestellt haben, dass sich das Angebot in den letzten Jahren deutlich verändert hat. Fand man sie früher eher ausnahmsweise im Laden, so werden sie heute in größeren Mengen in Supermärkten und selbst bei Discountern angeboten.

Fazit

Wer etwas für die Umwelt tun will und bereit ist, für Bioprodukte einen höheren Preis zu bezahlen, kann ökologisch angebaute Nahrungsmittel bevorzugen. Wer den höheren Preis nicht akzeptieren will, hat mit konventionell angebautem Obst und Gemüse keineswegs die schlechtere Alternative. Die Belastungen mit Schadstoffen sind so gering, dass auch bei lebenslangem Verzehr nicht mit Schädigungen zu rechnen ist. Wird erhöht schadstoffbelastetes Obst und Gemüse in den Verkehr gebracht, so ist das Risiko für den Anbieter, durch Kontrollen entdeckt zu werden, groß. In diesem Fall führt dies zur Vernichtung der gesamten Jahresernte.

9.5 Nanopartikel

Zusätzlich zur Diskussion um Pestizide und gentechnisch veränderte Nahrungsmittel stellt sich die Frage: Was haben Nanopartikel in unserer Nahrung verloren und sind sie eventuell eine weitere Gefahrenquelle in unserer Alltagsernährung?

9.5.1 Was sind Nanoteilchen?

Nanopartikel sind keine Schadstoffe, aber es sind hochreaktive Substanzen. Kontakt mit Nanopartikeln kann bei Nichtbeachtung der Sicherheitsvorschriften durchaus gefährlich sein.

Der Begriff *Nano* stammt aus dem Griechischen und bedeutet „Zwerg" oder „zwergenhaft". Nanoteilchen bestehen aus wenigen bis einigen Tausend Atomen oder Molekülen. Sie messen gerade einmal 1–100 Nanometer, also 0,000.000.001 oder 10^{-9} Meter. Derartige Maße gehen natürlich über unser Vorstellungsvermögen hinaus.

Auch der Vergleich mit einem menschlichen Haar, es ist 80.000-mal dicker, oder der Größe eines Fußballs mit unserer Erdkugel dürfte unserer Vorstellung nur bedingt weiterhelfen.

Nanoteilchen können gezielt hergestellt werden oder in der Umwelt entstehen. Man kann sie mit bestimmten Funktionen wie elektrischer Leitfähigkeit und chemischen Eigenschaften ausstatten. Manchmal sind Nanoteilchen auch rein zufällig in einem Produkt enthalten, so z. B. in Sonnencremes, Farben und Lacken.

9.5.2 Wo lassen sich ihre Eigenschaften nutzen?

In der Medizin kann man mit Nanoteilchen Arzneimittel so herstellen, dass sie die Blut-Hirn-Schranke passieren – man hofft auf Fortschritte in der Krebstherapie. Aber sie haben bereits in unserem Alltag Einzug gehalten. Der älteste Nanowerkstoff scheint Beton zu sein. Seine stabile Struktur wird durch Kristallkomplexe von wenigen Nanometern bedingt.

9.5.3 Nanoteilchen in unserer Nahrung – was ist positiv, was negativ?

Zwischenzeitlich setzt man Nanopartikel auch Lebensmitteln zu. So dient Titandioxid der Aufhellung von Salatdressings, Siliziumoxid dickt Tomaten-Ketchup an, und Aluminiumsilikat verhindert die Verklumpung pulverförmiger Lebensmittel. Sie können natürlich auch von außen in unsere Nahrungskette gelangen.

Nanopartikel können über die Schleimhäute des Magen-Darm-Traktes aufgenommen und im Dünndarm in lymphatische Strukturen, die Peyer'schen Plaques, gelangen. Ebenso ist der Transport in die Blutbahn möglich. Je kleiner die Partikel sind, umso wahrscheinlicher wird es, dass sie in Ge-

weben und Organen abgelagert werden und diese auch schädigen können. Auch freie Radikale können durch sie gebildet werden und so zur akuten Schädigung einzelner Zellen oder ganzer Organsysteme führen. Ende 2009 hat das Bundesumweltamt auf mögliche Gefahren durch Nanoteilchen hingewiesen und die Kennzeichnungspflicht auf EU-Ebene angeregt. Zurzeit sind negative Effekt noch weitgehend unbekannt und wenig erforscht.

> **Fazit**
> Nanopartikel haben heute bereits einen Platz in unseren Nahrungsmitteln. Es gibt in Hinblick auf Nanopartikel zwar den Grundsatz „je kleiner, umso gemeiner". Bei den derzeit verwendeten Nanomaterialien aber kann eine Gefährdung von Mensch und Umwelt beim jetzigen Kenntnisstand weitgehend ausgeschlossen werden.

9.6 Foodborne Diseases

Der griechische Philosoph Pythagoras formulierte vor mehr als 2000 Jahren: „Alles, was der Mensch Tieren antut, kommt auf den Menschen zurück." Tatsächlich sind einige der Foodborne Diseases durch Probleme in der Tierhaltung mitbedingt.

9.6.1 Was sind Foodborne Diseases?

Letztlich handelt es sich um mit Lebensmitteln übertragene Infektionen. Die WHO geht pro Jahr von zwei Millionen hierdurch bedingten Todesfällen aus. Das Robert Koch-Institut beschrieb im Jahr 2011 520.000 stationär mit infektiösen Durchfallerkrankungen Behandelte. Die Zahl hat sich zwischen 2001 und 2011 verdoppelt, Die Zahl der Todesfälle stieg von 401 auf 4200.

Die Hygienestandards in der westlichen Welt sind hoch, aber auch hier gibt es durch

Nahrungsmittel ausgelöste Masseninfektion: in Altenheimen, Kindergärten und selbst in Krankenhäusern. Allerdings entstehen bis zu 85 % aller Infektionen im privaten Haushalt. Zu 70 % sind der unsachgerechte Umgang mit Lebensmitteln und eine unzureichende Küchenhygiene ursächlich.

Es gibt einige wenige Erkrankungen, die sich selbst bei noch so hygienischem Umgang und sorgfältigem Verarbeiten von Nahrungsmitteln nicht verhindern lassen. Ein aktuelles Beispiel sind 2011 in den Verkehr gelangte, mit Krankheitserregern belastete Sprossen, die zu zahlreichen Todesfällen führten. Auch die Gesundheitsdienste können derartige Ereignisse nicht beeinflussen.

Bereits Einkauf, Lagerung und Zubereitung können problembehaftet sein: Empfindliche Produkte werden unzureichend gekühlt, zu lange im Kühlschrank oder gar bei Raumtemperatur gelagert. Gefrostete Lebensmittel werden falsch aufgetaut. Risikoreiche Lebensmittel werden bei der Zubereitung nicht ausreichend erhitzt. Erkrankungen durch bakteriell kontaminierte Lebensmittel sollte man weitgehend vermeiden können. Auch dies ist Bestandteil einer gesunden Lebensweise (◘ Abb. 9.3 und 9.4).

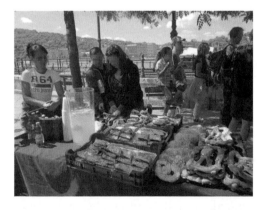

◘ **Abb. 9.3** Umgang mit Lebensmitteln in Budapest: liebevoll aufgebauter Verkaufsstand. Die selbst hergestellte Limonade ist nicht abgedeckt. Dieselbe Person sortiert, verkauft, kassiert und gibt Wechselgeld heraus

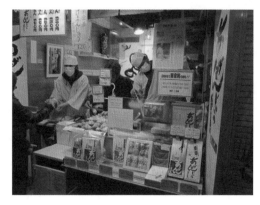

◘ **Abb. 9.4** „Kontrastprogramm" in Yokohama: winzige Verkaufsbude mit drei Personen. Eine kassiert, eine zweite bereitet das Lebensmittel zu, und eine dritte entnimmt und verpackt es – hygienisch vorbildlich!

9.6.2 Was kann ich beim Auftreten von Durchfällen tun?

Bei zahlreichen Foodborne Diseases kommt es vorwiegend zu akuten Durchfällen. In der Regel führt dies zu massiven Flüssigkeits- und Elektrolytverlusten. Diese gilt es auszugleichen. Mineralwasser, dünner schwarzer Tee oder Kamillentee sind geeignet. Insbesondere bei zusätzlichem Erbrechen hat sich Cola, löffelweise oder in kleinen Schlucken aufgenommen, bewährt. Selbst bei heftigem Erbrechen wird es meist gut toleriert und verbleibt in der Regel. Das im Cola enthaltene Koffein wirkt belebend. Der Zweifachzucker Saccharose oder der Einfachzucker Fruktose wird in den ersten 100 cm Dünndarm rasch und ohne Verdauungsarbeit absorbiert. Als Hausmittel gegen die Elektrolytverluste wird der Verzehr von Salzstangen empfohlen. Auch wenn es zu diesen Maßnahmen zwischenzeitlich andere Meinungen gibt, sollte man diese einfachen Maßnahmen zunächst ausprobieren. Schwere Fälle bedürfen der stationären Behandlung mit der Gabe von Infusionen und dem gezielten Ersatz von Flüssigkeit und Elektrolyten und eventuell auch einer Antibiotikatherapie.

9.6.3 Welche Foodborne Diseases gibt es?

Ohne Anspruch auf Vollständigkeit sollen einige der bekannten oder in letzter Zeit in der Presse erwähnten Foodborne Diseases besprochen werden.

9.6.3.1 Noro- und Rotavirusinfektionen

Noro- und Rotavirusinfektion galten bislang nicht als lebensmittelbedingte Infektionen. 2012 kam es zur größten lebensmittelbedingten Masseninfektion durch Noroviren. 11.000 Kinder hatten kontaminiertes, kalt geliefertes Erdbeerkompott ohne nochmaliges Erhitzen verzehrt. Das Virus war zunächst nicht im Lebensmittel, wohl aber in zahlreichen Patientenproben nachweisbar. Betroffene Kinder wurden mit einem Betrag von 50 € entschädigt.

Größere Ausbrüche wurden auf Kreuzfahrtschiffen beobachtet, die Presse hat das Virus auch als „Kreuzfahrtvirus" apostrophiert. Kreuzfahrer sollten den Verdacht auf einen Ausbruch hegen, wenn sich Speisesäle leeren und in Aufzügen und auf Treppen gehäuft Passagiere mit gefüllten Teetassen zu finden sind.

Noroviren werden vor allem durch Schmierinfektionen übertragen. Die Übertragung von Mensch zu Mensch ist möglich. 1–3 Tage nach der Infektion treten Erbrechen und Durchfälle, gelegentlich Fieber auf. Die Akutsituation ist meist nach 24–72 Stunden beendet, kann bei schweren Verläufen aber auch 4–5 Tage andauern. Ältere Personen und Kleinkinder sind durch den auftretenden Wasser- und Elektrolytverlust gefährdet. Es gibt keine spezielle Therapie. Auf eine ausreichende Flüssigkeitszufuhr, eventuell mit Elektrolytlösungen, ist zu achten. Die Erkrankung ist hochansteckend.

Noro- und Rotaviren sind enge Verwandte. Beide sind hüllenlose Viren, das Rotavirus hat allerdings die doppelte Größe des Norovirus. Norovirusinfektionen treten in unseren Breiten vor allem in den Wintermonaten auf. Noroviren gehören zur Gruppe der Norwalkviren. Im Erwachsenenalter sind ca. 20 % der Reisediarrhöen durch Noroviren bedingt.

Rotaviren sind weltweit verbreitet und mit bis zu 50 % die häufigste Ursache für schwere Durchfallerkrankungen. Die Symptome sind teilweise heftiger als bei Norovirusinfektionen. Besonders schwer erkranken Säuglinge und Kleinkinder. Schätzungen zufolge sterben in Entwicklungsländern pro Jahr etwa 850.000 Kinder an einer durch Rotaviren bedingten Austrocknung.

▶ **Vorbeugung**

Desinfektionsmaßnahmen, Einhalten von Hygienestandards unabdingbar, gründliche Händedesinfektion bei jedem Kontakt mit Erkrankten. Unbedingt versuchen, die Infektionskette zu durchbrechen. Desinfektionsmittel sollten auch gegen Viren (viruzid) wirksam sein. In der Phase des Erbrechens ist eine Übertragung auch über den Luftweg (aerogen) möglich. Verunreinigte Lebensmittel meiden, auf sauberes Trinkwasser achten. Infizierte Kinder dürfen keine öffentlichen Kindergärten oder Schulen besuchen. Schluckimpfung gegen Rotaviren sind seit 2006 für Kinder im Alter von bis zu sechs Monaten in Europa und den USA zugelassen. ◀

9.6.3.2 Salmonellose

Salmonelleninfektionenerregen Aufmerksamkeit von Presse und Öffentlichkeit, wenn sie in Gemeinschaftseinrichtungen (Werkskantinen, Altenheimen, Krankenhäusern) zu Masseninfektionen führen. Sie treten in Zusammenhang mit durch Salmonellen verunreinigten Lebensmitteln oder verunreinigtem Trinkwasser auf. Es sind Infektionen des Magen-Darm-Traktes (Gastroenteritis), die meist mit Durchfall und Erbrechen einhergehen. Vor mehr als 70 Jahren waren schwer und teilweise tödlich verlaufende Typhus- und Paratyphusfälle häufig. Heute findet man überwiegend mit Brechdurchfall einhergehende Salmonellosen. Sie werden durch bestimmte Salmonellenstämme hervorgerufen, u. a. *Salmonella enteritidis*. In Ländern mit mangelhaften hygienischen Verhältnissen sind sie die häufigste Infektionsquelle (■ Abb. 9.5 und 9.6).

Eier gelten als Hauptursache für Salmonellenerkrankungen. Nicht das Ei, sondern das Huhn ist mit Salmonellen befallen. Das Ei wird über die befallenen Eileiter und

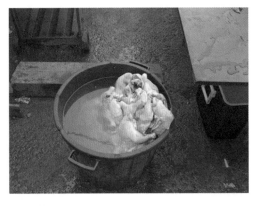

■ **Abb. 9.5** Samoa: Die im Topf aufbewahrten Geflügelteile wirken für unsere Verhältnisse mehr als fremd. Werden sie gut durchgegart, besteht beim Verzehr kein, bei unzureichend gegartem Geflügel dagegen ein hohes Risiko für infektiöse Durchfallerkrankungen

Eierstöcke infiziert. Um den Befall von Eiern weitgehend zu verhindern, müssten sie nach dem Legen gekühlt werden. Vorgeschrieben ist die Kühlung erst nach 18 Tagen.

Salmonellen findet man bei Geflügel, bei Schweinen und Rindern – damit auch im Fleisch, bei Milch, Eiern, Muscheln und einer Reihe anderer Lebensmittel (■ Abb. 9.7). Dem Bericht des Bundesamtes für Verbraucherschutz und Lebensmittelsicherheit (BVL) von 2010 zufolge fanden sich Salmonellen in untersuchten Proben in folgender Häufigkeit:

- Hähnchenfleisch: 7–8 %
- Putenfleisch: 5–6 %
- Schweinehackfleisch: 5 %
- Schweinefleisch: 1 %
- Kalbfleisch: 0–0,5 %

Fachgerecht gegarte salmonellenhaltige Nahrungsmittel können ohne Erkrankungsrisiko verzehrt werden. Einzelne Keime lösen beim gesunden Erwachsenen keine Infektion aus. Man benötigt 10.000–1.000.000 Keime. Bei Säuglingen, Kleinkindern und alten Menschen reichen 100 Keime aus. Als Dauerausscheider von Salmonellen bezeichnet man klinisch gesunde Personen, die nach einer Infektion die Keime weiterhin mit dem Stuhl ausscheiden. Ist das Personal von Küchen, Gaststätten oder Schlachtbetrieben betroffen, können die Keime bei unzureichenden Hygienemaß-

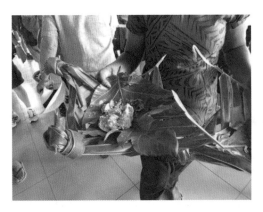

■ **Abb. 9.6** Fingerfood in Samoa: Man ist gut damit beraten, darauf zu verzichten – Foodborne Diseases unterschiedlichster Art drohen

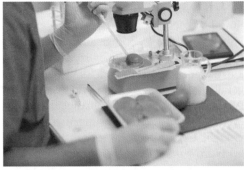

■ **Abb. 9.7** Salmonellen: Besonders belastet sind länger aufbewahrte Eier und Geflügelfleisch. Ihre Zubereitung erfordert eine gewissenhafte Küchenhygiene

nahmen auf Lebensmittel übertragen werden. Dauerausscheider dürfen deshalb nicht im Lebensmittel verarbeitenden Gewerbe tätig sein.

▶ **Vorbeugung**

Lebensmittel mindestens zehn Minuten lang mit Temperaturen über 70 °C im Inneren erhitzen. Küchenhygiene. Lagerung im Kühlschrank verhindert bei rohen Lebensmitteln (bei ca. 7 °C) die übermäßige Vermehrung. Salmonellen überleben bei Tiefkühllagerung, vermehren sich aber nicht. Eier bis zur Verfestigung des Eigelbs kochen oder braten. Länger gelagerte Eier hart kochen, Spiegeleier auf beiden Seiten braten. ◀

9.6.3.3 Campylobacter-jejuni-Enteritis

Campylobacter-jejuni-Erreger werden vor allem durch Lebensmittel tierischer Herkunft übertragen, z. B. über nichtpasteurisierte Milch oder unzureichend gegartes Geflügelfleisch. Die Campylobacter-Enteritis ist eine entzündliche, mit Durchfall einhergehende Darmerkrankung. In den Industrie- und Entwicklungsländern werden bis zu 15 % aller Durchfallerkrankungen durch *Campylobacter jejuni* hervorgerufen. Er ist in Deutschland inzwischen der häufigste Erreger einer Magen-Darm-Infektion.

Mitteilungen des BVL aus dem Jahr 2015 zufolge waren folgende Proben mit *Campylobacter jejuni* belastet:
- Hähnchen: 52 %
- Pute: 5–20 %
- Schwein: 0,3–0,5 %
- Kalb: 0–0,3 %

Die Keime vermehren sich in Lebensmitteln nicht mehr. Auch klinisch gesunde und damit unauffällige Haustiere können die Erreger ausscheiden. Die Behandlung erfolgt bei schweren Verläufen mit einem Antibiotikum.

▶ **Vorbeugung**

Küchenhygiene einhalten. Rohes, schlecht gegartes Fleisch, insbesondere Geflügelfleisch, und nicht pasteurisierte Milch meiden. Vorsicht bei zu engem Kontakt mit Haustieren. ◀

9.6.3.4 Yersiniose

Yersiniosen sind weltweit zu findende, durch Bakterien der Gattung *Yersinia* verursachte Krankheiten. Sie führen zu infektiösen Durchfallerkrankungen. Yersinien werden durch kontaminierte Lebensmittel (rohes Fleisch), Trinkwasser oder Haustiere übertragen. Der Keim lässt sich im Stuhl nachweisen. Leichte Verläufe bleiben meist unbemerkt, schwere erfordern eine Antibiotikabehandlung. Gelegentlich kann die Yersiniose auch wie eine Blinddarmentzündung imponieren (Pseudoappendizitis). Die Unterscheidung zu einer chronisch entzündlichen Darmerkrankung kann zunächst schwierig sein. Als Spätfolgen können anhaltende Gelenkentzündungen (Yersinia-Arthritis), eine anhaltende Entzündung des unteren Dünndarms (persistierende Ileitis) oder eine entzündliche Knotenbildung an der Haut (Erythema nodosum) auftreten.

▪ **Vorbeugung**

Auf gute Küchenhygiene achten. Schlecht gegartes oder rohes Fleisch nicht verzehren, sauberes Trinkwasser verwenden. Vorsicht bei zu engem Kontakt mit Haustieren.

9.6.3.5 Listeriose

Über die Gefährdung durch Listerien wird von Zeit zu Zeit in der Presse berichtet. Meist handelte es sich um listerienhaltigen Käse, dessen Verzehr zu Todesfällen führte (◘ Abb. 9.8). Erkrankungen mit dem gefährlichen Erreger treten angeblich gehäuft jenseits des 67. Lebensjahres auf. Ansatzweise erklärt dies der Wohlstand heutiger Senioren. Sie können sich teure Lebensmittel wie Lachs leisten. Nach dem Kauf bleibt er oft längere Zeit im Kühlschrank

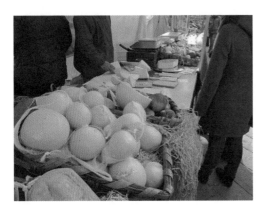

◘ Abb. 9.8 Bei Käse sollten pasteurisierte Produkte bevorzugt werden; Rohmilchkäse birgt das Risiko für einen Befall mit Listerien

liegen. Die Vermehrungsbedingungen sind gut. Ist er mit Listerien belastet, ist das Risiko einer Infektion gegeben.

Listerien finden sich nahezu überall: im Boden, bei Pflanzen, im Umfeld von Betrieben, in Gullys und im Kondenswasser. Befallen sind vor allem Wiederkäuer (Rinder, Schafe, Ziegen). Ordnungsgemäße Pasteurisierung tötet Listerien zuverlässig ab. Milchprodukte wie Hartkäse, Joghurt und Quark gelten als sicher.

Die Listeriose (hervorgerufen von *Listeria monocytogenes*) ist eine weltweit vorkommende Infektionskrankheit. Stark mit Listerien belastete Lebensmittel können innerhalb von 24 Stunden eine schwere Magen-Darm-Entzündung (Gastroenteritis) hervorrufen. Auch die Entzündung des Gehirns und der Hirnhäute sind möglich. Die Listeriose ist weit gefährlicher als eine Salmonelleninfektion. Beim Verzehr desselben Lebensmittels müssen nicht alle Personen erkranken. Der Keim kann im Lebensmittel abschnittsweise unterschiedlich enthalten sein. Meist verläuft die Infektion symptomlos (inapparent). Der Großteil der Bevölkerung hat Antikörper gegen Listerien und ist geschützt. Übertragen werden Listerien durch zahlreiche, vor allem verdorbene und mit Keimen befallene Lebensmittel.

2014 wurde aus Dänemark über zwölf Todesfälle infolge des Verzehrs von industriell hergestellten, listerienhaltigen Wurstprodukten berichtet. Rohmilchkäse gilt als Risikolebensmittel. Werden die Erreger in hoher Konzentration von Schwangeren aufgenommen, so wird die Plazentaschranke passiert, und es kann zu Fehlgeburten oder schweren Schädigungen des Embryos kommen.

■ **Vorbeugung**

Durchgaren der Lebensmittel. Gemüse sorgfältig reinigen, getrennt vom rohen Fleisch lagern. Insbesondere Schwangere, Ältere und Schwerkranke sollten Rohmilch und Rohmilchprodukte, rohes Fleisch und rohen Fisch (Lachs) grundsätzlich meiden. Fertiggerichte kurz vor dem Verzehr noch einmal erhitzen.

9.6.3.6 Enterohämorrhagische Escherichia-coli-Infektionen (EHEC)

Im Mai 2011 kam es in Norddeutschland zur epidemieartigen Ausbreitung von EHEC-Erkrankungen mit 4300 Krankheitsfällen. 860 Menschen erkrankten an einem hämolytisch-urämischen Syndrom (HUS). Es kam zu 50 Todesfällen. Man schätzt, dass 50–100 Patienten dauerhaft dialysepflichtig bleiben. Die Ursache blieb lange unklar. Ein auf spanischen Gurken nachgewiesener Erreger bedingte eine offizielle Verzehrwarnung für Gurken, Salat und Tomaten. Erst später stellte sich heraus, dass der Erreger nicht mit dem Krankheitserreger identisch war. Nach intensivem Suchen fand man aus ägyptischer Bockshornkleesaat angezüchtete Sprossen als Ursache. Es wird ernsthaft diskutiert, ob die Bestrahlung risikobehafteter Lebensmittel derartige Ausbrüche verhindern könnte.

EHEC-Erreger treten weltweit auf. Es gibt zahlreiche EHEC-Stämme, die unterschiedlich krank machend wirken können. Man findet EHEC bei Rindern, Schafen und

Ziegen. Vor allem mit entsprechend verunreinigten Lebensmitteln wie rohem Fleisch
oder nicht pasteurisierter Rohmilch, aber
auch mit Salami, Mettwurst, Rinderhack-
fleisch, Apfelsaft und Salat (Sprossen) kann
der Keim aufgenommen werden. Auch Stuhl
(Fäkalien) und belastetes Trink- und Bade-
wasser können zu einer Infektionsquelle werden. Die direkte Ansteckung durch Tier-
Mensch-Kontakte ist ebenso möglich wie die
Übertragung von Mensch zu Mensch.

Die Infektion mit enterohämorrhagischen
Escherichia-coli-Bakterien kann ohne Krank-
heitszeichen verlaufen. Es können aber auch
1–10 Tage nach einer Infektion eine Magen-Darm-Infektion (Gastroenteritis) und
eine Dickdarmentzündung (Kolitis) mit blu-
tigen Durchfällen auftreten. Giftstoffe können die Darmwand und deren Blutgefäße
zerstören. Aggressive Keime können zu
schweren Störungen mit Zerfall roter Blutkörperchen und einer Störung der Nieren-
funktion (HUS, hämolytisch-urämisches
Syndrom) sowie zu Erkrankungen des
Nervensystems führen. Die Folgeschäden
können lebenslang bestehen bleiben.

Die Behandlung erfolgt angepasst an die
Symptome des Krankheitsbildes. Anti-
biotika sind nicht erfolgversprechend. In
schweren Fällen wird ein Austausch von
Blutplasma (Plasmapherese) vorgenommen.
Beim Nierenversagen ist die Blutwäsche
(Dialyse) erforderlich.

Der im Rahmen der Masseninfektion gefundene Keim EHEC 0104:H4 erwies sich
als besonders aggressiv. Für eine Ansteckung
reichen schon ca. 100 Bakterien aus.

■ **Vorbeugung**
Rohes Fleisch und entsprechende Produkte
sowie nichtpasteurisierte Milch meiden.
Obst und Gemüse gründlich abwaschen.
Engen Kontakt mit Haustieren (Bauern-
höfe, Streichelzoos) meiden. Händedesinfektion nach jedem Tierkontakt. Küchenhygiene.

9.6.3.7 Hepatitis A und E
Ende 2014 veröffentlichte die Europäische
Behörde für Lebensmittelsicherheit (EFSA)
Zahlen zu einer Hepatitis-A-Epidemie in
Europa. In Italien war es zu 1300 Krankheitsfällen mit dieser Form der Gelbsucht
gekommen. Ursache waren tiefgefrorene
Brombeeren und Johannisbeeren, wahrscheinlich aus Bulgarien und Polen. Der
Ausbruch fand in den Medien aufgrund der
geringen Sterblichkeitsraten kaum Beachtung. Mit der zurückhaltenden Bericht-
erstattung sollte möglicherweise eine Verunsicherung der Bevölkerung vermieden
werden.

2016 wurde über Hepatitis-E-Fälle infolge des Verzehrs von kontaminiertem
Schweinemett berichtet. Diese Hepatitis-
form findet sich vor allem in
Entwicklungsländern.

► **Vorbeugung**
Schweinemett meiden. ◄

9.6.3.8 ESBL-Keime
Durch Verwendung von Antibiotika in der
Massentierhaltung finden sich im Fleisch
von Schlachttieren (◘ Abb. 9.9), Hähn-
chen- und Putenfleisch Keime, die gegen alle
gängigen Antibiotika resistent sind. Be-

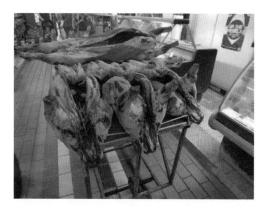

◘ **Abb. 9.9** Frisch geschlachtete Schweine auf einem
Markt in Dublin

kannt wurde der Befall mit ESBL-Keimen (ESBL, „extended spectrum beta lactamase"). Es sind schwer behandelbare Erreger, welche die Schleimhaut unterschiedlicher Organe befallen können. Bei einer Infektion können Durchfall, Erbrechen und ein allgemeines Krankheitsgefühl auftreten. Befallen werden in der Regel Immungeschwächte. Die Übertragung erfolgt meist von Mensch zu Mensch. Der Verzehr befallenen Fleisches muss nicht zur Infektion führen.

- **Vorbeugung**
Einhalten der Küchenhygiene, Fleisch durchgaren.

9.6.3.9 Lambliasis

Lamblien (*Giardia intestinalis*, Synonyme: *G. lamblia, G. duodenalis*) sind Parasiten. Sie gelten auch als ein möglicher Erreger der Reisediarrhö. Über befallenes Wasser, Obst oder Gemüse oder über Kontakte mit Fliegen gelangen sie in den menschlichen Dünndarm. Menschen können Lamblien beherbergen, ohne sich krank zu fühlen. Sie werden dann monatelang als inaktive Form, als sogenannte Zysten, ausgeschieden. Bei unzureichender Hygiene werden sie auf andere Menschen übertragen. Dort werden sie in die aktive Form, die Trophozoiten, umgewandelt. Normalerweise verschwinden sie innerhalb von Wochen aus dem Dünndarm. Behandelt wird die Lambliasis mit dem Antibiotikum Metronidazol oder mit Tinidazol. In unseren Breiten beherbergen Kinder bis zu 25 % und Erwachsene zu 10 % Lamblien. In Ländern der Dritten Welt, vor allem in tropischen Gegenden, ist die Krankheit ungleich häufiger zu finden.

- **Vorbeugung**
Bei Reisen in Länder mit niedrigen Hygienestandards und in tropische Gegenden ungenügend gereinigtes Trinkwasser meiden bzw. abkochen. Hände regelmäßig waschen bzw. desinfizieren. Mineralwasser erst am Tisch öffnen lassen. Den Satz „Kochen,

garen, schälen oder lieber vergessen" beherzigen („Cook it, boil it, peel it, or forget it").

9.6.3.10 Toxoplasmose

Die Toxoplasmose (Parasit *Toxoplasma gondii*) ist eine häufige Infektionskrankheit. Übertragen wird sie durch rohe Eier und vor allem durch rohes Fleisch. Bei intaktem Immunsystem bleiben Befallene meist beschwerdefrei. Selten kommt es zu leichtem Fieber, allgemeiner Abgeschlagenheit, Kopf- und Gliederschmerzen sowie Halslymphknotenschwellungen. In der Regel muss der Infizierte nicht behandelt werden. Bei Immungeschwächten (z. B. Aids-Patienten) können sich in allen Organen, am häufigsten im Gehirn, Entzündungsherde bilden. Es treten dann Lähmungserscheinungen und Krampfanfälle auf. Hier ist eine medikamentöse Behandlung erforderlich. Erkrankt eine Frau während einer Schwangerschaft im ersten oder zweiten Drittel erstmals, so kann das ungeborene Kind geschädigt werden.

- **Vorbeugung**
Meiden von rohem oder schlecht gegartem Fleisch und Eiern.

9.6.3.11 Vogelgrippe/Geflügelpest

Die Vogelgrippe wird auch als Geflügelpest oder aviäre Influenza bezeichnet. Die Tierseuche betrifft Gänse, Enten, Puten, Hühner. Natürliches Reservoir für das Virus sind wild lebende Enten und andere Wasservögel, die in der Regel nicht schwer erkranken. Der Subtyp H5N1 gilt als besonders aggressiv. Liegt eine Infektion mit diesem Virusstamm vor, so kommt es zum Tod der infizierten Vögel. Die Begriffe „Vogelgrippe" und „Geflügelpest" wurden bis vor Kurzem synonym verwendet. Spricht man heute von Vogelgrippe, so meint man in der Regel den Influenza-Subtyp A/H5N1. Bei dieser Variante der Geflügelpest ist in Einzelfällen die Übertragung auf Menschen, Zootiere und Hauskatzen bekannt geworden. Veränderungen im Genom der Viren bedingen das Entstehen ständig neuer Varianten von Grippeviren. Tritt die Geflügelpest in der Tierhaltung auf, so werden alle Tiere des Halters getötet.

■ **Vorbeugung**

Da es beim heutigen Kenntnisstand keine Hinweise für eine Übertragung bei durchgegarten Geflügel- und Fleischprodukten gibt, ist die Erkrankung nicht unbedingt den Foodborne Diseases zuzurechnen. Kontakt mit verendeten Tieren meiden. Gesundheitsamt bzw. Kreisveterinär verständigen.

9.6.3.12 Bovine spongioforme Enzephalopathie (BSE)

BSE ist eine Krankheit des Gehirns der Rinder, daher auch der Name „Rinderwahn". Es ist eine Tierseuche, die vermutlich durch atypische Eiweißkörper, sogenannte Prionen, verursacht wird. Man vermutet, dass die Erkrankung beim Menschen durch den Verzehr von BSE-verseuchtem Rindfleisch hervorgerufen wird. Abnorm gefaltete Eiweißkörper aus dem verzehrten Fleisch docken an Zellen im Gehirn an, vor allem an den normalerweise vorhandenen gesunden Prionen. Sie zwingen sie, eine veränderte Struktur anzunehmen. Durch biochemische Prozesse kommt es zu einer gravierenden Schädigung des Gehirns. Es nimmt schließlich eine schwammartig durchlöcherte Struktur an.

Rinder infizieren sich durch den Verzehr von unzureichend aufgearbeitetem Futter. Als Ursache vermutet man nicht ausreichend erhitzte Schlachtabfälle, die an Rinder verfüttert wurden. Zwischenzeitlich sind Sicherheitsvorschriften zur Herstellung von Tiermehl erlassen worden. Allerdings erkrankten auch Bioland-Rinder in Freilandhaltung, Tiere also, die nie mit Futter dieser Art in Berührung gekommen waren.

■ **Vorbeugung**

Für den Einzelnen kaum möglich. Vom Gesetzgeber wurden umfangreiche Maß-nahmen getroffen, um eine Übertragung auf den Menschen auszuschließen. Separatorenfleisch (maschinell von Knochen von Rindern, Schweinen und anderen Säugetieren abgelöstes Fleisch) vom Verzehr ausschließen. Milch und Milchprodukte gelten als sicher.

9.6.3.13 MERS-Infektion (Middle East Respiratory Syndrome)

Eine MERS-Infektion findet durch nicht pasteurisierte Kamelmilch (*Camelus dromedarius*) statt. In unseren Breiten spielt der Verzehr von nicht pasteurisierter Kamelmilch kaum eine Rolle. Fernreisen, insbesondere Kreuzfahrten, bringen es mit sich, dass auch arabische Länder besucht werden. Hier kann man offen angebotene nicht pasteurisierte Kamelmilch selbst in Malls kaufen. Der Verkauf erfolgt nur bis zur Mittagszeit (Keimvermehrung bei hohen Temperaturen?). Da Kamelmilch wenig allergisierend wirken soll, weniger Laktose enthält und ihr eine Fülle meist unbewiesener positiver, gesundheitsfördernder Eigenschaften nachgesagt wird, ist sie auch bei europäischen Touristen gefragt. Dabei bleibt außer Betracht, dass man sich eine schlimmstenfalls auch tödlich verlaufende Infektion der Lunge – das Middle East Respiratory Syndrome – zuziehen kann. Letztlich entsprechen die übrigen Risiken denen von nicht pasteurisierter Milch. Pasteurisierte Kamelmilch kann als sicher angesehen werden.

Nur am Rande erwähnt werden sollen die heute eher seltenen, zu den Foodborne Diseases zählenden Erkrankungen Rindertuberkulose, Brucellose und Botulismus.

> **Fazit**
>
> Die 2011 bekannt gewordenen Todesfälle infolge des Verzehrs EHEC-belasteter Sprossen zeigen, wie gefährlich Foodborne Diseases sein können. Schützen konnte man sich vor dieser Erkrankung ebenso wenig wie vor BSE. Eine Reihe

von Erkrankungen können durch den Verzicht auf unzureichend Gegartes und das strikte Einhalten von Hygienemaßnahmen verhindert werden (Toxoplasmose, Listeriose, Salmonellose, Yersinose, *Campylobacter-jejuni*-Enteritis). Bei der Zubereitung von Nahrungsmitteln sollte die optimale Küchenhygiene stets oberstes Gebot sein.

9.7   Schadstoffe in Lebensmitteln

Neben Pestiziden finden sich weitere schädliche Substanzen und Verunreinigungen in unseren Lebensmitteln. Einige sind potenziell krebserregend. Um eventuelle Belastungen durch überhöhte Konzentrationen rasch zu erfassen, wurde in Brüssel das Europäische Schnellwarnsystem für Lebens- und Futtermittel eingerichtet (RASFF). Beanstandet wurden vor allem Fisch und Nüsse, aber auch Obst und Gemüse.

Auch die nichtstaatliche Organisation Foodwatch e. V. warnt immer wieder vor Belastungen durch bestimmte Lebensmittel.

9.7.1   Total-Diet-Studien

Eine neue Methode zur Schadstofferfassung in Lebensmitteln stellen Total-Diet-Studien dar. Sie werden bereits in 50 Ländern durchgeführt. Hierzu werden die für die Ernährung repräsentativen und häufig verzehrten Lebensmittel im Einzelhandel eingekauft, zubereitet, anschließend zerkleinert (homogenisiert) und auf giftige Chemikalien und auf bestimmte Nährstoffe analysiert. Ergebnisse werden bereits zur Sicherheitsbeurteilung von internationalen Sachverständigenausschüssen herangezogen. In Deutschland soll in den nächsten sieben Jahren die umfangreichste jemals durchgeführte Total-Diet-Studie durchgeführt werden: die MEAL-Studie (*M*ahlzeiten für die *E*xpositionseinschätzung und *A*nalytik von *L*ebensmitteln). 60.000

Lebensmittel sollen analysiert und auf Schadstoffe untersucht werden. Die Studie ist auf sieben Jahre angelegt. Zwischenergebnisse will das Bundesinstitut für Risikobewertung (Bfr) 2018 mitteilen.

Die Weltgesundheitsorganisation hält Total-Diet-Studien für eine kostenwirksame Möglichkeit, um sicherzustellen, dass der Gehalt an Chemikalien auf einem unbedenklichen Level bleibt.

9.7.2   Aromatische Amine

2012 schreckten Meldungen über aromatische Amine in den mit Schokolade gefüllten Adventskalendern auf. Sie gelten als krebserregend und kommen als Verunreinigungen in Farbpigmenten vor. Die Substanzen stammen aus bunten Aufdrucken von Verpackungsmaterialien, wie Brötchentüten, Nudelkartons, aber auch von Papptellern und Servietten. Sie können auf Nahrungsmittel übergehen und stehen im Verdacht, Schäden an Leber, Niere oder Lymphknoten und auch Krebserkrankungen hervorzurufen. Das Bundesinstitut für Risikobewertung (BfR) warnte und beabsichtigte, Grenzwerte festzulegen. Es soll eine Positivliste mit erlaubten Druckfarben und Höchstmengen erstellt werden.

Foodwatch sieht eine Gefahr beim Recycling von Verpackungsmaterial. Farben und Klebereste können so wieder in Nahrungsmittel gelangen. Die Foodwatch-Vertreter fordern, Kartons und Tüten mit einer Schicht aus Kunststoff zu überziehen. Der Bundesregierung ist dieser Vorschlag zu weitgehend.

9.7.3   Nitrat und Nitrit

Um den Ertrag zu steigern, wird teilweise reichlich Gülle auf Felder aufgebracht. Nitrate gelangen so ins Grundwasser und damit auch in Obst und Gemüse. Nitrat wird in das krebserregende Nitrit und seine Folgeprodukte, die krebserregenden Nitrosamine, umgewandelt. Gesicherte Daten zur Frage der Krebsentstehung bei einer nitratreichen Ernährung liegen nicht vor. Würde man Gemüse und Salat aus Angst vor der Nitratzufuhr meiden, entgingen uns die positiven Wirkungen zahlreicher Vitamine und der sekundären Pflanzenstoffe. Nach Ansicht des Bundesinstituts für Risikobewertung scheint es unwahrscheinlich, dass die geschätzte Nitratbelastung durch Obst und Gemüse zu nennenswerten Gesundheitsbelastungen führt.

Zwischenzeitlich finden sich Daten, die Nitrat als bedeutsam in der Prävention von Zivilisationskrankheiten, wie Diabetes mellitus Typ 2, Bluthochdruck, Karies und krankhaftem Übergewicht sehen. Selbst die gezielte Herstellung von nitrathaltigen Lebensmitteln als Nutrazeutika wird diskutiert.

9.7.4 Mykotoxine

In Nüssen, Pistazien, Paranüssen, Mandeln, Getreide, Mais, Soja und Weizen kann man Schimmelpilze finden, die das krebserregende Aflatoxin bilden können. In faulem Obst und verschimmeltem Brot ist das Pilzgift Patulin nachweisbar. Verschimmelte oder angefaulte Nahrungsmittel, insbesondere verschimmeltes Brot (◘ Abb. 9.10), sollten unbedingt weggeworfen werden.

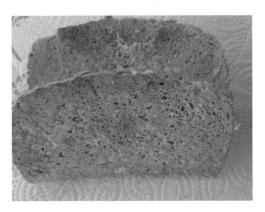

◘ **Abb. 9.10** Verschimmeltes Brot muss in jedem Fall als Ganzes weggeworfen werden

9.7.5 Dioxine

Im April 2012, exakt zur Osterzeit, wurden dioxinbelastete Eier in Nordrhein-Westfalen registriert. Auch Biohöfe waren betroffen. Auslöser soll technische Milchfettsäure, ein Industriefett, gewesen sein. Mehr als eine Million dioxinbelasteter Hühnereier gelangten in den Handel. Auch Schweinefleisch, ebenso wie vermutlich Suppenhühner und Nudeln, waren dioxinbelastet. Insgesamt 4700 Betriebe wurden zunächst geschlossen. Allerdings stellten die Werte keine akute Gesundheitsgefahr dar.

Eine Dioxinaufnahme lässt sich nicht vollständig vermeiden. Der Mensch nimmt Dioxine mit tierischen Nahrungsmitteln auf (Eier, Fisch, Fleisch, Milchprodukte). Bestimmte Dioxine können schon in geringen Mengen zur Entstehung von Krebs führen.

9.7.6 Perfluorierte Tenside (PFT)

Perfluorierte Tenside sind organische Verbindungen. Sie werden industriell hergestellt und reichern sich in der Umwelt, in menschlichem und tierischem Gewebe an. Sie stehen im Verdacht, krebserregend zu sein.

9.7.7 Phthalate und DEHP

Phthalate gelten als genotoxisch, ebenso der Weichmacher DEHP (Diethylhexylphthalat). Er findet sich in Spielzeug und Kosmetika und darf hier nicht mehr eingesetzt werden. Er kann über Lebensmittel vom menschlichen Körper aufgenommen werden. DEHP und andere Weichmacher können während der Verarbeitung oder aus der Verpackung in die Lebensmittel gelangen. Reichlich DEHP findet sich in fetthaltigen Würzsoßen wie Mayonnaise, in ölhaltigen Fertiggerichten und in ölhaltigen Konserven. Die Verwendung von DEHP ist seit 2007 auch für fetthaltige Lebensmittel verboten. Die Aufnahmemengen gelten als gering, eine Gesundheitsgefährdung soll nicht bestehen. Für einen geringen Teil der Bevölkerung kann eine überhöhte Zufuhr nicht ausgeschlossen werden.

9.7.8 Bisphenol A (BPA)

Die Substanz findet sich in Plastikflaschen. Untersuchungen 2012 ergaben, dass ein reichlicher Genuss von Getränken oder Lebensmitteln in einer derartigen Verpackung mit einem signifikant erhöhten Blutdruck und Infarktrisiko einhergeht. Die EFSA vermutet, Bisphenol könne die Gehirnentwicklung von Ungeborenen und Kleinkindern hemmen. Sie setzte die erlaubten Höchstmengen herab, sieht aber derzeit keine akute Gefährdung.

9.7.9 Weitere Schadstoffe

■ **Methylquecksilber**
Es findet sich in größeren Mengen vor allem in großen Raubfischen wie Schwertfisch, Hai (◘ Abb. 9.11) und Buttermakrele. Es wirkt als Nervengift und wird mit Frühgeburten in Verbindung gebracht. Schädigungen beim zweimal wöchentlichen Verzehr von Seefisch sind nicht zu erwarten.

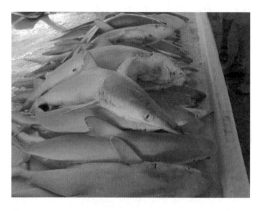

◘ **Abb. 9.11** Haie: Methylquecksilber findet sich in größeren Mengen vor allem in großen Raubfischen wie Schwertfisch, Hai und Buttermakrele

■ **Aluminium**
Aluminium findet sich in Trinkwasser, in Lebensmitteln, Kosmetika und Medikamenten. Im Tierversuch führte es zu Nervenschäden. Es wurde mit der Entstehung von Morbus Alzheimer und Brustkrebs in Zusammenhang gebracht, ohne dass dies bislang bewiesen werden konnte. Die Aufnahme wird als zu hoch angesehen. Es sollte nicht mehr als 1 mg/kg Körpergewicht und Tag aufgenommen werden. Je nach Ernährungsform sind etwa 1,5 mg/Tag üblich. Das Bundesinstitut für Risikobewertung (BfR) empfiehlt, Fleisch und Fisch beim Grillen in der Alu-Schale nicht zu würzen oder mit Zitrone zu beträufeln, da sich sonst Aluminium in größeren Mengen lösen kann.

■ **Polyzyklische aromatische Kohlenwasserstoffe (PA)**
Diese Stoffe schädigen das Erbgut und können Krebs erregen. Sie entstehen beim Grillen, Rösten und Räuchern

■ **Antibiotikarückstände**
Diese finden sich bei den aus Massentierhaltung gewonnenen Fleisch-, Fisch- und Geflügelprodukten.

■ **Argon**
Argon ist ein Edelgas und reagiert mit keinem anderen Element. Es löst sich im Wasser, gesundheitliche Störungen und Schädigungen wurden diskutiert.

9.7.10 In naturbelassenen Nahrungsmitteln enthaltene Schadstoffe

■ **Blausäure**
Blausäure findet sich in Mandeln, vor allem Bittermandeln, Aprikosen-, Pfirsich-, Kirsch- und Obstkernen. Bereits 1–2 mg Blausäure pro kg Körpergewicht wirken tödlich.

■ **Solanin**

Solanin findet sich in grünen Kartoffeln. Die akute Solaninvergiftung war früher häufig, selbst Todesfälle sind beschrieben. Der Solaningehalt lässt sich durch Ausschneiden von grünen Stellen und Entfernen von Keimen verringern. Heute übliches Zuchtgemüse enthält nur noch wenig Solanin.

■ **Phasin**

Phasin findet sich insbesondere in rohen Bohnen. Es ballt die roten Blutkörperchen zusammen. 4–5 rohe Samen von Roten Nierenbohnen können bereits beim Erwachsenen Beschwerden hervorrufen. Phasin wird beim Kochen zerstört.

■ **Pyrrolizidinalkaloide**

Dies sind sekundäre Pflanzenstoffe, die von der Pflanze zum Schutz vor Fressfeinden gebildet werden. Einige von ihnen waren in Tierversuchen genotoxisch und kanzerogen. Man fand sie in Kräutertees und Teedrogen (Fenchel-, Kamillen-, Kräuter-, Pfefferminz-, Brennnessel- und Melissentee). Ein potenzielles Risiko besteht nur bei überhöhtem Verzehr. Da endgültige Aussagen zum Risiko noch nicht möglich sind, wird Kindern, Schwangeren und Stillenden empfohlen, Tees (Kräuter) abwechselnd mit anderen Getränken zu konsumieren. 2016 wurde die Belastung von grünem Tee mitgeteilt. Bei manchen Produkten wurde bereits nach dem Genuss von einer Tasse der Grenzwert erreicht.

■ **Oxalsäure**

Oxalsäure findet man in Rhabarber, Roten Beten und Spinat – sie kann zur Bildung von Nierensteinen führen.

Fazit

Laien sind gerne bereit, die Entstehung von Krebs und die Verkürzung der Lebenserwartung auch auf Schadstoffe in Nahrungsmitteln zurückzuführen. Für die meisten Schadstoffe liegen Grenzwerte für die in Nahrungsmitteln zulässigen Mengen vor, die selbst bei mehrfacher Überschreitung nicht schädigend wirken. Unsere Nachweismethoden sind heute extrem empfindlich. Industriechemikalien, so schätzt man, sind für weniger als 1 % der Krebserkrankungen verantwortlich. Überernährung und Tabakrauch dagegen führen bei 30–35 % der Menschen in den Industrienationen zum Tode. Die intensive Diskussion um die schädigende Wirkung von Schadstoffen ist deshalb erstaunlich.

9.8 Foodborne Toxicants

Bei den Foodborne Toxicants handelt es sich um Schadstoffe in Lebensmitteln, die erst bei Herstellungs- und Garprozessen – sowohl im Haushalt als auch bei großtechnischer Herstellung – entstehen können. Wir können zwar versuchen, die Entstehung und die Aufnahme so gering wie möglich zu halten, verhindern aber können wir sie nicht.

Eine der Maßnahmen stellt die sogenannte Hazard Analysis Critical Control Points (HACCP) dar. Mit ihnen sollen kritische Bereiche bei der Verarbeitung von Lebensmitteln kontrolliert und, falls erforderlich, Gegenmaßnahmen ergriffen werden. Der Gesetzgeber fordert dies von Lebensmittelherstellern. Die Entstehung gesundheitsgefährdender Stoffe und die Möglichkeiten zu Gegenmaßnahmen sollen an einzelnen Beispielen kurz dargestellt werden.

Schädigende Substanzen entstehen beim Erhitzen von Lebensmitteln. Zu ihnen gehören u. a. Acrylamid, Monochlorpropandiole, deren Ester und heterozyklische aromatische Amine.

Für die Toxizität mancher Substanzen gibt es einen Schwellenwert, für andere dagegen nicht. Sie wirken toxisch auf die Erbsubstanz, d. h., es sind genotoxische Kanzerogene. Um das Risiko für den Verbraucher zu minimieren, werden zum Teil sehr niedrige Grenzwerte festgelegt, die auf Ergebnissen aus Tierversuchen basieren.

9.8.1 Maillard-Reaktion

Der französische Chemiker Louis Camille Maillard beschrieb 1912 jene Reaktion, die schließlich nach ihm benannt wurde: die Maillard-Reaktion. Sie tritt bei der Erhitzung von Zuckern und Aminosäuren ein. Werden Lebensmittel erhitzt, entstehen Farb-, Aroma-, Geschmacksstoffe, Antioxidanzien, veränderte Eiweißkörper (modifizierte Proteine) und auch Substanzen mit nachteiliger Wirkung. Hauptquellen sind Back- und Teigwaren. Es bilden sich letztlich sogenannte stabile Endprodukte, die man als Advanced Glycation Endproducts (AGEs) bezeichnet. Die Reaktion findet nicht nur beim Erhitzen, sondern auch als chemische Reaktion in unserem Körper statt. Bestimmte Folgeerkrankungen des Diabetes mellitus gehen z. B. mit einer Anhäufung dieser Endprodukte einher. Die Konzentration von AGEs nimmt als Ausdruck des Alterungsprozesses linear mit dem Alter zu.

9.8.2 4-Methylimidazol

2012 geriet Coca-Cola ins Visier von US-Verbraucherschützern. Der Farbstoff 4-Methylimidazol (4-MEI), der in Zuckercouleur enthalten ist, erwies sich in Tierversuchen bei hohen Dosen als krebserregend. Er entsteht bei der Maillard-Reaktion. Zuckercouleur macht die charakteristische braune Farbe von Coca-Cola aus. Die FDA errechnete, ein Mensch müsste über 70 Jahre jeden Tag mehr als 2900 Dosen Cola trinken, um die bei Mäusen gefundene krebserregende Dosis von 4-MEI zu erreichen. Die krebserregende Wirkung von 4-MEI ist deshalb umstritten. Coca-Cola und Pepsi haben jedoch vorsorglich die Produktion geändert, weil sie ansonsten in den USA Warnhinweise auf die Getränkedosen und -flaschen hätten drucken müssen. Die seit 1886 streng geheim gehaltene Rezeptur von Coca-Cola blieb unverändert, Aussehen und Geschmack sind trotz der Änderungen identisch. In Deutschland und im Rest der Welt soll sich die Rezeptur nicht ändern.

9.8.3 Acrylamid

Genotoxisch und krebserregend wirken Acrylamid und seine Abbauprodukte. Das größte Problem stellt die Acrylamidbelastung im häuslichen Bereich dar. Hauptquellen sind frittierte Kartoffeln (einschließlich Pommes frites), Röstkaffee und Toastbrot (○ Abb. 9.12). Das Level sollte möglichst gering sein, Grenzwerte für die Aufnahme von Acrylamid gibt es nicht. Man muss davon ausgehen, dass von jeder Menge ein gesundheitliches Risiko ausgehen kann. Man sucht deshalb intensiv nach Möglichkeiten, die Acrylamidbelastung in Industrieprodukten zu reduzieren. Durch den Zusatz des Enzyms Asparaginase kann man die Vorläufersubstanz Asparagin und damit die Acrylamidmenge reduzieren. Es ist noch unklar, ob es sich um eine geeignete Maßnahme handelt. Auch der Organismus selbst hat eine Reihe von Entgiftungsmöglichkeiten. Von der European Food Safety Authority (EFSA) wurde 2011 eine mittlere Belastung zwischen 0,31 und 1,1 µg/kg Körpergewicht und Tag bei Erwachsenen mitgeteilt.

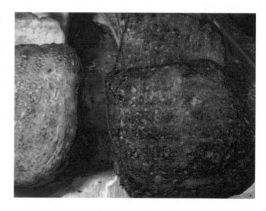

○ **Abb. 9.12** Normal und bewusst scharf getoastetes Weißbrot: Die intensive Röstung führt zu hoher Acrylamidbildung

Von der Verwendung des Süßstoffs Aspartam zum Backen wird abgeraten: Er gilt als Vorstufe für die Acrylamidbildung.

9.8.4 Chlorpropanole

Auch Chlorpropanole wirken krebserregend. Ein wichtiger Vertreter ist 3-Monochlorpropandiol (3-MCPD). Wir nehmen es mit Getreideprodukten (Cerealien), Kaffee, Fisch, Fleischprodukten, Milchprodukten oder Würzsoßen zu uns. Es entsteht, wenn Glycerin, Glycin und fetthaltige Substanzen (Lipide) erhitzt werden. In hohen Dosen führt es im Tierversuch zu Tumoren, wirkt aber nicht genotoxisch. Bei der Sicherheitsbewertung kann es mit einem vorläufigen tolerierbaren Aufnahmewert belegt werden. Die Aufnahmemenge entspricht in etwa der von Acrylamid.

9.8.5 3-MCPD-Fettsäureester

3-MCPD-Fettsäureester können beim Erhitzen von fett- und salzhaltigen Lebensmitteln entstehen. Sie gelten als genotoxisch. Sie kommen in Cerealien, Kaffee, Pommes frites, raffinierten pflanzlichen Ölen, Fetten und daraus hergestellten Produkten vor, entstehen aber auch nach haushaltsüblicher Zubereitung bei hohen Temperaturen (Backen, Toasten, Rösten). Im Tierversuch wirkten sie ab einer bestimmten Dosierung tumorfördernd. Die tolerierbare Tagesmenge wurde mit 2 µg/kg Körpergewicht festgelegt.

9.8.6 Heterozyklische aromatische Amine (HAA)

Sie entstehen in eiweißreichen Lebensmitteln bei hohen Temperaturen, wenn zusätzlich Kreatin, Aminosäuren und Glukose vorliegen. Inzwischen kennt man 20 verschiedene HAA-Verbindungen. Sie können krebserregend wirken.

Die HAA-Entstehung ist in einzelnen Lebensmitteln unterschiedlich. Rind- und Schweinefleisch enthalten viel Kreatin und Glukose, deshalb wird reichlich HAA gebildet (◘ Abb. 9.13). Geflügel enthält wenig Glukose, deshalb entsteht wenig HAA. Dorsch enthält kaum Glukose und freie Aminosäuren, deshalb wird praktisch kein HAA gebildet. Wie viel HAA entsteht, hängt also von der Zusammensetzung des jeweiligen Lebensmittels ab. Mitentscheidend ist die Temperatur – beim Kochen entstehen kaum HAA, beim Braten und Grillen werden sie infolge der hohen Temperaturen in großer Menge gebildet.

Im Tierversuch sind HAA in hohen Konzentrationen krebserregend. Sie gelten für die Entstehung von Dickdarmkrebs als bedeutsam. Die mit Lebensmitteln aufgenommenen Mengen sind mit ca. 100 µg/Tag extrem gering. Ein hoher Fleischkonsum, insbesondere von stark erhitztem rotem Fleisch, gilt für die Entstehung von Dickdarmkrebs als hauptsächlich. Bestimmte Personen sind vermehrt gefährdet. Sie verstoffwechseln, genetisch bedingt, HAA besonders intensiv. Setzt man den Nahrungsmitteln bei der Zubereitung Ros-

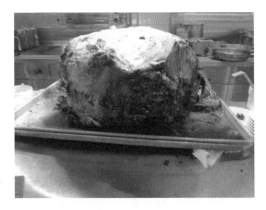

◘ **Abb. 9.13** Riesige Rinderkeule: Gegrilltes Fleisch enthält reichlich heterozyklische Amine

marin und Salbei als Antioxidanzien zu, kann man die HAA-Menge um 10–22 % senken. Auch mit Rapsöl kann man die HAA-Konzentration senken. Werden HAA-haltige Lebensmittel über 30 Minuten bei mehr als 130 °C in Rapsöl erhitzt, sind nur noch 10 % der Ausgangskonzentrationen nachweisbar. Bei den genannten Garvorgängen entstehen aber nicht nur HAA, sondern auch die für den Geschmack wichtigen Röstaromen.

9.8.7 Transfettsäuren

Sie wirken ungünstig auf die Blutlipide und werden mit der Entstehung der koronaren Herz-Erkrankung und arteriosklerotischen Erkrankungen in Verbindung gebracht. Sie entstehen bei der Fetthärtung und kommen z. B. in der Margarine, Frittierfetten, aber auch in Knabbereien vor. Man reduziert die Mengen, indem man durchgehärtete Fette mit umgeesterten ungehärteten Fetten mischt. Der Anteil an Transfettsäuren beträgt dann weniger als 1 %. Es entsteht ein anderes, festes und streichfähiges Fett. Die Aufnahme von Transfettsäuren ließe sich dadurch in Deutschland von 5,6 auf ca. 2 g/Tag senken.

9.8.8 Azofarbstoffe

Kinderlebensmittel werden häufig mit Azofarbstoffen und/oder einer Reihe anderer, nicht in der Natur vorkommender Farbstoffen gefärbt. Bonbons enthalten bis zu 50 % Azofarbstoffe und oft auch Farbstoffgemische. Negative Auswirkungen auf die Aufmerksamkeit bei Kindern werden diskutiert. Die gesetzliche Kennzeichnungspflicht für Azofarbstoffe und Chinolingelb ist in Lebensmitteln vorgesehen, angedacht ist der Text: „Kann die Aufmerksamkeit und Aktivität von Kindern beeinträchtigen." Lebensmittelhersteller haben eine fehlende Bereitschaft für eine derartige Deklaration signalisiert.

Manche Hersteller haben die Farbstoffe jedoch bereits durch eine Reihe von natürlichen Farbstoffen ausgetauscht. Verwendet werden u. a. Konzentrate aus Rotkohl, Hibiskus, schwarzer Karotte, Färberdistel, Rettich oder Zitrone. Die Farbe Blau lässt sich als Lebensmittelfarbe jedoch nur schwer herstellen. Schokolinsen werden deshalb mit einem Farbstoff von Blaualgen gefärbt. Die natürlichen Pflanzenfarbstoffe sind oft Anthocyane, meist sind sie in Lebensmitteln nicht stabil. Man versucht, Technologien zu entwickeln, mit denen diese Nachteile beseitigt werden.

Fazit

Täglich führen wir mit unserer Nahrung auch schädliche, insbesondere krebserregende Stoffe zu. Sie entstehen sowohl im Haushaltsbereich als auch bei industrieller Herstellung von Lebensmitteln. Erhitzt man bestimmte Lebensmittel, entstehen neben Aroma- und Geschmacksstoffen auch Substanzen mit nachteiliger Wirkung. Vor allem der Verzehr von hocherhitztem rotem Fleisch wird mit der Entstehung von Dickdarmkrebs in Zusammenhang gebracht. Der Gesetzgeber ist bemüht, durch Verordnungen die Mengen gering zu halten. Kritische Bereiche werden kontrolliert und bei Bedarf Gegenmaßnahmen eingeleitet.

9.9 Umgang mit Lebensmitteln

9.9.1 Was empfiehlt uns die Weltgesundheitsorganisation (WHO)?

Liebhaber von Fernsehkochsendungen werden manchmal erstaunt sein, wie Starköche mit Nahrungsmitteln umgehen. Hinweise, man sei ja eine Familie und die Benutzung eines Kochlöffels für das Probieren von Speisen sei deshalb unproblematisch, offenbaren Unverständnis im Umgang mit

Nahrungsmitteln und das völlige Fehlen von Grundkenntnissen der Hygiene. Würden infolge einer unhygienischen Handhabung von Lebensmitteln Krankheiten übertragen, so würde dies für den Fernsehkoch, den Moderator und den Fernsehsender folgenlos bleiben. Im Gegensatz zum Auftreten von nahrungsmittelbedingten Infektionen in Altenheimen, Krankenhäusern oder auf einem Kreuzfahrtschiff wären es Einzelfälle.

Tatsache ist: Seit den 1950er-Jahren haben die leichter verlaufenden infektiös bedingten Magen-Darm-Erkrankungen (Gastroenteritisfälle) eklatant zugenommen (▶ Kap. 9). Ursächlich ist der teilweise sorglose Umgang mit Nahrungsmitteln. Kauft man Hähnchen oder Hähnchenteile ein, so liegt das Risiko, Salmonellen mit nach Hause zu tragen, bei bis zu 40 %. Korrekt und sorgfältig zubereitet, stellt dies kein Problem dar, und alles kann problemlos und mit Genuss verzehrt werden. Wird jedoch eine Zwiebel für den Kartoffelsalat auf dem gleichen Brett geschnitten, auf dem das Hähnchen tranchiert wurde, bringt man eventuell Salmonellen in den Kartoffelsalat ein. Sommerliche Temperaturen tun das übrige und sorgen für die explosionsartige Keimvermehrung. Die Folge: Nach dem Verzehr des Kartoffelsalates kommt es bei der gesamten Verzehrgemeinschaft zu einer unangenehmen Darminfektion.

Lebensmittel sind Naturprodukte und deshalb in der Regel nicht keimfrei. Sie können Keime enthalten, die den Verderb beschleunigen. Krankheitsauslösende Keime (z. B. Salmonellen) können ebenso enthalten sein wie der Gesundheit dienliche Keime (Laktobazillen, Bifidumbakterien).

In Deutschland werden jährlich rund 200.000 durch Lebensmittel verursachte Erkrankungsfälle gemeldet. Die Dunkelziffer nicht gemeldeter Erkrankungen ist beträchtlich. Die Weltgesundheitsorganisation hat das Problem seit Langem erkannt und betrachtet die Entwicklung mit Sorge. Sind abwehrgeschwächte Personen (ältere Menschen, Kinder, Schwangere, Immunsupprimierte etc.) betroffen, so kann es zu schweren, auch tödlichen Verläufen kommen.

Die WHO hat bereits früh zehn goldene Regeln zum hygienischen Umgang mit Lebensmitteln publiziert. Ziel ist es, lebensmittelbedingte Infektionen bzw. Erkrankungen (Foodborne Diseases) zu verhindern bzw. deren Häufigkeit zu reduzieren.

10 goldene Regeln der WHO

1. Bestimmte Lebensmittel nicht roh verzehren (z. B. Rohmilch) oder gründlich waschen (z. B. grüner Salat).
2. Speisen ausreichend kochen und braten. Im Rohzustand enthalten viele Lebensmittel Krankheitskeime, die erst durch sachgemäßes Garen abgetötet werden. Fleisch und Geflügel aus der Tiefkühltruhe müssen vor der Zubereitung vollständig aufgetaut sein.
3. Zubereitete Speisen sofort verzehren. Beim Abkühlen der Speisen vermehren sich gesundheitsgefährdende Keime.
4. Zubereitete Speisen richtig und sorgfältig aufbewahren. Will man Speisen oder Reste aufbewahren, sollte dies entweder bei Temperaturen über 60 °C oder bei Temperaturen unter 10 °C geschehen. Säuglingsnahrung sollte überhaupt nicht aufbewahrt werden.
5. Vorgegarte Speisen ausreichend aufwärmen. Bester Schutz gegen eventuell entstandene Krankheitserreger ist ein Aufwärmen bei Temperaturen von mindestens 70 °C.
6. Berührung zwischen rohen und zubereiteten Lebensmitteln vermeiden.

Schon beim Benutzen desselben Messers könnten Keime vom rohen Fleisch auf das gegarte Fleisch übertragen werden. Diese vermehren sich dort so stark, dass das gleiche Krankheitsrisiko entsteht wie bei rohem Fleisch.

7. Häufig die Hände waschen. Vor der Essenszubereitung, bei jeder Unterbrechung und insbesondere nach der Berührung von rohen Lebensmitteln sollte man sich die Hände waschen.

8. Arbeitsflächen in der Küche sauber halten. Lebensmittel können leicht verseucht werden. Daher ist auch der Übertragungsweg möglicher Keime von Arbeitsflächen auf die Lebensmittel auszuschließen.

9. Lebensmittel vor Insekten, Nagern und anderen Tieren schützen. Da Tiere oft Träger von Krankheitserregern sind, sollten Lebensmittel in dicht geschlossenen Behältern aufbewahrt werden.

10. Sauberes Wasser benutzen. Für die Lebensmittelzubereitung ist sauberes Wasser ebenso wichtig wie für Trinkzwecke. Falls Zweifel bestehen, sollte man das Wasser vor der Verwendung abkochen.

Werden die zehn Regeln der WHO eingehalten, lassen sich Lebensmittelinfektionen und -vergiftungen weitgehend vermeiden. Ziel der Maßnahmen ist es, Bakterien und Schimmelpilze abzutöten bzw. deren Vermehrung oder Wachstum zu verhindern. Ebenso gilt es, die Bildung von giftigen Stoffwechselprodukten zu vermeiden.

Bei Reisen in Länder mit fraglichem Hygienestandard beherzige man vor dem beabsichtigten Verzehr roher Lebensmittel den Satz: „Cook it, boil it, peel it, or forget it" (Kochen, garen, schälen oder vergessen).

9.9.2 Weitere Vorsichtsmaßnahmen

Es gibt eine Reihe weiterer Vorsichtsmaßnahmen, deren Einhalten im Sinne einer gesunden Ernährung sinnvoll ist. Das Bayerische Landesamt für Gesundheit und Lebensmittelsicherheit hat 2008 Erklärungen und Ergänzungen zu den WHO-Empfehlungen erarbeitet, die stark gekürzt wiedergegeben werden sollen:

- Der erste Schritt zur Verhinderung von Lebensmittelinfektionen besteht im richtigen Einkaufsverhalten. Leicht verderbliche Lebensmittel (z. B. rohes Fleisch, Fleischerzeugnisse, roher Fisch und andere) sollten stets in einer Kühltasche transportiert werden. Beim Kauf von Eiern achte man auf Frische, Sauberkeit, Unversehrtheit und Kennzeichnung, aber auch auf eine kühle Lagerung. Eier können stets einige wenige Salmonellen enthalten, deren Anzahl bei längerer Lagerung und bei fehlender Kühlung zunimmt.

- Die Hände sind vor der Zubereitung von Essen und vor dem Essen mit warmem Wasser und Seife zu reinigen. Wunden können mit Keimen behaftet sein. An den Händen sind sie vor der Essenszubereitung mit einem wasserdichten Verband zu verbinden.

- Bakterien können von einem Lebensmittel auf ein anderes übertragen werden (Kreuzkontamination). Problembehaftet sind rohes Fleisch, Geflügel, Eier, Fisch, Meerestiere und Salate. Der Kontakt dieser Lebensmittel oder von ihnen austretender Flüssigkeiten mit verzehrfertigen Speisen sollte unbedingt vermieden werden.

- Für die Bearbeitung gegarter Speisen bzw. verzehrfertiger Lebensmittel und roher Fleischprodukte oder anderer roher Lebensmittel (z. B. Salat) sollten getrennte Geräte verwendet werden.

Schneidbretter, Besteck, Gerätschaften sollten nach dem Gebrauch gründlich gereinigt werden.

- Von gefrorenem Fleisch und Geflügel sind die Auftauflüssigkeit und das Verpackungsmaterial sorgfältig zu entfernen. Der Kontakt mit anderen Speisen ist zu vermeiden.

- Geflügel, Fleisch, Eier und Rohmilch, generell rohe Lebensmittel können mit Krankheitserregern (z. B. Salmonellen) befallen sein. Diese Bakterien werden erst durch gründliches Erhitzen für die Dauer von mindestens zehn Minuten auf Kerntemperaturen von 70–80 °C (z. B. Fleisch) abgetötet.

- Fleisch und Fleischgerichte sollten vollständig gegart bzw. durchbraten werden. Alle Teile müssen eine Temperatur von mindestens 70 °C erreichen. Erweist sich ein gebratenes Hähnchen am Knochen noch als rötlich, so muss es nachgegart werden.

- Rühr- und Spiegeleier sollten immer durchgebraten, Frühstückseier mindestens fünf Minuten gekocht werden.

- Frischen Fisch garen, bis er undurchsichtig und mit einer Gabel leicht in Schichten teilbar ist.

- Muscheln und Austern in kleinen Mengen mindestens zehn Minuten kochen. Nach dem Kochen noch geschlossene Muscheln und Austern nicht verwenden.

- Fertig gegarte Speisen, vor allem Kindernahrung, möglichst sofort verbrauchen. Zum Warmhalten sind mindestens 65 °C erforderlich.

- Speisenreste beim Aufwärmen gründlich durchgaren.

- Rohe Milch (Frischmilch vom Hof) vor dem Verzehr abkochen.

- Bei Speisen, die in der Mikrowelle gegart werden, muss sicher sein, dass sie gleichmäßig und ausreichend lange erhitzt werden.

- Um Botulismuserreger sicher abzutöten, müssen gefährdete Lebensmittel, z. B. Bohnen oder Spargel, zum Einmachen ein- bzw. zweimalig und an zwei aufeinander folgenden Tagen erhitzt werden. Der Inhalt undicht gewordener Einmachgläser und bombierter Dosen (Deckel aufgewölbt) darf keinesfalls verzehrt werden.

- Eine der Hauptursachen lebensmittelbedingter Erkrankungen ist die unzureichende Kühlung. Der Kühlschrank sollte deshalb eine Temperatur unter 7–8 °C, der Gefrierschrank (bzw. -truhe) −18 bis −20 °C haben.

- Bakterien vermehren sich am besten bei Temperaturen zwischen 10 und 60 °C. Diesen Bereich sollten gefährdete Lebensmittel möglichst rasch verlassen. Verderbliche Lebensmittel, fertig gekochte Speisen und Speisereste sollten deshalb umgehend gekühlt oder eingefroren werden. Dies gilt vor allem für Hackfleisch und anderes zerkleinertes Fleisch.

- Frischer Fisch und frische Fischereierzeugnisse dürfen nur bei Temperaturen unter +2 °C gelagert werden.

- Fleisch und Geflügel sind stets im Kühlschrank oder in der Mikrowelle, nie bei Zimmertemperaturen oder im warmen Wasserbad aufzutauen.

- Bevor Speisen in den Kühlschrank gestellt werden, abkühlen lassen. Um die Abkühlzeit abzukürzen, größere Mengen portionieren.

- Eier immer im Kühlschrank lagern.

- Rohes Obst und Gemüse sind ungleich seltener als tierische Produkte mit Erregern belastet, die zu Lebensmittelinfektionen führen können. Dennoch können auch sie mit Keimen behaftet sein, vor allem, wenn sie in Bodennähe gewachsen sind. Früchte, Salat und Gemüse möglichst wiederholt mit Trinkwasser waschen. Nach dem Waschen Obst und Gemüse nicht nass liegen lassen. Die Kontamination kann durch Schälen wirksam reduziert werden. Angeschimmeltes oder Angefaultes rigoros wegwerfen.

- Auch Pflanzenschutzmittelrückstände und andere mögliche Kontaminationen von Obst und Gemüse lassen sich durch die oben genannten Maßnahmen wirksam reduzieren.
- Lebensmittel und fertige Speisen müssen vor der Übertragung von Keimen durch Insekten, Nager und andere Tiere geschützt werden. Lebensmittel immer durch Folie abdecken oder in geschlossenen Gefäßen lagern.
- Haustiere stets von Lebensmitteln fernhalten.

Das Bundesinstitut für Risikobewertung (BfR) hat zusammen mit dem aid infodienst das Merkblatt „Hygieneregeln in der Gemeinschaftsgastronomie" zwischenzeitlich in zwölf Sprachen herausgegeben. Da in Großküchen und Gastronomiebetrieben Personen unterschiedlicher Nationalitäten tätig sind, schien dies sinnvoll. Ein Download ist über die Internetseiten des BfR und des aid kostenfrei möglich.

Weiterführende Literatur

Weiterführende Literatur zu den Abschn. 9.1 bis 9.5

Anil B (2011) Therapie der Tabakabhängigkeit. Dtsch Ärztebl 108:555–563

Atommülllager Asse (2010) Ungewöhnlich viele Leukämiefälle. Dtsch Ärztebl 107:C2010

Baranski M, Srednicka-Tober D, Volakakis N et al (2014) Higher antioxidant concentration and less cadmium and pesticide residues in originally grown crops: a systemic literature review and meta-analysis. Br J Nutr 112:1–16

Bayerisches Staatsministerium für Landesentwicklung und Umweltfragen und für Ernährung , Juni 1987 Landwirtschaft und Forsten. Radioaktive Kontamination der Böden in Bayern

Berg-Beckhoff G, Heyer K, Kowall B et al (2010) The view of primary care physicians on health risks from elektromagnetic fields. Dtsch Arztebl Int 107(46):817–823

Budnik LT, Baur X (2009) Biomonitoring zur Erfassung umwelt- und arbeitsbedingter Schadstoffbelastungen. Dtsch Ärztebl 106:91–99

Duell EJ, Travier N, Lujan-Barroso L et al (2011) Alcohol consumption and gastric cancer risk in the European Prospective Investigation into Cancer and Nutrition (EPIC) cohort. Am J Clin Nutr 94:1266–1275

Feinstaub (2013) Greenpeace warnt vor Kohlekraftwerken. Dtsch Ärztebl 110:C606

Forschungsförderung: Aktionsplan Nanotechnologie (2011) Dtsch Ärztebl 108:C5

Hansewinkel R, Gohlke H (2008) Einnahmen des Bundeshaushaltes aus dem Zigarettenkonsum Minderjähriger. Dtsch Med Wschr 133(7):2555–2558

Haustein K-O (2001) Tabakabhängigkeit. Gesundheitliche Schäden durch das Rauchen. Ursachen – Folgen – Behandlungsmöglichkeiten – Konsequenzen für Politik und Gesellschaft. Deutscher Ärzte-Verlag, Köln

Herr C, Otterbach I, Nowack D et al (2008) Gesundheitsschädigende Wirkung elektrischer und magnetischer Wechselfelder (eine wissenschaftliche Datensammlung). Klinische Umweltmedizin. Dtsch Ärztebl 105(30):523–531

Hibbeler B (2013) Gesundheitsschäden durch Kohlekraftwerke. Neue Studie befeuert Debatte. Dtsch Ärztebl 110(18): A-867 / **B**-757 / **C**-753

Kauhanen J et al (1997) Beer binging and mortality, results from the Kuopio ischaemic heart desease risk factor study, a prospective population-based study. Br Med J 315:846

Klümper W, Qaim M (2014) A meta-analysis of the impacts of genetically modified crops. PLoS ONE. https://doi.org/10.13717/JOURNAL.PONE.0111629#. http://www.plosone.org/article/info

Kröger K (2003) Lebenserwartung – Der Mythos vom Rotwein. Dtsch Ärztebl 100(42):A-2706, B-2260, C-2120

Lampert T (2010) Tabakkonsum, sportliche Inaktivität und Adipositas. Assoziation mit dem sozialen Status. Dtsch Ärztebl Int 107:1

Leyk D, Rüther T, Wunderlich M et al (2010) Physical performance in middle age and old age: good news for our sedentary and aging society. Dtsch Ärztebl Int 107(46):809–816

Maes W (2010) Stress durch Strom und Strahlung. Die gesundheitsschädigende Wirkung elektrischer und magnetischer Wechselfelder (eine wissenschaftliche Datensammlung). Dtsch Ärztebl Int 107(46):809–816

Nanchal K et al (2000) Alcohol consumption, metabolic cardiovascular risk factors and hypertension in women. Int J Epidemiol 29:57

Paschen H, Coenen C, Fleischer T, Grünwald R, Oertel D, Revermann C (2004a) Nanotechnologie – Forschung, Entwicklung, Anwendung. Springer, Berlin

Paschen H, Coenen C, Fleischer T et al (2004b) Nano-technologie – Forschung, Entwicklung, Anwendung. Springer, Berlin

Pelucchi C, Tramacere I, Boffeta P et al (2011) Alcohol consumption and cancer risk. Nutr Cancer 63:983–990

Petz M (2007) Pestizidrückstände – Was weiß der Verbraucher und was sollte er wissen? Tagungsband, Arbeitstagung der DGE. Prävention durch bunte Vielfalt – Wie viel Obst und Gemüse braucht der Mensch? 11:32–35

Pfeil R (2010) Petizide – Gefährlich wie die Pest. Aktuel Ernährungsmed 35(1):26–31

Reaktorkatastrophe in Japan (2011) Nur wenige japanische Lebensmittel in Deutschland. Ernährungs-Umschau 58:17

Richter Kuhlmann E (2008) Nanomedizin. Kleiner, genauer, gesünder. Dtsch Ärztebl 105:B2284–B2228

Rimm EB et al (1999) Moderate alcohol intake and lower risk of coronary heart desease, meta-analysis on effects on lipids and haemostatic factors. Br Med J 319:1523

Ronsky PE, Brien SE, Turner BJ et al (2011) Association of alkohol consumption with selected cardiovascular disease outcomes: a systematic review and meta-analysis. Br Med J 342:d67

Samitz G, Egger M, Zwahlen M (2011) Domains of physical activity and all-cause mortality: systematic review and dose-response meta-analysis of cohort studies. Int J Epidemiol. https://doi.org/10.1093/ije/dyr112

Seitz H (2010) Na dann mal Prost. Alkoholmissbrauch als individuelles Risiko für Organschäden. Aktuel Ernährungsmed 35(1):45–49

Sjöström M, Oja P, Hagströmer M et al (2006) Health-enhancing physical activity across European Union countries: the Eurobarometer study. J Public Health 14:291–300

Stahl MR, Jany K-D (2013) Bestrahlung von Lebensmitteln. Ernahrungs-Umschau 60:9–13

Steinberg P (2007) Unerwünschte Rückstände in Obst und Gemüse: Ein Problem für Verbraucher? Tagungsband, Arbeitstagung der DGE 2007. Prävention durch bunte Vielfalt – Wie viel Obst und Gemüse braucht der Mensch? 11:32–35

Vrieling A et al (2010) Cigarette smoking, environmental tobacco smoke exposure and pancreatic cancer risk in the European prospective investigation into cancer and nutrition. Int J Cancer 126:2394–2403

Wittig F, Cordts A, Eisinger-Watzl M, Spiller A, Hoffmann I et al (2010) Biokäufer haben einen gesünderen Lebensstil. Forschungsreport Ernährung Landwirtsch Verbr 42:9–11

Wood AM et al (2018) Risk thresholds for alcohol consumption: combined analysis of individual drinkers in 83 prospective studies. Lancet 391:1513–1523

Zylka-Menhorn V, Richter-Kuhlmann E, Meißner M et al (2011) Radioaktivität, Folgen von Reaktorunfällen – Fakten und Vermutungen. Dtsch Ärztebl 108:C568–C572

Internetadresse

www.dfg.de/.../gruene_gentechnik/broschuere_gruene_gentechnik.pdf. (Deutsche Forschungsgemeinschaft)

Weiterführende Literatur zu den Abschn. 9.6 bis 9.8

Bähr M, Jahreis G, Kuhnt K (2011) Trans-Fettsäuren auf dem deutschen Markt und in Humangeweben. Ernährungs-Umschau 58:478–485

Buchholz U, Bernard H, Werber D et al (2011) German outbreak of Escherichia coli O104:H4 associated with sprouts. New Engl J Med 365(19):1763–1770

EFSA (2014) Tracing food items in connection to the multinational hepatitis A virus outbreak in Europe. EFSA J 12:3821

European Food Safety Authority (EFSA) (2013) Results on acrylamide levels in food from monitoring years 2007–2009 and exposure assessment. EFSA J 9(4):2133. https://doi.org/10.20903/j.efsa.2011.2133

Henle T (2010) Wenn das Eiweiß mit dem Zucker .... Aktuel Ernahrungsmed 35(1):S32–S37

Jansen Lynen P, Stallmach A et al (2014) Entwicklung infektiöser Durchfallerkrankungen zwischen den Jahren 2000 und 2012. Z Gastroenterol 52:549–557

Knipp J, Schwarz K (2008) Lebensmittelzusatzstoffe. Anwendung – Alternativen. Ernährungs-Umschau 10:608–615

Marquardt H, Schäfer S (2004) Lehrbuch der Toxikologie. Springer, Berlin

Nau H, Steinberg PM, Kietzmann M (2003) Lebensmitteltoxikologie, Rückstände und Kontaminanten: Risiken und Verbraucherschutz. Parey Buchverlag, Singhofen

Riemann J et al (2008) Gastroenterologie. Infektiöse und parasitäre Erkrankungen des Darmes. Thieme, Stuttgart

Schadstoffe im Essen (2010) Bedrohung oder Panikmache. Aktuel Ernähr Med 35:1–58. (Sonderheft)

Steinberg P (2010) Schadstoffe hausgemacht. Die endogene Bildung schädlicher Stoffe als Reaktionsprodukte des Stoffwechsels. Aktuel Ernährungsmed 35(1):S50–S55

Steinmüller R (2008) Lebensmittelrelevante Mikroorganismen (Teil 1 und 2). Ernährungsumschau 9(10):B3

Wiener C et al (2016) Harrison's principles of internal medicine (2016). Part seven. Infectious diseases. Saunders, Philadelphia

Zylka-Menhorn V (2011) Enterohämorrhagische Escherichia coli. Größter HUS-Ausbruch in Deutschland. Dtsch Ärztebl 108:C1024–C1025

Internetadresse

www.bfr.bund.de. BSE (Bundesinstitut für Risikobewertung) (Letzter Zugriff: 10/2021)

Weiterführende Literatur zu Abschn. 9.9

Bayerisches Staatsministerium für Arbeit und Sozialordnung, Familie, Frauen und Gesundheit: Lebensmittelinfektionen durch Bakterien. EHEC, Salmonellen, Eitererreger. Broschüre RB-Nr. 10/97/41

Deutsche Gesellschaft für Ernährung (2015) 11. Ernährungsbericht

Schreiner H (2008) Bayerisches Landesamt für Gesundheit und Lebensmittelsicherheit. © Bayerisches Staatsministerium für Umwelt, Gesundheit und Verbraucherschutz

World Health Organization. The WHO golden rules for safe food preparation

World Health Organization. Food safety unit. Surface decontamination of fruits and vegetables eaten raw: a review

9

Unspezifische und spezifische Nahrungs- bzw. Lebensmittelintoleranz

Inhaltsverzeichnis

© Springer-Verlag GmbH Deutschland, ein Teil von Springer Nature 2022
U. Rabast, *Gesunde Ernährung, gesunder Lebensstil*, https://doi.org/10.1007/978-3-662-65230-5_10

10.1 Unspezifische Lebensmittelintoleranz

Beim Vorliegen einer Magen-Darm-Erkrankung war über mehr als 100 Jahre die diätetische Behandlung mit einer sogenannten organbezogenen Schonkost die therapeutische Basis. Ein erkranktes Organ sollte sekretorisch und motorisch ruhiggestellt und so zur Ausheilung gebracht werden. Grundlage für die Anwendung war die Meinung von Autoritäten der damaligen Zeit. Wissenschaftlich war das Prinzip nicht bewiesen. Es wurde deshalb abgeschafft.

Andererseits gibt es Menschen, die nach dem Verzehr bestimmter Lebensmittel über Beschwerden klagen. Am häufigsten sind dies Völle- und Druckgefühl, Übelkeit, allgemeines Unbehagen, Darmgeräusche (Borborygmen) und Durchfälle. Ursächlich für die Beschwerdesymptomatik können Vorurteile gegen bestimmte Speisen oder die ängstliche Selbstbeobachtung sein. Manche Menschen bauen Ballaststoffe mithilfe von Bakterien intensiv ab. Man bezeichnet dies als Fermentieren. Nach einem Gericht mit Hülsenfrüchten können bei ihnen literweise Gase anfallen, z. B. Wasserstoff, Kohlendioxid und Methan. Man spricht dann von einer unspezifischen Lebensmittelintoleranz.

Diskutierte Ursachen der unspezifischen Nahrungsmittelintoleranz
- Vorurteile gegen bestimmte Speisen
- Ängstliche Selbstbeobachtung
- Bakterielle Keimbesiedlung des Dünndarms
- Übermäßige Gasproduktion
- Intensive Fermentation von Ballaststoffen
- Überschießende Freisetzung gastrointestinaler Hormone
- Erzieherische, kulturelle und nationale Prägung

Im Jahr 1978 befragte man fast 2000 Krankenhauspatienten nach der Häufigkeit des Auftretens derartiger Beschwerden nach dem Verzehr von 52 Nahrungsmitteln. Einzelne Lebensmittel wurden von bis zu 30 % der Befragten als unverträglich angegeben. Spitzenreiter waren Hülsenfrüchte, Gurkensalat, frittierte und fette Speisen, Weißkohl und CO_2-haltige Getränke. Die Übersicht zeigt die Rangliste.

Rangliste der Lebensmittelintoleranzen bei Krankenhaus-Patienten ($n = 1918$)
- Hülsenfrüchte (30,1 %)
- Gurkensalat (28,6 %)
- Frittierte Speisen (22,4 %)
- Weißkohl (20,2 %)
- CO_2-haltige Getränke (20,1 %)
- Grünkohl (18,1 %)
- Fette Speisen (17,2 %)
- Paprikagemüse (16,8 %)
- Sauerkraut (15,8 %)
- Rotkraut (15,8 %)
- Süße und fette Backwaren (15,8 %)
- Zwiebeln (15,8 %)
- Wirsing (15,6 %)
- Pommes frites (15,3 %)
- Hartgekochte Eier (14,7 %)
- Frisches Brot (13,6 %)
- Bohnenkaffee (12,5 %)
- Kohlsalat (12,1 %)
- Mayonnaise (11,8 %)
- Kartoffelsalat (11,4 %)
- Geräuchertes (10,7 %)
- Eisbein (9,0 %)
- Tomaten (1,9 %)
- Schnittkäse (1,6 %)
- Camembert (1,3 %)
- Butter (1,2 %)

Ungleich höher lag der Anteil angegebener Unverträglichkeiten bei Patienten mit den chronisch entzündlichen Darmerkrankungen Morbus Crohn und Colitis ulcerosa.

Das wissenschaftlich unbegründete und wirkungslose Schonkostprinzip wurde, vor dem Hintergrund der Befragungsergebnisse, durch die leichte Vollkost als gastroenterologische Basisdiät abgelöst. Bei ihr werden lediglich alle Nahrungsmittel weggelassen, die bei der Befragung mit einer Häufigkeit von mehr als 5 % als unverträglich angegebenen wurden. Unter Alltagsbedingungen wird man zunächst lediglich unverträgliche Nahrungsmittel meiden. Was bekommt, darf verzehrt werden. Beschwerden sind nicht mit der Schädigung eines Organs gleichzusetzen. Ist der Genuss des Nahrungsmittels wertvoller als die danach auftretenden Beschwerden, so kann es bedenkenlos verzehrt werden.

Stets muss bei derartigen Beschwerden eine organische Erkrankung, einschließlich einer Tumorerkrankung, ausgeschlossen werden. Jeder sollte zunächst von einem Arzt untersucht werden.

10.1.1 Ist der Begriff der unspezifischen Lebensmittelintoleranz noch zeitgerecht?

Der Begriff der unspezifischen Lebensmittelintoleranz wurde vor mehr als 40 Jahren eingeführt. Die leichte Vollkost begründete die moderne Diätetik im Klinikalltag. Vieles hat sich seit dieser Zeit geändert. Es gibt neue Herstellungs- und Zubereitungsverfahren. Bislang unbekannte Nahrungsmittel, vor allem im Früchte- und Gemüsebereich, kamen auf den Markt (u. a. Granatapfel, Litschi-, Scharon-Früchte, farbfleischige Kartoffeln), und eine Reihe neuer Küchenrezepte (asiatisch, indisch, mongolisch etc.) etablierte sich. Inzwischen kennt man aber auch eine Reihe von Nahrungsinhaltsstoffen als beschwerdeauslösend (Gluten, FODMAPs, Histamin etc.). Es stellt sich deshalb die Frage, ob diese Befindlichkeits

störungen noch existent sind oder ob die Beschwerden heute durch die in Nahrungsmitteln enthaltenen bekannten Einzelsubstanzen erklärt werden können. Ergebnisse einer in Österreich durchgeführten Untersuchung zeigen, dass es diese Befindlichkeitsstörungen auch heute noch gibt. Sie waren häufiger als bei der früheren Untersuchung.

❯ Bei der unspezifischen Nahrungs- oder Lebensmittelunverträglichkeit handelt es sich um Magen-Darm-Beschwerden, die sowohl beim Gesunden als auch bei Erkrankten nach dem Verzehr bestimmter Lebensmittel auftreten können. Die Beschwerden können wechselnd sein, der Patient sieht einen Zusammenhang mit dem verzehrten Lebensmittel, der allerdings meist nicht zu belegen ist.

Die Ursachen bei der unspezifischen Lebensmittelintoleranz bleiben meist unklar. Bevor man eine derartige Befindlichkeitsstörung annimmt, gilt es, eine organische Erkrankung auszuschließen. Andererseits sollten Betroffene über die Harmlosigkeit der Beschwerden aufgeklärt werden. Ausgeklügelte Diäten sind bei einer Magen-Darm-Erkrankung wissenschaftlich nicht begründbar.

10.2 Spezifische Nahrungs- bzw. Lebensmittelunverträglichkeit

Die gleiche Beschwerdesymptomatik kann durch einen im Lebensmittel enthaltenen bekannten Inhaltsstoff ausgelöst werden. Mit der gezielten Verabreichung der beschwerdeauslösenden Einzelsubstanzen lassen sich reproduzierbare Magen-Darm-Beschwerden auslösen.

Es sind heute einige Nahrungsinhaltsstoffe bekannt, die mit einer gewissen Häufigkeit beschwerdeauslösend wirken.

Nahrungsinhaltsstoffe, die beschwerdeauslösend wirken (Beispiele)

- Histamin und andere biogene Amine (Tyramin, Serotonin, Phenyläthylamin) (ca. 1 %)
- FODMAP (Oligosaccharide, Laktose, Fruktose, Sorbit, Xylit und andere Polyole) (40–60 %)
- Weizen (Gluten) (ca. 6 %)
- Amylase-Trypsin-Inhibitoren (ca. 0,5–6 %)

Ähnliche Beschwerden können auftreten bei:

- **Lebensmittelallergien (bei 2,6 % nachweisbar)**
IgE-vermittelt, echte allergische Reaktion, ca. 30–40 Min. nach Nahrungsaufnahme

- **Pseudoallergien (0,026 %)**
Nicht IgE-vermittelt, Pseudoallergene wirken direkt auf die Mastzellen; Symptomatik nach 6–8 Stunden. Ursächlich: Aromastoffe, Salizylate, Benzoate und (seltener) Lebensmittelzusatzstoffe

10.2.1 Histaminintoleranz

In den 1980er-Jahren wurde der Stoffwechsel biogener Amine erforscht. Rasch erkannte man, dass ein Verzehr histaminreicher Nahrungsmittel bei 1 % in der europäischen Bevölkerung zu Beschwerden führen kann. Geklagt wird über Hautrötung, Kopfschmerzen, Hitzegefühl, Blähungen, Durchfall, Übelkeit/Erbrechen, Bauchschmerzen, Hypotonie und Herzrasen (Tachykardie). Ursächlich sind das mit der Nahrung aufgenommene Histamin und ein Mangel am Histamin abbauenden Enzym Diaminoxidase (DAO). Auch ein Missverhältnis zwischen aufgenommener Histaminmenge und DAO ist möglich. Die Histaminintoleranz gilt als erworben. 80 % der Betroffenen sind Frauen mittleren Al-

ters. Die Krankheitssymptome können in der Schwangerschaft verschwinden, treten danach aber wieder auf. Die Histaminintoleranz gilt als nichtimmunologische Nahrungsmittelunverträglichkeit. Sie ist angeblich oft Folge anderer Unverträglichkeiten oder Allergien bzw. begleitet diese.

Histamin findet sich in bakteriell fermentierten Nahrungsmitteln. Beispiele führt die folgende Übersicht auf.

Bakteriell fermentierte Nahrungsmittel (Beispiele)

- Rotwein
- Sauerkraut
- Eingelegtes Gemüse
- Bier
- Hefe
- Essig
- Geräuchertes Fleisch, Salami, Schinken, Innereien
- Fischprodukte, insbesondere Fischkonserven, Meeresfrüchte
- Gereifte Käsesorten (je höher der Reifegrad, desto höher der Histamingehalt)

Andererseits soll es Nahrungsmittel (wie z. B. Ananas) und Medikamente geben, die den Abbau von Histamin verzögern.

Therapeutisch können Medikamente (Antihistaminika, Cromoglicinsäure, evtl. auch Vitamin C) eingesetzt werden. Wesentlicher ist aber das Weglassen unverträglicher Nahrungsmittel. In der Schweiz und Österreich sind die Diaminoxidase-Präparate (DAO) DAOSIN® und DAOZym® im Handel. Sie werden vor den Mahlzeiten eingenommen und fördern den Abbau von Histamin.

10.2.2 FODMAP-Unverträglichkeit – eine neue Krankheit?

Zu den potenziell unverträglichen Einzelsubstanzen gehören auch die sogenannten

FODMAPs. Der Begriff ist ein Akronym, entstanden aus „fermentable oligo-, di-, monosaccharides and polyols". Mit dem Begriff werden alle Kohlenhydrate zusammengefasst, bei denen eine Malabsorption möglich ist, also eine unzureichende Aufnahme aus dem Magen-Darm-Trakt. Bei Oligosacchariden sind die Fruktane, bei den Disacchariden die Laktose, bei den Monosacchariden die Fruktose und bei den Polyolen vor allem Sorbit, Xylit und Mannit bedeutsam. Die durch FODMAPs ausgelösten Beschwerden sind meist gering und vorübergehend. Etwa 25–30 % aller Patienten mit Reizdarmsyndrom sollen eine Unverträglichkeit von FODMAPs aufweisen.

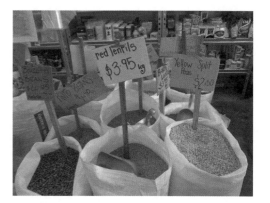

◨ Abb. 10.1 Bohnen, Erbsen und Linsen enthalten Fruktane, die im Dünndarm nicht gespalten und im Dickdarm bakteriell abgebaut werden. Anfallende Gase und kurzkettige Fettsäuren können zu Beschwerden führen

10.2.2.1 Fermentierbare Oligosaccharide

Bei den fermentierbaren Oligosacchariden handelt es sich um die in Weizen, in Roggen und in Zwiebeln enthaltenen Frukto- und die in Hülsenfrüchten zu findenden Galaktooligosaccharide. Beide Oligosaccharid-Arten bezeichnet man als Fruktane. Fruktane können aufgrund der vorliegenden glykosidischen Verbindungen von uns nicht gespalten und deshalb im Dünndarm nicht absorbiert werden. Sie gelangen in den Dickdarm und werden dort fermentativ abgebaut. Die beim Abbau anfallenden Gase und niedermolekularen Substanzen lösen Beschwerden aus. Der Volksmund charakterisiert es so: „Bohnen, Erbsen, Linsen, tun sich tausendfach verzinsen." Oder, nicht minder treffend: „Jedes Böhnchen gibt sein Tönchen" (◨ Abb. 10.1).

10.2.2.2 Disaccharid Laktose, Milchzuckerunverträglichkeit

▪ **Laktasemangel und Laktosemalabsorption**

Bei 15 % der Bevölkerung besteht in unseren Breiten ein Mangel am Milchzucker spaltenden Enzym Laktase. In Schwarzafrika und im asiatischen Raum liegt die Häufigkeit des Laktasemangels bei bis zu 100 %. Bei einem Laktasemangel wird das Disaccharid Laktose im Dünndarm nicht in seine beiden Einzelzucker Glukose und Galaktose gespalten. Es wandert in den Dickdarm und wird dort zu kleineren Molekülen (Milchsäure, Essigsäure, Kohlendioxid, Wasserstoff) abgebaut. Dies führt zum Flüssigkeitseinstrom und zur Reizung der Darmschleimhaut.

Bleibt der Patient beschwerdefrei, spricht man von der Laktosemalabsorption.

▪ **Laktoseintoleranz**

Treten bei Patienten mit Laktosemalabsorption Bauchschmerzen, Blähungen und Durchfall nach dem Verzehr laktosehaltiger Nahrungsmittel auf, spricht man von Laktoseintoleranz.

Ein Teil der Patienten weiß um das Problem und meidet Milch und milchzuckerhaltige (laktosehaltige) Lebensmittel. Objektivieren kann man die Diagnose mit einem H_2-Atemtest. Man verabreicht 50 g Laktose, gelöst in Wasser, und misst anschließend die mit der Atemluft abgeatmete Wasserstoffmenge (H_2). Je mehr Laktose im Dickdarm abgebaut wird, umso ausgeprägter ist der H_2-Anstieg.

Treten bei einem pathologischen (krankhaften) Test Beschwerden auf, so wird man zu einer laktosearmen Ernährung raten. Bleibt der Untersuchte bei einem pathologischen Testausfall während des Tests beschwerdefrei, so ist keine diätetische Beratung und Behandlung erforderlich. Alternativ zum H_2-Atemtest kann der allerdings kostenaufwendigere Laktase-Gentest angewandt werden.

Meist wird auch bei einem Laktasemangel eine Restmenge an Laktase produziert. Ein Teil der aufgenommenen Laktose kann dann abgebaut werden. Als Einzeldosis werden bis zu 4 g und als Tagesdosis 12–16 g Laktose vertragen. Beim regelmäßigen Verzehr milchzuckerhaltiger Produkte kann im Laufe der Zeit mehr Laktose vertragen werden. Die Dickdarmflora passt sich an die Mehrzufuhr von Laktose an und ändert die bakterielle Zusammensetzung. Eine vermehrte Laktaseproduktion im Dünndarm erfolgt allerdings nicht.

Joghurt enthält zwar Laktose, wird aber von den meisten Laktoseintoleranten gut toleriert. Im probiotischen Joghurt enthaltene Bakterien bauen die Laktose nach der Magenpassage teilweise ab und tragen so zur Verbesserung der Verträglichkeit bei.

Häufig wird von Patienten mit einer Laktosemalabsorption Kalzium unzureichend absorbiert. Sie sollten deshalb, im Sinne der Knochengesundheit, auf eine ausreichende Kalziumzufuhr achten. Die meisten Hartkäsesorten können problemlos verzehrt werden. Sie sind laktosearm und leisten einen guten Beitrag zur Kalziumversorgung. Alternativ kann kalziumreiches Mineralwasser getrunken werden. Butter enthält nur geringe Laktosemengen (0,6 g/100 g) und wird in der Regel gut vertragen.

Bestehen ausgeprägte Beschwerden, so kann man insbesondere beim Außer-Haus-Verzehr auf Laktasepräparate in Form von Tabletten oder Tropfen zurückgreifen. Milch oder Quark kann ein Laktasepräparat zugesetzt, über Nacht im Kühlschrank aufbewahrt und am nächsten Morgen verzehrt

werden. Im Handel erhältlich sind laktosefreie Milch und andere laktosefreie Produkte. Die Kosten für Laktasepräparate werden von den Krankenkassen nicht übernommen. Allerdings erhalten Hartz-IV- und ALG-II-Empfänger bei ärztlichem Nachweis einer Laktoseintoleranz einen Mehrbedarfszuschlag von 53 € pro Monat bewilligt.

Hat man versehentlich ein laktosereiches Nahrungsmittel verzehrt und muss es mit Bauchbeschwerden oder Durchfall „büßen", so ist Angst unbegründet. Dem Organismus schadet man nicht.

Keinesfalls darf man Patienten mit einer Laktosemalabsoption raten, auf alle milcheiweißhaltigen Nahrungsmittel zu verzichten. Eine Unterversorgung mit Kalzium wäre die zwangsläufige Folge.

Milchzuckergehalt in Milch und Milchprodukten (g/100 g)

- Milch: 4,8
- Quark (mager): 4,1
- Joghurt (natur): 4,0
- Schmelzkäse: 5,3
- Rahmfrischkäse: 3,4
- Butter: ca. 0,6
- Weich-, Schnitt-, Hartkäse (z. B. Edamer, Camembert, Emmentaler, Gouda): 0,0

10.2.2.3 Monosaccharid Malabsorption: Fruktose- und Sorbitmalabsorption

Bei der Fruktose- und Sorbitmalabsorption liegt, angeboren oder erworben, eine Störung im Transportsystem der Dünndarmschleimhautzellen vor. Sorbit blockiert, Traubenzucker (Glukose) steigert die Transportkapazität von Fruktose. Deshalb wird Saccharose, der Haushaltszucker, der aus je einem Molekül Glukose und Fruktose besteht, relativ gut absorbiert.

Bei 30–50 % in der Bevölkerung besteht eine Fruktosemalabsorption. Es handelt es sich um eine Befindlichkeitsstörung, die in den letzten Jahren zunehmend in den Blickpunkt des Interesses gerückt ist. In den USA geht man als Folge von jährlichen Kosten im Gesundheitswesen in Höhe von 1,6 Mrd. US-$ aus. Kosten in dieser Höhe fallen üblicherweise bei schweren organischen Erkrankungen an.

Nahezu alle Patienten mit einer Fruktosemalabsorption haben auch eine Störung der Sorbitabsorption. Aufgrund der chemischen Struktur gehört Sorbit zur Gruppe der Polyole. Man spricht dennoch von Fruktose- und Sorbitmalabsorption. Nichtresorbierte Fruktose und Sorbit werden ins Kolon transportiert und bakteriell abgebaut. Die Beschwerden gleichen jenen bei der Milchzuckerunverträglichkeit.

Da Fruktose leicht und billig aus Maisstärke herstellbar ist, wird sie zunehmend als Süßungsmittel verwendet. In den USA stieg der Fruktoseverzehr in 30 Jahren von 0,5 auf 40 g pro Tag. Große Fruktosemengen sind in frischen und getrockneten Früchten, Honig, Diät- und Diabetikerprodukten, Marmeladen, Soft Drinks und „zuckerfreien" Süßigkeiten enthalten. Die mit natürlichen Nahrungsmitteln, Früchten und Gemüse zugeführte Fruktosemenge liegt nur bei ca. 15 g/Tag.

Ein H_2-Atemtest sichert auch hier die Diagnose. Erhöhte Messwerte nach einer Fruktose- oder Sorbitgabe sind beim Beschwerdefreien, ebenso wie bei der Laktosemalabsorption, keine Indikation für eine Therapie. Bei eindeutigen Beschwerden sollte Obst mit einem hohen Fruktose- und Sorbitanteil gemieden werden. Früchte mit einem Verhältnis von Glukose zu Fruktose von 1 : 1 werden meist gut vertragen. Man kann die angebissene Frucht mit Glukose bestreuen und so das Verhältnis 1 : 1 weitgehend selbst herstellen. Bei einer Fruktose- und Sorbitmalabsorption sollten nicht mehr als 10 g Fruktose pro Portion verzehrt werden, bevorzugt zu oder nach den Haupt-

mahlzeiten. Fruktose- und sorbithaltige Süßigkeiten oder mit Fruktose und Sorbit gesüßte Fruchtsäfte und Limonaden sollten ganz gemieden werden. Irreführend sind Werbeaussagen wie „Mit der Süße von Früchten." Auch hier wurde in der Regel Fruktose zugesetzt. In „zuckerfreien" Bonbons findet sich meist Sorbit.

Die Diskussion um die Fruktose- und Sorbitmalabsorption und die Empfehlung, bestimmte Obstsorten zu meiden, werden teilweise emotional geführt. Letztlich handelt es sich um eine Befindlichkeitsstörung und nicht um ein neues Krankheitsbild. Viele Obstsorten verzehrt man, saisonal bedingt, nur wenige Male im Jahr. Werden danach auftretende Beschwerden in Kauf genommen, so kann das jeweilige Lebensmittel getrost verzehrt werden. Auch hier gilt: Kein Risiko für eine Schädigung des Magen-Darm-Traktes (◘ Abb. 10.2).

Als Therapieoption der Fruktosemalabsorption wird das Nahrungsergänzungsmittel Xylose-Isomerase (Xylosolv) angeboten. Es unterstützt die Umwandlung von Fruktose in Glukose im Darm und reduziert angeblich die Symptome. Die Kosten sind zurzeit noch relativ hoch.

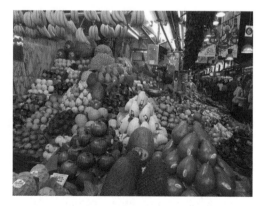

◘ **Abb. 10.2** Früchtemarkt in Barcelona: Enthaltene Fruktose und Sorbit werden von 30–60 % in der Bevölkerung unzureichend absorbiert und deshalb im Dickdarm bakteriell abgebaut. Dies kann zu Bauchbeschwerden führen (meist nur gering)

10.2.3 Polyole

Als Polyole bezeichnet man Sorbit, Xylit, Mannit, Isomalt, Maltitol, Laktitol und Erytrol. Insbesondere Sorbit und Xylit finden sich, neben Fruktose, häufig in Bonbons, Schokoladen und Marmeladen für Diabetiker. Meist werden die Nahrungsmittel mit der Aufschrift „zuckerfrei" versehen. Sie sind nicht kalorienfrei. Empfindliche Patienten können bereits nach dem Verzehr einiger polyolhaltiger Bonbons mit Durchfällen und Bauchbeschwerden reagieren. In der Fachzeitschrift „The Lancet" wurde der Fall einer Stewardess veröffentlicht, die über Jahre an ungeklärten heftigen Durchfallepisoden litt. Nach Versagen aller diagnostischen Maßnahmen klärte ein Blick in ihre Handtasche die Ursache. Sie war angefüllt mit polyol- (Sorbit, Xylit) und fruktosehaltigen Süßigkeiten. Insbesondere bei Diabetikern, die häufig „zuckerfreie" Süßigkeiten verzehren, sollte bei Durchfällen an eine derartige Ursache gedacht werden.

Nicht zu verwechseln mit den Polyolen ist der Zweifachzucker Isomaltulose. Er wird aus Rübenzucker gewonnen und ist auch ein natürlicher Bestandteil von Honig oder Zuckerrohr. Er besteht wie der Haushaltszucker aus den Molekülen Glukose und Fruktose, weist allerdings eine andere glykosidische Bindung auf, wird deshalb langsamer gespalten und ernährungsphysiologisch als günstiger angesehen.

10.2.4 Hereditäre Fruktoseintoleranz – eine schwere Erkrankung

Die Begriffe Fruktoseintoleranz und Fruktosemalabsorption werden oftmals gleichbedeutend verwendet. Es handelt es sich aber um unterschiedliche Gegebenheiten, die nicht miteinander verwechselt werden dürfen. Die extrem seltene hereditäre Fruktoseintoleranz (1 : 120.000) ist eine

schwere Stoffwechselstörung, die mit einer Reduktion des Enzyms Aldolase B einhergeht. Wird Fruktose verzehrt oder mit Infusionen zugeführt, kann es zu lebensbedrohlichen Zuständen kommen, verbunden mit Unterzuckerung, Anhäufung von Laktat, nachfolgender Laktatazidose und Schockzuständen. Früher übliche Fruktoseinfusionen werden deshalb heute nicht mehr eingesetzt.

> **Fazit**
>
> Die beschwerdeauslösenden, in Nahrungsmitteln enthaltenen Inhaltsstoffe sind bei der spezifischen Nahrungsmittelintoleranz ursächlich bekannt (u. a. Histamin, FODMAPS, Gluten, Amylase-Trypsin-Inhibitoren).

10.3 Nahrungsmittelallergien

Eine Allergie ist eine Überempfindlichkeitsreaktion des Körpers auf bestimmte Stoffe (Allergene). Ist der Auslöser ein Lebensmittel, spricht man von einer Nahrungsmittelallergie.

Schätzungsweise 5–7 % der Bevölkerung sind betroffen. Häufig findet man Allergien gegen Kuhmilch, Hühnerei, Fisch, Erdnüsse und verschiedene Obst- und Gemüsesorten. Sie können zu allergischen Reaktionen führen, verbunden mit Hautausschlägen, Juckreiz, Durchfall, Übelkeit, aber auch zu Atemnot und Kreislaufversagen mit Todesfolge.

10.3.1 Pseudoallergie

Bei der Pseudoallergie treten ähnliche Symptome wie bei einer allergischen Reaktion auf (▸ Kap. 10). Die Beschwerden treten 6–8 Stunden nach Aufnahme der auslösenden Substanz auf. Die Häufigkeit in der Bevölkerung liegt bei 0,26 %.

Einige Substanzen kommen als auslösend infrage:

- Arzneistoffe, z. B. nichtsteroidale Antirheumatika (NSAR), Azetylsalizylsäure (ASS);
- in Nahrungsmitteln enthaltene Substanzen, z. B. Salizylate in Äpfeln oder Aprikosen, Lektine (Eiweißbruchstücke) in Erdbeeren;
- Konservierungsstoffe, z. B. Benzoesäure oder Sorbinsäure.

10.3.2 IgG-Antikörper

Werden erhöhte IgG-Antikörperkonzentrationen im Blut nachgewiesen, so sind sie nicht als ursächlich für eventuell geklagte Befindlichkeitsstörungen anzusehen. Für die IgG-Bestimmung wird kommerziell geworben, und der Nachweis wird dem ahnungslosen Patienten als Erklärung für seine Beschwerden angeboten. Während ein Nachweis von IgE-Antiköpern im Blut für ein allergisches Geschehen spricht, handelt es sich beim IgG-Antikörpernachweis um eine normale, durch den Verzehr von Lebensmitteln bedingte Reaktion. Der Körper reagiert auf zugeführte Nahrungsproteine mit der Bildung eines Eiweißkörpers, des Immunglobulin G (IgG). IgG-Antikörper gegen Nahrungsmittel haben nichts mit einer Erkrankung zu tun.

Zwischenzeitlich haben mehrere Fachgesellschaften zu diesem Problem Stellung genommen. Auch sie bezeichnen derartige Labortests als irreführend. Sie dienen teilweise als Begründung für ungerechtfertigte Diäten.

Der Nachweis von IgG-Antikörpern ist selbst dann, wenn Beschwerden bestehen, ohne Krankheitswert.

10.3.3 Alpha-Gal-Allergie – ein neues Krankheitsbild

Während Allergien gegen zahlreiche Nahrungsmittel gut bekannt sind, handelt es sich bei der Galaktose-alpha-1,3-galactose-Allergie (kurz: Alpha-Gal-

Allergie) um eine Allergie gegen einen Zweifachzucker, der im Fleisch von Säugetieren vorkommt. Der Zucker findet sich nicht im Organismus von Menschen und Primaten. Sie können den Zucker als Fremdkörper empfinden. Wird er aufgenommen und gelangt ins Blut, kommt es zur Bildung von Immunglobulin-E-Antikörpern (IgE-Antikörper). Deren Ziel ist es, Alpha-Gal als Fremdkörper zu entfernen. Man spricht auch von „Fleischallergie". Die Häufigkeitsangaben schwanken, in den USA finden sich Regionen mit einer Häufigkeit von mehr als 20 %.

Getriggert wird die allergische Reaktion z. B. durch einen Zeckenbiss. Man vermutet im Speichel der Zecken körperfremde Eiweiße, die eine Reaktion im Immunsystem auslösen. In der Regel wird man erst Stunden nach einer derartigen Triggerung Fleisch verzehren. Die allergische Reaktion tritt deshalb erst Stunden nach dem Biss auf. Sie kann schwer und im Extremfall lebensbedrohlich sein. Die verzögert eintretenden Beschwerden erschweren die richtige und zeitgerechte Diagnose. Menschen, die um diese Allergie wissen, müssen ständig achtgeben, denn in allen möglichen Lebensmitteln, z. B. auch in einer Gemüsebrühe, können sich Spuren von Fleisch und damit Alpha-Gal finden. Die Kolumne einer Zeitschrift brachte es auf den Punkt: „Durch eine Fleischallergie unfreiwillig zum Vegetarier."

10.3.4 Befindlichkeitsstörungen bei Laktose- und FODMAP-Intoleranz

Die Befindlichkeitsstörungen gehen meist mit Bauchschmerzen, Blähungen und Durchfällen einher. Magen-Darm-Gesunde und Magen-Darm-Kranke können nach dem Verzehr bestimmter Nahrungsmittel Bauchbeschwerden bekommen. Was nicht vertragen wird, wird weggelassen; was vertragen wird, darf verzehrt werden. Derart unverträgliche Nahrungsmittel schaden dem Organismus nicht. Bei all diesen Befindlichkeitsstörungen gilt es stets, eine organische Erkrankung auszuschließen.

Zwischenzeitlich werden FODMAP-freie Kostformen empfohlen, vor allem für Patienten mit Reizdarmsyndrom und unklaren Bauchbeschwerden. Meist werden diese Kostformen, insbesondere bei zusätzlichem Vorliegen einer Weizensensitivität, mit einer glutenfreien Kost kombiniert (► Kap. 10). Die Symptombesserung wird mit 40–80 % angegeben. Dabei wird eine dauerhafte Besserung angezweifelt. Eine FODMAP-arme bzw. -freie Kost ist einseitig und kann zu Mangelerscheinungen führen. Der Mangel an Kalzium, Vitamin D, Eisen, Zink, Chrom und Jod wird ebenso diskutiert wie ein Vitamin-B1-Mangel. Ob mit dieser Kost ausreichend Ballaststoffe zugeführt werden, ist unklar. FODMAPS sind Präbiotika, die für den Gehalt und die Zusammensetzung unserer Bakterienflora im Darm bedeutsam sind. Die Ernährung in der Steinzeit (Paleo-Diät) war FODMAP- und glutenfrei. Streckenweise wird sie von Anhängern aus höchst unterschiedlichen Gründen auch heute empfohlen.

Treten unter FODMAP-haltiger Kost Beschwerden auf, so sind sie meist milde. Der Verzehr beschwerdeauslösender Nahrungsmittel geht nicht mit einer Schädigung des Magen-Darm-Traktes einher. Anders stellt sich die Situation bei Allergien und Pseudoallergien dar. Hier kann es zu schweren und teilweise lebensbedrohlichen Symptomen kommen.

> **Fazit**
>
> In der Bevölkerung findet man bei 30 % eine unspezifische Lebensmittelintoleranz, bei bis zu 20 % eine Laktosemalabsorption, bei bis zu 50 % eine Fruktose- und Sorbitmalabsorption und bei bis zu 6 % eine Weizen-/Glutensensitivität. Berücksichtigt man alle FODMAP-bedingten Beschwerden, so ergibt sich ein hoher prozentualer Anteil an Befindlichkeitsstörungen. Würde man sie als Erkrankungen ansehen, so hätte Aldous Huxley (1894–1963) recht gehabt: „Die Medizin hat so große Fortschritte gemacht, dass es praktisch keinen gesunden Menschen mehr gibt."

10.4 Zöliakie – ein nicht allzu seltenes Krankheitsbild

Keineswegs ein extrem seltenes Krankheitsbild, eine banale Erkrankung oder nur eine Lebensmittelunverträglichkeit ist die Zöliakie (früher „einheimische Sprue"). Im Vordergrund stehen Durchfälle und die Gewichtsabnahme (◘ Abb. 10.3) – letztlich Zeichen der Mangelernährung. Ging man noch vor ca. 20 Jahren von einem Betroffenen pro 3300 Einwohnern aus, so rech-

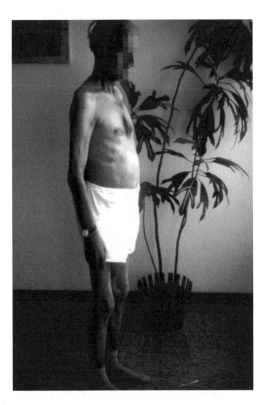

◘ **Abb. 10.3** Zöliakie-Patient in reduziertem Ernährungszustand

net man heute mit einem Erkrankten pro 100. Allein in den letzten 30 Jahren, so schätzt man, hat sich die Zahl der Erkrankten verdoppelt.

Ursache ist eine immunologisch vermittelte Unverträglichkeit gegenüber Getreideinhaltsstoffen, den Klebereiweißen in Weizen (Gluten), Roggen (Secalin), Gerste (Hordein) und Hafer (Avenin). Avenin in Hafer wird zwar nicht mehr als krankheitsauslösend angesehen, Haferprodukte enthalten jedoch, bedingt durch den Herstellungsprozess, häufig Klebereiweiße anderer Getreidearten und können so krankheitsauslösend sein. Auch alte Getreidesorten wie Dinkel, Emmer, Einkorn und Hartweizen enthalten Gluten. Glutenfrei dagegen sind Mais, Reis, Hirse (Sorghumhirse), Teff (bekannt als Zwerghirse), Buchweizen, Wildreis, Amaranth und Quinoa. Auch Kichererbsen, Farinha (Maniokmehl), Kastanien, Traubenkernmehl und Kartoffeln sind glutenfrei. Glutenfreie Produkte, wie z. B. glutenfreies Mehl oder Brot, sind heute auch in Supermärkten käuflich erhältlich. An Zöliakie Erkrankte sollten nur als sicher glutenfrei geltende Produkte verzehren, sie sind mit dem Symbol der durchgestrichenen Ähre gekennzeichnet (◘ Abb. 10.4).

In den letzten Jahrzehnten dominieren nicht mehr die Vollbilder der Erkrankung, sondern atypische (oligosymptomatische) Verlaufsformen. Die Diagnose ist deshalb oft schwierig. Die Zeit vom Symptom zur Diagnose beträgt 4–9 Jahre. Sie wird mithilfe von Blutuntersuchungen und Gewebeentnahmen aus dem Dünndarm gestellt. Die Erkrankung kann in jedem Lebensalter auftreten. Die Therapie besteht im strikten und lebenslangen Meiden von Gluten. Üblicherweise nehmen wir 12–15 g Gluten pro Tag mit der Nahrung zu uns. Eine Scheibe Brot enthält etwa 1000 mg Gluten, krankheitsauslösend können bereits 100 mg Gluten wirken. Eine glutenfreie Diät sollte maximal 30 mg Gluten pro Tag enthalten. Wird die Diät nicht konsequent eingehalten, ist das Risiko für eine Reihe von Tumoren erhöht.

Patienten mit Zöliakie sollten sich mit der Deutschen Zöliakie-Gesellschaft (► www.dzg-online.de) in Verbindung setzen. Um die langfristig gesicherte Diagnose nachweisen zu können, sollten dem Patienten die Befunde an die Hand gegeben werden (z. B. mit einem Zöliakiepass).

Jüngste Entwicklungen versprechen für die Zukunft neue Behandlungsmöglichkeiten.

Berechnungen bezüglich einer finanziellen Mehrbelastung gegenüber einer herkömmlichen Kost ergaben für Männer Mehrkosten von 40 €, für Frauen von 52 € pro Monat. Die Mehrkosten können weder bei den Krankenkassen noch steuerlich geltend gemacht werden. Für Hartz-IV- und ALG-II-Empfänger wird bei einem ärztlichen Nachweis ein Mehrbedarfszuschlag von 66,47 € pro Monat bewilligt.

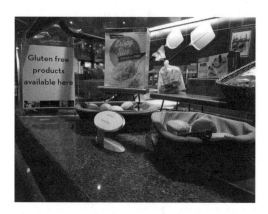

◘ **Abb. 10.4** Weizen-/Glutensensitivität: 1–5 % in der Bevölkerung berichten über die Unverträglichkeit glutenhaltiger Nahrungsmittel

10.5 Weizensensitivität bzw. Glutensensitivität

Ein vergleichsweise neues Krankheitsbild ist die Weizen-/Glutensensitivität (WS bzw. GS), auch Gluten-bedingte Unverträglichkeit genannt („non celiac gluten sensitivity", NCGS). Auch hier treten, wie bei einer Zöliakie, einer unspezifischen Nahrungsmittel-unverträglichkeit oder einem Reizdarm-syndrom, beim Verzehr glutenhaltiger Nahrungsmittel Bauchbeschwerden auf. Zöliakie-typische Laborwerte, eine aus-geprägte Gewichtsabnahme oder Ver-änderungen der Dünndarmschleimhaut fin-den sich nicht. Teilweise wird neben Bauchbeschwerden über extraintestinale Symptome wie Hautveränderungen, Kno-chen-, Gelenkschmerzen, vernebelte Sinne („foggy mind"), Verhaltensstörungen, Taub-heitsgefühl in den Beinen und chronische Müdigkeit geklagt. Das Meiden gluten-haltiger Nahrungsmittel bessert die Be-schwerden umgehend.

Die Glutensensitivität wurde lange nicht als existent angesehen. Inzwischen gilt die Existenz einer neuen real existierenden Krankheitsentität als gesichert. 0,5–6 % in der Bevölkerung sind betroffen. Die Gluten-sensitivität findet sich häufiger bei Frauen im jüngeren und mittleren Erwachsenenalter.

> **Diskutierte Ursachen für die Gluten-/ Weizensensitivität**
> - Gluten
> - Fruktane: fermentierbare Fructo-Oligo- und Polysaccharide
> - Amylase-Trypsin-Inhibitoren (ATI; Adenosintriphosphat-Amylase)

In der internationalen Literatur wurde zu-nächst der Begriff „Glutensensitivität" be-vorzugt. Die Deutsche Gesellschaft für Ver-dauungs- und Stoffwechselerkrankungen schlägt die Verwendung des Begriffs „Weizensensitivität" vor, da noch unklar sei, was in Weizen letztlich ursächlich für die Be-schwerdesymptomatik ist.

In Weizen sind auch Amylase-Trypsin-Inhibitoren (ATI) enthalten. Es sind Resistenzeiweiße, welche die Pflanze vor Schädlingsfraß schützen. ATI wirken nicht nur lokal auf die Schleimhaut, sondern sti-mulieren auch das angeborene Immun-system und führen zur Bildung entzündlich wirksamer Zytokine. Sie sind nicht bewusst in die modernen Getreidearten gezüchtet worden, moderne Getreidesorten enthalten aber mehr ATI als die alten Sorten.

Unabhängig von dieser Diskussion wird eine glutenfreie Ernährung bei einer Weizen-sensitivität stets die Basistherapie darstellen. Verabreicht man eine glutenfreie Kost, so werden sich kaum Fruktane oder Amylase-Trypsin-Inhibitoren finden, während diese in einer glutenreichen Kost stets vorhanden sind.

Die Menschheit verzehrt seit ca. 8000 Jahren Getreide. Unwillkürlich fragt man sich, weshalb diese Beschwerden erst jetzt ins Blickfeld rücken. Die Zunahme des Weizenverzehrs (Fast Food), die zu-nehmende Verwendung von Gluten in der Lebensmittelindustrie und ein hoher Gehalt an Gluten, Fruktanen und Amylase-Trypsin-Inhibitoren in den ertragreichen neuen Weizensorten könnten ursächlich für eine Häufigkeitszunahme von Beschwerden sein. Verantwortlich könnte jeder einzelne Weizeninhaltsstoff sein.

Die Gluten- oder Weizensensitivität ist bislang eine Ausschlussdiagnose, es gibt keine objektiven Diagnosekriterien. Die Patientengruppe ist heterogen – Patienten können mehr dem Zöliakie-Patienten oder mehr dem Patienten mit einer Allergie glei-chen. Patienten mit einer Weizenunverträg-lichkeit berichten häufig von einer Atopie (Neigung zu Überempfindlichkeits-reaktionen im Sinne von allergischen Re-aktionen) und Nahrungsmittelallergien in der Kindheit. Man findet bei einem Teil der Patienten erhöhte Serumtiter von Antigliadin-Antikörpern. Im Vergleich zur Normalbevölkerung sind HLA-DQ2/DQ8-Genmarker gering vermehrt. Dies ist aber für eine Diagnose nicht richtungsweisend.

Klare Risikofaktoren für die Ent-wicklung dieses Krankheitsbildes sind nicht bekannt. Die einzige Behandlung ist die glutenfreie, gegebenenfalls glutenarme Diät. Streckenweise wird zusätzlich empfohlen, eine Kost ohne FODMAPs zu verzehren, da eine Kost ohne FODMAPs meist kein oder wenig Gluten enthält. Der Langzeitverlauf von Patienten mit Glutensensitivität ist unklar.

In den USA ernähren sich zwischenzeitlich 15 % der Bevölkerung glutenfrei. 2016 wurde in einer Publikation die Frage gestellt, ob wir uns nicht generell glutenfrei ernähren sollten. Der Umsatz mit glutenfreien Lebensmittel liegt bei nahezu 4 Mrd. $ pro Jahr. Etwa 100 Millionen Personen verzehren glutenfreie Lebensmittel. Die Diagnose „Glutensensitivität" wird meist selbst gestellt. Von 910 Weltklasse-Athleten und Olympia-Medaillen-Gewinnern ernährten sich 41 % glutenfrei. 60 % glauben, glutenfreie Ernährung verbessere die körperliche und mentale Verfassung und die Verdauungsleistung, boostere das Immunsystem und begünstige die Gewichtsreduktion. Inzwischen wird bei ca. 25–30 % der Patienten mit Reizdarmsyndrom eine Gluten-/Weizensensitivität bzw. eine multiple Nahrungsmittelunverträglichkeit als ursächlich angenommen. Fährt man bei einer Kreuzfahrt auf einem US-amerikanischen Schiff, so wird man bei den Mahlzeiten mit hoher Wahrscheinlichkeit einen Passagier am Tisch finden, der sich glutenfrei ernährt.

Ungeklärt ist die Frage, wie viel Gluten bei Weizensensitivität vertragen wird. Der Patient mit Zöliakie muss sich strikt glutenfrei ernähren. Der Patient mit Gluten-/Weizensensitivität dagegen könnte eine gewisse Menge an Gluten beschwerdefrei vertragen. Die verträgliche Menge ist sicher individuell unterschiedlich und noch unklar.

10.6 Lektine – das neue Gluten?

Lektine sind spezialisierte Proteine (Glykoproteine). Sie können pflanzlichen oder auch tierischen Ursprungs sein, sind in zahlreichen Nahrungsmitteln enthalten und können sich spezifisch an Zellen bzw. Zellmembranen binden und Entzündungsprozesse auslösen und damit zur Entstehung von Krankheiten beitragen. Manche Lektine sind inaktiv.

Lektine sind der Grund, warum rohe Kartoffeln oder Bohnen giftig sind.

Der Gehalt in Hülsenfrüchten, insbesondere der Roten Nierenbohne ist hoch. Kochen zerstört die Lektine. Als Bestandteil von Gluten können Lektine für Magen-Darm-Beschwerden und die Immunkrankheit Zöliakie mit verantwortlich sein.

Manche sehen beim Vorliegen entsprechender Beschwerden im Vergleich zur glutenfreien Kost in einer lektinfreien Kost den sinnvolleren Weg.

Zahlreiche Aussagen zu dieser Problematik sind unbewiesen und letztlich spekulativ. Zwischenzeitlich existieren allerdings Diätpläne zur Zubereitung lektinarmer- bzw. lektinfreier Kostformen.

Fazit

Die Weizen-/Glutensensitivität ist ein neues Krankheitsbild, die Beschwerden entsprechen denen von Zöliakie-Patienten. Während sich der Patient mit Zöliakie strikt glutenfrei ernähren muss, könnte der Patient mit Weizensensitivität eine gewisse, bislang noch teilweise unbekannte Menge an Gluten vertragen. Eventuell muss zumindest anfänglich auch die tägliche Menge an FODMAPs eingeschränkt werden.

Gluten- und FODMAP-arme Kostformen werden zwischenzeitlich bei einer Reihe von Befindlichkeitsstörungen propagiert. Medscape teilte 2018 Untersuchungsergebnisse aus der Mayo-Klinik mit. Man hält diese Form der Ernährung nicht für gesünder als eine Standardkost. Es bestehe die Gefahr einer Schwermetallbelastung. Diskutiert wird auch die Unterversorgung mit Mikronährstoffen.

Ob Lektine ähnlich bedeutsam werden wie Gluten ist unklar.

Weiterführende Literatur

Burghardt W (2009) Zöliakie – ein seltenes Krankheitsbild? Med Welt 60:245–250

Deutsche Zöliakie Gesellschaft e.V. Meldung vom 18.01. 2022

Felber J et al. Aktualisierte S2k -Leitlinie Zöliakie der Deutschen Gesellschaft für Gastroenterologie, Verdauungs- und Stoffwechselkrankheiten DGVS Dezember 2021 AWMF Registernmmer:021-021

Helms S, Fang Z, Ni P, Darbishire L et al (2012) Fructose Malabsorption. A Possible Factor in Functional Bowel Disorders. From U.S. Pharmacist Posted: 01/18/2012

Kluthe R, Dittrich A, Everding R et al (2004) Rationalisation Scheme 2004 of the Association of German Nutritional Physicians, the German Obesity Association, the German Academy of Nutritional Medicine (DAEM), the German Nutrition Society (DGE), the German Society for Nutritional Medicine (DGEM), the German Association of Dieticians (VDD), the Association of Home Economists and Nutrition Scientists (VDOE). Aktuel Ernaehr Med 29:245–253

Komericki P, Akkilic-Materna M, Strimitzer T et al (2012) Oral xylose isomerase decreases breath hydrogen excretion and improves gastrointestinal symptoms in fructose malabsorption – a double blind placebo-controlled study. Aliment Pharmacol Ther 36:980–987

Körner U (2013) Glutensensitivität. Ernähr Umsch 60:M 519–M 532

Limbacher L, Linke-Pawlicki S, Winkler G (2012) Mehrkosten einer ausgewogenen laktose- bzw. glutenfreien Ernährung. Aktuel Ernährungsmed 37:134–139

Rabast GA, Rabast U, Kasper H (2000) Häufigkeit der Laktoseintoleranz bei Patienten mit Reizdarmsyndrom, Divertikulose und einem Kontrollkollektiv. Akt Ernähr Med 25:238–224

Rabast U (2008) Gibt es noch Indikationen für eine Diättherapie bei gastroenterologischen Erkrankungen. Ernähr Umsch 55:540–546

Raehsler SL (2018) Accumulation of Heavy Metals in People on a Gluten-Free Diet. Clin Gastroenterol Hepatol 16:244–251

Raithel M, Weidenhiller M, Hagel AFK et al (2013) Kohlenhydratmalassimilation häufig vorkommender Mono- und Disaccharide. Dtsch Ärztebl 110:775–782

Weidenhiller C, Layritz A, Hagel F et al (2012) Histaminintoleranzsydrom (HIS): Vielfalt der Mechanismen von physiologischer, pathophysiologischer und toxischer Wirkung und deren Unterscheidung. Z Gastroenterol 50:1302–1309

William F, Balistreri M (2016) Should we all go glutenfree? Disclosures|Medscape February 04

Internetadresse

Felber J, Aust D, Baas S et al (2014) S2k-Leitlinie Zöliakie. www.awmf.org/leitlinien

Krebserkrankungen und ihre Ursachen

Inhaltsverzeichnis

© Springer-Verlag GmbH Deutschland, ein Teil von Springer Nature 2022
U. Rabast, *Gesunde Ernährung, gesunder Lebensstil*, https://doi.org/10.1007/978-3-662-65230-5_11

Nach Angaben der WHO erkrankten 2012 weltweit 14 Millionen Menschen an Krebs. 8,2 Millionen sind im selben Jahr an den Folgen verstorben. In Pressemitteilungen hieß es: „Der Kampf kann nicht mit der Behandlung allein gewonnen werden. Es bedarf dringend effektiver Präventionsmaßnahmen, um eine Krebs-Krise zu verhindern."

Was sind die Hauptursachen für die Entstehung von Krebserkrankungen? Gelänge es, deren Ursachen und die Ursachen arteriosklerotischer Erkrankungen zumindest teilweise zu beseitigen, so ließe sich unsere ohnedies lange Lebenserwartung noch steigern. Vordergründig betrachtet könnte man die Häufigkeitszunahme von Krebserkrankungen im Zusammenhang mit der Luftverschmutzung, der Trinkwasserchlorierung, der Aufnahme krebserregender Substanzen und von Insektiziden und Pestiziden mit Nahrungsmitteln sehen. Die aktuelle Statistik des Robert Koch-Instituts aber zeigt, dass die Zunahme unserer Lebenserwartung auch zu einer Häufigkeitszunahme bösartiger Erkrankungen führt. Im Mittelalter wurde man gerade einmal 45 Jahre alt – eine Krebserkrankung als Todesursache dürfte deshalb eher selten gewesen sein.

Mitbestimmend für die Häufigkeit einzelner Karzinomarten ist unsere Lebensweise (◻ Tab. 11.1) und für eine Reihe von Krebserkrankungen insbesondere unsere Ernährung.

11.1 Häufigkeitszunahme in Deutschland

Zwischen 2000 und 2010 nahmen Krebsneuerkrankungen bei Männern um 21 %, bei Frauen um 14 % zu. Ursächlich für die Häufigkeitszunahme ist der demografische Wandel mit der wachsenden Zahl älterer Menschen. Im Jahr 2010 erkrankten in Deutschland 252.400 Männer und 224.900 Frauen an Krebs. Die Schätzungen wurden vom Robert Koch-Institut veröffentlicht (► www.krebsdaten.de). Am häufigsten fanden sich bei Männern Prostata- (65.830) und Lungenkrebs (35.040), bei Frauen Tumoren der Brustdrüse (70.340) und des Darms (28.630). Die Prognosezahlen zeigen, dass für das Jahr 2018 insgesamt mit rund 500.000 neuen Krebserkrankungsfällen zu rechnen ist. Die Neuerkrankungsrate für Dickdarm- und Enddarmkrebs verringerte sich zwischen 2003 und 2013 um rund 16 %. Mitursächlich dürfte die Entfernung von sogenannten Polypen, den Vorstadien des Dickdarmkrebses, im Rahmen von Vorsorgeuntersuchungen sein.

11

◻ **Tab. 11.1** Häufigkeit von Krebserkrankungen durch unterschiedliche Einflüsse. (Mod. nach Doll u. Peto 1981)

Faktoren	Krebs-Todesfälle (%)
Lebensmittelzusatzstoffe	<1
Industriechemikalien	<1
Medikamente	1
Luft-/Wasserverunreinigung	2
Geophysische Faktoren	3
Geophysische Faktoren	3
Beruf	3
Tabak	4
Lebensmittel	30
Davon Ernährung	35 (aktuell 30 %)

11.2 Karzinome in Ländern der Ersten und Dritten Welt

In den wohlhabenden westlichen Ländern werden reichlich rotes Fleisch und verarbeitete Lebensmittel verzehrt. Der Dickdarmkrebs ist hier ungleich häufiger als in der Dritten Welt. Die Sterblichkeitsraten aber sind in den Industrienationen infolge verbesserter Früherkennungsmöglichkeiten drastisch gesunken. Auch das Mammakarzinom ist in Ländern mit hohem Lebensstandard häufig. Frauen bekommen erst im höheren Lebensalter Kinder, und häufig stillen sie nicht. Stillen aber gilt als Schutzfaktor für das Mammakarzinom. Das Zervixkarzinom der Frauen wiederum ist in Schwarzafrika häufig, in der westlichen Welt selten. Ursächlich in den Entwicklungsländern ist häufig das menschliche Papillomavirus. Möglichkeiten zur Früherkennung und Impfung bestehen kaum. Ähnliches gilt für Leberkrebs. In Ländern mit hohen Hepatitis-B- und -C-Raten, wie in China, Südkorea und der Mongolei, finden sich hohe Raten an Leberkarzinomen. In Ländern mit hohen Hygienestandards und hohen Impfraten tritt es seltener auf.

11.3 Einfluss von Vorsorgemaßnahmen auf die Sterblichkeitsraten

Tabakrauchen bedingt nach wie vor ein Drittel aller Krebserkrankungen, ausdrücklich wird auch auf die Gefahr des Passivrauchens hingewiesen. Die fünf häufigsten Krebserkrankungen sind Karzinome von Prostata, Lunge, Mamma, Dickdarm (Kolon) sowie der Bauchspeicheldrüse (Pankreas). Trotz der altersbedingten Zunahme von Krebserkrankungen sind in den letzten zehn Jahren die Sterblichkeitsraten der vier erstgenannten Karzinomarten gesunken. Eine Statistik des National Cancer Institutes der USA zeigte bereits 2009 den signifikanten Sterblichkeitsrückgang von 14 der 19 am häufigsten zum Tode führenden Krebsarten.

In Deutschland gibt es seit den 1990er-Jahren für eine Reihe von Karzinomen wirksame Vorsorgeprogramme. Leider werden sie aber nur von einem Teil der Bevölkerung genutzt. Der Tod durch Dickdarmkrebs kann heute nahezu sicher verhindert werden. Eine Darmspiegelung im Alter von 55 Jahren senkt das Risiko, an Dickdarmkrebs zu sterben, auf die Hälfte. Die Entfernung von Dickdarmpolypen, den Vorläufern von Dickdarmkrebs, verhindert seine Entstehung.

Obwohl die Zahl der Raucher abgenommen hat, steht der Lungenkrebs nach dem Prostatakarzinom in der Häufigkeit noch an zweiter Stelle.

Besteht für eine Krebsart keine wirksame Möglichkeit zur Vorsorge, so ist auch kein Sterblichkeitsrückgang zu erwarten. Für den Bauchspeicheldrüsenkrebs z. B. gibt es weder Vorsorgemöglichkeiten noch Möglichkeiten der Frühdiagnose. Er wird erst spät diagnostiziert, und seine Prognose ist stets ungünstig. Für bestimmte Arten des Mamma- und des Prostatakarzinoms liegen die 5-Jahres-Überlebensraten bei mehr als 90 %, beim Pankreaskarzinom sind es gerade einmal 3–5 %.

Derzeit leben in Deutschland etwa 3,5–4 Millionen Menschen mit einer Krebserkrankung oder einer überstandenen Krebserkrankung. Prognosen zufolge wird die Zahl in Deutschland in den kommenden 20 Jahren auf bis zu 5–6 Millionen steigen. Behandlungsfortschritte auf niedrigem Niveau gab es bei der Behandlung von Bauchspeicheldrüsenkrebs: Die Überlebensrate stieg von 3–5 % auf 11 %, ferner beim Speiseröhrenkrebs (von 17 auf 21 %) und beim Lungenkrebs (von 15 auf 18 %).

11.4 Einfluss körperlicher Aktivität

Bei einer ausreichenden körperlichen Aktivität werden weniger Tumoren beobachtet. In Dallas beobachtete man 13.949 männlichen Klienten. Die körperliche Fitness war zunächst 6,5 Jahre intensiv voruntersucht worden. 1310 Männer erkrankten an Prostatakrebs, 200 an Lungenkrebs und 181 an Darmkrebs. Männer der obersten Fitness-Kategorie hatten ein um 55 % geringeres Risiko, an einem Lungenkrebs zu erkranken, und ein um 44 % reduziertes Risiko, an Darmkrebs zu erkranken. Die Prostatakrebserkrankungen waren bei den fittesten Männern um 22 % höher.

Männer, die auf ihre körperliche Fitness achten, nehmen wahrscheinlich häufiger die Krebsvorsorge in Anspruch. Dies erklärt die höhere Rate an Prostatakarzinomen. Die niedrigere Zahl an Lungen- und Darmkrebserkrankungen muss nicht durch die bessere Fitness bedingt sein: Fitte Männer rauchen seltener und ernähren sich gesünder. Dies ließ sich in der Studie nicht sicher ausschließen. Es könnte deshalb, neben der körperlichen Fitness, auch andere Erklärungen für die niedrigen Krebsraten geben.

11.5 Einfluss von Luft, Wasser und krebserregenden Stoffen

Die in Laienkreisen gerne als Ursachen für Krebs- und chronische Erkrankungen angesehene Verschmutzung und Belastung durch Luft und Wasser spielt letztlich eine untergeordnete Rolle (▶ Kap. 8).

Zwar lässt sich die Aufnahme einer gewissen Menge an krebserregenden Stoffen, Insektiziden und Pestiziden mit der Nahrung kaum vermeiden. An der Entstehung von Krebserkrankungen sind sie aber kaum beteiligt, da sie infolge gleichzeitig aufgenommener Schutzfaktoren in der Regel nicht wirksam werden.

Softdrinks dagegen könnten ein Gefahrenpotenzial bergen. Ende 2012 fand man bei Männern, die mindestens einen Softdrink pro Tag zu sich nahmen, ein um 40 % erhöhtes Risiko für die aggressive Form des Prostatakarzinoms. In der Studie hatte man 8000 Männer zwischen 45 und 73 Jahren über 15 Jahre beobachtet.

Zunehmend als bedeutsam für die Krebsentstehung wird der Alkoholkonsum angesehen. Selbst die als sozial verträglich geltende geringe Menge von regelmäßig 10 g Alkohol pro Tag erhöht das Risiko für Mund-, Rachen-, Speiseröhren-, Kehlkopf-, Dickdarm-, Bauchspeicheldrüsen oder Brustkrebs (▶ Kap. 6).

2012 wurde die „Studie zur Gesundheit Erwachsener in Deutschland" veröffentlicht. Es fand sich die weitere Zunahme Adipöser. Bei den Männern sind 23,3 % und bei den Frauen 23,9 % adipös. Die US-amerikanischen Epidemiologen Doll und Peto haben bereits 1982 Zahlen zusammengestellt (s. ◘ Tab. 11.1). Obwohl die Zahlen älteren Datums sind und der Einfluss von Ernährungseinflüssen inzwischen von 35 auf 30 % gesenkt wurde, werden sie auch heute noch viel zitiert und sind weiterhin gültig. Allein durch den Wegfall des Tabakrauchens ließen sich 90 % aller Lungenkrebs- oder 20 % aller Krebstodesfälle vermeiden. Weitere 20 % aller Krebstodesfälle ließen sich durch eine gesunde Ernährung, Meiden von Übergewicht und einen mäßigen Umgang mit Alkohol verhindern. Die Tendenz ist für einzelne Bereiche ungünstig.

11.6 Krebs und Sterblichkeit bei reichlichem Fleisch- und Wurstverzehr

„Die Wurst wird die Zigarette der Zukunft", so Christian Rauffus, Chef des Wurstherstellers Rügenwalder Mühle im April 2015. Fleisch ist Lieferant von biologisch hochwertigem Eiweiß, von Eisen mit guter Bioverfügbarkeit, Zink sowie der Vitamine B1, B6 und B12. Aber es gibt auch negative Aspekte.

2014 wurde von Wissenschaftlern des National Institute of Health der USA eine Studie publiziert, in der knapp 38.000 Männer über 22 Jahre und mehr als 83.600 Frauen über 28 Jahre alle vier Jahre Auskunft über ihre Ernährungsgewohnheiten gaben. Ein täglicher Konsum von rotem Fleisch (◘ Abb. 11.1) erhöhte das Risiko, innerhalb eines Zeitraums von 30 Jahren zu sterben, um bis zu 12 %. Regelmäßiger Verzehr von industriell verarbeitetem Fleisch wie Aufschnitt und Würstchen (◘ Abb. 11.2) erhöhte das Risiko sogar um 20 %. Das erhöhte Risiko wird durch krebserregende Substanzen erklärt, die beim Herstellungsprozess entstehen. Kleine Veränderungen der Essge-

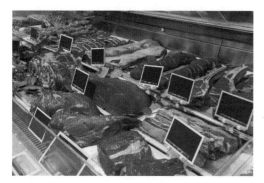

◘ **Abb. 11.1** Rotes Fleisch: Dem roten Fleisch von Schlachttieren (Rind, Kalb, Schwein, Lamm, Hammel) werden zunehmend negative Eigenschaften nachgesagt. Dagegen wird der Verzehr von weißem Fleisch (Geflügel, Fisch) ernährungsphysiologisch als günstig angesehen. (© wsfurlan/Getty Images/iStock)

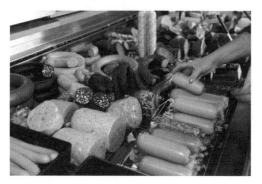

◘ **Abb. 11.2** Wurst: Die Wurst ist die „Zigarette der Zukunft", so der Chef der renommierten Wurstfabrik Rügenwalder Mühle im Jahr 2015. Die WHO stellte den Wurstverzehr zunächst auf eine Stufe mit dem Tabakrauchen, zog diese Äußerung aber wieder zurück. Ein regelmäßiger Verzehr von verarbeitetem Fleisch hatte in Langzeitstudien wiederholt erhöhte Sterblichkeitsraten gezeigt. (© Kenny10/Getty Images/iStock)

wohnheiten konnten die Risiken aber wieder senken. Wer statt einer Portion rotem Fleisch Fisch, Geflügel, Nüsse, Hülsenfrüchte, Milchprodukte oder Getreideprodukte verzehrte, senkte das Risiko. Der regelmäßige Verzehr von Nüssen als Ersatz für eine Portion von rotem Fleisch reduzierte das Sterberisiko um 19 %, Vollkornprodukte oder Geflügel senkten es um 14 % und Fisch um 7 %.

2019 wurden aus der Nurses Health Study und der Health Professional Study ähnliche Ergebnisse mitgeteilt. Eine Änderung des Fleischverzehrs führte zu Änderungen des Sterblichkeitsrisikos. In die Studie flossen Ergebnisse von 53.553 Frauen und 27.916 Männern, die zu Studienbeginn ohne kardiovaskuläre oder Krebserkrankungen waren, ein. Rein rechnerisch kam es in 1,2 Millionen Personenjahren zu 14.019 Todesfällen im Follow-up. Verzehrte man pro Tag über acht Jahre eine halbe Portion rotes Fleisch mehr als üblich, führte dies in den folgenden acht Jahren zu einem um 10 % erhöhten Sterblichkeitsrisiko. Pro Tag eine halbe Portion verarbeitetes oder unverarbeitetes Fleisch mehr erhöhte das Sterblichkeitsrisiko in den folgenden acht Jahren um 13 %. Eine Reduktion Verzehrs von verarbeitetem und unverarbeitetem Fleisch führte aber nicht zu einer Reduktion der Sterblichkeit.

Verzehrten Studienteilnehmer täglich knapp 250 g rotes Fleisch, so erhöhte sich im Vergleich zu denen, die nicht mehr als 150 g rotes Fleisch pro Woche verzehrten, das Risiko, durch Krebs zu versterben, um 22 %. Das Risiko, infolge einer koronaren Herzerkrankung zu versterben, stieg um 27 %. Bei Frauen stieg das Risiko des Krebstodes bei 250 g rotem Fleisch pro Tag um 20 % und das Risiko eines tödlichen Infarkts oder Schlaganfalls sogar um 50 %. Diejenigen, die am meisten rotes Fleisch aßen, hatten das höchste Sterberisiko. Unter den 20 % mit den niedrigsten Verzehrmengen kam es bei Männern zu 11 % und bei Frauen 16 % weniger Todesfällen. Dies galt auch dann, wenn andere Risiken, wie Rauchen, Übergewicht und Bewegungsmangel, mitberücksichtigt wurden. Wurde vorzugsweise Fisch, Huhn, Pute und Aufschnitt aus weißem Fleisch verzehrt, beobachtete man ebenfalls ein geringeres Sterberisiko.

Eine interessante Hypothese zum Zusammenhang von Fleischverzehr und Karzinomentstehung wird vom Nobelpreisträger Prof. Harald zur Hausen vertreten. Die Inzidenzrate für das Kolonkarzinom liegt in der westlichen Welt bei 20–30 %. Die Häufigkeit in Indien und der Mongolei ist extrem niedrig. In Indien isst man kaum Rindfleisch oder anderes rotes Fleisch. In der Mongolei dagegen verzehrt man überwiegend das Fleisch von Zebu-Rindern. Das Zebu-Rind ist nicht mit dem europäischen Rind verwandt. Zur Hausen geht davon aus, dass europäische Rinder mit einer bestimmten Art von Viren befallen sind, die sich im Rind nicht vermehren können. Unter bestimmten Bedingungen könnten sie aber in der Lage sein, Krebs auszulösen. Seine Forschungsergebnisse weisen auf sogenannte thermoresistente Viren hin, die in rotem Fleisch enthalten sind. Beim Braten von Fleisch entstehen demnach heterozyklische Amine. In Verbindung mit den Viren könnten sie einen chronischen Entzündungsprozess unterhalten. Beide Faktoren könnten einen synergistischen Effekt bedingen, der schließlich zum Dickdarmkrebs führt.

In Deutschland ist der Fleischverzehr in den letzten Jahren nahezu stabil geblieben. In Untersuchungen aus dem Jahr 2014 fand sich ein Fleischverzehr von 60,3 kg/Jahr. Auch in den folgenden Jahren bis einschließlich 2017 blieb er mit ca. 60 kg/Jahr unverändert hoch. Es wurden pro Person pro Jahr 39,6 kg Schweinefleisch, 11,5 kg Geflügel und 8,4 kg Rind- und Kalbfleisch gegessen. Die insgesamt verarbeiteten Fleischmengen liegen höher. Im Vergleich mit 19 EU-Ländern lag Deutschland im Fleischverzehr auf Platz 10, Spitzenreiter war Zypern mit einer Produktion von 137 kg pro Kopf.

Für Deutschland errechnet sich ein wöchentlicher Fleischverzehr von ca. 1,2 kg pro Kopf. Mit diesen statistischen Berechnungen werden vom Säugling bis zum Greis alle Teile der Bevölkerung erfasst. Weite Bevölkerungsteile verzehren letztlich ungleich mehr, als es der Gesundheit zuträglich wäre. Von den Fachgesellschaften wird ein Verzehr von 300–600 g pro Woche empfohlen.

Die Wurstindustrie stellt inzwischen ihre Produktpalette auf vegetarische Produkte um, z. B. auf vegetarische Aufschnittwurst, vegetarische Frikadellen, Schnitzel aus Soja. Der Wursthersteller Rügenwalder Mühle beabsichtigt, 30 % seines Umsatzes mit vegetarischen Produkten zu erreichen. Letztlich werden hier eine Reihe von Arbeitsschritten erforderlich, und es muss offenbleiben, ob das Endprodukt ernährungsphysiologisch besser ist als Fleisch.

können. Somit haben wir eine Chance, unser individuelles Krebsrisiko zu reduzieren.

Fazit

Bei der Entstehung von Krebserkrankungen handelt es sich um ein vielfältiges Geschehen. Nach wie vor sieht man im Tabakrauchen die Ursache für ca. ein Drittel aller Krebserkrankungen. Der Alkoholkonsum ist bei einem Großteil der Bevölkerung zu hoch. Dabei erhöhen bereits geringe regelmäßig zugeführte Mengen das Karzinomrisiko. Mehr als 20 % in Deutschland sind krankhaft übergewichtig. US-amerikanischen Berechnungen von 2015 zufolge sind 50 % aller Krebserkrankungen durch exogene Faktoren bedingt. Neu sind Untersuchungsergebnisse, in denen ein Zusammenhang zwischen vermehrter Krebssterblichkeit und einem erhöhten Fleisch- und Wurstverzehr mitgeteilt wird. Es sind letztlich mehrheitlich Faktoren, die wir beeinflussen können. Somit haben wir eine Chance, unser individuelles Krebsrisiko zu reduzieren.

11.7 Lebensstil

Es sind stets mehrere Faktoren, die das Karzinomrisiko beeinflussen. 2014 publizierte Daten der EPIC-Studie, an der über 347.000 Personen teilnahmen, ergaben, dass sich das Risiko für Dickdarmkrebs um bis zu 37 % senken ließe. Fünf Faktoren seien die wesentliche Voraussetzung:

- normales Körpergewicht,
- nicht rauchen,
- nur mäßig Alkohol trinken,
- ausreichende körperliche Aktivität,
- gesunde Ernährung.

Wies man zwei positive Lebensstilmerkmale auf, so sank das Risiko um 13 %, bei drei um 21 %, bei vier um 34 % und bei allen fünf Merkmalen um 37 %.

Die 2010 veröffentlichte dänische „Diet Cancer Cohort Study" mit 55.000 Teilnehmern im Alter von 50 bis 64 Jahren kommt zu ähnlichen Ergebnissen. Angestrebt wurde, dass man pro Tag mindestens 600 g Obst und Gemüse und pro Woche weniger als 500 g rotes Fleisch aß. Es sollten weniger als 30 Energie-Prozent als Fett verzehrt werden. Ferner: Rauchverzicht, Frauen höchstens sieben Drinks Alkohol pro Woche, Männer 14 Drinks, Taillenumfang bei Frauen nicht über 88 cm, bei Männern 102 cm. 5000 Probanden erfüllten alle Kriterien. Unter ihnen erkrankten 0,5 % an Dickdarmkrebs, unter den weniger gesund Lebenden 1,5 %. Selbst geringe Verbesserungen der Lebensweise hatten einen positiven Einfluss. Wurde eines der Kriterien eingehalten, sank das Erkrankungsrisiko um 11 %. Bei Einhalten aller Kriterien hätte sich ein Viertel aller Erkrankungen vermeiden lassen. Insgesamt erkrankten 678 Personen innerhalb von zehn Jahren an Dickdarmkrebs.

Auch unter einer der mediterranen Kost ähnlichen Ernährung, der DASH-Kost (DASH, dietary approach to stop hypertension) wurde ein ähnliches Resultat gesehen. Die Beobachtung wurde über mehr

als 20 Jahre in der Nurses Health Study und der Health Professional Follow-up Study mit insgesamt über 130.000 Teilnehmern durchgeführt.

Obwohl nahezu identische Ergebnisse mitgeteilt wurden, sorgte eine 2016 in der Fachzeitschrift JAMA erschienene Publikation für reichliche Diskussionen. Die Studie beinhaltete Analysen aus zwei Kohorten der Nurses Health Study (NHS). Seit 1976 wurden ca. 121.000 Krankenpflegerinnen und seit 1986 ca. 52.000 männliche Beschäftigte im Gesundheitswesen beobachtet. In beiden Gruppen erfasste man regelmäßig Lebensgewohnheiten und Gesundheitszustand der Teilnehmer. Als gesunder Lebensstil galten bestimmte Merkmale.

Kriterien eines gesunden Lebensstils

- Kein Nikotinabusus bzw. <5 Pack Years in der Vergangenheit (Pack Year: Anzahl Packungsjahre = [pro Tag gerauchte Zigarettenpackungen] × [Anzahl Raucherjahre])
- Kein oder nur moderater Alkoholabusus (Frauen ≤1 alkoholisches Getränk pro Tag, Männer ≤2 alkoholische Getränke pro Tag)
- Body-Mass-Index ≥18,5 kg/m^2 und <27,5 kg/m^2
- Wöchentliche körperliche Aktivität mit hoher Intensität ≥75 Minuten oder mit moderater Intensität ≥150 Minuten

---

Wurden alle vier Kriterien erfüllt, so zählte man zur Niedrigrisikogruppe – wurde mindestens ein Kriterium nicht erfüllt, zählte man zur Hochrisikogruppe. Primärer Endpunkt der Studie war die Diagnose eines Karzinoms. Bei Männern bedingte ein gesunder Lebensstil eine Risikoreduktion um 25 %, für Frauen um 33 %. Die durch Karzinome bedingten Todesraten sanken sogar noch ausgeprägter: Frauen 48 %, Männer 33 %. Letztlich zeigen auch diese

Studienergebnisse: Ein großer Teil der karzinombedingten Todesfälle lässt sich durch einfache Lebensstiländerungen vermeiden.

11.8 Kann die Stammzellenforschung zum reduzierten Konsum von rotem Fleisch beitragen?

Ein hoher Fleischverzehr wird mit einer reduzierten Lebenserwartung in Zusammenhang gebracht. Wissenschaftliche Ergebnisse der Universität Maastricht ließen 2013 aufhorchen. Es klingt und liest sich futuristisch, aber die Stammzellforschung könnte in ferner Zukunft zur Reduktion des Fleischverzehrs von Schlachttieren beitragen. Es war gelungen, aus Zellen eines Rindernackens mittels Stammzellzucht ein Steak herzustellen. Die Produktionskosten wurden mit 200.000 € angegeben. Offen ist, ob Verbraucher diese Form eines Steaks eines Tages auch akzeptieren. Unklar ist auch, ob dieses Fleisch gesünder als das Fleisch von Schlachttieren ist oder ob es sich hier letztlich doch um rotes Fleisch mit allen resultierenden Nachteilen handelt.

Fazit

Würden die Erkenntnisse aus Studien umgesetzt und der Fleisch- und Wurstverzehr drastisch gesenkt, so ließen sich immense Einsparungen im Gesundheitssystem erwarten. Der Einfluss der Ernährung an der Krebsentstehung wird mit 30 % angegeben. Hierzu gehören neben dem Tabakrauchen und dem zu hohen Alkoholkonsum vor allem die Folgen der Fehl- und Überernährung. Es sind Faktoren, die unser Leben verkürzen, aber die wir auch verändern können.

Weiterführende Literatur

Aleksandrova K, Kischon T, Jenab M (2014) Combined impact of healthy lifestyle factors on colorectal cancer: a large european cohort study. BMC Medicine 12:168

Brandenburger S, Biringer M (2014) Milliardenumsätze mit „Health Claims". Ernähr Umsch 61:M442–M444

Doll R, Peto R (1981) The causes of cancer: quantitative estimates of avoidable risks of cancer in the United States today. J Natl Cancer Inst 66:1191–1308

Fung TT, Hu FB, Wu K et al (2010) The mediterranean and dietary approaches to stop hypertension (DASH) diets and colorectal cancer. Am J Clin Nutr 92:1429–1435

Kirkegaard H et al (2010) Association of adherence to lifestyle recommendations and risk of colorectal cancer: a prospective Danish cohort study. BMJ 341:c5504

Lakoski SG et al (2015) Midlife cardiorespiratory fitness, incident cancer, and survival after cancer in men. The Cooper Center Longitudinal study. JAMA Oncol 1(2):231–237

Ley SH, Sun Q, Willett WC et al (2014) Associations between red meat intake and biomarkers of inflammation and glucose metabolism in women. Am J Clin Nutr 99(2):352–360

Möller D (2000) Luftverschmutzung und ihre Ursachen: Vergangenheit und Zukunft. VDI Ber 1575:119–138

Rabast U (1992) Ernährungseinflüsse in der Entstehung und Prävention von Tumorerkrankungen. Akt Ernähr-Med 17:215–222

Song M et al (2016) Preventable incidence and mortality of carcinoma associated with lifestyle factors among white adults in the United States. JAMA Oncol 2:1154–1161

Zheng Y, Li Y, Satija A et al (2019) Association of changes in red meat consumption with total and cause specific mortality among US women and men: two prospective cohort studies. BMJ 2019:365. https://doi.org/10.1136/bmj.l2110. (Published 12 June 2019)Cite this as: BMJ 2019;365:l2110

Internetadressen

Verordnung (EU) Nr. 432/2012 der Kommission – Liste zulässiger gesundheitsbezogener Lebensmittel. eur-lex.europa.eu/legal-content

www.krebsdaten.de. Zugegriffen am 30.08.2017

11

Wechselwirkungen von Nahrungsmitteln mit Arzneimitteln

Inhaltsverzeichnis

© Springer-Verlag GmbH Deutschland, ein Teil von Springer Nature 2022
U. Rabast, *Gesunde Ernährung, gesunder Lebensstil*, https://doi.org/10.1007/978-3-662-65230-5_12

„Fragen Sie Ihren Arzt oder Apotheker."
Diesen Slogan kennt jeder. Doch die geschätzten 5000 Arzneimittelwechsel-
wirkungen hat weder der Arzt noch der
Apotheker im Kopf. Braucht er auch nicht.
Jeder Beipackzettel weist auf bekannte
Wechsel- und Nebenwirkungen hin. Er-
forderlichenfalls kann sich der Arzt oder
Apotheker an die wissenschaftliche Ab-
teilung der Herstellerfirma wenden und so
Näheres erfahren. Oftmals dauert es aber
Jahrzehnte, bis von einem auf dem Markt
befindlichen Arzneimittel alle Nebenwirkungen bekannt werden. Dies erklärt,
weswegen trotz gründlicher Testung und
komplizierter Zulassungsverfahren Arzneimittel manchmal erst nach mehreren Jahren
aufgrund von Nebenwirkungen vom Markt
genommen werden. Manche über Jahrzehnte im Handel befindlichen „Ur-
alt-Arzneimittel" würden heute wahrscheinlich gar nicht in den Handel gelangen, da in
den Testphasen gravierende Nebenwirkungen registriert würden. Ein klassisches Beispiel ist die segensreich wirkende
und häufig eingesetzte Azetylsalizylsäure.
Bei einer umfangreichen Testung wäre die
heute genutzte Hauptwirkung, die Verbesserung der Fließeigenschaft des Blutes,
sicher als schwere Nebenwirkung auf-
gefallen.

Es gibt nicht nur Arzneimittelneben-
wirkungen, sondern eine Reihe von Wechselwirkungen mit Nahrungsmitteln. Die meisten sind für den Patienten zwar nicht akut
bedrohlich, sollten bei der Medikamenten-
einnahme aber beachtet werden.

Manche Lebensmittel können die Wirkung von Arzneimitteln hemmen, manche
verstärken. Die wesentlichen Nahrungs-
mittelinhaltsstoffe oder Lebensmittel, die zu
Wechselwirkungen führen können, sind:

- Zitrate,
- Grapefruitsaft,
- koffein- und gerbstoffhaltige Getränke,
- Lakritze,
- Milch und Milchprodukte,
- tyraminhaltige Lebensmittel,
- Vitamin-K-haltige Lebensmittel.

12.1 Zitrate

Zitrate sind als Salze der Zitronensäure enthalten in Limonaden, Obstsäften, Wein,
aber auch in Brausetabletten. Werden
Magenmittel gegen Sodbrennen, sogenannte
Antazida eingenommen, so können in ihnen
Aluminiumsalze als Wirkstoff enthalten
sein. Werden sie zusammen mit den genannten Getränken eingenommen, können
im Extremfall Verwirrtheitszustände,
Krampfanfälle und eine Blutarmut auftreten.

12.2 Grapefruitsaft

Inhaltsstoffe des Grapefruitsaftes
(◻ Abb. 12.1) hemmen ein Enzym
(Cytochrom-3A4-Enzym) in der Leber und
der Darmwand. Bestimmte Medikamente
werden dadurch im Körper verzögert abgebaut, und ihre Wirkung verstärkt sich.

Wechselwirkungen sind bekannt geworden bei folgenden Kombinationen:

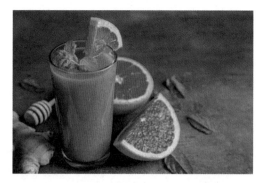

◻ **Abb. 12.1** Grapefruit: Die Grapefruit enthält wenige Kalorien, aber viele Vitamine. Sie soll bei Übergewicht hilfreich sein und den Cholesterolspiegel senken. In Kombination mit einigen Medikamenten (u. a.
Kalziumantagonisten) kann der Saft aber gefährlich
sein. (© NoirChocolate/Getty Images/iStock)

Wechselwirkungen von Grapefruit und Medikamenten

- Grapefruit und Schlafmittel: rauschähnlicher Zustand
- Grapefruit und Antiallergika (vor allem Terfenadin): Herzrhythmusstörungen
- Grapefruit und blutdrucksenkende Mitteln: erhebliche Herabsetzung des Blutdrucks
- Grapefruit und Arzneien, die die Blutfettwerte senken (Statine): Wirkung wird verstärkt; es können Muskelschwäche und -schmerzen auftreten.

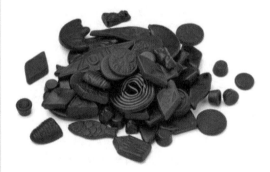

☐ **Abb. 12.2** Lakritze: Wurzelextrakt des echten Süßholzes. Es wird auch als „Bärendreck" bezeichnet. Reichlich verzehrt kann es zu Bluthochdruck, Herzrhythmusstörungen und Wassereinlagerungen führen. Es soll die Potenz negativ beeinflussen. Entzug bessert die Situation. (© PicturePartners/Getty Images/iStock)

12.3 Koffein

Koffein ist in Kaffee, Schwarz-, Grün- oder Matetee und in Cola enthalten. Einige Arzneimittel verzögern den Abbau von Koffein im Organismus und können so die Koffeinwirkung verstärken. Zeichen der Koffeinüberdosierung wie Herzrasen, Schlaflosigkeit und Unruhe können die Folge sein.

Deshalb sollten folgende Arzneimittel nicht mit koffeinhaltigen Getränken eingenommen werden:

- Schlafmittel,
- Schmerzmittel,
- Theophyllin (wird häufig in der Asthmatherapie eingesetzt).

12.4 Lakritze

Ein übermäßiger Lakritzeverzehr findet sich relativ häufig bei Jugendlichen. Wird Lakritze (☐ Abb. 12.2) gleichzeitig mit wassertreibenden Medikamenten (Diuretika) verzehrt, kann mit dem Urin vermehrt Kalium ausgeschieden werden. Muskelschwäche, Schläfrigkeit und Bluthochdruck können die Folge sein. Mehr als 50 g Lakritze pro Tag, enthalten in drei Schnecken, sollten

nicht verzehrt werden. Übermäßiger Lakritzeverzehr kann zu Wassereinlagerungen im Körper führen (Ödembildung).

12.5 Milch und Milchprodukte

Die zeitgleiche Einnahme von Antibiotika und Milch oder Milchprodukten kann die Wirkung von Antibiotika abschwächen oder zum Wirkverlust führen. Ursächlich ist das in der Milch enthaltene Kalzium. Es kann das Antibiotikum (z. B. Tetracyclin) im Darm binden. Die Verbindungen sind stabil und können nicht mehr gespalten werden. Das Arzneimittel wird deshalb, ohne dass es wirksam wurde, wieder ausgeschieden.

Bei einer Reihe weiterer Medikamente kann es zu Wechselwirkungen mit Milchprodukten kommen:

Wechselwirkungen von Milchprodukten mit Medikamenten

- Fluoride (Mittel zum Knochenaufbau) bilden mit dem Kalzium der Milch schwerlösliche Salze. Die Fluoraufnahme aus dem Magen-Darm-Trakt wird vermindert.

- Fluortabletten für die Zähne: Das Kalzium der Milch belegt die Zähne und blockiert so die Fluoraufnahme.
- Bisphosphonate (Mittel gegen Osteoporose): Hemmung der Knochen abbauenden Zellen (Osteoklasten) und damit des Knochenabbaus.

12.6 Tyraminhaltige Lebensmittel

Tyramin ist eine in pflanzlichen und tierischen Lebensmitteln enthaltene Eiweißsubstanz. Die Substanz entwickelt sich in längere Zeit gelagerten, proteinhaltigen Nahrungsmitteln. Hierzu gehören z. B. Käse, Salami, Bohnen, Hefe, Bierhefe, Joghurt und Salzhering.

Werden nun Monoaminoxidase-Hemmer (MAO-Hemmer) als zur Behandlung von Depressionen und der Parkinson-Krankheit eingesetzte Arzneimittel mit tyraminhaltigen Nahrungsmitteln eingenommen, kann der Blutdruck dramatisch ansteigen und es kann zu Hirnblutungen kommen. Die gleichzeitige Einnahme ist deshalb unbedingt zu vermeiden.

12.7 Vitamin-K-haltige Lebensmittel

Vitamin K ist wichtig für die natürliche Blutgerinnung. Es findet sich vor allem in grünem Gemüse (Brokkoli, Kopf- und Feldsalat, Rosenkohl, Spargel, Spinat, Erbsen, Bohnen) sowie in Eiern.

Es wurde immer wieder diskutiert, dass diese Nahrungsmittel nicht oder nur in geringen Mengen mit Arzneimitteln, die zur Blutverdünnung eingesetzt werden (Vitamin-K-Antagonisten), verzehrt werden sollten. Dies hat sich bei experimenteller Überprüfung, bei der große Mengen an grünblättrigem Gemüse verzehrt wurden, nicht bestätigt. Der Patient unter einer derartigen Medikation braucht nicht auf den Verzehr von Gemüse zu verzichten.

Praktischer Tipp

Medikamente sollten grundsätzlich mit Wasser und nicht mit Milch, Fruchtsäften (z. B. Grapefruitsaft) oder Alkohol eingenommen werden. Ein großes Glas Leitungswasser ist am besten geeignet. Bei einer Reihe von Medikamenten wird empfohlen, auf jeglichen Alkoholkonsum zu verzichten. Im Einzelfall sollte man zur Information die Packungsbeilage oder den Arzt oder Apotheker zu Rate ziehen. Gleiches gilt, wenn es um die Frage des Einnahmezeitpunktes geht (zum, vor oder nach dem Essen).

Weiterführende Literatur

Deutsche Gesellschaft für Ernährung – Merkblatt Vitamin K und Therapie mit Antikoagulantien

Internetadresse

Stada Arzneimittel AG: Stada Service. Infos für Fachkreise

Unter- und Mangelernährung

Inhaltsverzeichnis

© Springer-Verlag GmbH Deutschland, ein Teil von Springer Nature 2022
U. Rabast, *Gesunde Ernährung, gesunder Lebensstil*, https://doi.org/10.1007/978-3-662-65230-5_13

» Wenn wir jedem die richtige Menge an Energie und körperlicher Aktivität zukommen lassen könnten, nicht zu wenig und nicht zu viel, dann wäre dies der sicherste Weg, gesund zu bleiben.
(Hippokrates)

Während in der westlichen Welt mit Überernährung verbundene Erkrankungen die Haupttodesursachen sind, sind es in der Dritten Welt der Mangel an Nahrung und die mit ihm verbundene Mangel- und Unterernährung (Abb. 13.1). Obwohl von 2012 bis 2014 weltweit die Zahl Unterernährter von 19 auf 11 % gesunken ist, leidet immer noch jeder Neunte unter Hunger – das sind 805 Millionen Menschen. Neben Infektionskrankheiten ist die Unterernährung die häufigste Todesursache.

Eine Mangelernährung liegt vor, wenn die zugeführte Nahrung mengenmäßig unzureichend ist oder in ihrer Zusammensetzung, Art und Menge die wesentlichen (essenziellen) Nährstoffe nicht enthält.

Bei einer Fehlernährung kann auch die Überzufuhr bestimmter Nährstoffe zu Schäden führen. Beispiele sind die zu hohe Zufuhr an Energie, die zwangsläufig zur Adipositas führt, oder eine übermäßig hohe Vitamin- oder Alkoholzufuhr.

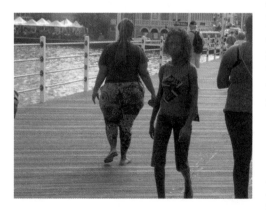

 Abb. 13.1 Curacao: Magerkeit und Adipositas auf einem Bild

13.1 Diagnose

Die Diagnose ist bei einer Unterernährung einfach zu stellen. Häufig reicht der klinische Blick. Waage, Maßband und die Berechnung des BMI, der sich heute durchgesetzt hat, reichen zur Erhebung objektiver Parameter aus.

13.2 Definition

13.2.1 Body-Mass-Index (BMI)

Der BMI beschreibt den Quotienten aus Köpergewicht (kg) und Körperlänge im Quadrat (m^2).

> **BMI-Einteilung**
> - BMI < 18,5 kg/m^2: Untergewicht
> - BMI von 18,5–25 kg/m^2: Normgewicht
> - BMI von 25–30 kg/m^2: Übergewicht
> - BMI ab 30 kg/m^2: Adipositas
> - BMI ab 40 kg/m^2: schwere oder morbide Adipositas

13.3 Untergewicht

Ein Untergewicht wird angenommen, wenn der Body-Mass-Index (BMI) unter 18,5 kg/m^2 liegt. Findet sich ein BMI zwischen 18 und 19,9 kg/m^2, so gilt man als dünn. Die extremste Form des Untergewichts, die Kachexie, liegt bei einem BMI unter 15 kg/m^2 vor.

13.3.1 Untergewicht in den Industrienationen

Das aus der Mangelernährung resultierende Untergewicht findet sich auch in den Industrienationen. Hier sind es vor allem die

Folgen von konsumierenden Erkrankungen wie Krebserkrankungen oder schweren Infektionskrankheiten. Alten Menschen ist es häufig infolge des Alters und des Fehlens sozialer Kontakte nicht mehr möglich, sich ausreichend Nahrungsmittel zu beschaffen. Mangelversorgung und Untergewicht sind dann die zwangsläufige Folge.

13.3.2 Models und Anorexia nervosa

Bei jungen Menschen, vor allem bei pubertierenden Mädchen, findet man gelegentlich einen regelrechten Schlankheitswahn. Von Models wird meist ein BMI von unter 20 kg/m² erwartet. Sie galten bislang in ihrer Branche selbst bei einem BMI von 20 kg/m² als „zu fett" und chancenlos. Die Vorbildfunktion der Models motiviert junge Mädchen zur Gewichtsabnahme. Übertreibungen können zum Abgleiten in ein schweres Krankheitsbild, die Anorexia nervosa, führen (◨ Abb. 13.2). Die auch als nervöse Magersucht oder Pubertäts-Magersucht bezeichnete Krankheit kann bei Erreichen einer kritischen Gewichtsgrenze zum Tod führen.

Die Problematik ist inzwischen auch von offizieller Seite erkannt worden. Man steuert dem magersüchtigen Model-Image entgegen und will auch bei Wettbewerben einen unteren Grenzwert für den BMI festlegen. Die Welt der Models wird von Modedesignern dominiert. Die Mehrzahl unter ihnen ist homosexuell. Dies ist keine Wertung, aber möglicherweise haben sie im Vergleich zum heterosexuellen Mann andere Vorstellungen von einer attraktiven weiblichen Figur.

13.3.3 Folgen extremer Gewichtsabnahme

Bei jeder Gewichtsabnahme baut unser Organismus zunächst Eiweiß ab. Wird eine gewisse Menge an biologisch hochwertigem

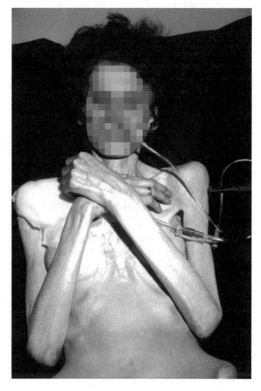

◨ **Abb. 13.2** Extreme Form einer Anorexia nervosa (Pubertätsmagersucht): Mit einem Gewicht von 23 kg war diese Patientin lebensbedrohlich krank

Eiweiß (Protein) zugeführt, ist dies unproblematisch. Ist dies nicht der Fall, wird in größerem Umfang körpereigenes Eiweiß, so z. B. Skelettmuskulatur, abgebaut. Schreitet der Gewichtsverlust fort, verliert der Organismus auch Strukturproteine, die im Herzen, in der Leber, den Nieren und den Verdauungsorganen vorkommen. Im Endstadium kommt es zu profusen Durchfällen, die als schlechtes Zeichen gelten. Infolge des Abbaus von Herzmuskelproteinen können lebensbedrohliche, teils tödlich verlaufende Herzrhythmusstörungen auftreten.

Die gefährliche Nebenwirkung kann auch als Komplikation bei ausgedehntem Fasten auftreten. Auch längeres Fasten mit biologisch minderwertigem Eiweiß kann zu den gleichen Problemen führen. Aus den USA wurden in den 1980er-Jahren mehr als

30 Todesfälle durch eine Flüssigdiät mit minderwertigem Protein mitgeteilt. In neueren Untersuchungen konnte bei Patienten mit Anorexia nervosa auch eine Abnahme der grauen Hirnsubstanz beobachtet werden, die nach erneuter Gewichtszunahme wieder aufgebaut wurde. Es handelte sich um magnetresonanztomografische Untersuchungen mit einer Genauigkeit im Submillimeter-Bereich.

Eine Sonderform des Untergewichts stellt die Anorexia athletica dar. Ziel der Betroffenen ist es, ein möglichst geringes Gewicht auf die Wage zu bringen, um die sportliche Leistung zu verbessern (Skispringer) oder in eine niedrigere Gewichtsklasse eingeordnet zu werden (Boxer, Bodenturner). Nach Beendigung des Leistungssports wird meist wieder ein normales Körpergewicht angestrebt und auch erreicht. Auf die zahlreichen weiteren in unserer Gesellschaft möglichen Ursachen des Untergewichts soll nicht eingegangen werden.

13.3.4 Untergewicht in der Dritten Welt

Vor allem in den ärmeren Regionen der Dritten Welt ist Untergewicht infolge von Unterernährung häufig zu finden. Teilweise schätzt man, dass als Folge der Unterernährung in einer Reihe von Ländern pro Jahr zwischen 20.000 und 100.000 Todesfälle auftreten.

13.3.5 Untergewicht und Mangelernährung bei alten Menschen

Untergewicht und Mangelernährung findet sich bei uns vor allem in Pflegeeinrichtungen und Altenheimen. Etwa 60 % der Bewohner sind von einer Mangelernährung betroffen oder durch sie gefährdet. Letztlich wird dadurch die Infektanfälligkeit erhöht, und es kann zu einer deutlichen Reduktion der Lebenserwartung kommen.

13.4 Mangelernährung bei Adipositas – gibt es das?

Mangelernährung bedeutet zunächst einen Mangel an Kalorien und einen Mangel in der Eiweißversorgung (sog. Protein-Energie-Malnutrition). Auf die Idee, ein Adipöser könnte mangelernährt sein, kommt man nicht von vorneherein. Man kann aber durchaus zu viel an Energie zuführen und unter Mangelzuständen leiden. Werden energiedichte, aber qualitativ minderwertige Nahrungsmittel verzehrt, bleibt der Mangel an Mikronährstoffen, wie Vitaminen und Spurenelementen, nicht aus. Meist werden bei diesen Ernährungsformen Fette mit einem ungünstigen Fettsäuremuster zugeführt. Es werden unzureichend einfach ungesättigte und Fischölfettsäuren aufgenommen. Der Verzehr von Fett mit überwiegend gesättigten Fettsäuren überwiegt. Bei den Kohlenhydraten dominieren die raffinierten, rasch resorbierbaren Kohlenhydrate, mit denen weder zusätzliche Nährstoffe noch Ballaststoffe zugeführt werden.

Wiederholt konnte man auch bei Adipösen Vitamin-D- und Eisen-Mangelzustände beobachten. Bei 264 Fabrikarbeitern fand man 42 % Übergewichtige und Adipöse. Dennoch waren die Serumkonzentrationen für Zink, Vitamin A, B1 und Kalzium vor allem bei jungen Frauen vermindert. In einer schwedischen Studie fand man übergewichtige, aber mangelernährte Kinder. Die westlich-industriell geprägte Form der Ernährung mit der reichlichen Zufuhr von „Junk Food" führte auch hier zu einer verminderten Aufnahme von Vitamin D, Eisen und Kalzium. Gerade bei adipösen Kindern fand man eine 2- bis 3-fach erhöhte Wahrscheinlichkeit für einen Eisenmangel. Da zudem unzureichend

Vitamin C (Obst, Gemüse) aufgenommen wurde, war auch die Eisenresorption unzureichend. Je mehr Soft Drinks und damit Zucker zugeführt wurde, umso höher war der BMI. Führten adipöse Amerikaner reichlich Zucker zu, so erreichten sie nicht die empfohlenen Zufuhrmengen für die Vitamine A, C, E, D, Magnesium, Kalium und Selen.

Obwohl Vitamin-Mangelzustände in den westlichen Industrienationen selten sind, empfiehlt man Risikopatienten, aber nur diesen, entsprechend zu substituieren. In den USA ist man bemüht, das Problem der Vitamin-Mangelversorgung bei ärmeren Bevölkerungsschichten mit dem National School Lunch Program zu lösen. Die Schulmahlzeiten für Kinder und Jugendliche werden mit bestimmten Nährstoffen angereichert. Arme Bevölkerungsteile sollen auch Gutscheine für den Bezug von Lebensmitteln erhalten. Das Ergebnis der Maßnahmen ist nicht zufriedenstellend. Nicht in allen Haushalten wurde die Ernährungsweise dadurch gesünder.

13.5 Wie kann man bei Untergewicht zunehmen?

Untergewicht mit einem BMI unter 18,5 kg/m^2 kann ein ernstes, das Leben verkürzendes und die Lebensqualität beeinträchtigendes Problem sein. Ein nicht alltäglicher Fallbericht soll beispielhaft das mögliche therapeutische Vorgehen bei vorliegendem Untergewicht schildern. Die gegebenen Empfehlungen können analog bei den meisten Formen des Untergewichtes, gegebenenfalls in Absprache mit einem mit der Ernährungsmedizin vertrauten Arzt, Anwendung finden:

Ein Kollege mittleren Alters hat nach einer kompletten Magenentfernung wegen eines bösartigen Tumors erheblich abgenommen, fühlt sich abgeschlagen und berichtet über die Unverträglichkeit von zahlreichen Nahrungsmitteln. Klinisch ist der Arzt in einem schlechten Allgemein- und Ernährungszustand. Er ist mit einem Körpergewicht von 46 kg bei einer Körperlänge von 170 cm deutlich untergewichtig (BMI 15,9 kg/m^2). Er ist blass, wirkt schwach, und man muss den Verdacht auf ein weiteres Fortschreiten des Tumorleidens haben. Er nimmt häufig kleine Mahlzeiten zu sich, meidet alles Unverträgliche, auf jeden Fall reinen Zucker, stark zuckerhaltige Speisen und Getränke. Er bevorzugt fettarme Nahrungsmittel.

Die Beratung in derartigen Situationen ist schwierig, stellt sie doch mehr einen empirischen Therapieversuch als eine Therapie dar. Der Patient mit einer Total- oder Teilentfernung des Magens sollte tatsächlich zuckerhaltige Speisen meiden. Durch die beschleunigte Aufnahme von Zucker aus dem Magen-Darm-Trakt kann es bei ihm zu einer überschießenden Insulinfreisetzung kommen, in deren Folge eine schwere und teilweise lebensbedrohliche Unterzuckerung auftreten kann. Aber Zucker enthält pro Gramm auch 4 kcal, und man weiß: Auch diese Patienten vertragen pro Stunde 20 g Zucker, wenn er in kleinen Portionen aufgenommen wird. Untergewichtige Patienten sollten deshalb keine energiefreie Flüssigkeit trinken. Anstelle von Mineralwasser dürfen sie, in kleinen Schlucken und verdünnt, durchaus Limonade trinken. Wird Kaffee oder Tee getrunken, sollten sie diese mit Zucker und Milch anreichern. Nimmt man pro Stunde mit einem Getränk oder einer Mahlzeit 20 g Zucker auf, so können innerhalb von zehn Stunden etwa 800 kcal zusätzlich, ohne nachhaltiges Sättigungsgefühl, zugeführt werden.

Eine gute Möglichkeit, Energie auf einfache Art zuzuführen, besteht in der Verwendung von Formuladiäten. Die im Volksmund als Astronautenkost bekannten, meist flüssigen Fertigdiäten sind meist sehr süß und werden als Trinknahrung von den Patienten häufig nach kurzer Zeit abgelehnt. Die Abneigung lässt sich oft durch das Verdünnen der Formeldiät mit Leitungswasser im Verhältnis von 1 : 1 verhindern. Die Verwendung von Mineralwasser ist nicht erforderlich. Leitungswasser ist in unseren Breiten hygienisch einwandfrei und eines der bestüberwachten „Nahrungsmittel". So verdünnte Formeldiät hat pro Milliliter 0,5 kcal Energie und kann schluckweise zwischen den Mahlzeiten getrunken werden.

Man kann Speisen auch mit Maltodextrin anreichern, einem weitgehend geschmacksneutralen Kohlenhydrat aus der Reihe der Polysaccharide. Auch hier besteht kaum ein zusätzlicher Sättigungseffekt. Eine weitere Möglichkeit stellt die zusätzliche Verabreichung eiweißreicher Proteindrinks dar. Fett sollte nicht gemieden werden, da es der energiereichste Nährstoff ist und die Speisen erst schmackhaft macht. Die meisten Aromastoffe sind fettlöslich. Diese positive Eigenschaft fettreicher Speisen lässt sich natürlich auch für den Untergewichtigen vorteilhaft nutzen. Er sollte wohlschmeckende, energiedichte Speisen in seinen Tageskostplan mit aufnehmen. Hier darf es ein Stück Sahne- oder Buttercremetorte ebenso sein wie der Verzehr von Käse mit einem höheren Fettgehalt.

Von Kranken und Gesunden wird die Bekömmlichkeit von Butter bzw. Butterfett gleichermaßen betont. Im Klinikbereich gestattet man schwerer Kranken und Untergewichtigen eine Wunschkost. Der Patient kann sie selbst oder mithilfe einer Diätassistentin zusammenstellen. Der Verzehr möglichst energiereicher Nahrungsmittel, die man gezielt auswählen kann, ist zu empfehlen. Individuell Unverträgliches wird man berücksichtigen und meiden.

Erhebliche Probleme bestehen allerdings dann, wenn Übelkeit und eine Abneigung gegen alles Essbare bestehen. Auch mit einem Angebot an noch so attraktiven Lebensmitteln oder einer noch so geschmacklich attraktiven Kost wird man diese Patienten nicht zum Essen bewegen

können; hierbei können unterstützende medikamentöse Maßnahmen hilfreich sein.

Der beschriebene Patient erreichte nach zwei Jahren mit einem BMI von 20 kg/m^2 Normalgewicht. Sein Kommentar: „Ich mache alles auch heute noch genauso, wie Sie es mir empfohlen haben. Kaffee und Tee mit Milch und Zucker trinke ich schluckweise und nehme mit Wasser verdünnte Formeldiät zu mir."

> **Fazit**
>
> Die Beseitigung des zwar seltenen, aber das Leben erheblich verkürzenden schweren Untergewichtes kann in der Behandlung erhebliche Probleme bereiten. Ausgeklügelte Diätpläne sind nicht hilfreich. Kleine Veränderungen können langfristig weiterhelfen. Mit ihnen kann man sowohl das Leben verlängern als auch die Lebensqualität verbessern.

Weiterführende Literatur

Deutsche Gesellschaft für Ernährung (2008) 11. Ernährungsbericht

Global BMI Mortality Collaboration (2016) Body-mass-index and all-cause mortality: individual participant data-meta-analysis of 239 prospective studies in four countries. Lancet 388:766–786

Kasper H (2014) Magersucht, Psychogene Essstörungen. In: Kasper H, Burghardt W (Hrsg) Ernährungsmedizin und Diätetik. Unter Mitarbeit, 12. Aufl. Urban & Fischer, München, S 461–463

King JA, Geisler D, Ritschel F et al. (2014) Global cortical thinning in acute anorexia nervosa normalizes following long-term weight restoration. Biol Psychiatry (published online: September 20, 2014)

Rabast U, Götz M-L (1999) Unterernährung, Untergewicht, Anorexia nervosa, Bulimia nervosa. In: Götz M-L, Rabast U (Hrsg) Diättherapie. Lehrbuch mit Anwendungskonzepten, 2. Aufl. Thieme, Stuttgart, S 359–361

Schneider K (2008) Mangelernährung bei Adipositas. Epidemiologie, Diagnostik und Therapie. Aktuel Ernähr Med 33:280–283

13

Übergewicht und extremes Übergewicht (Adipositas)

Inhaltsverzeichnis

© Springer-Verlag GmbH Deutschland, ein Teil von Springer Nature 2022
U. Rabast, *Gesunde Ernährung, gesunder Lebensstil*, https://doi.org/10.1007/978-3-662-65230-5_14

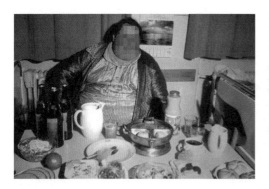

◘ Abb. 14.1 Patient mit extremer Adipositas (Gewicht 204 kg; Körperlänge 168 cm; BMI 58 kg/m²) vor den täglich verzehrten Nahrungsmitteln (8000 kcal)

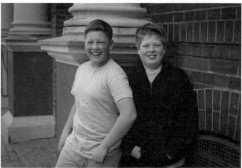

◘ Abb. 14.2 Adipositas im Kindesalter: Das Robert Koch-Institut liefert wichtige Informationen zur gesundheitlichen Lage im Kindes- und Jugendalter. Die Zunahme übergewichtiger Kinder und Jugendlicher ist erschreckend. Rund 15 % sind übergewichtig, 6,3 % davon adipös. Und: Aus dicken Kindern werden meist dicke Erwachsene. (Symbolbild mit Fotomodellen; © fotografixx/Getty Images/iStock)

„Die Dicken essen heimlich und unheimlich." Der Inhalt des Satzes von Geheimrat Ludolph Krehl (1861–1937) galt mehr als 100 Jahre als ursächlich für die Adipositas. Heute weiß man, dass die Hauptgründe genetische Einflüsse, eine die Adipositas fördernde Umwelt und der Bewegungsmangel sind. Als neuer Aspekt wird die bei Adipösen und Normalgewichtigen unterschiedliche Darmflora diskutiert. Das „Nihil fit ex nihilo" (Aus nichts wird nichts) gilt aber ohne Ausnahme (◘ Abb. 14.1).

14.1 Häufigkeit

Die Zahl Adipöser hat sich seit 1980 weltweit mehr als verdoppelt. Laut WHO (Weltgesundheitsorganisation) waren im Jahr 2016 bei einer Weltbevölkerung von 7,55 Milliarden über 2 Milliarden Menschen übergewichtig und davon 641 Millionen adipös. In Europa verdreifachte sich die Zahl Adipöser in den letzten 30 Jahren. Neuere Hochrechnungen gehen für 2030 von mehr als 50 % Adipösen in der europäischen Bevölkerung aus.

2016 berichtet die Zeitschrift The Lancet, 2025 werde ein Fünftel der Weltbevölkerung adipös sein. Die weltweit dicksten Menschen mit einem durchschnittlichen BMI von 32,2 kg/m² bei Männern und 34,8 kg/m² bei Frauen finden sich in Polynesien und Mikro-

nesien. Mehr als die Hälfte der Frauen und 38 % der Männer sind adipös. In vorangegangenen Statistiken wurde mit 70 % die höchste Zahl Übergewichtiger und Adipöser für Mexiko mitgeteilt. In Deutschland waren 2013 bereits 52 % der Bevölkerung übergewichtig. Adipös und damit krankhaft übergewichtig waren 23,3 % der Männer und 23,9 % der Frauen. Erschreckend ist die zunehmende Zahl adipöser Kinder im Vorschulalter (◘ Abb. 14.2). Schuleingangsuntersuchungen ergaben bereits bei 13 % ein Übergewicht und bei 5 % ein krankhaftes Übergewicht. 2017 wurde eine weltweite Anzahl von 125 Millionen adipösen Kindern mitgeteilt. Die Folgeerkrankungen der Adipositas verschlingen, je nach zugrunde liegender Statistik, 30–60 Mrd. €/Jahr. Adipositas ist kein rein kosmetisches Problem, sondern eine ernst zu nehmende Erkrankung.

Nicht nur in Deutschland stellen Übergewicht und Adipositas ein Problem dar. In den USA sind 35 % in der Bevölkerung adipös, der Anteil adipöser Kinder liegt bei 17 %. Extrem Adipöse sieht man heute nicht nur in der westlichen Welt. Man begegnet ihnen in Grönland ebenso wie in der Südsee (◘ Abb. 14.3 und 14.4). Es gibt zwar genetische Einflüsse, Hauptursache aber ist in

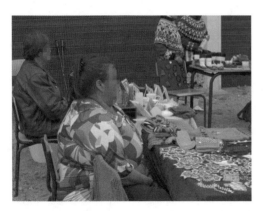

◨ **Abb. 14.3**   Adipöse Souvenirverkäuferin in Grönland

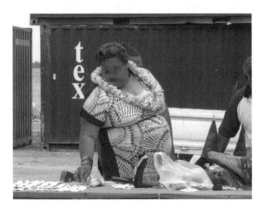

◨ **Abb. 14.4**   Samoa: Auch am anderen Ende der Welt finden sich häufig Adipöse. Die weltweit dicksten Menschen mit einem durchschnittlichen BMI von 32,2 kg/m² bei Männern und 34,8 kg/m² bei Frauen finden sich in Polynesien und Mikronesien. Mehr als die Hälfte der Frauen und 38 % der Männer sind adipös

allen Industrienationen die Diskrepanz zwischen Energiezufuhr und Energiebedarf.

14.2   Genetische Einflüsse

Genetische Einflüsse wurden über lange Jahre negiert. Die Sichtweise hat sich geändert. In einem schwedischen Zwillingsregister fand man Kinder aus genetisch dicken Familien, die bei genetisch normalgewichtigen Adoptiveltern auf-

wuchsen. Die meisten von ihnen wurden wieder adipös. Genetisch schlanke Kinder dagegen blieben auch bei dicken Adoptiveltern meist schlank. Weitere Hinweise auf genetische Einflüsse finden sich in einer australischen Studie. Zwillinge erhielten über 100 Tage pro Tag zusätzlich 1000 kcal. Die Gewichtszunahme variierte zwischen 4 und 11 kg. Bei dem jeweiligen Zwillingspaar aber war sie nahezu identisch. Man kennt heute über 200 mit dem Auftreten der Adipositas assoziierte Kandidatengene. Für die wachsende Zahl Adipöser in unserer Gesellschaft ist der genetische Einfluss nicht die Ursache.

Selbst dann, wenn wir Adipositas fördernde Gene in uns tragen, können wir schlank bleiben. Teilweise finden sie sich bei Schlanken ebenso wie bei Dicken. Bei gleichen genetischen Anlagen führt ein Beruf mit sitzender Tätigkeit zur Adipositas. Bei einem Beruf mit erhöhter körperlicher Aktivität kann der Träger Adipositas fördernder Erbanlagen normalgewichtig bleiben. Die Diskussion um genetische Einflüsse warf die Frage auf: Soll man Adipöse überhaupt behandeln? Der zu früh verstorbene Göttinger Psychologe Volker Pudel brachte es auf den Punkt: „Wir wissen doch auch, dass die Intelligenz vererbt wird, trotzdem haben wir nicht aufgehört, Schulen zu bauen."

14.3   Zunehmende Lebenserwartung trotz steigender Zahl Adipöser?

Bislang blieb die Zahl Übergewichtiger und extrem Übergewichtiger ohne Einfluss auf die stetig steigende Lebenserwartung. Von der Münchner Rückversicherung, dem Versicherer der Versicherer, werden mittlerweile andere Zahlen mitgeteilt: Die Lebenserwartung könnte aufgrund der zunehmenden Zahl Adipöser und der sich über kurz oder lang einstellenden Folgeerkrankungen stagnieren oder sogar sinken. Entwickelt sich der Trend weiter, könnte erstmals die Lebenserwartung der Eltern-generation höher sein als die ihrer Kinder.

14.4 Adipositas fördernde Umgebung („obesogenic environment")

14.4.1 Ungünstige Getränke- und Nahrungsmittelauswahl bei Adipösen

Seit den 1950er-Jahrenstehen uns Nahrungsmittel in beliebiger Menge zur Verfügung. Wir können jederzeit energiedichte Nahrungsmittel in beliebiger Menge kaufen und natürlich auch verzehren. Manches kann ohne nachfolgendes Sättigungsgefühl aufgenommen werden. Eine Dose eines zuckerhaltigen Softdrinks (Cola oder Limonade) enthält ca. 200 kcal. Diese Menge an Limonade können wir innerhalb von 1–2 Minuten trinken. Da wir nicht satt sind, können wir dies problemlos wiederholen. Wollen wir die gleiche Energiemenge mit Äpfeln zuführen, müssten wir 300 g essen. Eine Wiederholung des Apfelverzehrs dürfte in der Regel schwerfallen. Mit zwei Litern eines Softdrinks kann man nahezu die Hälfte des täglichen Energiebedarfs decken (◘ Abb. 14.5).

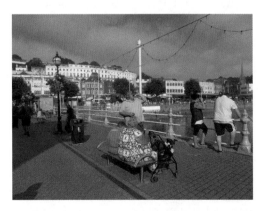

◘ **Abb. 14.5** Softdrinks sind als Durstlöscher denkbar ungeeignet. In einem Liter eines Softdrinks sind ca. 500 kcal enthalten. In zwei Litern findet sich mit ca. 1000 kcal bereits der halbe tägliche Energiebedarf

Softdrinks sind häufig mit Fruktose gesüßt. Der Fruchtzucker Fruktose wird preiswert aus Maisstärke hergestellt und wird rascher als Traubenzucker verstoffwechselt. Ghrelin, ein appetitsteigerndes Hormon, wird bei Fruktoseaufnahme weiter ausgeschüttet und verhindert das Eintreten eines Sättigungsgefühls. In den USA hat der angestiegene Konsum von Softdrinks eine zunehmende Zahl Adipöser verursacht. Seit Limonaden vorwiegend mit Fruktose gesüßt werden, nahm der Limonadenkonsum von 148 auf 355 ml pro Person und Tag zu. Parallel dazu stieg die Zahl Adipöser.

Die Problematik der Softdrinks lässt zwischenzeitlich auch die Fast-Food-Ketten reagieren. Seit 2015 bieten einige Ketten keine Softdrinks mehr in der Kombination mit Kindermahlzeiten an.

14.4.1.1 Energydrinks

Sie enthalten ähnliche Energiemengen wie Softdrinks. Ferner sind Koffein, Taurin, Inosit und Glukuronolakton zugesetzt. Man verspricht sich von ihnen eine stimulierende und leistungssteigernde Wirkung. Entscheidend dürfte vor allem der Koffeingehalt sein. Die Wirkungen der anderen Substanzen sind wissenschaftlich unbewiesen. Da die Menge zugesetzter Stoffe in einzelnen Drinks höchst unterschiedlich war, wurden die erlaubten Zusatzmengen rechtlich geregelt. Ein Liter Energydrink darf maximal 320 mg Koffein pro Liter enthalten, eine Tasse Kaffee enthält 30–100 mg Koffein pro 100 ml. Das Bundesinstitut für Risikobewertung warnte vor den gesundheitlichen Risiken von Energydrinks und forderte Warnhinweise auf den Verpackungen.

14.4.1.2 Fast Food

Als ungünstige Energiequelle gilt Fast Food. Neben raffinierten Kohlenhydraten enthält sie reichlich raffiniertes Fett. Bereits in der Antike wusste man: „Fett macht Speisen schmackhaft." Auch kleine Zwischenmahlzeiten können Kalorienbomben sein. Unkontrolliert zugeführte Snacks und alkoholische Getränke können zur stetigen Gewichtszunahme führen. Man bedenke: „Two seconds on the lips, but two years on the hips" (Zwei Sekunden auf den Lippen, aber zwei Jahre auf den Hüften).

14.4.2 Häufigkeit des Essens

Die Diskussion um die sinnvolle Anzahl der pro Tag zugeführten Mahlzeiten reißt nicht ab. Eine dreimalige tägliche Nahrungsaufnahme ist ebenso mit einer gesunden Ernährung zu vereinbaren wie eine fünfmalige. Fachgesellschaften sehen Zwischenmahlzeiten als positiv an und empfehlen sie. Aber es gibt auch andere Meinungen: Wer häufiger isst, sei auch dicker. Menschen, die Mahlzeiten ausfallen lassen, wiegen weniger. Dies gilt aber nur für Normalgewichtige, wie eine neuere Untersuchung an 330 Männern zeigt. Von Adipösen ist bekannt, dass sie häufiger Mahlzeiten ausfallen lassen und insgesamt weniger Mahlzeiten pro Tag zu sich nehmen als Normalgewichtige. Offensichtlich gehen die Uhren bei ihnen anders als bei Normalgewichtigen.

14.4.3 Werbung und Portionsgrößen

Werbung kann sowohlErwachsene als auch Kinder verleiten, mehr zu verzehren als vorgesehen. Ein gut aufgemachtes Bild (Umweltreiz) kann Erwachsene und Kinder selbst dann zum Essen animieren, wenn kein Hunger besteht. Wird in einen Kinofilm pro Minute ein Bild mit einer Popcornwerbung eingestreut, so wird dieses Bild nicht bewusst wahrgenommen. Beim Verlassen des Kinos aber wird Popcorn häufiger gekauft als beim Fehlen dieser Manipulation.

Eine neuere Arbeit belegt den Zusammenhang zwischen Fast Food, Werbung und Adipositas. Verbot man die Werbung für Kinder zwischen 3 und 11 Jahren, kam es zu einem Rückgang der Adipositas um 18 %.

Der verkaufsfördernde Effekt großer Portionen ist gut untersucht. In der Nachkriegszeit gab es Schokolade als 50-g-Tafeln, heute findet man 300-g-Tafeln. 1916 enthielt die Coca-Cola-Flasche 200 ml, heute sind 1- oder 2-Liter-Flaschen in den Regalen. Popcorn in 5-Liter-Eimern, Pommes und Hamburger in doppelten Portionsgrößen waren früher unbekannt.

14.4.4 Bewegungsmangel

Der Bewegungsmangel ist ein Merkmal unseres „obesogenic environments", unserer Adipositas fördernden Umgebung. Ein Paladin hatte sieben Diener, jeder von uns verfügt heute über mehr als 70 Arbeitssklaven. Sie machen unser Leben angenehmer, aber auch bewegungsärmer. Haushaltsgeräte, die heutige Energie- und Wasserversorgung, eigene und öffentliche Verkehrsmittel reduzieren die früher erforderliche körperliche Aktivität drastisch. Die Beispiele ließen sich nahezu beliebig fortsetzen.

Adipöse bewegen sich weniger als Normalgewichtige. In den USA filmte der Psychiater Schachter vor mehr als 50 Jahren Kinder im Schwimmbad. Schlanke Kinder schwammen Bahnen, adipöse blieben am Beckenrand. In einer anderen Untersuchung setzte er bei einem Gespräch geknackte und ungeknackte Nüsse vor. Normgewichtige verzehrten jeweils einige der geknackten und ungeknackten Nüsse. Adipöse verzehrten die ganze Portion der geknackten Nüsse, rührten aber die ungeknackten nicht an.

Adipöse verbringen auch im Vergleich zu Normgewichtigen einen größeren Anteil des Tages im Sitzen, sie bewegen sich signifikant weniger. Kinder und Jugendliche mit einem Fernsehkonsum von mehr als fünf Stunden haben im Vergleich zu Kindern mit zweistündigem Konsum ein fast fünffach erhöhtes Adipositasrisiko (◘ Abb. 14.6). Ver-

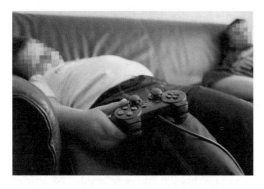

◘ Abb. 14.6 Adipöse Kinder und Medienkonsum: Kinder und Jugendliche mit einem Fernsehkonsum von mehr als fünf Stunden haben im Vergleich zu Kindern mit zweistündigem Konsum ein fast fünffach erhöhtes Adipositasrisiko

haltenstherapeutisch ergibt sich hier ein erhebliches Potenzial.

Hat man genetisch bedingt ein erhöhtes Adipositasrisiko, eine sogenannte FTO-Gen-Prädisposition („fat mass and obesity associated gene"), so ist man keineswegs machtlos. Man weiß zwischenzeitlich, dass man das erhöhte Risiko durch eine vermehrte körperliche Aktivität deutlich senken kann. Andererseits gelingt es kaum, Gewicht durch alleinige Steigerung der körperlichen Aktivität zu verlieren. Der Abbau von einem halben Kilo Fett erfordert einen Marathonlauf von 69 km, Foxtrott-Tanzen von 16 Stunden oder 30 Stunden Klavierspiel. Soll durch körperliche Aktivität Gewicht reduziert werden, so müssen an fünf Tagen pro Woche durch körperliche Aktivität jeweils in einer Stunde 500 kcal verbraucht werden. Dies erfordert eine Stunde Radfahren über 20 km oder intensiven Tanz. (Der Energieverbrauch ist geschätzt, nicht standardisiert und nur schwer zu definieren.)

Eine ausreichende körperliche Aktivität ist im Rahmen von Therapiemaßnahmen bedeutsam. Bei jeder Gewichtsreduktion geht Protein (Eiweiß) und damit fettfreie Körpermasse („lean body mass") verloren. Dies ist unerwünscht. Durch regelmäßige körperliche Aktivität lässt sich der Verlust fettfreier Körpermasse reduzieren, die kleinsten Gefäße (Kapillaren) in der Muskulatur nehmen zu und der Glukosetransport, die Speicherung von Kohlenhydraten (Glykogenbildung) und die Fettverbrennung verbessern sich.

14.4.5 Dickdarmflora

Ein neuer Aspekt in der Ätiologie (Ursache) der Adipositas sind Diskussionen um eine unterschiedliche Zusammensetzung der Darmflora, des sogenannten Mikrobioms oder der Mikrobiota.

Das menschliche Mikrobiom umfasst die Gene aller Bakterien mit einer Verbindung zum Menschen. Die Gesamtheit des Mikrobioms im menschlichen Darm hat 3,5 Millionen Gene. Dieses Mikrobiom entspricht der 150-Fachen der Zahl menschlicher Gene.

Der größte Teil der Bakterien des menschlichen Körpers findet sich im Gastrointestinaltrakt (GIT). Die Mikrobiota, der Gehalt an Bakterien, nimmt im Verlauf des GIT zum Dickdarm hin zu und erreicht dort die größte Dichte. Es gibt Keime, die Krankheiten negativ, aber auch positiv beeinflussen bzw. gesundheitsstabilisierend wirken können (z. B. Probiotika). Ernährungsfaktoren können die Mikrobiota bezüglich ihrer Zusammensetzung beeinflussen.

Darmbakterien sind Abfallverwerter, sie können im Dünndarm nicht aufgespaltene Substanzen weiter abbauen. Die abgebauten Substanzen enthalten Energie und werden von den Dickdarmzellen absorbiert. Ein typisches Beispiel ist der fermentative Abbau von Ballaststoffen. Aber auch bei Patienten mit einer Malabsorption von Laktose, Fruktose und Sorbit erfolgt ein bakterieller Abbau dieser Substanzen im Dickdarm. Die Zusammensetzung der Mikrobiota bestimmt das Ausmaß des Abbaus und damit die Menge resorbierbarer Energie. Adipöse würden so – bedingt durch eine andere Zusammensetzung der Darmflora – mehr Energie aufnehmen als

Normalgewichtige. Die Ergebnisse stammen meist aus tierexperimentellen Untersuchungen, Vieles weist auf eine beim Menschen ähnliche Situation hin. Infolge einer Verschiebung der Bakterien können bei Individuen Unterschiede in der täglichen Energieabsorption von bis zu 250 kcal bestehen. Im Laufe von Jahren bzw. Jahrzehnten könnte die an sich geringe Energiemenge leicht zu einer zweistelligen Gewichtszunahme führen. Bislang ist allerdings unklar, ob die Veränderungen der Mikrobiota Folge oder Ursache der Adipositas sind.

14.5 Was kann unser Körpergewicht noch beeinflussen?

Die ausgeprägteste Gewichtszunahme erfolgt zwischen dem 30. und 60. Lebensjahr. Isst man als 40-Jähriger täglich die gleiche Energiemenge wie als 20-Jähriger, so wird man dick. Um Gewichtskonstanz zu erreichen, muss die Energiezufuhr pro Lebensjahrzehnt um 270 kcal reduziert werden, also zwischen dem 35. und 75. Lebensjahr um ca. 1200 kcal/Tag. Restaurantportionen sind für den 20-Jährigen ausgelegt. Der über 50-Jährige ist gut beraten, die Portionen zu halbieren oder zu den heute üblichen Seniorenportionen zu greifen.

Wie bei der Klassifikation des Untergewichts wird der BMI auch zur Einteilung des Übergewichts und der Adipositas eingesetzt. Ein BMI von 25–30 gilt als Übergewicht, ein BMI ab 30 als Adipositas, ab 40 als schwere oder morbide Adipositas.

14.6 Broca-Gewicht oder BMI?

Eine ältere, einfach zu handhabende Berechnungsgrundlage ist das Broca-Gewicht (Körperlänge in Zentimeter minus 100). Das Normgewicht nach Broca beträgt für den 170 cm langen Menschen 70 kg. Dem Broca-Gewicht wird eine zu günstige Beurteilung

kleiner und die zu schlechte Beurteilung großer Menschen angelastet. Die gleichen Schwächen finden sich auch beim BMI.

14.7 Welchen BMI sollte man anstreben?

Der erstrebenswerte, mit dem geringsten Gesundheitsrisiko einhergehende BMI liegt beim 19- bis 25-Jährigen bei 19–24 kg/m², während für den über 50-Jährigen ein BMI von bis zu 29,9 kg/m² mit der höchsten Lebenserwartung einhergeht. Wer es schafft, den BMI aus der Jugendzeit beizubehalten, sollte dies tun. Hat er im höheren Alter einen BMI bis 29,9 kg/m² und sonst keine Risikofaktoren, so bedarf er keiner Behandlung.

Wer bereits in jungen Jahren adipös ist, trägt alle damit verbundenen Risiken ein Leben lang und verkürzt seine Lebenserwartung deutlich. Eine im Laufe des späteren Lebens aufgetretene Adipositas erscheint dagegen weniger gefährlich.

14.8 Taillenumfang

Zusätzlich beurteilt werden sollte, ob eine bauchbetonte (androide, sogenannter Apfeltyp) oder eine hüftbetonte Form der Adipositas (gynoide, sogenannter Birnentyp, Reithosenfettsucht) vorliegt. Während die bauchbetonte Adipositas auf das Vorliegen weiterer Risikofaktoren hinweist, finden sich bei hüftbetonter Adipositas häufig normale Stoffwechselparameter. Ein dicker Bauch ist riskanter für das Herz als ausladende Hüften. Bei alleiniger Bestimmung des BMI wird dieser Unterschied nicht erkannt.

Bei jedem Übergewichtigen sollte deshalb bei einem BMI von 25–35 kg/m² der Taillenumfang gemessen werden. Liegt er beim Mann über 102 cm, bei der Frau über 88 cm, besteht ein Risiko für metabolische Komplikationen (Bluthochdruck, Fettstoffwechselstörungen, Zuckerkrankheit). Der

14

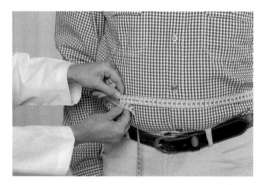

◻ Abb. 14.7 Bauchumfang: Bei Übergewicht sollte stets der Bauchumfang gemessen werden. Er sollte bei Frauen unter 88 cm und bei Männern unter 102 cm liegen. (© IPGGutenbergUKLtd/Getty Images/iStock)

Taillenumfang ist ein Maß für das Fettgewebe innerhalb der Bauchhöhle (intra-abdominales Fettgewebe) (◻ Abb. 14.7).

14.9 Waist-to-Height-Ratio (WtHR)

Eine neue Messgröße, die eine bessere Beurteilung der Körperfettmenge zulässt, ist die sogenannte Waist-to-Height-Ratio (WtHR). Man bildet den Quotienten aus dem exakt oberhalb des Nabels gemessenen Bauchumfang und der Körperlänge. Bei einem BMI von 25 sollte sich eine WtHR von 0,5, bei einem BMI von 30 eine WtHR von 0,57 finden.

Vereinfacht lässt sich feststellen: Falls der Bachumfang mehr als die Hälfte der Körperlänge beträgt, ist man zu dick, hat ein erhöhtes metabolisches Risiko und eine deutlich verkürzte Lebenserwartung.

14.10 Welche Bedeutung hat das Fettgewebe für den Stoffwechsel?

Fettgewebe wurde bezüglich seiner Stoffwechselaktivität lange Zeit als träge angesehen. Heute weiß man, dass es ein hoch-

aktives Organ ist. In ihm werden eine Fülle unterschiedlicher hormonähnlicher Substanzen, die sogenannten Adipokine, produziert, u. a. Leptin. Je mehr an Fettgewebe in der Bauchhöhle vorliegt, umso mehr wird von diesen die Arteriosklerose meist fördernden Substanzen gebildet. Ist der Fettanteil in der Bauchhöhle gering, wird mehr Adiponektin gebildet. Diese Substanz stellt einen gewissen Schutz vor der Arteriosklerose dar.

14.11 HDL-Cholesterol nicht immer positiv?

Bei Adipösen findet sich häufig ein erhöhtes Serumcholesterollevel mit erhöhten LDL- und erniedrigten HDL-Konzentrationen. Diese Konstellation gilt als ungünstig. Ein hoher HDL-Cholesterolwert gilt als Schutzfaktor für die Arteriosklerose. 2013 ließ eine Pressemitteilung aufhorchen: Ein hoher HDL-Cholesterolwert könne auch negativ sein. Was war passiert? Nach einer Bypass-Operation war es bei Patienten mit Diabetes mellitus Typ 2 oder koronarer Herzerkrankung, bei denen ein hoher HDL-Cholesterolwert vorlag, zu einer höheren Rate an Todesfällen gekommen. In jeder Gruppe fanden sich 502 Patienten. In der Gruppe mit hohem HDL-Level kam es zu 44 (8,8 %), in der Gruppe mit niedrigem HDL-Level zu 36 Todesfällen (7,2 %). Letztlich reduzierte das höhere HDL-Cholesterollevel bei KHK-Patienten nach einer Bypass-Operation nicht das Risiko für kardiovaskuläre Ereignisse.

Man diskutiert, dass durch Veränderungen in der Molekülstruktur des HDL der vor Arteriosklerose schützende Effekt des HDL aufgehoben sein könnte. Dieses schlecht funktionierende HDL-Cholesterol kann bei Adipösen entstehen, insbesondere dann, wenn sie zusätzlich rauchen, aber auch, wenn sie an Diabetes leiden. Derartiges HDL-Cholesterol kann

geringgradig entzündliche Prozesse an-
fachen. In der Presse sprach man bereits
vom „bösen HDL".

Die Studiengruppen sind zu klein und
die Unterschiede zu gering, Ergebnisse aus
weiteren Studien müssen deshalb abgewartet
werden.

Trotz aller Diskussionen um einen
eventuell negativen Effekt hoher HDL-
Konzentrationen ist es vor allem dann,
wenn es bereits zu einem Herzinfarkt oder
Schlaganfall gekommen ist, das Ziel, möglichst niedrige LDL- und hohe HDL-
Konzentrationen im Serum zu erreichen.
Ergebnisse aus tierexperimentellen Untersuchungen weisen bei der Einnahme von
Statinen allerdings auf das Fehlen eines
durch Training erzielbaren Muskelaufbau
hin. Mäusen wurde entweder ein Statin
oder ein Placebo verabreicht. Die körperliche Fitness unter der Statintherapie
wurde negativ beeinflusst. Obwohl eine direkte Schädigung der Muskelfasern nicht
nachweisbar war, sprechen die Befunde,
einschließlich der Aktivitätsminderung

eines Enzyms in der Muskulatur und dem
Nachweis erhöhter Entzündungspara-
meter, für einen statinbedingten Einfluss
der Aktivitätseinschränkung (siehe PLOS
One 11: e0168065, 2016). Positive Effekte
einer sportlichen Betätigung auf den
Muskelstoffwechsel blieben letztlich aus.
Mäuse sind keine Menschen, deshalb
lassen sich keine konkreten Empfehlungen
aus der Studie ableiten (*rme/aerzteblatt.
de*).

14.12 Warum ist extremes Übergewicht kein rein kosmetisches Problem?

14.12.1 Zweit- und Folgeerkrankungen

Insbesondere die mit der Adipositas verbundenen Folgeerkrankungen sind nicht als
kosmetisches Problem zu betrachten
(◘ Tab. 14.1) Der Blick auf die Stoff-

◘ **Tab. 14.1** Bei Adipösen gehäuft zu findende Zweit- und Folgeerkrankungen	
Innere Medizin	Diabetes mellitus Typ 2 Fettstoffwechselstörungen Hyperurikämie (hohe Harnsäurespiegel)
Pulmonologie	Atemwegserkrankungen Störung der Atemfunktion chronische Bronchitis Pickwick-Syndrom
Kardiologische Er- krankungen	Arterielle Hypertonie koronare Herz Erkrankung allgemeine Arteriosklerose Schlaganfall Varicosis (Krampfadern)
Gastroenterologische Erkrankungen	Gallenblasenerkrankungen insbesondere Gallensteine, Fettleber, Obstipation (Verstopfung)
Nephrologische Er- krankungen	Harnwegsinfekt nephrotisches Syndrom (Nierenerkrankung mit hoher Eiweißaus- scheidung)

14.12 · Warum ist extremes Übergewicht kein rein kosmetisches Problem?

149

14

◻ **Tab. 14.1** (Fortsetzung)	
Chirurgie	Erhöhtes Operationsrisiko bösartige Tumoren von: Gallenblase Mama Pankreas (Bauchspeicheldrüse) Hernien (Weichteilbrüche) Lipome (Fettgeschwülste) Appendizitis (Blinddarmentzündung) Unfälle Wundheilungsstörungen protrahierter postoperativer Meteorismus (vermehrte Blähbildung nach operativen Eingriffen)
Orthopädie	Degenerative Gelenk- und Wirbelsäulenerkrankungen
Anästhesie	Erhöhtes Narkoserisiko postoperative Thrombosen und Embolien
Gynäkologie	Prolaps (Vorfall der Gebärmutter) Uteruskarzinom (Gebärmutterkrebs) Menstruationsstörungen
Geburtshilfe	Erhöhte Totgeburtenrate erhöhte perinatale Sterblichkeit Gestosen (Schwangerschaftskomplikationen) Phlebitis (Venenentzündung)
Dermatologie	Intertrigo (Wundsein bzw. Hautwolf) Fibrome (Hautanhangstumoren Mykosen (Pilzbefall) Striae (Fettstreifen) Panniklose (Apfelsinenhaut) Varicosis (Krampfadern) Ulcus cruris (Unterschenkelgeschwür)

In Anlehnung an Gries F.A., P. Berchtold, M. Berger : Adipositas, Pathophysiologie, Klinik und Therapie. Springer Verlag Berlin Heidelberg New York 1976

wechselparameter verdeutlicht es. 25–30 % aller Adipösen haben ein erhöhtes Serumcholesterollevel, 20–30 % erhöhte Serumtriglyceride, 35 % einen erhöhten Serumharnsäurespiegel, 15 % leiden unter einer Zuckerkrankheit und 30 % unter einem Bluthochdruck. Im Vergleich zur Normalbevölkerung fand sich für all diese Parameter bei Adipösen eine doppelt bis vierfach erhöhte Rate. Laut einer WHO-Statistik aus dem Jahr 2000 erhöht sich das Risiko im Vergleich zur Normalbevölkerung für einen Diabetes mellitus Typ 2, für Gallensteine, Fettstoffwechselstörungen, Bluthochdruck, Herzinfarkt, Schlaganfall, verschleißbedingte Gelenkerkrankungen, Gicht und hohe Harnsäurewerte dreifach. Auch das Risiko für das Auftreten bestimmter Krebserkrankungen erweist sich als erhöht. So wird vom World Cancer Research Fund (WCRF) 2014 über einen starken Zusammenhang zwischen Übergewicht bzw. Adipositas und fortgeschrittenem Prostatakrebs berichtet.

14.12.1.1 Metabolisches Syndrom oder metabolisches Phantom?

Besteht zusätzlich zur Adipositas eine Reihe der mit ihr verbundenen Stoffwechselstörungen, so spricht man vom metabolischen Syndrom. Es gilt als entscheidender Risikofaktor für Erkrankungen der arteriellen Gefäße und ist gekennzeichnet durch abdominelle, bauchbetonte Fettleibigkeit, Bluthochdruck, hohe Triglyceridkonzentrationen, erniedrigtes HDL-Cholesterollevel, Insulinresistenz und eventuell erhöhte Glukosekonzentrationen im Blut.

Die Definition des metabolischen Syndroms wurde wiederholt geändert, es gibt mehrere unterschiedliche Definitionen, aber keine allgemein akzeptierte. Die Klassifikation orientiert sich an der Insulinresistenz oder klinischen Parametern. Spötter apostrophieren es deshalb gelegentlich als „metabolisches Phantom".

14.13 Ab wann sollte man behandeln?

Eine medizinische Indikation zur Therapie wird, von den genannten Ausnahmen abgesehen, ab einem BMI von 30 kg/m^2 gesehen. Selbst dann, wenn keine weiteren Risiken einer bauchbetonten Adipositas vorliegen oder keine mit ihr verbundenen Risikofaktoren bestehen, sollte behandelt werden. Haben Patienten nur ein mäßiges Übergewicht (BMI 25–29,9 kg/m^2), bestehen aber zusätzliche Risikofaktoren oder damit verbundene Erkrankungen, so sollte ebenfalls behandelt werden. Als relevanter Risikofaktor gilt die bauchbetonte Adipositas.

14.13.1 Behandlungsziele

Die Fachgesellschaften sehen in einer dauerhaften Gewichtsreduktion von 5–10 % des Ausgangsgewichts einen Therapieerfolg.

Therapieziele sollten realistisch und abhängig vom Einzelfall gesteckt werden. Mitentscheidend ist das Ausgangsgewicht. Je höher es ist, umso mehr sollte abgenommen werden. Die dauerhafte Stabilisierung des Gewichts und die Besserung adipositasbedingter Risikofaktoren sind vorrangige Therapieziele. Bereits bei einer Gewichtsreduktion von 5 % verbessern sich die Stoffwechselparameter signifikant. Liegt ein höherer BMI vor, so sollte eine Gewichtsabnahme von mindestens 10 % angestrebt werden.

Aber: Die Aussichten auf einen dauerhaften Therapieerfolg scheinen gering. Untersuchungsergebnisse aus dem Jahr 2015 ergaben nur für einen von 210 Männern und eine von ca. 100 Frauen eine dauerhafte Gewichtsabnahme.

14.13.2 Behandlungsmöglichkeiten

Die Behandlungsmöglichkeiten sind vielfältig und beinhalten diätetische, medikamentöse, operative und verhaltenstherapeutische Verfahren. Ausreichende körperliche Aktivität, möglichst 3–5 Stunden Bewegung pro Woche und die Verhaltensänderung gelten zusätzlich als wichtige Faktoren der Therapie.

Bleibt die konservative Therapie über sechs Monate hinweg erfolglos, so sollte nach den S3-Leitlinien der Deutschen Adipositasgesellschaft von 2014 bei Patienten mit einem BMI zwischen 35 und 50 kg/m^2 an eine operative Behandlung gedacht werden. In Sonderfällen, z. B. bei Patienten mit einem Diabetes mellitus Typ 2, kann eine chirurgische Behandlung bei einem BMI zwischen 30 und 35 kg/m^2 erwogen werden. Bei einem BMI über 50 kg/m^2 kann eine chirurgische Therapie auch ohne vorangegangene konservative Behandlung durchgeführt werden. Der Maßnahme sollten stets eine eingehende Beratung und Untersuchung vorangehen.

14.13.3 Wer übernimmt die anfallenden Kosten?

Die Weltgesundheitsorganisation bezeichnet die Adipositas als Krankheit, durch die die Leistungsfähigkeit eingeschränkt wird und die zu einem hohen Krankheits- und Sterblichkeitsrisiko führt. Deshalb ist eine langfristige Betreuung erforderlich. Anders sieht es das Sozialgesetzbuch (SGBV). Hiernach ist Adipositas keine Krankheit, therapeutische Leistungen sind nicht erstattungsfähig. Für den Patienten, der in irgendeiner Form eine Behandlung des Übergewichts anstrebt, wurden die Kosten im Allgemeinen nicht von den Krankenkassen übernommen. Bislang wurden nur die Folgeerkrankungen medikamentös therapiert – ohne deren Ursachen anzugehen. Es gibt jedoch Ausnahmen. So wurde beim Einsatz etablierter Therapieprogramme auf Antrag durchaus ein Teil der Kosten von den Kassen getragen.

In den 2014 erschienenen S3-Leitlinien der Deutschen Adipositasgesellschaft wird Adipositas nun als Krankheit bezeichnet. Damit ist die Voraussetzung geschaffen, dass die Kosten von den Krankenkassen übernommen werden. Inzwischen hat sich auch die World Obesity Federation dafür ausgesprochen, die Adipositas als chronisch rezidivierende Krankheit einzuordnen.

14.14 Diätetische Behandlungsmöglichkeiten der Adipositas

Auch die diätetischen Behandlungsmöglichkeiten der Adipositas sind kaum überschaubar. Wöchentlich finden sich in Gazetten sensationelle Empfehlungen mit vollmundigen, letztlich aber leeren Versprechen.

14.14.1 Therapievorschlag bei Übergewicht und leichter Adipositas

Für Patienten mit einem BMI bis 35 kg/m^2, die zwischen 3 und 5 kg abnehmen wollen, können die Basisempfehlungen der Fachgesellschaften hilfreich sein. Der Fettverzehr pro Person und Tag liegt durchschnittlich bei 120 g. Halbiert man ihn und nimmt nur noch 60 g pro Tag zu sich, reduziert man die tägliche Energiezufuhr um fast 600 kcal/Tag.

14.14.2 Moderate Energiereduktion

Als sinnvollste Maßnahme der Langzeittherapie gilt die moderate Reduktion der Energiezufuhr um ca. 500–800 kcal/Tag. Der Sättigungseffekt kann durch Bevorzugung ballaststoffreicher Kohlenhydrate, den Verzehr von 500 g Gemüse pro Tag und einen Proteingehalt der Kost von 20 Energieprozent optimiert werden. So lässt sich das Nahrungsvolumen nahezu verdoppeln. Der Fettverzehr sollte unter 20 % und der Zuckerverzehr unter 5 % der zugeführten Energiemenge liegen. Pflanzliche Fette (z. B. Rapsöl, Olivenöl) sind zu bevorzugen, und es ist auf einen ausreichenden Anteil an Omega-3-Fettsäuren (Fischölfettsäuren) zu achten. Die zu erwartende Gewichtsreduktion liegt bei 5,1 kg in 12 Monaten.

14.14.3 Therapeutische Unterstützung mit Polyglukosamin-Produkten

Bei mehr als 3- bis 6-monatiger erfolgloser diätetischer Therapie werden zusätzlich medikamentöse Verfahren empfohlen. Neben den früher eingesetzten Appetitzüglern sind die Fettabsorption reduzierende Medikamente und Medizinprodukte im Handel. Ein Medizinprodukt enthält z. B. ein aus Krebstierpanzern gewonnenes Polyglukosamin. Es kann bis zu 30 % Nahrungsfett binden und eignet sich bei Übergewicht und geringgradiger Adipositas zur unterstützenden Behandlung. Die Substanz ist nach Angaben des Herstellers in der Lage, pro Gramm mehr als 700 g Olivenöl zu binden. Klinische Studien belegen die Wirksamkeit zur Gewichtsreduktion, man sollte die Behandlung jedoch stets mit einer reduzierten Energiezufuhr und erhöhter körperlicher Aktivität kombinieren. Ein Rückfall in frühere Gewohnheiten ist zu vermeiden. Allerdings: Die Adipositas ist, ähnlich dem Diabetes mellitus Typ 2 oder dem Bluthochdruck, eine chronische Krankheit. Beendet man die Behandlung, so verschlechtert sich die Situation umgehend. Jede Adipositastherapie ist deshalb eine Langzeittherapie.

Zwischenzeitlich ebenfalls frei verkäuflich ist das Medikament Orlistat. Es hemmt die Wirkung der fettspaltenden Enzyme (Lipasen) im Magen-Darm-Trakt und senkt so die Absorption des zugeführten Fetts. Es hat eine Reihe nachteiliger Effekte. So kommt es zu fettig-öligen Stühlen, die spontan abgehen können.

14.14.4 Diäten mit extremen Nährstoffrelationen

Neben den von Fachgesellschaften propagierten klassischen Wegen zur Gewichtsreduktion gibt es eine Fülle weiterer Therapiemöglichkeiten. Insbesondere Außenseiterdiäten erfreuen sich wiederkehrender Beliebtheit, so z. B. Diäten mit extremen Nährstoffrelationen. Unter dem Namen Atkins-Diät wurde die „Low-Carb-Diät" bekannt (s. Weiterführende Literatur). Die Kohlenhydratzufuhr wird extrem beschränkt, auf ca. 20–80 g/Tag, während Eiweiß und Fett in unbegrenzter Menge verzehrt werden dürfen. Trotz unbegrenzter

Energiezufuhr nimmt man ab. Die Gewichtsabnahme wird mit einer um 500–600 kcal reduzierten Energiezufuhr erklärt. Es gelingt nicht, mit nur zwei Hauptnährstoffen (Fett, Eiweiß) die mit drei Hauptnährstoffen übliche Energiemenge aufzunehmen. Die therapeutische Vorgehensweise trifft nicht jeden Geschmack, aber eine Reihe von Patienten erzielen damit gute Erfolge. Wird eine Diät mit extremen Nährstoffrelationen länger durchgeführt, besteht die Gefahr der Unterversorgung mit Mikronährstoffen. Bei der Atkins-Diät sind dies Thiamin (Vitamin B1), Vitamin C, Eisen und Magnesium. Die zusätzliche Einnahme von Supplementen wird deshalb empfohlen.

Die in den letzten Jahren unter Low-Carb-Diäten publizierten Ergebnisse waren durchaus gut. Neben der Gewichtsreduktion fand man eine Besserung der metabolischen Parameter. In einer Reihe randomisierter, kontrollierter Studien sah man eine mindestens ebenso effektive Kontrolle kardiovaskulärer Risikofaktoren wie unter einer fettreduzierten Kostform. In den meisten Studien fand sich ein positiver Einfluss auf LDL-Cholesterol, Serumtriglyceride, Blutglukose, Nüchterninsulin und glykolysiertes Hämoglobin. Teilweise wurde allerdings auch ein Anstieg des Serumgesamtcholesterols und des LDL-Cholesterols beobachtet. Erklären lässt sich dies durch die erhöhte Zufuhr gesättigter Fettsäuren. Dieser negative Effekt kann wahrscheinlich durch die Bevorzugung einfach und mehrfach ungesättigter Fettsäuren ausgeglichen werden.

Nahezu alle Fachgesellschaften lehnten Low-Carb-Diäten lange Zeit ab. Zwischenzeitlich erfolgt eine den wissenschaftlichen Ergebnissen angepasste Beurteilung. Die amerikanische Diabetes-Gesellschaft hat sie bereits 2008 offiziell in ihre Empfehlungen aufgenommen.

2014 weist auch die Deutsche Adipositasgesellschaft in ihrer Leitlinie darauf hin, dass die Zusammensetzung einer Reduktionsdiät von untergeordneter Bedeutung ist. Es sei unerheblich, ob eine fettarme ("low fat"), kohlenhydratarme ("low carb") oder eiweißbetonte Kost zur Gewichtsreduktion eingesetzt wird. Entscheidend ist letztlich das erzielte Energiedefizit. Es bleibt abzuwarten, ob weitere Fachgesellschaften diesen Empfehlungen folgen.

14.14.5 Formuladiäten bei höhergradiger Adipositas

Was kann der Adipöse mit einem BMI >30 kg/m² noch tun? Und wie sieht es für den Patienten mit einem BMI >40 kg/m² aus, der aus gesundheitlichen Gründen dringend abnehmen muss, sich aber nicht operieren lassen kann oder will? Für ihn werden die oben genannten Verfahren in der Regel nicht zum gewünschten Erfolg führen.

Hier kommen Formuladiäten als Mahlzeitenersatz oder als alleinige Therapie infrage. Zwei Mahlzeiten können durch Formuladiät ersetzt werden, z. B. in Form eines Proteindrinks oder eines Riegels. Meist werden Portionen mit 200–300 kcal zweimal am Tag verzehrt. Bei einem BMI über 30 kg/m² können Formuladiäten auch als alleinige Behandlungsmaßnahme in Form einer Flüssigkost mit 800, 1000 oder bis zu 1500 kcal pro Tag eingesetzt werden. Formuladiäten sollten nur befristet eingesetzt werden. Die Behandlung sollte nicht länger als zwölf Wochen dauern. Teilweise sind sie teuer, der Geschmack ist monoton, und die Tatsache, nicht kauen zu müssen, wird als störend empfunden. Eine Reihe von Patienten lehnen sie deshalb nach kurzer Zeit ab.

Auch beim proteinsparenden, modifizierten Fasten (PSMF) wird eine Formuladiät eingesetzt. 400–500 kcal/Tag werden in Form von biologisch hochwertigem Protein verabreicht. Die Anwendung bietet sich vor allem bei einer höhergradigen Adipositas an. PSMF wird überwiegend in kommerziellen Programmen angeboten.

14.15 Selektives proteinsparendes Fasten ohne Industrieprodukte – ein neuer Weg in der Adipositastherapie: kleiner Preis, große Wirkung

Für den, der mehr als wenige Kilo abnehmen will oder muss oder eine relativ rasche Gewichtsreduktion wünscht und bereit ist, sonst übliche Ernährungsgewohnheiten abzulegen, kommt der Einsatz des sogenannten Proteinsparenden Modifizierten Fastens (PSMF) infrage. Beim PSMF bzw. dem Einsatz von Very Low Calorie Diets (VLCD) kann mit einer Gewichtsabnahme von 8–12 kg/Monat gerechnet werden. Die Anwendungsdauer sollte, ebenso wie jede Behandlung mit Formuladiäten, zunächst auf zwölf Wochen befristet werden. Beim Vorliegen weiterer Erkrankungen empfiehlt sich eine begleitende ärztliche Betreuung und Überwachung. Bei einer Schwangerschaft sollte auf die Anwendung verzichtet werden. Beide Verfahren, eine Formuladiättherapie und insbesondere der Einsatz von Very Low Calorie Diets, sind nicht zur Langzeitanwendung geeignet.

Ein vom Autor über Jahre praktizierter therapeutischer Weg ist eine Variante des Proteinsparenden Modifizierten Fastens. Patienten wird empfohlen, pro Tag maximal 500 kcal in Form von Quark oder Hüttenkäse, aufgeteilt auf 2–3 Hauptmahlzeiten, zu verzehren.

Erforderlich sind, wie bei jeder Adipositastherapie, Ausdauer und Durchhaltevermögen, letztlich gilt: "Ohne Fleiß, kein Preis".

Der Energie- und Nährstoffgehalt **pro 100 g** ist bei den einzelnen Quarksorten wie folgt:

- Magerquark: 72 kcal, 13,5 g Eiweiß, 0,3 g Fett, 3,2 g Kohlenhydrate als Milchzucker.

- Fetthaltiger Quark mit 20 % Fett i. Tr.: 109 kcal, 12,5 g Eiweiß, 5,1 g Fett, 2,7 g Milchzucker.
- Fetthaltiger Quark mit 40 % Fett i. Tr.: 160 kcal, 11 g Eiweiß, 11,4 g Fett, 2,6 g Milchzucker.
- Hüttenkäse (Cottage mit 20 % Fett i. Tr.): 102 kcal, 12,3 g Protein, 4,3 g Fett, 3,3 g Milchzucker.

Bereits mit dem Verzehr von 375 g Magerquark oder 400 g Hüttenkäse führt man ca. 50 g biologisch hochwertiges Eiweiß, aber nur ca. 270 kcal bzw. 400 kcal pro Tag zu.

Ferner sollten täglich ein handelsübliches Multivitaminpräparat eingenommen und täglich 2,5–3 Liter kalorienfreie Flüssigkeit (Tee, Kaffee, Mineralwasser) getrunken werden. Falls gewünscht, kann man Kaffee und Tee mit Süßstoff süßen.

Das Gewicht sollte täglich, morgens nüchtern, nach Entleeren der Blase, kontrolliert werden. Fachgesellschaften sehen die tägliche Gewichtskontrolle als zu stressbeladen an und empfehlen eine Kontrolle pro Woche. Gerade bei dieser Maßnahme zur Gewichtsreduktion ist die tägliche Kontrolle aber empfehlenswert.

Der Organismus baut bei jeder Gewichtsreduktion körpereigenes Eiweiß (Protein) ab. Wird kein Eiweiß oder nur minderwertiges Protein zugeführt, so hält der Abbau über den Gesamtzeitraum des Fastens an. Wird zu lange gefastet, werden auch Proteine von Herz, Niere, Leber und Darm abgebaut. Langfristig ist dies lebensbedrohlich. Wird ausreichend biologisch hochwertiges Eiweiß zugeführt – und hierzu gehört das mit dem Quark verabreichte Milchprotein – stellt sich nach ca. 14 Tagen ein Gleichgewicht zwischen Eiweißab- und -wiederaufbau ein. Das biologisch hochwertige Eiweiß ersetzt weitgehend das abgebaute körpereigene Eiweiß.

Unter Studienbedingungen nahmen Patienten mit einem BMI von durchschnittlich 40 kg/m² innerhalb von 28 Tagen 12,7 kg ab. In einer Kontrollgruppe unter Nulldiät wur-

den 16,5 kg abgenommen. Der Unterschied in der Gewichtsreduktion ist vor allem durch den Abbau von körpereigenem Protein zu erklären (◘ Abb. 14.8).

Die Geschwindigkeit der Gewichtsabnahme hängt auch vom Ausgangsgewicht ab. Je schwerer der Patient ist, umso rascher wird er sein Körpergewicht anfangs reduzieren. Männer nehmen etwas rascher ab als Frauen. Nulldiät wurde früher häufig zur Gewichtsreduktion eingesetzt. Sie ist nicht ungefährlich und hat immer wieder zu Todesfällen geführt. Man isst unter dieser „Diät" nichts, trinkt lediglich drei Liter energiefreie Flüssigkeit und erhält ein Multivitamin- und Mineralstoffpräparat.

Das Prinzip der Formuladiättherapie – zu der auch das Proteinsparende Modifizierte Fasten gehört – ist ein bestechend einfacher Weg zur Gewichtsreduktion. Er ist starr, und sobald man zusätzlich etwas verzehrt, weiß man, man betrügt sich und den Therapeuten.

Wie erwähnt, gibt es nichts zu kauen und der Geschmack ist monoton. Eine mehrwöchige Therapie wird deshalb häufig abgebrochen. Um diesen Nachteil weitgehend zu beseitigen, wird in dem hier beschriebenen Verfahren neben dem Verzehr von Milchprotein der zusätzliche Verzehr von einer Reihe an energiearmen Nahrungsmitteln erlaubt.

Zahlreiche Gemüse haben derart geringe Energiemengen, dass sie roh nahezu unbegrenzt verzehrt werden könnten. Der Effekt der guten Gewichtsreduktion unter einer reinen Formuladiättherapie ist dadurch nicht gefährdet.

Beispiele: (in Klammern Angabe in kcal/100 g):
- Paprikaschote (19 kcal)
- Tomate (17 kcal)
- Zucchini (20 kcal)
- Gurke (12 kcal)
- Weißkraut (25 kcal)
- Salzdillgurken (20 kcal)
- Porree, Lauch (25 kcal)
- Kopfsalat (11 kcal)

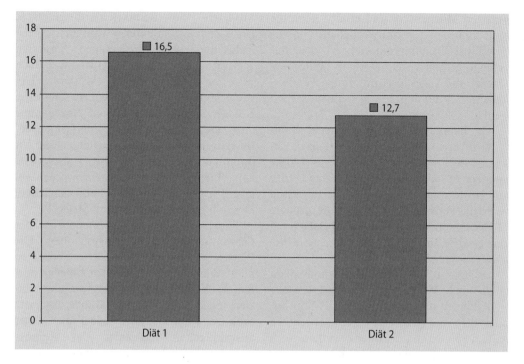

◻ **Abb. 14.8** Gewichtsabnahme innerhalb von 28 Tagen bei je 18 Patienten unter Nulldiät (Diät 1 links: 16,5 kg) und Proteinsparendem Modifizierten Fasten (PSMF; Diät 2 rechts 12,7 kg). Mittleres Ausgangsgewicht 120 kg (BMI 40 kg/m2)

- Endiviensalat (14 kcal)
- Feldsalat, Rapunzel (14 kcal)
- Chicoree (17 kcal)
- Sellerieknolle (18 kcal)
- Rettich (16 kcal)
- Radieschen (14 kcal)
- Kohlrabi (25 kcal)
- Möhre, Karotte (26 kcal)

Zum Würzen kann man etwas Schnittlauch (114 kcal/100 g), Gartenkresse (33 kcal/100 g) oder ein Petersilienblatt (50 kcal/100 g) verwenden. Auch gegen eine Prise Salz (Gesamtzufuhr 5 g/Tag) ist nichts einzuwenden.

Verzehrt man von den genannten Gemüsearten zusätzlich ein Kilogramm, hätte man eine zusätzliche Energiezufuhr von gerade einmal 260 kcal/Tag. Insgesamt würden ca. 500–700 kcal pro Tag zugeführt. Will man sich einen Salat zubereiten, kann man pro Tag einen Teelöffel Oliven- oder Rapsöl verwenden. 5 ml Öl (ein Teelöffel) entsprechen weiteren 45 kcal. Auch gegen die Verwendung fettarmen Joghurts zur Zubereitung eines Dressings ist nichts einzuwenden.

Es gibt vielleicht noch den Wunsch, etwas Warmes zuzuführen. Kaffee und Tee, ohne Milch und Zucker, sind ohnedies erlaubt, und mit dem käuflichen Extrakt einer Gemüsebrühe kann man sich eine große Tasse (200 ml) mit einem Energiegehalt von ca. 4–5 kcal/100 ml herstellen.

Die Vorteile des Verfahrens im Vergleich zum reinen Proteinsparendem Modifiziertem Fasten sind nicht zu übersehen. Man kann kauen, und – in gewissem Umfang – geschmacklich abwechslungsreich essen. Man führt Ballaststoffe, eine Reihe sekundärer Pflanzenstoffe, Mineralstoffe und Vitamine zu. Zusätzlich wird pflanzliches Eiweiß aufgenommen. Es ergänzt sich in idealer Weise mit dem biologisch hochwertigen Milcheiweiß und erhöht noch die biologische Gesamtwertigkeit. Die lückenlose Vitaminversorgung ist nicht unbedingt gewährleistet. Deshalb sollte vorsorglich die Tagesdosis mit einem handelsüblichen Vitaminpräparat eingenommen werden.

Der Phantasie des Patienten in der Mahlzeitenzubereitung sind keine Grenzen gesetzt. Manche schnibbeln sich z. B. Gurke und Tomate klein und mischen das Ganze mit Hüttenquark. Andere wiederum essen vor dem Verzehr des Quarks eine größere Menge an rohem Gemüse, um so erst einmal eine gewisse Sättigung im Sinne eines „Preload" zu erreichen.

Insgesamt sollte die Maßnahme nicht länger als 12 Wochen durchgeführt werden.

Patienten mit geringgradiger Adipositas oder dem Wunsch, erreichtes Gewicht zu halten, können mit ein oder zwei derartigen Portionen eine oder zwei Mahlzeiten ersetzen.

Bei alledem darf die ergänzende körperliche Aktivität nicht vergessen werden. Sie verringert nicht nur den Abbau von körpereigenem Protein und erhöht die Kapillardichte in der Muskulatur. Sie verbessert auch die metabolische Situation und fördert die Gewichtsreduktion in erheblichem Maß.

Patienten unter den verschiedensten Diätverfahren versicherten glaubhaft deren Einhalten, nahmen aber nach einiger Zeit, aufgrund unzureichender körperlicher Aktivität, nicht weiter ab.

Am täglichen Gesundheitsspaziergang über 30–60 Minuten führt während und auch nach einer erfolgreichen Gewichtsreduktion kein Weg vorbei. Man führe also täglich seinen (evtl. virtuellen) Hund aus.

Mehr als 10 % Gewichtsreduktion sollten anfangs nicht angestrebt werden. Gesteckte Ziele müssen realistisch und nicht entmutigend sein.

Nach Erreichen des Ziels empfiehlt es sich, vor einer weiteren Gewichtsreduktion eine Pause einzulegen. Es gilt, das erreichte Gewicht zu halten und in zwei oder drei Monaten die Reduktion fortzusetzen. Erfolgreiche Patienten wünschen meist mehr und mehr abzunehmen, vergessen aber: Abgenommenes Gewicht muss auch gehalten werden. Nach exzessiven Gewichtsabnahmen wird dies enorm schwierig. Der Organismus arbeitet auf Sparflamme und benötigt nur geringe Energiemengen. Im Extremfall erlebt man Patienten, die mit ihrem Wunsch zur exzessiven Gewichtsabnahme in eine Anorexie, einen potenziell lebensbedrohlichen Zustand, abgleiten. Deshalb heißt es irgendwann: Stopp!

Längere Pausen werden mit dem Ziel der Gewichtsstabilisierung eingeschoben. Die Phasen der Gewichtsstabilisierung bedeuten nicht, dass alte Gewohnheiten aufleben dürfen. Auch hier muss die Energiezufuhr reduziert oder zeitweilig ein Mahlzeitenersatz praktiziert werden. Dies bedarf aber keines ausgeklügelten Diätplans. Der Adipöse muss verinnerlichen, dass es Nahrungsmittel gibt, die nicht für ihn geschaffen sind. Hierzu gehören unter anderem auch Butter und andere fette Brotaufstriche, fettes Fleisch, fette Wurst, fetter Käse, aber auch Kuchen, Torten, Kartoffelchips und ähnliche Knabbereien.

Fazit

Übergewicht und leichtgradige Formen der Adipositas lassen sich durch eine Fettreduktion in der Nahrung oder eine moderate tägliche Reduktion der Energiezufuhr um 500–800 kcal/Tag angehen. Medizinprodukte und Medikamente können das Abnehmen unterstützen. Für Patienten mit einem starken Übergewicht kommen Formuladiäten, Proteinsparendes Modifiziertes Fasten oder kommerzielle Therapieprogramme infrage.

Eine vom Autor entwickelte Variante des Proteinsparenden Modifizierten Fastens kombiniert Quark oder Hüttenkäse mit rohem Gemüse mit einem niedrigen Energiegehalt. Die Vorteile im Vergleich zur reinen Formuladiät sind: Man kann kauen und führt Ballaststoffe, sekundäre Pflanzenstoffe, Vitamine und Mineralstoffe auf natürlichem Weg zu.

Jede Form der Gewichtsreduktion sollte mit einem täglichen Gesundheitsspaziergang von 30–60 Minuten kombiniert werden.

14.16 Ich leide unter einer Milchzuckerunverträglichkeit (Laktoseintoleranz). Kann ich diese Form des Proteinsparenden Fastens trotzdem durchführen?

Zunächst gilt es, zu wissen, auch Menschen mit einer Milchzuckerunverträglichkeit (Laktoseintoleranz) produzieren meist noch eine Restmenge am Milchzucker spaltendem Enzym Laktase. Ein Teil des aufgenommenen Milchzuckers (Laktose) kann dann abgebaut werden. Meist werden 4 g Milchzucker als Einzeldosis und bis zu 12–16 g als Tagesmenge vertragen. Die zum Verzehr empfohlene Quarkmenge beträgt pro Tag ca. 500 g. Beim Verzehr dieser Menge in Form von Quark oder Hüttenkäse werden maximal 15 g Milchzucker aufgenommen. Bei regelmäßigem Verzehr milchzuckerhaltiger Nahrungsmittel kann im Laufe der Zeit mehr Laktose vertragen werden, da die Dickdarmflora sich an die Mehrzufuhr von Laktose anpasst und die bakterielle Zusammensetzung ändert. Eine vermehrte Laktaseproduktion im Dünndarm erfolgt allerdings nicht.

Bei etwa 15 % in der Bevölkerung liegt eine Laktosemalabsorption vor. Nicht jeder hat Beschwerden im Sinne einer Laktoseunverträglichkeit (Laktoseintoleranz). Die Diagnose kann mit einem H_2-Atemtest und der Befragung des Patienten während des Tests objektiviert werden. Man verabreicht 50 g Laktose, gelöst in Wasser, und misst anschließend die mit der Atemluft abgeatmete Wasserstoffmenge (H_2). Je mehr Laktose nicht absorbiert und damit im Dickdarm abgebaut wird, umso ausgeprägter ist der H_2-Anstieg in der Atemluft. Ist der Patient beim Test, trotz eines pathologischen Testergebnisses, beschwerdefrei, bedarf es keiner weiteren Maßnahmen. Er kann Milch und Milchprodukte bedenkenlos verzehren. Treten aber Bauchschmerzen, Blähungen und Durchfall beim Test oder nach dem Verzehr laktosehaltiger Nahrungsmittel auf, spricht man von einer Milchzuckerunverträglichkeit bzw. Laktoseintoleranz und wird je nach Heftigkeit der Beschwerdesymptomatik evtl. raten, eine laktosearme Kost einzuhalten. Ein Teil der Patienten weiß um das Problem und meidet Milch und milchzuckerhaltige (laktosehaltige) Lebensmittel von vornherein. Für den Patienten ist es wichtig zu wissen, dass auch beim Auftreten von Beschwerden dem Organismus nicht geschadet wird. Letztendlich passiert nichts und die Beschwerden sind vorübergehend. Der Patient wird im Einzelfall entscheiden, ob er das entsprechende Nahrungsmittel aufgrund der vorliegenden Beschwerden weglässt oder vielleicht doch verzehrt. Alternativ zum H_2-Atemtest kann der, allerdings kostenaufwendigere, Laktase-Gentest zur Diagnostik angewandt werden.

Führt man das proteinsparende Fasten mit Quark bzw. Hüttenkäse durch, bleibt man beim Verzehr von 100 g Quark mit ca. 4 g Laktose bei einer Laktosemenge, die in der Regel auch bei Vorliegen einer Laktoseunverträglichkeit beschwerdefrei vertragen wird. Häufig wird von Patienten mit einer Laktosemalabsorption Kalzium unzureichend absorbiert. Sie sollten deshalb, im Sinne der Knochengesundheit, auf eine ausreichende Kalziumzufuhr achten. Die meisten Hartkäsesorten können problemlos verzehrt werden. Sie sind laktosearm und leisten einen guten Beitrag zur Kalziumversorgung. Alternativ kann kalziumreiches Mineralwasser getrunken werden. Butter enthält nur geringe Laktosemengen (0,6 g/100 g) und wird in der Regel gut vertragen.

Bestehen ausgeprägte Beschwerden, so kann man auf Laktasepräparate in Form von Tabletten oder Tropfen zurückgreifen. Milch oder Quark kann ein Laktasepräparat zugesetzt, über Nacht im Kühlschrank aufbewahrt und am nächsten Morgen verzehrt werden. Im Handel erhältlich sind laktosefreie Milch und andere laktosefreie Produkte.

Hat man versehentlich ein laktosereiches Nahrungsmittel verzehrt und muss es mit Bauchbeschwerden, Blähungen oder Durchfall „büßen", so ist Angst unbegründet. Dem Organismus schadet man nicht.

Keinesfalls darf man Patienten mit einer Laktosemalabsoption raten, auf alle milcheiweißhaltigen Nahrungsmittel zu verzichten. Eine Unterversorgung mit Kalzium wäre die zwangsläufige Folge.

Patienten mit einer Milchzuckerunverträglichkeit müssen keineswegs auf das Proteinsparende Fasten mit Quark oder Hüttenkäse verzichten.

Milchzuckergehalt in Milch und Milchprodukten (g/100 g):
- Milch: 4,8
- Quark(mager): 4,1
- Joghurt (natur): 4,0
- Schmelzkäse: 5,3
- Rahmfrischkäse: 3,4
- Butter ca. 0,6
- Weich-, Schnitt-, Hartkäse (z. B. Edamer, Camembert, Emmentaler, Gouda): 0,0

14.17 Lässt sich jedes beliebige Eiweiß zur Gewichtsreduktion verwenden?

Milchprotein ist ein biologisch hochwertiges Protein. Unwillkürlich fragt man sich: Kann jede Art von Protein, insbesondere auch biologisch minderwertiges Protein, beim Proteinsparenden Fasten eingesetzt werden? In den USA kam es in den 1970er-Jahren

innerhalb kürzester Zeit bei Adipösen während einer Gewichtsreduktion infolge eines Herzstillstandes zu mehr als 60 Todesfällen. Was war passiert? Patienten hatten über einen längeren Zeitraum eine Flüssigdiät mit ca. 300 kcal/Tag verzehrt. Im Prinzip handelte es sich um Proteinsparendes Modifiziertes Fasten. Die Flüssigdiät wurde nach einem gewissen Dr. Linn, einem Osteopathen, als Prolinn breit vermarktet. Vollmundig wurde auf dem Buchcover das Verfahren „Last Chance Diet" bezeichnet. Allein als Hardcover wurde das Buch 75.000 mal und als Paperback-Ausgabe 1.3 Millionen Mal verkauft

Als Protein verwendet wurde hydrolysiertes Kollagen, gewonnen aus Knorpel und den Tierhäuten unterschiedlicher Tiere. Meist wurde es als vorverdautes Eiweiß, mit einem überwiegenden Anteil an Aminosäuren, angeboten. Verkauft wurde eine gelatinöse Flüssigkeit, die in Apotheken und Drogeriemärkten frei erhältlich war. Dies war legal, da es sich bei der „liquid diet" nicht um ein Medikament, sondern um ein Nahrungsmittel handelte. Man nahm bereits früh an, dass die Anwendung des Therapieverfahrens ohne ärztliche Kontrolle einem Roulettespiel entsprach.

Das aus Tierhäuten gewonnene Protein ließ sich zwar billig herstellen, war aber minderwertig.

Unter dem totalen Fasten, der Nulldiät, wurden nur ausnahmsweise Todesfälle und schwerwiegende Komplikationen mitgeteilt. Es blieb unklar, weshalb dann, wenn Protein in bedarfsdeckender Menge zugeführt wird, vermehrt Todesfälle auftreten, während diese beim kompletten Nahrungsentzug aber eher selten zu finden sind. Die wissenschaftliche Diskussion um die Ursachen wurde in Fachzeitschriften über Jahre geführt. Die Unausgewogenheit der Aminosäurebilanz, die sich in einer normalen Mischkost nicht findet, war ein wesentlicher Aspekt in der Diskussion. Auch das Fehlen von Taurin, einer schwefelhaltigen Aminosäure, wurde für das Auftreten des Herzstiltandes als ursächlich diskutiert. Letztendlich blieb die Ursache für die Todesfälle ungeklärt. Man resümierte, die Verwendung von Eiweiß mit einer geringen biologischen Wertigkeit kann unter Fastenbedingungen gefährlich sein. Man sollte deshalb auf Diäten zurückgreifen, die hauptsächlich Milchprotein und Eialbumin als Eiweißquelle enthalten.

14.18 Was mache ich, wenn ich überwiegend unterwegs bin?

Für den, der viel unterwegs ist, oder für den, dem das selektive Proteinsparende Modifizierte Fasten zu aufwendig ist, eignen sich industriell hergestellte Produkte des Proteinsparenden Modifizierten Fastens. Sie enthalten durchweg biologisch hochwertiges Eiweiß in Form von Milch-, Sojaprotein oder Ei-Albumin und eine ausreichende Menge an Vitaminen, Spurenelementen und Mineralstoffen.

Nicht angewandt werden sollen die Methoden bei Vorliegen einer Schwangerschaft oder bei einer Reihe von Erkrankungen. Bei vorbestehenden Erkrankungen ist in jedem Fall einer Gewichtsreduktion zunächst ärztlicher Rat einzuholen. Unter dem drastischen Weg des Proteinsparenden Modifizierten Fastens ist eine ärztliche Kontrolle und Aufsicht zu empfehlen.

Fazit

Das **Proteinsparende Modifizierte Fasten** ist für den, der mehr als wenige Kilogramm abnehmen will, eine geeignete, aber über einen Zeitraum von maximal 12 Wochen anzuwendende Methode. In der beschriebenen Modifikation werden käufliche Nahrungsmittel eingesetzt. Als Protein wird Milcheiweiß in Form von Quark als biologisch hochwertiges Protein verwendet. Das Verfahren ist preisgünstig. Selbst dann, wenn man eine Milchzucker-

unverträglichkeit hat, sind die Tagesmengen an Laktose so, dass sie auch im Falle einer Laktoseintoleranz von den meisten toleriert werden. Die Möglichkeit zum Verzehr von rohem Gemüse wird, da man etwas kauen kann, meist als positiv angesehen. Ferner führt man damit neben dem biologisch hochwertigem Milchprotein auch Mineralstoffe, Elektrolyte, Spurenelemente und Vitamine zu. In den meisten Gemüsesorten sind die Energiemengen so gering, dass man sie in nahezu unbegrenzten Mengen verzehren kann.

Sagt das Verfahren in dieser Form nicht zu, kann auf entsprechende Industrieprodukte zurückgegriffen werden. Unabhängig davon sollte auf die ausreichende Bewegung geachtet werden

14.19 Kann Übergewicht auch die Lebenserwartung verlängern?

Besser fett und nett als schlank und krank? Dieses Bonmot konnte man 2015 in einem Forum für klinische Ernährung lesen. Zunächst besteht kein Zweifel, dass die Adipositas aufgrund einer Fülle von Begleit- und Folgeerkrankungen lebensverkürzend wirkt. Ein BMI von 25 kg/m^2 oder mehr galt lange Zeit als ein Faktor, der mit einer Abnahme der Lebenserwartung assoziiert war. Eine in England durchgeführte Untersuchung ergab bereits bei einem BMI von 25 kg/m^2 eine um ca. zwei Jahre reduzierte Lebenserwartung. Man geht davon aus, dass sich aufgrund der Häufigkeitszunahme Adipöser bis zum Jahr 2050 die Lebenserwartung um durchschnittlich fünf Jahre verkürzen wird.

2006 publizierte das National Institute of Health (NIH) der USA Untersuchungsergebnisse aus den Jahren 1995 und 1996. Unter 527.265 Menschen im Alter von 50–71 Jahren fand man bis 2005 61.317 Todesfälle. Die höchste Sterblichkeitsrate fand sich für den höchsten und niedrigsten BMI, also die Dicksten und die Dünnsten. Paradoxerweise war aber nur bei Adipösen im mittleren Alter das Risiko verdreifacht. Die Ergebnisse einer im gleichen Jahr erschienenen Arbeit regen zum Nachdenken an. In einer Metaanalyse aus 40 Studien, in der in 3,8 Jahren 250.125 Patienten nachverfolgt wurden, fand man bei einem BMI von unter 20 die höchste Sterblichkeit und bei über 55-Jährigen bei einem BMI von 25–29,9 kg/m^2 die geringste Sterblichkeit. Dies galt sowohl für die Sterblichkeit an Herz-Kreislauf-Erkrankungen als auch für die Gesamtsterblichkeit. Ältere hatten selbst bei einem BMI von >30 kg/m^2 keine erhöhten Sterblichkeitsraten.

In der Folgezeit mehrten sich Publikationen, in denen es Zweifel gab, ob bei einem BMI bis zu 25 kg/m^2 in jedem Fall das mit der höchsten Lebenserwartung einhergehende Körpergewicht vorliegt.

So wurden 19 Studien mit 1,46 Millionen Erwachsenen im Alter von 19 bis 84 Jahren über einen Nachbeobachtungszeitraum von fünf Jahren ausgewertet. Insgesamt fand man 160.087 Sterbefälle. Die Sterblichkeit war bei einem BMI unter 20 und über 30 kg/m^2 erhöht. Die geringste Sterblichkeit war bei Personen mit einem BMI zwischen 20 und 24,9 kg/m^2 gegeben. Setzte man das Risiko bei einem BMI von 20–22,2 kg/m^2 mit 1 fest, so war auch im Bereich von 25–29,9 kg/m^2 das Risiko mit 1,14 allenfalls gering erhöht.

In einer 2013 in der US-amerikanischen Zeitschrift JAMA erschienenen Publikation werden 97 Studien mit insgesamt etwa 2,9 Millionen Teilnehmern aus Amerika, Europa, Asien und Australien ausgewertet. In den eingeschlossenen Studien fanden sich 270.000 Todesfälle. Die Forscher verglichen die Sterblichkeit von Übergewichtigen und Adipösen mit der von Normalgewichtigen. Übergewichtige hatten die geringste Sterblichkeitsrate. Sie war um 6 % niedriger als bei Normalgewichtigen.

Selbst bei einem BMI von 30–34,9 kg/m^2 war die Sterblichkeit um 5 % niedriger als bei Normalgewichtigen. Ab einem BMI von 35 stieg das Sterberisiko dann deutlich an und lag 29 % über dem der Normalgewichtigen.

In der Studie waren Gesunde und Kranke eingeschlossen. Die Autoren berichteten in früheren Studien von ähnlichen Ergebnissen. In diesen waren allerdings ausschließlich Schwerkranke eingeschlossen. Sie profitierten von einem höheren Gewicht. Man ging davon aus, dass Übergewicht dem Körper zusätzliche Reserven verschafft, mit denen es gelingt, besser mit der Krankheit fertigzuwerden.

2016 haben Wissenschaftler der Global BMI Mortality Collaboration der These einer längeren Lebenserwartung von Adipösen widersprochen. Schon ein geringes Übergewicht sei mit einem erhöhten Sterberisiko verbunden. Sie werteten 239 Studien mit 10,6 Millionen Teilnehmern aus Asien, Ozeanien, Europa und Nordamerika hinsichtlich BMI, Todeszeitpunkt und Erkrankungsanamnese aus. Demnach erhöhte jeder Anstieg des BMI um fünf Punkte das Sterberisiko um 31 %. Ein BMI ab 40 kg/m^2 barg ein dreifach erhöhtes Risiko für ein vorzeitiges Ableben. Jeder siebte Todesfall in Europa und jeder fünfte in Nordamerika könne verhindert werden, wenn sich die Bevölkerung an das von der WHO definierte Normalgewicht hielte.

Es gilt auch zu berücksichtigen, wie lange wir dick sind. Untersuchungen zeigen, dass extrem adipöse Kinder bereits früh eine Arteriosklerose entwickeln können. Der junge Mensch im Alter von 19–25 Jahren ist gut beraten, wenn er sich in einem BMI-Bereich zwischen 19 und 25 bewegt und nicht bereits in diesem Alter alle Risiken, die mit der Adipositas verbunden sind, schultert. Diese würden dann ein Leben lang auf ihn einwirken und müssten zwangsläufig Spuren hinterlassen.

14

Es gibt zweifellos auch den „gesunden" Dicken. Auch Adipöse mit einem BMI von 40 kg/m^2 können frei von Risikofaktoren sein und keine Übersterblichkeit haben. Familien, in denen alle Mitglieder adipös waren und trotzdem alt wurden, sind keineswegs extrem selten. Muss man Übergewichtige und gering Adipöse deshalb in jedem Fall und in jedem Alter behandeln? Bei der genannten Familienanamnese ist dies nicht pauschal zu beantworten.

Fazit

Eine Adipositas bedingt bei Menschen jüngeren und mittleren Alters eine Verkürzung der Lebenserwartung. Bei älteren Menschen besteht dieser Zusammenhang nicht. Für den über 55-Jährigen darf es insbesondere dann, wenn keine zusätzlichen Erkrankungen oder Risiken wie hoher Blutdruck, Fettstoffwechselstörungen, Gelenkgicht oder durch Übergewicht bedingte Gelenkbeschwerden bestehen, durchaus etwas mehr sein. Auch ein BMI von 29,9 kg/m^2 verkürzt seine Lebenserwartung nicht und erhöht auch nicht sein Risiko für einen Herzinfarkt. Hat ein über 55-Jähriger oder gar ein 70-Jähriger einen BMI von 29,9 kg/m^2 und keine weiteren Risikofaktoren, so wird man sich aufgrund vorliegender Ergebnisse fragen, ob eine Behandlung überhaupt erforderlich ist. Es gibt letztlich auch den „gesunden Dicken" ohne Risikofaktoren, aber mit langlebigen Anverwandten in der Familie.

Weiterführende Literatur

Abeiln J, Alan I (1994) L112 Biopolymer-fat binder as a weight reducer in patients with moderate obesity. ARS Medicina, Stockholm

Afzal S et al (2016) Change in Body Mass Index associated with lowest mortality in Denmark. 1976–2013. JAMA 315:1989–1996

Angeloni E, Paneni F, Landmesser U et al (2013) Lack of protective role of HDL-C in patients with coronary artery disease undergoing elective coronary artery bypass grafting. Published on behalf of the European Society of Cardiology. Eur Heart J 34(46):3557–3562

Bosy-Westphal A, Müller MJ (2022) Antwort zum Beitrag:"Low-carb-Diäten – die unvoreingenommene und evidenzbasierte Betrachtung ist überfällig. Aktuel Ernahrungsmed 47:6

Bray GA, Kim KK, Wilding JPH (2017) Obesity: a chronic relapsing progressive disease process. A position statement of the World Obesity Federation. Obes Rev. https://doi.org/10.1111/obr.125551

Creatore MI et al (2016) Association of neighborhood walkability with change in overweight, obesity and diabetes. JAMA 315:2211–2220

Drake I, Sonestedt E, Gullberg B, Ahlgren G et al (2012) Dietary intakes of carbohydrates in relation to prostate cancer risk: a prospective study in the Malmo Diet and Cancer cohort. Am J Clin Nutr 96(6):1409–1418

Fagherazzi G, Vilier A, Saes Sartorelli D et al (2013) Consumption of artificially and sugar-sweetened beverages and incident type 2 diabetes in the Etude Epidemiologique aupres des femmes de la Mutuelle Generale de l'Education Nationale-European Prospective Investigation into Cancer and Nutrition cohort. Am J Clin Nutr.. (Epub ahead of print)

Flegal K, Brian M, Kit K, Orpana H et al (2013) Association of all-cause mortality with overweight and obesity using standard Body Mass Index categories. A Systematic review and meta-analysis. JAMA 309(1):71–82

Gannon MC, Nuttal PQ (2004) Effect of a high protein, low-carbohydrate diet on blood glucose control in people with type 2 diabetes. Diabetes 53:2357–2382

Gardner C et al (2010) Micronutrient quality of weight-loss diets that focus on macronutrients: results from the A TO Z study. Am J Clin Nutr 92:304–312

de Gonzalez AB, Hartge P, Cerhan JR et al (2010) Body-Mass Index and mortality among 1.46 million white adults. N Engl J Med 363:2211–2219

Gover SA, Kouache MA, Rempel P et al (2005) Years of life and healthy life years lost from diabetes and cardiovascular disease in overweight and obese people: a modelling study. Lancet Diabetes Endocrinol. (published online Dec 2014)

Haslam DW et al (2005) Obesity. Seminar. Lancet 366:1197–1120

Meyer-Gerspach AC, Wöllnerhansen B, Beglinger B et al (2014) Gastric and intestinal satiation in obese and normal Krebserkrankungen und ihre Ursachen

Worm NR, Feinmann K (2022) Lechner : Low-Carb-Diäten- die unvoreingenommene und evidenzbasierte Betrachtung ist überfällig. Aktuel Ernahrungsmed 47:57–60

Internetadresse

Deutsche Adipositas-Gesellschaft (2014) DAG e. V.: Interdisziplinäre Leitlinie der Qualität S3 zur „Prävention und Therapie der Adipositas. S3 Leitlinie Version 2014. www.adipositas-gesellschaft.de

14

Ernährungs-Apps – wie sinnvoll sind sie?

Inhaltsverzeichnis

© Springer-Verlag GmbH Deutschland, ein Teil von Springer Nature 2022
U. Rabast, *Gesunde Ernährung, gesunder Lebensstil*, https://doi.org/10.1007/978-3-662-65230-5_15

» Die Zahl der Ernährungs-Apps ist zwischenzeitlich unüberschaubar.

Die Zahl verfügbarer Apps liegt im Bereich von mehreren Millionen. Bevor man eine App herunterlädt, sollte man sich fragen: brauche ich diese App? Die oftmals spontane Einwahl von Apps kann rasch lästig werden (◘ Abb. 15.1)

Die ältere Generation weiß die Haptik eines Buches zu schätzen, die Generation „Y" ist nahezu ausschließlich im Smartphone unterwegs. Einige Klicks, und man hat die gewünschte Information, unabhängig davon, wie exotisch die Frage auch sein mag. Es war naheliegend, dass sich der Sektor „Ernährung" und damit auch das Thema „Adipositas" für die Erstellung derartiger Apps anbieten. Unwillkürlich stellt man sich die Frage: Wie sinnvoll sind solche Apps, und bedeuten sie das eventuelle Aus für das Buch?

Die Vielfalt an Infos in einer App ist in einem Buch oder in einem gedruckten Medium so nicht zu vermitteln. Neben Rezepturen und Angaben zu Energiemengen in einzelnen Lebensmitteln werden Zusammensetzung, Vitamin-, Mineralstoffgehalt und eine Fülle weiterer Informationen mitgeteilt. Die Leistungen der Apps sind umfangreich. Man kann Kalorien zählen, wird zum Füh-

ren von Ernährungsprotokollen angeleitet, kann seinen Einkauf damit planen und konkrete Ernährungsempfehlungen erhalten. Unwillkürlich fragt man, ist dies, wenn ich eine einzige Information haben möchte, alles erforderlich, und wie genau sind derartige Berechnungen – oder steckt hinter so mancher auf eine Kommastelle genauer Angabe nicht eine Pseudogenauigkeit?

In Deutschland nutzen bereits 70 % ein Smartphone. Eine tägliche Nutzung ist für einen Großteil aus dem Alltagleben nicht mehr wegzudenken. Fast die Hälfte der Nutzer verwendet Gesundheits-Apps. Häufig werden Apps zum Thema Übergewicht und Adipositas genutzt.

15.1 Was wird von diesen Apps erwartet?

Der Wunsch nach Transparenz und rascher Bedienbarkeit steht an erster Stelle. Grundlegende Funktionen sollten kostenfrei erhältlich sein. Befragte man junge Erwachsene, so wurde dies als vorrangig genannt. Bei Auswertung von Apps zum Thema „Gewichtsreduktion und gesunde Ernährung" zeigte sich, Energiemengen der Lebensmittel waren nicht exakt und zuverlässig berechnet worden. Angegebene Referenzwerte wichen zum Teil um mehr als 50 % von den Vergleichswerten ab. Allerdings müssen bei derartigen Berechnungen Werte nicht auf Kommastellen genau ermittelt werden. Sie sollten lediglich eine gute Orientierung geben. Keineswegs werden derartige Apps dazu führen, dass wir zu einem Volk von Normalgewichtigen werden. Ob es mit der Anwendung von Apps überhaupt gelingt, Gewicht zu reduzieren, wird kontrovers beurteilt. Sowohl positive wie auch fehlende Effekte werden mitgeteilt. Häufig werden Apps installiert, dann aber nicht lange oder überhaupt nicht genutzt.

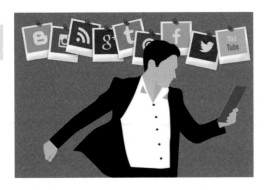

◘ **Abb. 15.1** Die Anzahl verfügbarer Apps ist nicht mehr überschaubar

15.2 Kommerzielle Apps – was bieten sie?

Zum Thema Gewichtsreduktion gibt es zwar reichlich Apps, die in der Regel auch sehr gefragt, aber wissenschaftlich nicht unbedingt gut ausgearbeitet sind. Die Qualität der einzelnen Apps ist höchst unterschiedlich. Neben offiziellen Institutionen bieten auch Personen und Institutionen ohne entsprechende Sachkenntnis Ernährungs-Apps an. Im Vordergrund stehen hier kommerzielle Interessen. Standardisierte Kriterien für die Qualität von Apps fehlen bislang, könnten aber die Spreu vom Weizen trennen und so die Auswahl erheblich erleichtern. Letztlich kann jeder Apps konzipieren, entwickeln und ins Netz stellen.

Sucht man im Internet nach einer App, so empfiehlt es sich vor einem Download, zu fragen, was man von der App erwartet. Keinesfalls kann eine App den informativen Text eines Fachartikels, einen qualifizierten Buchbeitrag zum Thema oder gar die Beratung durch eine Diätassistentin oder Ernährungsberaterin ersetzen.

Die großzügige Nutzung von Apps ist nicht unproblematisch. Der Eintrag personalisierter Daten kann sich aufwendig gestalten. Bei Angabe der Emailadresse wird man in der Regel Updates und lästige Angebote zu meist kostenpflichtigen Upgrades erhalten. Man sollte kritisch prüfen, welche Daten man bereit ist, ins Netz zu stellen. Kostenlose Apps von Unternehmen sind oft wenig informativ, teilweise mit aufdringlicher Werbung unterlegt und eher verwirrend. Wissenschaftlich abgesicherte Informationen erhält man in der Regel von anerkannten Institutionen. Ernährungs-Apps können durchaus hilfreich sein. Man

sollte aber vor einem Download fragen, ob man diese App benötigt, ob die Erwartungen erfüllt werden und wer der Anbieter ist.

> **Fazit**
> Ernährungs-Apps können insbesondere zur Beantwortung von Fragen rund um Übergewicht und Adipositas hilfreich sein. Vor einem Download sollte man sich fragen: Was erwarte ich von der App und welche Daten bin ich bereit, weiterzugeben. Die Datenfülle aus dem Internet ist teilweise erdrückend, nicht erforderlich und kann die Informationen eines guten Printartikels oder die Beratung durch eine Diätassistentin oder Ernährungsberaterin nicht ersetzen. Eine Gesellschaft mit überwiegend Normalgewichtigen als Folge der App-Nutzung darf nicht erwartet werden.

Weiterführende Literatur

Holzmann SL, Pröll K, Hauner H, Holzapfel C (2017a) Ernährungs-Apps: Qualität und Limitationen. Eine explorative Erhebung anhand ausgewählter Beispiel-Apps. Ernährungs Umschau 64(5):80–89

Holzmann SL, Pröll K, Hauner H, Holzapfel C (2017b) Nutrition apps: quality and limitations. An explorative investigation on the basis of selected apps. Ernährungs Umschau 64(5):80–89 https://doi.org/10.4455/eu.2017.018 Background Modern nutrition

Rode A, Lorkowski S, Dawczynski C, Brombach C (2017) Ernährungs-Apps: Akzeptanz unter jungen Erwachsenen. Ernährungs Umschau

Internetadresse

Müller C. Landeszentrum für Ernährung; Baden Württemberg. Worauf ist bei Ernährungs Apps zu achten? landeszentrum-bw.de. Zugegriffen am 20. 04.2021

Gewichtsreduktionsprogramme

Inhaltsverzeichnis

© Springer-Verlag GmbH Deutschland, ein Teil von Springer Nature 2022
U. Rabast, *Gesunde Ernährung, gesunder Lebensstil*, https://doi.org/10.1007/978-3-662-65230-5_16

Im Rahmen der Patientenleitlinie Adipositas werden auch kommerzielle Programme zur Gewichtsreduktion aufgeführt. Für einige dieser Programme stehen Apps zum Download bereit. Bei den wenigsten dieser Programme wurde bisher ein Wirksamkeitsnachweis erbracht. Die Deutsche Gesellschaft für Ernährungsmedizin (DGEM) empfiehlt, nur wissenschaftlich untersuchte Programme einzusetzen. Vorteil bei Einbindung in eines dieser Programme ist die professionelle Beratung und Betreuung des Patienten. Es erfolgen meist regelmäßige Kontrollen, die vom Behandelten eine gewisse Disziplin erfordern. Nachteilig ist, dass die Programme zum Teil kostenpflichtig sind. Die Nachfrage nach einer möglichen Kostenübernahme oder -beteiligung bei der entsprechenden Krankenkasse ist empfehlenswert. Bei den meisten dieser Programme werden Formuladiäten eingesetzt.

Internetbasierte Programme können eine flexible und kosteneffektive Alternative insbesondere dann sein, wenn eine persönliche Beratung am Wohnort nicht angeboten wird. Smartphone-Apps zum Management von Erkrankungen erfreuen sich zunehmender Beliebtheit. Der Markt ist mittlerweile unüberschaubar. Eine kritische Überprüfung ist empfehlenswert.

Nachfolgend genannte Programme sind untersucht worden:

- **DGE-Programm „Ich nehme ab"**: Es ist verhaltenstherapeutisch ausgerichtet und als Selbstmanagement für den mäßig Übergewichtigen (BMI 25–30 kg/m^2) ohne Begleiterkrankungen und den leicht Adipösen (Adipositas Grad I) gedacht. Das Körpergewicht soll mäßig gesenkt und eine ausgewogene Ernährungsweise erreicht werden. Bei zusätzlicher Betreuung wird nach einem Jahr ein mittlerer Gewichtsverlust von 2,3 kg bei Frauen, bei Männern von 4,1 kg erzielt. Ohne Betreuung nehmen Frauen durchschnittlich 1,3 kg ab.

- **„Weight Watchers"** (App): Eines der wohl ältesten Programme wird von der Organisation „Weight Watchers" angeboten. In der Regel werden diätetische und Verhaltenstherapie kombiniert. Übergewichtige und mäßig Adipöse nehmen in 12 Monaten 3,0–4,5 kg ab.

- **„Abnehmen mit Genuss"** (App, AOK): Das verhaltensbasierte Programm wird von der AOK ihren Mitgliedern ortsunabhängig für 6–12 Monate angeboten. Es arbeitet mit Ernährungstagebüchern und Fragebögen. Programmbegleitend erfolgt eine Betreuung per Telefon und E-Mail. Frauen mit einem durchschnittlichen BMI von 31,0 kg/m^2 nahmen in zehn Monaten 2,2 kg, Männer 2,9 kg ab.

- **„Bodymed"-Programm**: Angebote meist von Arztpraxen. Zwei Hauptmahlzeiten werden durch Formuladiät ersetzt. Zusätzliche Beratung zum Thema Ernährung und Bewegung. Innerhalb von 12 Monaten wurden bei einem durchschnittlichen BMI von 33,4 kg/m^2 9,8 kg abgenommen.

- **„M.O.B.I.L.I.S."-Programm**: Einjähriges multidisziplinäres Programm, für Patienten mit einem BMI von 30–40 kg/m^2. Wissenschaftlich untersucht. Beinhaltet: Steigerung der körperlichen Aktivität, Ernährungsumstellung und Verhaltensänderung. Nach einem Jahr bei einem BMI von 37 kg/m^2 Gewichtsverlust 5 kg bei Frauen und 5,9 kg bei Männern. Besserung von Begleiterkrankungen.

- **„OPTIFAST-52"-Programm**: Niedrig kalorische Formuladiät über 12 Wochen und 12 Monate intensive Begleitung (Coaching) zur Verhaltensänderung und Lebensstiländerung. Programm für Patienten mit BMI ab 30 kg/m^2 und Begleiterkrankungen. Nach einem Jahr bei BMI von 40,8 kg/m^2 Gewichtsverlust von 15,2 kg bei Frauen und 19,6 kg bei Männern. Risiko einer Herz-Kreislauf-Erkrankung deutlich gesenkt.

16

- **„Doc Weight"**: Vom Bundesverband Deutscher Ernährungsmediziner (BDEM) herausgegebenes multimodales Therapieprogramm. Anwendung einer Reduktionskost über 52 Wochen, wird in Gruppen mit 8 bis maximal 12 Teilnehmern durchgeführt. Richtet sich an alle mit einem BMI über 40 kg/m^2. Teilnahme ab BMI > 35 kg/m^2 möglich. Die Kurskosten belaufen sich auf 1705 €. Teilweise Übernahme der Kosten durch die Krankenkassen ist bei regelmäßiger Teilnahme möglich.

- **Voll krankenkassenfinanziertes, konservatives multimodales Programm**: Von der Universität Leipzig wird ein voll krankenkassenfinanziertes, konservatives multimodales Programm zur Adipositastherapie angeboten. Die Antragsstellung zur Teilnahme erfolgt von Seiten der universitären Einrichtung. Es ist ein mit einer Bewegungs- und Verhaltenstherapie kombiniertes Ernährungsprogramm. Es richtet sich an Patienten mit einem BMI > 35 kg/m^2 (Adipositas Grad II und III). Die angestrebte Therapiedauer wird mit bis zu vier Jahren angegeben. Eine Antragstellung für den einzelnen Patienten entfällt. Die Patienten werden unterschiedlichen Programmen zugewiesen oder im Rahmen eines eigenständigen Programms behandelt. Bei 70 % der Teilnehmer wurde im ersten Abschnitt nach durchschnittlich 72 Wochen bei 64 % eine durchschnittliche Gewichtsreduktion von 5 kg erzielt. Neben der Gewichtsabnahme besserten sich nahezu alle metabolischen Parameter. Die Kosten für den ersten Abschnitt des Programms belaufen sich auf 2022 € und liegen damit niedriger als bei einer medikamentösen Therapie.

Die vom Autor entwickelte Variante des Selektiven Proteinsparenden Modifizierten Fastens wird vorgestellt. Es werden käufliche Nahrungsmittel (Quark, Hüttenkäse) und rohes Gemüse mit einem niedrigen Energiegehalt eingesetzt. Die Vorteile im Vergleich zur reinen Formuladiät sind: Man kann etwas kauen, führt Ballaststoffe, sekundäre Pflanzenstoffe, Vitamine und Mineralstoffe auf natürlichem Weg zu. Im Vergleich zu industriellen Produkten oder kommerziellen Therapieprogrammen handelt es sich um ein äußerst preiswertes Verfahren.

Ein vergleichsweise neues Vorgehen in den Therapieprogrammen findet man in einem voll krankenkassenfinanzierten, konservativen multimodalem Programm der Universität Leipzig. Sollte das Programm flächendeckend angeboten werden, so dürfte es eine ernsthafte Konkurrenz zu manchen kostenpflichtigen Programmen darstellen.

Jede Form der Gewichtsreduktion sollte mit einem täglichen Gesundheitsspaziergang von 30–60 Minuten kombiniert werden. Auf die Zufuhr von 1,5–3 Litern energiefreier Flüssigkeit in Form von Wasser, Mineralwasser, Tee oder Kaffee ohne Milch und Zucker ist zu achten.

Fazit

Für Patienten mit einem BMI über 30 kg/m^2 und den höhergradigen, sogenannten morbid Adipösen mit einem BMI über 40 kg/m^2, der abnehmen muss, sich aber nicht operieren lassen will oder kann, kommen Formuladiäten, Proteinsparendes Modifiziertes Fasten oder die Einbindung in ein kommerzielles Therapieprogramm in Frage. Ausdauer und regelmäßige Kontrollen durch den Behandelnden sind Voraussetzung für den Therapieerfolg.

Weiterführende Literatur

Frenzel SV, Bach S, Ahrens S et al (2020) Ausweg aus der Versorgungslücke: voll krankenkassenfinanzierte konservative Adipositastherapie. Dtsch Med Wochenschr 46(145):e78–e86

Frenzel SV, Bach S, Ahrens S et al (2021) Ausweg aus der Versorgungslücke: voll krankenkassenfinanzierte konservative Adipositastherapie. Aktuel Ernahrungsmed 46:18–26

Rabast U (2000) Möglichkeiten der Adipositas-therapie. Aktuel Ernähr Med 25:170–175

Rabast U (2008) Therapie der Adipositas. In: Wirth A (Hrsg) Strategie zur Adipositasbehandlung, S 37–59

Rabast U (2018) Übergewicht und extremes Übergewicht (Adipositas). In: Gesunde Ernährung, gesunder Lebensstil. Was schadet uns, was tut uns gut? 2., neu bearbeitete Aufl. Springer. ISBN 978-3-662-56511-7 ISBN 978-3-662-56512-4 (eBook)

S3-LEITLINIE: Interdisziplinäre Leitlinie der Qualität S3 zur „Prävention und Therapie der Adipositas"

Moderne Therapieformen der Adipositas

Inhaltsverzeichnis

© Springer-Verlag GmbH Deutschland, ein Teil von Springer Nature 2022
U. Rabast, *Gesunde Ernährung, gesunder Lebensstil*, https://doi.org/10.1007/978-3-662-65230-5_17

Erfolg und Verbreitung einer Methode zur Gewichtsreduktion werden in der Regel nicht durch wissenschaftliche Ergebnisse bestimmt. Die Vermarktung in der Laienpresse ist häufig das entscheidende Kriterium.

17.1 Außenseiter- und Modediäten

Außenseiterdiäten weichen von den gängigen Ernährungsempfehlungen der Fachgesellschaften ab. Die hierfür verwandten Begriffe sind u. a. Mode-Diäten, Crash-, Blitz-Diäten oder „unorthodoxe diätetische Methoden". Im englischen Sprachraum spricht man auch von „fad diets". Meistens handelt es sich um Extremdiäten. Es können sowohl die Nährstoffrelationen als auch die Auswahl der Lebensmittel extrem gewählt worden sein (s. auch Low-Carb-Diäten). Allen gemeinsam sind meist leere Versprechen wie eine rasche und meist überdurchschnittlich hohe Reduktion des Körpergewichtes. Je nach Diätform werden auch Gesundheitsversprechen, so die Besserung oder Heilung von Krankheiten, in Aussicht gestellt. Die Angebote erfolgen werbewirksam in der Laienpresse, meist in wöchentlichen Abständen.

Die Fülle auf dem Markt angebotener Verfahren macht die Besprechung aller dieser Diäten unmöglich.

Stets gilt zu bedenken: Eine Gewichtsreduktion erfordert immer eine Einsparung der üblicherweise zugeführten Energie. Werden Außenseiterdiäten kurzfristig angewandt, sind sie, von Ausnahmen abgesehen, meist ungefährlich und verursachen kaum schwerwiegende Nebenwirkungen. Bei längerer Anwendung kann es infolge der exzessiven Zufuhr von gesättigten Fettsäuren und Cholesterol oder der unzureichenden Versorgung mit essenziellen Nährstoffen zu einer gesundheitsschädigenden Wirkung kommen. Eine in der Literatur mitgeteilte Fallbeschreibung verdeutlicht dies. Eine 30-jährige Frau zeigt bei einer Routineuntersuchung Xanthome

(Cholesteroleinlagerungen in der Haut), erhöhte Cholesterolkonzentrationen von 940 mg/dl (Normwert unter 200 mg/dl) und Veränderungen in der Lipidelektrophorese im Sinne einer schweren Fettstoffwechselstörung. Die Befragung der Patientin ergibt einen täglichen Verzehr von 8–12 Eiern, zwei mageren Steaks oder ½–1 l Milch über einen Zeitraum von dreieinhalb Jahren. Nach Umstellung auf eine normale Mischkost mit gleicher Energiemenge bilden sich alle gefundenen Veränderungen einschließlich der schweren Fettstoffwechselstörung zurück. Diätstudien und tierexperimentelle Untersuchungen zeigen, eine diätetisch induzierte Fettstoffwechselstörung kann zu Arteriosklerose, insbesondere der Entwicklung einer Koronarsklerose, führen. Die Bedeutung derartiger Diätformen für die Ausbildung arteriosklerotischer Veränderungen sollte bei der stets anzustrebenden Langzeitbehandlung Adipöser mitberücksichtigt werden.

Problematisch sind Diäten, bei denen große Mengen an Alkohol erlaubt sind (Banting-Diät, Martini-Trinker-Kur). Die Beliebtheit von Alkohol in Außenseiterdiäten basiert wahrscheinlich auf einer von Harvey, dem Begründer der Banting-Diät, im Jahre 1872 gemachten Annahme, Alkohol werde wie Wasser unverändert mit dem Urin ausgeschieden. Die kalorische Wertigkeit von Alkohol ist bei der Verstoffwechslung im Organismus tatsächlich mit weniger als der sonst üblichen Energiemenge von 7,1 Kilokalorien pro Gramm anzusetzen. Untersuchungen an normalgewichtigen Versuchspersonen ergaben beim isoenergetischen Austausch von Kohlenhydraten und Alkohol in einer Kost eine unterschiedliche Zunahme des Körpergewichtes. Bei Mehrzufuhr von 2000 kcal in Form von Schokolade nahmen Normalgewichtige 198 Gramm pro Tag, bei der Zufuhr von Alkohol nur 6 Gramm pro Tag zu.

Der Abbau von Alkohol erfolgt im Organismus durch das Enzym Alkohol-

Dehydrogenase, einem mikrosomalen Enzymsystem. Es wird kein energielieferndes Adenosintriphosphat (ATP) synthetisiert. Die anfallende Energie ist für den Organismus nicht mehr verwertbar und wird als Wärme freigesetzt.

Dieser positive Effekt lässt sich im Rahmen einer Reduktionsdiät nicht nutzen, da bei Adipösen häufig eine Fettleber und Fettstoffwechselstörung bestehen. Alkohol sollte in keiner Reduktionsdiät erlaubt sein.

Zunächst schmackhaft erscheinende Diäten, zum Beispiel die Erdbeer-Sahne-Diät, bedingen durch ihre Eintönigkeit zwangsläufig eine Energierestriktion.

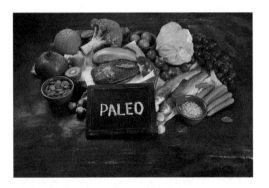

◘ Abb. 17.1 Nahrungsmittel in der Steinzeit (© bit24/► stock.adobe.com)

> **Fazit**
>
> Von Außenseiterdiäten werden die Forderungen nach Ungefährlichkeit und der Durchführbarkeit einer Langzeittherapie aufgrund der zum Teil überhöhten Zufuhr von Cholesterol, gesättigten Fettsäuren und Alkohol nicht erfüllt. Langzeitergebnisse sind unter diesen Therapieformen nicht zu erheben, da Mitteilungen über kontrollierte Therapiestudien und wissenschaftliche Untersuchungen fehlen.

17.2 Paleo-Diät, Steinzeit-Diät

Eine moderne Form einer Außenseiterdiät ist die Paleo- oder Steinzeit-Diät. Die Bezeichnung steht für eine Ernährungsweise, die zu Zeiten des Paläolithikums, der Altsteinzeit, vorherrschte (◘ Abb. 17.1)

Anhänger vertreten die Auffassung, dass sich die damalige Form der Ernährung auch heute noch positiv auf den Menschen auswirkt, da sich die Gene der Menschheit seit Jahrtausenden kaum verändert haben. Bei der Steinzeit-Ernährung greift man auf die in der Steinzeit verfügbaren Lebensmittel zurück: Fleisch, Fisch, Meeresfrüchte, Gemüse, Obst und Nüsse (◘ Abb. 17.1).

In der Steinzeit fehlten Getreide- und Milchprodukte. Keinesfalls darf man sich vorstellen, der Tisch sei in der Steinzeit tagtäglich, so wie es die Abbildung zeigt, gedeckt gewesen. Jagdglück und Glück beim Sammeln von Nahrungsmitteln bestimmten, was auf den Tisch kam.

Auf Getreide, Hülsenfrüchte, Zucker oder Milch und Milchprodukte wird ebenso komplett verzichtet wie auf Fast Food und alle industriell verarbeiteten, verfeinerten, raffinierten und künstlichen Produkte.

Die Paleo-Diät wird auch zur Behandlung der Adipositas empfohlen, wird aber von Protagonisten generell als gesunde Form der Ernährung angesehen. Mit ihr sollen sich Zivilisationskrankheiten und insbesondere die Adipositas verhindern lassen.

Unsere heutige Form der Ernährung wird als ursächlich für das Auftreten von Diabetes mellitus Typ 2, Fettstoffwechselstörungen und der Adipositas angesehen. Manche sehen in der Ernährung mit einer Kost aus der Altsteinzeit oder Steinzeit eine rational begründete, gesunde Form der Ernährung. Ackerbau und Viehzucht und dadurch anfallende Nahrungsmittel gibt es erst seit einem relativ kurzen Zeitraum in der Menschheitsgeschichte. Dieser sei zu kurz gewesen, um sich an die heutige Form der Ernährung anzupassen. Zivilisationskrankheiten seien Folge unserer derzeitigen Ernährungsgewohnheiten.

17.3 Auch bei Außenseiterdiäten gibt es positive Aspekte

Die Empfehlung, saisonale und unverarbeitete Lebensmittel zu verwenden und reichlich Gemüse und Obst zu verzehren, ist positiv zu sehen.

Letztlich handelt es sich bei der Paleo-Diät durch den Verzicht auf Getreideprodukte und pflanzliche Fette um eine Low-Carb-Ernährung mit reichlich tierischem Fett. Die Ernährungsform weicht von den Empfehlungen der Fachgesellschaften für eine gesunde Ernährung ab und entspricht nicht unseren Ernährungsgewohnheiten.

Ernährungsbedingte und ernährungsmitbedingte Erkrankungen entstehen, weil wir zu viel, zu fett- und zu energiereich essen.

> **Fazit**
> Befürworter sehen positive gesundheitliche Aspekte im Einhalten einer Paleo-Diät. Wissenschaftlich belastbare Daten fehlen. Allerdings wird reichlich tierisches Fett und Cholesterol zugeführt. Der hohe Anteil an tierischem Fett und Eiweiß bedingt einen guten Sättigungseffekt. Ein langfristiges Einhalten ist aufgrund der unseren Ernährungsgewohnheiten oftmals zuwiderlaufenden Zusammensetzung der Kost meist nicht möglich.

17.4 Abnehmen mit Intervallfasten und „Schlank im Schlaf"

Als typische Beispiele für Mode-Diäten und deren erfolgreiche Vermarktung können das Prinzip „Schlank im Schlaf" und das sogenannte „Intervallfasten" gelten. Auch bei diesen Verfahren muss die Energiezufuhr reduziert werden. Bei beiden Methoden wird Energie nur zu bestimmten Zeitpunkten zugeführt.

17.4.1 Schlank im Schlaf

Bei der Empfehlung „Schlank im Schlaf" werden metabolische Parameter, wie ein abgesenktes Seruminsulin, zur Erklärung der Wirksamkeit bemüht. Dabei ist die bei Adipösen häufig zu findende Insulinresistenz, die verminderte Wirksamkeit von Seruminsulin und ein daraus resultierender erhöhter Insulin- und Blutzuckerspiegel etwas Altbekanntes. Eine Reduktionskost oder Fastenbedingungen bessern die Situation meist umgehend. Mit großem Werbeaufwand wird das Prinzip als Insulintrennkost angeboten. Der ständig erhöhte Blutzuckerspiegel sei Ursache des Übergewichts. Wird der erhöhte Blutzucker beseitigt, reduziert man auch das Körpergewicht. Um dies zu erreichen, dürfen nur drei Mahlzeiten am Tag gegessen werden. Zwischen den Mahlzeiten müssen mindestens fünf Stunden Pause ohne Essen liegen. Zum Frühstück sind nur Kohlenhydrate und Fett erlaubt, zum Mittagessen Kohlenhydrate, Eiweiß und Fett. Das Abendessen darf nur Eiweiß und Fett enthalten und sollte zwischen 17 und 19 Uhr verzehrt werden. Damit will man eine zum Fettabbau erforderliche, möglichst lange „Nachtphase" erreichen. Zwischenmahlzeiten (auch Obst oder Gemüse) sind nicht erlaubt. Vielmehr soll man sich bei den drei Mahlzeiten sattessen. Wer nicht satt wird, sollte mehr Gemüse und Salat verzehren, keinesfalls aber die Kohlenhydratmenge (Brot, Nudeln, Kartoffeln) erhöhen. Obst darf nur morgens oder mittags während der Mahlzeiten gegessen werden.

Getrunken werden 1,5–2,5 Liter. Bei Heißhunger ist Brühe/Boullion zwischendurch erlaubt. Vor dem Abendessen wird eine Bewegungseinheit empfohlen. So kann circa ein Kilogramm pro Monat abgenommen werden.

17

Fazit

Das therapeutische Vorgehen ist ungefährlich, die damit verbundenen Thesen wissenschaftlich weitgehend unbewiesen. Ein Mangel an Schlaf kann die Entstehung der Adipositas begünstigen. Im weitesten Sinne könnte man dieses Prinzip als Vorläufer des Intervallfastens bezeichnen.

17.4.2 Intervallfasten

In der Laienpresse wurde der Thematik breite Beachtung geschenkt. Intervallfasten wird als „Multitalent" angepriesen. Unwillkürlich fragt man sich, was an der Methode außergewöhnlich sein soll? Ist es nur heiße Luft oder alter Wein in neuen Schläuchen?

16:8-Fasten Am meisten verbreitet ist das „16:8"-Fasten. Nahrung wird nur in einem Zeitraum von acht Stunden pro Tag zugeführt. Den Rest des Tages fastet man. Dabei kann die Nachtzeit durchaus als Fastenzeit einbezogen werden. Meist verzichtet man auf das Frühstück oder das Abendessen. Kalorienfreie Flüssigkeit kann in beliebiger Menge getrunken werden.

Teilzeit-Diät: 5-zu-2-Diät Man geht man davon aus, der Körper baue Fettdepots dann rascher ab, wenn eine längere Nahrungskarenz eingehalten wird. Man empfiehlt, sich an fünf Tagen in der Woche normal zu ernähren und an zwei weiteren Tagen lediglich 500 kcal pro Tag (Männer: 600 kcal) zuzuführen. Keinesfalls sollte dies an zwei aufeinander folgenden Tagen praktiziert werden. Man verzichtet an diesen zwei Tagen auf eine Mahlzeit und verzehrt mageres Fleisch, Fisch und Gemüse. Auf eine ausreichende Flüssigkeitszufuhr sollte auch hier geachtet werden. Die Vorstellung, mit dieser Diät werde aufgrund der niedrigen Kohlenhydratzufuhr der Blutzucker und das Seruminsulin über einen

längeren Zeitraum niedrig bleiben und dies bedinge einen vermehrten Verbrauch der in den Fettdepots gespeicherten Energie, ist durch die insgesamt niedrige Energiezufuhr zu erklären. Spekulativ ist die Annahme, die Diät senke das Risiko für einen Diabetes mellitus Typ 2, verschiedene Krebsarten und demenzielle Zustandsbilder.

Alternate Day Fasting (10 in 2) Die strengste Variante des Intervallfastens ist das sogenannte Alternate Day Fasting (10 in 2). Man isst 36 Stunden gar nichts, und dann darf zwölf Stunden lang alles gegessen werden. Letztlich wird an jedem zweiten Tag gefastet. Hier werden nur etwa 500 kcal pro Tag zugeführt.

Angeblich verliert man Gewicht ohne zu hungern. Wie bei allen Methoden zur Gewichtsreduktion muss auch hier eine Reduktion der Energiezufuhr erfolgen. Ein Schutz vor Zivilisationskrankheiten wie Diabetes mellitus Typ 2, Fettstoffwechselstörungen, arterieller Hypertonie, kardiovaskulären Erkrankungen u. a. wird angepriesen. Selbst Alzheimer- und Krebserkrankungen könne man beeinflussen. Letztlich soll intermittierendes Fasten auch das Leben verlängern.

17.4.3 Untersuchungen zum Intervallfasten

Für all diese Vorteile des Intervallfastens gebe es wissenschaftliche Evidenz aus Experimenten an Mäusen, Ratten und einigen Rhesusaffen. Humanstudien sind selten zu finden. Letztendlich kann man bei diesen Untersuchungen nur konstatieren: „Man is not a rat" (Der Mensch ist keine Ratte). Als Argumente werden sinkende Insulinspiegel, wie sie letztendlich bei jeder Form einer Reduktionskost zu finden sind, und eine Fülle von Mutmaßungen zu positiven Veränderung von Stoffwechselparametern mitgeteilt: Bei der Multiplen Sklerose sind es „wahrscheinlich" die Ketonkörper, beim Rheuma die „Autophagie" und der Effekt auf das Mikrobiom, beim Krebs die Herunterregulation von IGF-1 und mTOR, die einen positiven Effekt „haben könnten". Nichts ist untersucht. Ergebnisse werden lediglich in Aussicht gestellt. Alles basiert auf Mutmaßungen. Als unseriös muss man die Diskussion um den Einsatz bei schweren Krankheitsbildern sehen. Seit Langem ist bekannt, eine Fastenintervention kann das Tumorwachstum zunächst bremsen. Aber dies lässt sich nicht beliebig fortsetzen. Es werden Hoffnungen geweckt, die sich kaum erfüllen lassen. Ebenso weiß man um den positiven Einfluss des intermittierenden Fastens auf rheumatische Erkrankungen. Es bedarf nicht der „genialen Erfindung" des Intervallfastens.

Die am meisten verbreitete Form des Intervallfastens ist die 16:8-Methode. Es existieren bislang Daten von etwa 300 Probanden. Etwas besser erforscht ist die 5:2-Methode – allerdings mit teils ernüchternden Ergebnissen.

Die am Deutschen Krebsforschungszentrum in Heidelberg durchgeführte HELENA-Studie ergab keinen Unterschied beim Vergleich der Gruppe mit intermittierendem Fasten und herkömmlicher Reduktionsdiät. Weder Gewichtsreduktion noch Stoffwechselparameter unterschieden sich signifikant.

Bei 150 Übergewichtigen oder Adipösen wurde über 12 Wochen die 5:2-Methode des Intervallfastens oder eine herkömmliche Diät empfohlen. In beiden Gruppen wurde die Energiezufuhr um 20 % reduziert. Einer Kontrollgruppe empfahl man, sich normal zu ernähren und die Energiezufuhr nicht zu verringern. Nach der 12-wöchigen Interventionsphase wurden über 38 Wochen Gewicht und Gesundheitszustand der Studienteilnehmer beobachtet. Nach 12 Wochen betrug die Gewichtsreduktion unter Intervallfasten 7,1 %, unter herkömmlicher Diät 5,2 % des Ausgangsgewichtes. Nach einem Jahr fand sich kein signifikanter Unterschied zwischen beiden Gruppen.

Je eine Studie aus Norwegen und Australien, in denen das Prinzip des 5:2-Fastens mit einer herkömmlichen Reduktionsdiät verglichen wurde, kam zu gleichen Ergebnissen.

In Deutschland scheint derzeit die 16:8-Methode häufiger eingesetzt zu werden. Als Vorteil angesehen wird: Ein großer Teil der täglichen Fastenzeit wird verschlafen.

Dies hat nicht nur Auswirkungen auf die Adhärenz, sondern „könnte" auch die Wirksamkeit des Fastens beeinflussen: „Chronobiologische Mechanismen", die eine wichtige Rolle für die positiven Effekte des Intervallfastens spielen, werden angeblich nur mit der 16:8-Methode bedient. Die Studiendaten zu dieser Form des Intervallfastens beim Menschen sind mager. 2014 berichteten tschechische Wissenschaftler über eine kleine Gruppe von Diabetespatienten, die drei Monate die gleiche Energiemenge entweder in Form von sechs über den Tag verteilten Mahlzeiten oder in Form von zwei Mahlzeiten – Frühstück und Mittagessen – zu sich nahmen. Die Intervallfastenden schnitten bei allen Studienendpunkten – Gewichtsverlust, Leberfett, Insulinresistenz, Betazellfunktion – besser ab. Anders als beim Diabetes mellitus Typ 2 beschränken sich die Erkenntnisse zu kardiovaskulären Erkrankungen, neurologischen Störungen und Krebs bislang auf Versuche an Mäusen.

Tierexperimentell gefundene Ergebnisse lassen sich nicht ohne Weiteres auf Untersuchungen am Menschen übertragen. Die bisher beim Menschen durchgeführten Untersuchungen beschränkten sich auf geringe Fallzahlen und wiesen meist keine geeignete Kontrollgruppe auf. Als wesentliche Aussage der Studie kann gelten: Intervallfasten und auch das Therapieprinzip „Schlank im Schlaf" sind nach bislang vorliegendem Kenntnisstand nicht schlechter als eine herkömmliche Reduktionsdiät. Für Menschen, denen eine zeitweilig befristete Energiereduktion leichter fällt, könnte das Intervallfasten eine Alternative zur herkömmlichen Therapie darstellen. Ob der zeitweise Nahrungsverzicht beim Intervallfasten mit einer besseren Adhärenz einhergeht, wie von Protagonisten der Methode behauptet, ist aber unklar. Anfänglich und unter engmaschiger Betreuung waren die Studienteilnehmer hoch motiviert, das 5:2-Prinzip des Fastens einzuhalten. In der Nachbeobachtungszeit stellte sich heraus, intermittierendes Fasten wird nicht als Lebensstil übernommen. Als unseriös muss man den teilweise propagierten Einsatz bei schweren Krankheitsbildern bezeichnen. Wissenschaftliche Ergebnisse werden durch Mutmaßungen ersetzt. Sicherheit darüber, inwiefern Patienten tatsächlich von einem intermittierenden oder periodischen Fasten profitieren, werden letztlich erst weitere und größere Humanstudien zeigen, deren Ergebnisse, wenn überhaupt, erst in 4–5 Jahren zu erwarten sind.

17.4.4 Intervallfasten – keineswegs immer positiv

In tierexperimentellen Untersuchungen der Universität Sydney fand man bei Mäusen: Intervallfasten wirkt der Abnahme des viszeralen, des im Bauchraum gelegenen Fettes entgegen. Es ist das metabolisch wirksame, den Stoffwechsel negativ beeinflussende Fett. Deshalb ist dieser Aspekt durchaus kritisch zu sehen.

Tierversuche sind nur bedingt auf den Menschen übertragbar, aber der Studienleiter Dr. Mark Larance erklärt: „Die Physiologie von Mäusen ist mit der des Menschen vergleichbar. Ihr Stoffwechsel ist deutlich schneller. Veränderungen werden deshalb rascher sichtbar. Viszeralfett müsste beim Intervallfasten rasch abnehmen, tut es aber nicht. Unterhautfettgewebe produziert vermehrt den Fettabbau begünstigende Enzyme und wird deshalb, wie beim Fasten üblich, rasch abgebaut. Für Viszeralfett gibt es beim Intervallfasten anscheinend Schutzmechanismen, die dem Abbau dieses Fett-

speichers entgegenwirken. Ein für die Fettauflösung wichtiges Enzym reduzierte sich um das Vierfache und weitere für den Fettabbau wichtige Enzyme nahmen ab. Dagegen stieg im viszeralen Fett der Gehalt, an den Fettaufbau begünstigenden, Enzymen."

Die meisten positiven Ergebnisse zum Intervallfasten basieren auf Mutmaßungen. Für den negativen Effekt des reduzierten Abbaus von Viszeralfett findet sich ein ernstzunehmendes tierexperimentelles Ergebnis. Sollte sich der negative Einfluss des Intervallfastens auf das viszerale Fett auch beim Menschen bestätigen, so muss man ernsthaft fragen, ob es sinnvoll ist, das Verfahren zur Gewichtsreduktion einzusetzen.

Das Intervallfasten zur Therapie der Adipositas wird zwischenzeitlich auch mit teilweise kostenpflichtigen Apps breit vermarktet. Bei einer Methode, für die es allenfalls spärliche wissenschaftliche Informationen gibt, fragt man sich, ob Intervallfasten in seinen Aussagen erst wissenschaftlich untermauert werden oder vorrangig vermarktet werden soll.

> **Fazit**
>
> Das in Pressemitteilungen vermarktete Intervallfasten ist zumindest in Tierversuchen mit negativen Effekten auf das metabolisch bedeutsame Viszeralfett verbunden.
>
> Die Euphorie zum Thema Intervallfasten ist verfrüht. Teilweise weckt man Hoffnungen, die sich nicht erfüllen lassen. Eine Reihe mitgeteilter Ergebnisse ist aus früheren Studien zur Gewichtsreduktion bekannt (verzögertes Tumorwachstum, Einfluss auf entzündliche Vorgänge) und wird jetzt unter dem Thema „Intervallfasten" als etwas Innovatives angeboten.
>
> Bislang fehlen aussagekräftige Studien zum gesundheitlichen Nutzen bei allen Formen des Intervallfastens. Meist weist man darauf hin, „diese seien unterwegs". Zwischenzeitlich werden Apps zum Thema Intervallfasten vermarktet. Teilweise finden sich kostenlose Fasten-

pläne, die aber als wenig attraktiv eingestuft werden. Die kostenpflichtigen Programme sind keineswegs preisgünstig. Beim Download derartiger Apps ist Vorsicht geboten, da sie sich oftmals immer wieder spontan einwählen.

17.5 Sirt-Food bzw. Sirtuin-Diät

In jüngster Zeit wird, vor allem in der Laienpresse, Sirt-Food oder die Sirtuin-Diät viel diskutiert.

Sirtuine sind Enzyme. Sie kommen in Bakterien, Hefen, Würmern, Insekten, Säugetieren und im Menschen, aber auch in Pflanzen und Viren vor. Die meisten einfachen Organismen haben nur ein oder wenige Sirtuine, der Mensch hat sieben verschiedene Sirtuine. Sie sind eine Art von Proteinen, die Zellen vor Entzündungen und dem Absterben schützten und zur Regulation des Stoffwechsels beitragen. Sie stärken die Muskeln und helfen, Fett zu verbrennen.

Diese Eigenschaften haben den sirtuinreichen Nahrungsmitteln den Beinamen „Superfood für jeden Tag" eingebracht. Typische Sirt-Foods sind etwa Äpfel, Heidelbeeren, Himbeeren, Zitrusfrüchte, Brokkoli, Grünkohl, Tomaten, Rucola, Zwiebeln, Sellerie, Knoblauch, Petersilie, Chili, Kurkuma, Walnüsse und Cashewkerne. Sirtuine sind auch in Zartbitterschokolade mit 85 % Kakaoanteil und in Rotwein enthalten.

Eine Sirt-Food- oder Sirtuin-Diät besteht aus drei Phasen: In der ersten Phase wird die Kost drei Tage auf 1000 kcal pro Tag reduziert.

Anstelle von drei Hauptmahlzeiten gibt es nur eine sirtuinreiche Hauptmahlzeit und grüne, siruinreiche Säfte oder Smoothies. Die zweite Phase beginnt am vierten Tag und dauert vier Tage. Die Energiezufuhrzufuhr wird auf 1500 kcal erhöht. Man verzehrt zwei Sirt-Food-reiche Mahlzeiten und zwei Portionen Saft oder Smoothies. Am Ende der ersten Woche beginnt die dritte Phase. Sie dient der Stabilisierung und kann so lange eingehalten werden, bis das Wunschgewicht erreicht ist. Eventuell wird man im weiteren Verlauf eine Sirt-Diät mit 1800 kcal pro Tag einhalten.

Wesentlicher Bestandteil der Diät sind sirtuinhaltige Nahrungsmittel. Es ist letztlich eine pflanzenbasierte Reduktionsdiät mit reichlich sekundären Pflanzenstoffen.

Den Sirtuinproteinen werden eine Vielzahl positiver Eigenschaften nachgesagt.

Durch den Verzehr von sirtuinreichen Lebensmitteln, kombiniert mit einer kalorienarmen Kost, soll der Stoffwechsel stark angeregt werden und damit schnell und gesund abgenommen werden.

Eine sirtuinreiche Kost soll vor Krankheiten wie Alzheimer, Diabetes mellitus Typ 2, neurologischen Erkrankungen und verschiedenen Krebserkrankungen schützen. Nichts ist bislang durch entsprechende Untersuchungen bzw. Studien belegt. Die Aussagen sind als spekulativ anzusehen.

Weiterführende Literatur

Bilotta S, Lorentz A (2021) Intermittierendes Fasten und Immunparameter. Ernährungs. Umschau: M540–M545

Deutsche Gesellschaft für Ernährung e.V.: Heilfasten, Basenfasten, Intervallfasten- ein Überblick DGE Info 2018: 18–25 Zugegriffen am 27.01.2021

Eckert N (2019) Intervallfasten: Essen mit Blick auf die Uhr. Dtsch Arztebl 116(5):A-206/B-176/C-176. www.aerzteblatt.de/lit0519

Harney M, Larance et al (2021) Cell Reports 34, Proteomics analysis of adipose depots after intermittent fasting reveals visceral fat preservation mechanisms. 108804 March 2, 2021 a 2021 The Author(s). https://doi.org/10.1016/j.celrep.2021.108804

Headland L, Clifton PM, Keogh JB (2018) Effect of intermittent compared to continuous energy restriction on weight loss and weight maintenance after 12 months in healthy overweight or obese adults. Int J Obes (Lond). https://doi.org/10.1038/s41366-018-0247-2

Mattson MP, Longo VD, Harvie M (2017) Impact of intermittent fasting on health and disease processes. Ageing Research Reviews 39:46–58

Paccosi S, Cresci B, Pala L et al (2020) Obesity therapy: how and why? Curr Med Chem 27(2):174–186

Schübel R, Nattenmüller J, Sookthai D et al (2018) Effects of intermittent and continuous calorie restriction on body weight and metabolism over 50 wk: a randomized controlled trial. Am J Clin Nutr 108:933–945

Grundlagen der Ernährung

Inhaltsverzeichnis

© Springer-Verlag GmbH Deutschland, ein Teil von Springer Nature 2022
U. Rabast, *Gesunde Ernährung, gesunder Lebensstil*, https://doi.org/10.1007/978-3-662-65230-5_18

Um die Funktionen unseres Organismus aufrechtzuerhalten, benötigen wir eine Vielzahl von Bestandteilen in der Nahrung. Energie wird mit den drei Hauptnährstoffen Kohlenhydrate, Fett und Eiweiß zugeführt.

- In einem Gramm Kohlenhydraten sind 4,1 kcal enthalten.
- In einem Gramm Fett sind 9,3 kcal enthalten.
- In einem Gramm Protein sind 4,1 kcal enthalten.

Wir benötigen auch Vitamine, Spurenelemente und Mineralstoffe (Salze oder Elektrolyte). Etwa zu zwei Drittel besteht unser Körper aus Wasser. Wasser muss deshalb regelmäßig und ausreichend zugeführt werden.

Erst vor ca. 30 Jahren erkannte man, dass nicht nur Energie und die bis dahin bekannten essenziellen Nährstoffe in der Nahrung bedeutsam sind, sondern auch Ballaststoffe und Pflanzeninhaltsstoffe. Die ausreichende Zufuhr von Ballaststoffen wird heute als wesentlicher Bestandteil einer gesunden Ernährung angesehen. Die als sekundäre Pflanzenstoffe oder Phytochemicals bezeichneten Substanzen finden sich in Obst und Gemüse. Es sind Substanzen mit einer hohen biologischen Aktivität. Ihnen kommt eine Rolle bei der Vorbeugung von Erkrankungen zu. Allein aus der Gruppe der Karotinoide sind 500–600 verschiedene Substanzen bekannt. Die bekannteste Substanz ist das Beta-Carotin.

18.1 Kohlenhydrate

Kohlenhydrate können nur in geringem Umfang (300–500 g) als Glykogen in der Leber und in der Muskulatur gespeichert werden. Führt man Kohlenhydrate im Übermaß zu, werden sie im Organismus als Fett gespeichert.

Bedeutsame Kohlenhydrate sind Stärke und Stärkeprodukte. In unseren Breiten sind Getreideprodukte und Kartoffeln Grundnahrungsmittel, mit denen vorzugsweise Stärke aufgenommen wird. Im asiatischen Raum ist Reis, in afrikanischen Ländern und in Mexiko ist Mais, in der Karibik, am Amazonas und in Teilen Afrikas ist Maniok ein Grundnahrungsmittel. Reis enthält wenig Natrium, ist reich an Kalium und enthält neben Ballaststoffen auch Spurenelemente und Vitamine. Er wird auch von Menschen mit unspezifischen Unverträglichkeiten meist gut vertragen. Stärke findet sich auch in Samen, Gemüse und Früchten. Stärke ist aus zahlreichen Molekülen zusammengesetzt. Sie gehört deshalb zu den sogenannten komplexen Kohlenhydraten.

Als einfache Kohlenhydrate werden der Traubenzucker, die Glukose und der Fruchtzucker, die Fruktose, bezeichnet. Trauben- und Fruchtzucker finden sich vor allem in Obst und Honig. Zu den einfachen Kohlenhydraten gehören auch der Rohrzucker aus Zuckerrohr und der Rübenzucker aus der Zuckerrübe (Saccharose). Beide sind chemisch identisch und bestehen aus je einem Molekül Trauben- und einem Molekül Fruchtzucker.

Milchzucker (Laktose) ist aus je einem Molekül Glukose und Galaktose aufgebaut. Er findet sich in Milch und Milchprodukten, wird aber in der Industrie auch gerne als Füllstoff (Fertiggerichte, Tabletten) verwendet.

18.2 Fette

Fette können tierischen oder pflanzlichen Ursprungs sein. Fett ist der energiereichste Hauptnährstoff. Es kann im Organismus im erheblichen Umfang gespeichert werden. So kann sich reichlich Fett im Unterhautfettgewebe finden, und es kann je nach Ernährungszustand in die Organe eingelagert werden.

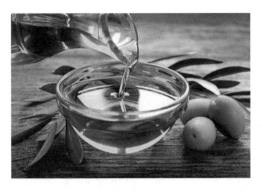

◘ Abb. 18.1 Olivenöl: Im mediterranen Bereich stellt Olivenöl eine der Hauptfettquellen dar: Der Verbrauch kann in einzelnen Ländern pro Person und Jahr bei 25–28 kg liegen, in Deutschland liegt er bei 0,5 kg pro Person pro Jahr. Erfreulicherweise ist der Verbrauch von Rapsöl auf 1,5 l pro Person und Land gestiegen. (© dulezidar/Getty Images/iStock)

18.2.1 Fette pflanzlichen und tierischen Ursprungs

Fette pflanzlicher Herkunft sind Pflanzenöle. In unseren Breiten bekannt und eingesetzt werden Olivenöl (◘ Abb. 18.1), Rapsöl, Maiskeimöl, Sonnenblumenöl, Leinöl, Distelöl, Palmöl, Sojaöl, Kokosöl, Erdnussöl.

Zu den Fetten tierischer Herkunft zählen Butter und Butterschmalz, das Schmalz von Schweinen und Gänsen, der Talg von Rindern und Schafen, aber auch das in fettreichen Fischen enthaltene Fett, z. B. in Lachs, Makrele, Hering, Sardine, Sardelle, Aal.

18.2.2 Welche Fettsäuren enthält Fett?

In Fett enthaltene Fettsäuren können lang-, mittel- und kurzkettig sein und als gesättigte und ungesättigte Fettsäuren vorliegen. Überwiegen gesättigte Fettsäuren, ist das Fett fest, überwiegen ungesättigte Fettsäuren, ist es flüssig bis zähflüssig. Butter und Margarine sind streichbar, gehärtetes Kokosfett ist dagegen fest.

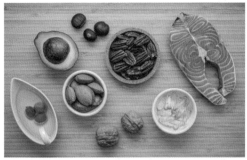

◘ Abb. 18.2 Omega-3-Fettsäuren finden sich in Fisch (Fischölfettsäuren) und in einer Reihe von pflanzlichen Nahrungsmitteln wie Wal- und Pecannüssen, Avocados, Oliven, Mandeln, Kastanien. (© kerdkanno/Getty Images/iStock)

Bestimmte im Fett enthaltene Fettsäuren kann der Organismus nicht selbst herstellen. Sie gelten deshalb als essenziell. Zu ihnen gehören die Fischölfettsäuren in Fischfett (Omega-3-Fettsäuren) und die in bestimmten pflanzlichen Lebensmitteln enthaltene Linolsäure (Omega-6-Fettsäuren). Sie müssen mit der Nahrung aufgenommen werden (◘ Abb. 18.2).

18.2.3 Transfettsäuren

Mit Transfettsäuren bezeichnet man Fette mit einer bestimmten Stellung der Kohlenstoffatome in der Fettsäure. Sie entstehen vor allem bei der Fetthärtung im Rahmen der Margarineherstellung. Transfettsäurehaltige Lebensmittel werden mit der Entstehung der koronaren Herzerkrankung und arteriosklerotischen Erkrankungen in Verbindung gebracht. Der Zusammenhang ist seit 1990 bekannt. Die Gesamtzufuhrmenge sollte unter 1 % der Gesamtfettzufuhr bettragen. 40 % der Aufnahme ist allerdings natürlichen Ursprungs (Milchfett). Die Lebensmittelindustrie versucht, durch Änderung der Fetthärtungsmethoden den Gehalt an Transfettsäuren in Lebensmitteln zu senken. Insgesamt nimmt der Gehalt ab, dennoch enthalten eine Reihe von Lebensmitteln noch überhöhte Mengen. So weisen 48 % aller Backwaren einen Anteil von mehr als 2 % auf. Die in Lebensmitteln zugelassene Menge ist in Deutschland rechtlich nicht geregelt.

18.3 Eiweiß (Protein)

Proteine sind ein essenzieller Bestandteil unserer Nahrung. Ernähren wir uns komplett ohne Eiweiß oder essen gar nichts, so wird Tag für Tag eine gewisse Menge Eiweiß in unserem Organismus abgebaut. Ist eine kritische Grenze überschritten, so werden sogenannte Strukturproteine aus Herz, Leber, Niere und dem Darm abgebaut. Auf Dauer ist dies nicht mit dem Leben vereinbar.

Proteine können tierischer oder pflanzlicher Herkunft sein. Im Magen-Darm-Trakt werden sie zunächst in einzelne Aminosäuren aufgespalten. In begrenzter Menge kann der Organismus Aminosäuren herstellen. Sie werden im Gegensatz zu den essenziellen Aminosäuren als nicht essenziell bezeichnet. Der Organismus ist auf die Zufuhr essenzieller Aminosäuren angewiesen.

Beispiele für pflanzliches Protein enthaltende Nahrungsmittel sind Getreide und Getreideprodukte, Kartoffeln, Reis, Mais, Soja, Hülsenfrüchte (◘ Abb. 18.3). Tierisches Protein findet sich z. B. im Fleisch, in

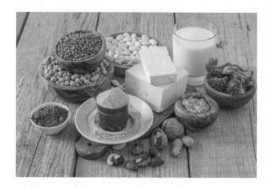

◘ **Abb. 18.3** Pflanzliches Eiweiß: Nicht nur tierische Produkte enthalten reichlich Eiweiß, auch in zahlreichen pflanzlichen Produkten findet man reichlich biologisch hochwertiges Eiweiß, so z. B. in Hülsenfrüchten, Nüssen, Saaten. (© a_namenko/Getty Images/iStock)

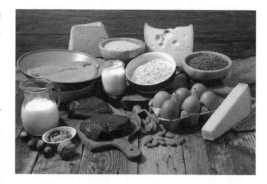

◘ **Abb. 18.4** Tierisches Eiweiß findet sich in Fleisch, Wurst, Milch und Milchprodukten, Eiern, Fisch und Geflügel. (© margouillatphotos/Getty Images/iStock)

Wurstwaren, Milch, Käse, Eiern, Fischen (◘ Abb. 18.4).

18.4 Vitamine, Mineralstoffe, Spurenelemente

Auch andere Substanzen müssen dem Körper zugeführt werden. Ohne deren regelmäßige Aufnahme ist unser Leben nicht möglich. Hierzu gehören fett- und wasserlösliche Vitamine, ferner Mineralstoffe und Spurenelemente.

Von der Deutschen Gesellschaft für Ernährung werden für einzelne Mineralstoffe Zufuhrmengen empfohlen:
- Kalzium: 1000 mg/Tag
- Kochsalz: maximal (4–)5–6 g/Tag
- Kaliumzufuhr: 2–4 g/Tag

Die Einnahme von Supplementen ist weit verbreitet. Für die Zufuhr von Kalzium, Magnesium und Phosphor sowie Eisen, Jod und Zink wurden vorsichtshalber Obergrenzen angegeben, die nicht überschritten werden sollten: z. B. für Kalzium 2000 mg/Tag und für Jod 500 μg/Tag.

Häufig findet man eine unzureichende Zufuhr von Vitamin D, eine für die Vitamin-D-Bildung zu geringe Sonnenlichtexposition und eine zu geringe Zufuhr an Fischölfettsäuren (Omega-3-Fettsäuren).

Nimmt man die von den Fachgesellschaften empfohlenen Zufuhrmengen als Basis, dann sind 98 % der gesunden Personen in der Bevölkerung sicher versorgt. Fälschlicherweise wird eine Zufuhr unterhalb der Referenzwerte mit einer Unterversorgung gleichgesetzt. Dies ist nicht der Fall.

❯ Die Empfehlungen beinhalten sogenannte Sicherheitszuschläge, mit denen eine zu geringe Zufuhr weitgehend verhindert wird.

Beim Verzehr gängiger Lebensmittel ist eine krank machende Überzufuhr an Vitaminen praktisch ausgeschlossen. Bei Jugendlichen wurden in der Nationalen Verzehrstudie (NVS-II) für eine Reihe von Vitaminen deutlich über den Referenzwerten liegende Zufuhrmengen ermittelt. Negative Auswirkungen wurden nicht beobachtet.

Es gibt in unseren Breiten bei der Ernährung mit einer ausgewogenen Mischkost, von Ausnahmen abgesehen, praktisch keine Vitaminmangelzustände. Hochdosierte Vitamingaben können toxisch wirken und mehr schaden als nützen. Alle Versuche, mittels Vitaminsubstitution einen gesundheitsfördernden Effekt zu erzielen, sind bislang fehlgeschlagen. Ob in Einzelfällen mit nachweisbaren Vitamin-Mangelzuständen die Einnahme von einer oder mehrerer dieser Substanzen als Nahrungsergänzungsmittel sinnvoll ist oder der Mangel besser durch eine Änderung des Ernährungsverhaltens ausgeglichen wird, sollte von Fall zu Fall entschieden werden.

18.5 Wie sollten wir uns ernähren?

Eine gesunde Ernährung versorgt den Organismus optimal mit Energie und essenziellen Nährstoffen. Es sollte weder eine Überzufuhr mit dem Risiko der Gewichtszunahme noch eine Unterzufuhr mit dem Risiko der Gewichtsabnahme und Mangelernährung erfolgen. Die Relation der zugeführten Hauptnährstoffe sollte sich an den aktuellen Empfehlungen der Fachgesellschaften orientieren. Man geht davon aus, dass eine Ernährung, die diesen Empfehlungen entspricht, in der Lage ist, einer Reihe von Erkrankungen vorzubeugen, insbesondere arteriosklerotischen Erkrankungen und Tumorerkrankungen.

18.5.1 Welchen Energiebedarf haben wir?

Man kann davon ausgehen, dass wir in völliger Ruhe im Liegen 1 kcal/kg Körpergewicht und Stunde benötigen, also 24 kcal/kg Körpergewicht und Tag. Die als Grundumsatz bezeichnete Energiemenge benötigt der Organismus auch im Schlaf. Die Definition ist stark vereinfacht und nur bedingt korrekt. Für Alltagsberechnungen ist die Vereinfachung aber durchaus tauglich.

18.5.2 Leistungszuschlag und PAL-Faktor

Da wir uns bewegen bzw. arbeiten, wird man einen Leistungszuschlag berechnen. Es ist die Energiemenge, die der Organismus zusätzlich zum Grundumsatz benötigt. Sie kann sich bei Schwerstarbeitern verdreifachen und bei Ausdauersportlern sogar verfünfzehnfachen.

❯ Unter Alltagsbedingungen gilt: Der Energiebedarf entspricht der Summe aus Grundumsatz und Leistungszuschlag.

Der PAL-Faktor (PAL-Wert, „physical activity level") wird zunehmend anstelle der Bezeichnung Leistungszuschlag genannt. Dem Ausmaß der körperlichen Aktivität wird deshalb ein bestimmter PAL-Faktor zugewiesen. Meist wird man von einem

18

18.6 · Wie sind die Hauptnährstoffe in unserer Nahrung zu verteilen?

187

18

PAL-Faktor um 1,2–1,5 ausgehen. Bei einem schwer arbeitenden Menschen läge er bei 2. Liegt der Grundumsatz bei 1500 kcal, so beträgt der Gesamtenergiebedarf bei ihm 3000 kcal/Tag.

Für eine grobe Berechnung kann man zunächst einmal einen Energiebedarf von 25–30 kcal/kg Körpergewicht und Tag für den leicht Arbeitenden zugrunde legen. Für den etwa 170 cm langen Menschen mit einem Körpergewicht von 70 kg entspräche dies einer wünschenswerten Energiezufuhr von ca. 2000 kcal pro Tag (exakt: 30 kcal/kg; Körpergewicht × 70 = 2100 kcal).

18.6 Wie sind die Hauptnährstoffe in unserer Nahrung zu verteilen?

18.6.1 Empfehlungen der Fachgesellschaften

Von der DeutschenGesellschaft für Ernährung (DGE) wurde 2011 die Evidenzbasierte Leitlinie Kohlenhydratzufuhr und Prävention ausgewählter ernährungsmitbedingter Krankheiten herausgegeben. 2014 folgte die Evidenzbasierte Leitlinie Fettzufuhr und Prävention ausgewählter ernährungsmitbedingter Erkrankungen. Eine ausführliche Darstellung relevanter Studienergebnisse findet sich unter ▶ www.dge.de/leitlinie.

Die DGE empfiehlt zurzeit eine Kost, die 45–55 Energieprozent Kohlenhydrate, 30–35 Energieprozent Fett und 15–20 Energieprozent Protein enthält. Bisher durften 10 % der Kohlenhydrate als Monosaccharide verzehrt werden (d. h. Einfachzucker wie Glukose bzw. Traubenzucker oder Fruktose bzw. Fruchtzucker oder der Haushaltszucker Saccharose). Nach Empfehlungen der WHO von 2014 sollen nur noch 5 % der Kohlenhydrate als Monosaccharide verzehrt werden. Unter präventivmedizinischen Gesichtspunkten sollten bislang nicht mehr

als 60 g Fett pro Tag, bei schwerer körperlicher Arbeit 80 g/Tag, zugeführt werden. Wurde die relativ fettarme Ernährung mit 30 Energieprozent Fett in den Empfehlungen bevorzugt, so sind zwischenzeitlich auch 35 Energieprozent, bei Diabetikern sogar bis zu 40 % Fett, akzeptiert (70 bis maximal 90 g/Tag).

In den aktualisierten Empfehlungen zur Fettzufuhr von 2015 wird vor allem Wert auf die Art des verwendeten Fettes gelegt. Bezogen auf die Gesamtfettmenge, sollen Fette im folgenden Verhältnis zugeführt werden:

- gesättigte Fettsäuren (GFS) 0,7–1,
- mehrfach ungesättigte (MFUS) 0,7–1 und
- der Rest als einfach ungesättigte Fettsäuren (EUFS).

Die Empfehlungen dazu variierten im Laufe der Jahre. Früher wurde die Zufuhr von je einem Drittel der entsprechenden Fettsäuren empfohlen. Da erkannt wurde, dass vor allem von den in Oliven- und Rapsöl enthaltenen einfach ungesättigten Fettsäuren ein positiver Einfluss auf unseren Fettstoffwechsel ausgeht, wird die bevorzugte Verwendung dieser Fette empfohlen. Der Anteil an Transfettsäuren sollte unter 1 % liegen.

Bislang wurde empfohlen, weniger als 300 mg Cholesterol pro Tag, bei erhöhten Cholesterolwerten weniger als 200 mg pro Tag aufzunehmen. Fachgesellschaften räumen ein, dass Nahrungscholesterol wenig zur Erhöhung des Serumcholesterols beiträgt. Der Mensch bildet pro Tag im Körper 1–2 g Cholesterol. Ein kleiner Teil wird mit der Nahrung aufgenommen. Die Cholesterolresorption beträgt durchschnittlich 0,1–0,3 g pro Tag und kann maximal auf 0,5 g pro Tag gesteigert werden. Unser Blutvolumen beträgt 4–7 l, ca. 45 % sind feste Bestandteile. 300 mg Nahrungscholesterol pro Tag tragen deshalb nur in geringem Umfang zur Erhöhung des Serumcholesterols bei.

In den Dietary Guidelines for Americans von 2015–2020 wird das Nahrungscholesterol nicht mehr als Nährstoff betrachtet, auf dessen Verzehr geachtet werden muss. Meta-Analysen hatten ergeben, dass eine Zufuhr von Cholesterol oder von Eiern keinen Einfluss auf die Häufigkeit koronarer Herzerkrankungen oder von Schlaganfällen hat. Die Meinung wird streckenweise auch kritisch gesehen. Die Fachgesellschaften halten an der Zufuhrempfehlung von 300 mg Cholesterol pro Tag fest. Eine Lockerung würde zwangsläufig zur Erhöhung der Gesamtfettzufuhr führen.

2017 wurden von der DGE die Empfehlungen zur Proteinzufuhr geändert. Für den Erwachsenen von 19–65 Jahren wird die tägliche Proteinmenge von 0,8 g/kg/Körpergewicht empfohlen. Für den über 65-Jährigen wird jetzt eine Proteinaufnahme von 1 g/kg Körpergewicht empfohlen. Geriatrische Fachgesellschaften hatten lange die höhere Proteinzufuhr bei älteren Menschen empfohlen.

Pro Tag sollten nicht mehr als 5–6 g Kochsalz mit der Nahrung aufgenommen und 4 g Kalium zugeführt werden. Nach Empfehlungen der DGE von 2016 wird eine Mengenbegrenzung von 4 g/Tag als angemessene Kochsalzzufuhr angegeben, was allerdings unrealistisch ist. Der Ballaststoffgehalt sollte bei 25–30 g pro Tag liegen. Um einem Knochenschwund (Osteoporose) vorzubeugen, sollte pro Tag 1 g Kalzium aufgenommen werden, der Harnsäuregehalt (Purin) der Nahrung sollte unter 500 mg/ Tag liegen.

Fachgesellschaften der USA und Kanada lassen einen ungleich weiteren Spielraum für die einzelnen Hauptnährstoffe zu (Kohlenhydrate: 45–65 Energieprozent, Fett: 20–35 Energieprozent, Protein: 10–35 Energieprozent). Auch der Anteil an Monosacchariden durfte hier bislang bei bis zu 25 % liegen. Es ist davon auszugehen, dass die DGE die empfohlenen Nährstoffrelationen in absehbarer Zeit liberaler gestaltet.

18.6.1.1 Vorbeugen von Krebserkrankungen

Von der European Cancer Prevention Organization wurden 2001 Ernährungsempfehlungen zur Vorbeugung von Krebserkrankungen herausgegeben. Empfohlen wurde, Übergewicht zu vermeiden, körperlich aktiv zu bleiben, reichlich Obst, Gemüse und Vollkornprodukte zu verzehren, den Verzehr von Fleisch und tierischen Fetten einzuschränken, das Essen aber zu genießen. Man geht davon aus, dass sich damit auch die Häufigkeit der Darmkrebserkrankungen senken ließe. Für den 19- bis 65-Jährigen wurde bei leichter körperlicher Tätigkeit eine Energiezufuhr von 1800–2500 kcal (25–30 kcal/kg Körpergewicht) mit den erwähnten Nährstoffrelationen empfohlen. Ziel sollte auch ein akzeptables Körpergewicht sein (Body-Mass-Index = 20–25 [im Alter bis 29]).

18.6.2 Ballaststoffe

Auch die ausreichende Zufuhr von Ballaststoffen mit der Nahrung wird als Bestandteil einer gesunden Ernährung angesehen. Ballaststoffe können wasserlöslich oder wasserunlöslich sein. Wasserunlösliche Ballaststoffe bestehen überwiegend aus Zellulose, Hemizellulose sowie Lignin und dienen der Pflanze als Gerüstsubstanzen. Sie werden auch im Dickdarm praktisch nicht abgebaut.

Wasserlösliche Ballaststoffe dagegen werden im Dickdarm durch Bakterien fermentativ abgebaut. Zu ihnen gehören u. a. die in Früchten enthaltenen Pektine. Bei ihrem bakteriellen Abbau fallen die kurzkettigen Fettsäuren, Essig-, Propion- und Buttersäure, an, die zur Ernährung der Dickdarmzellen beitragen. Biochemisch sind Ballaststoffe komplexe Kohlenhydrate, also Polysaccharide. Neben Zellulose, Hemizellulose und Lignin sind dies auch Pektin, Guar und eine Reihe anderer Substanzen.

18

18.6 · Wie sind die Hauptnährstoffe in unserer Nahrung zu verteilen?

189

18

Da eine ballaststoffarme Ernährung in den Industrienationen vorherrscht, erwartete man von einer Änderung des Ernährungsverhaltens positive gesundheitliche Wirkungen. Insbesondere wurde eine Reduktion von arteriosklerotischen Erkrankungen und Tumorerkrankungen erwartet. Neuere Forschungsergebnisse diskutieren die Zusammenhänge differenzierter. Zahlreiche Erkrankungen wurden ursprünglich als Ballaststoff-Mangelerkrankungen angesehen. Diese Sichtweisen mussten teilweise revidiert werden. Allerdings ist die ballaststoffreiche Ernährung auch heute noch die Basistherapie jeder Obstipationsbehandlung und wird zur Rezidivprophylaxe nach einer Divertikulitis eingesetzt. Von einer Reihe von wasserlöslichen Ballaststoffen gehen positive Stoffwechseleffekte aus, z. B. Blutzucker- oder Lipidsenkung. Eine ballaststoffreiche Ernährung beinhaltet auch die vermehrte Zufuhr antioxidativ wirksamer Vitamine und sekundärer Pflanzenstoffe, von denen ebenfalls positive Effekte zu erwarten sind.

Hauptlieferanten von Ballaststoffen sind Getreide, Kartoffeln, Obst und Gemüse, aber auch Hülsenfrüchte und Nüsse.

18.6.3 Weniger Divertikel und Divertikulitis

Eine vegetarische, mit einer ausreichenden Ballaststoffzufuhr verbundene Ernährung kann die Häufigkeit der Divertikulose und Divertikulitis reduzieren. Hinweise finden sich in Ergebnissen der EPIC-Kohortenstudie von 2011. 47.033 Männer und Frauen aus England und Schottland wurden über 11,6 Jahre beobachtet. In dieser Zeit fanden sich 812 Divertikulitisfälle, von denen 806 stationär behandelt werden mussten, sechs Menschen verstarben. Bei einer Divertikulose liegen Ausstülpungen in der Wand des Dickdarms vor. Kommt es hier zu Entzündungen, liegt eine Divertiku-

litis vor. Unter vegetarischer Kost war das Risiko einer Divertikelerkrankung im Vergleich zu „Fleischessern" um 31 % reduziert. Die 50–70 Jahre alten „Fleischesser" hatten eine 4,4%ige Wahrscheinlichkeit, stationär behandelt zu werden oder zu versterben, bei Vegetariern betrug die Wahrscheinlichkeit 3,0 %. Auch unter einer höheren Ballaststoffzufuhr (>26,1 g/Tag versus <14 g/Tag) war das Risiko einer Divertikelerkrankung um 41 % reduziert. Sowohl mit einer vegetarischen Ernährung als auch mit einer höheren Ballaststoffzufuhr lässt sich das Risiko für eine Divertikelerkrankung signifikant senken. Es konnte erstmals gezeigt werden, dass eine reichliche Ballaststoffzufuhr das Auftreten von Divertikeln und deren Folgeerkrankungen reduzieren kann.

Zwischenzeitlich zeigen Daten aus einer Kohortenstudie auch, dass ein hoher Verzehr von Vollkornprodukten signifikant das Risiko für einen Diabetes mellitus Typ 2 verringert. Ein reichlicher Verzehr von Auszugsmehlprodukten dagegen erhöht das Risiko signifikant.

18.6.4 Oxidativer Stress, freie Radikale und Antioxidanzien

Bei bestimmten Stoffwechselabläufen entstehen in unserem Organismus die sogenannten freien Radikale. Meist sind es hochreaktive Sauerstoffabkömmlinge. Freie Radikale können in unserem Körper sowohl unter normalen als auch unter krankhaften Bedingungen entstehen. Sie können das Erbgut (die DNS) oder andere Eiweißstrukturen in der Zelle schädigen. Sie sind verantwortlich für den oxidativen Stress. Normalerweise besteht ein Gleichgewicht zwischen schädigenden und schützenden Einflüssen in unserem Organismus. Ist dieses Gleichgewicht gestört, spricht man vom oxidativen Stress.

Vor allem Antioxidanzien schützen uns vor den schädigenden Einflüssen der freien Radikale und dem oxidativen Stress. Antioxidanzien können freie Radikale abfangen, sie inaktivieren und die von ihnen ausgehenden Gefahren bannen. Beispiele für antioxidativ wirksame Substanzen sind die mit der Nahrung zugeführten Vitamine C und E und eine Fülle sekundärer Pflanzenstoffe. Pro Tag nehmen wir mehr als 1 g an sekundären Pflanzenstoffen, aber nur etwa 100 mg Vitamin C zu uns.

18.6.5 Pflanzenstoffe, Phytochemicals, Sekundärmetabolite

Mit den primären Pflanzenstoffen – Kohlenhydraten, Eiweiß (Protein) und Fett – führen wir Energie zu. Sie tragen zur täglichen Ernährung bei und sind seit Langem bekannt. Sekundäre Pflanzenstoffe oder genauer Pflanzeninhaltsstoffe (auch als Phytochemicals oder Sekundärmetabolite bezeichnet) sind nur in geringen Mengen in Pflanzen enthalten. Sie dienen als Farbstoffe, regulieren das Wachstum und sind Abwehrstoffe in der Schädlingsbekämpfung. Für den Menschen werden viele positive Effekte diskutiert. Neben einer Reduktion des Arterioskleroserisikos sollen sie krebserregende Substanzen entgiften und die Umwandlung der Vorstufen krebserregender Substanzen (Karzinogene) verhindern können. Letztlich sind sie eine wesentliche Antioxidanzienquelle.

Resorption und Ausscheidung einzelner Pflanzenstoffe sind höchst unterschiedlich. Die Resorption der verschiedenen Pflanzenstoffe kann zwischen 1 und 50 % betragen. Werden sie gemeinsam mit Fett zugeführt, so lässt sich die Resorption oft erhöhen. Nicht resorbierte Substanzen gelangen in den Dickdarm und können bakteriell umgewandelt, resorbiert und nach weiterer Umwandlung ausgeschieden werden. Es ist derzeit noch unklar, welche Beziehungen zwischen den Konzentrationen von sekundären Pflanzenstoffen im Blut und den biologischen Wirkungen bestehen.

Sekundäre Pflanzenstoffe in unserer Alltagsernährung sind, von Ausnahmen abgesehen, unschädlich. Pro Tag nehmen wir etwa 1–1,5 g sekundäre Pflanzenstoffe auf. Ernährt man sich ein Leben lang ovo-laktovegetarisch, führt man leicht das Doppelte der sonst üblichen Menge an sekundären Pflanzenstoffen zu und wird sich damit eher nützen als schaden. Wahrscheinlich gibt es für jede der bekannten 400.000 Pflanzenspezies einen sekundären Pflanzenstoff. Nur etwa 30 Nahrungspflanzen tragen zu 90 % zum weltweiten Energieverbrauch bei.

Die größte Gruppe unter den sekundären Pflanzenstoffen sind die Flavonoide mit 6500 Verbindungen. Sie gehören zur Gruppe der Polyphenole. Einige Verbindungsklassen kommen in nennenswerten Konzentrationen nur in bestimmten Lebensmittelgruppen vor. So ist die Gruppe der Flavonone typisch für Citrusfrüchte. In einem Glas Orangen- oder Grapefruitsaft findet sich mit 50–100 mg eine durchaus hohe Menge.

18.6.6 Alpha-Karotin – ein wenig bekannter sekundärer Pflanzenstoff

Im Gegensatz zu der Gruppe der Karotinoide, die als sekundäre Pflanzenstoffe gut bekannt sind (insbesondere das Beta-Karotin), ist Alpha-Karotin wenig bekannt. Alpha-Karotin findet sich in Karotten, Kürbis und teilweise auch in Kraut – alle anderen Obst- und Gemüsesorten enthalten nur wenig. Für Alpha-Karotin gibt es keine Supplemente. Die Serumkonzentration kann kaum durch gezielte Zufuhr bestimmter Lebensmittel erhöht werden. Es ist lediglich ein Biomarker. In einer Studie aus den USA war bei 15.318 Teilnehmern bei einer hohen Alpha-Karotin-Konzentration im Serum das Risiko für Herz-Kreislauf-Erkrankungen oder Krebs vermindert. Letztlich weist aber auch diese Studie auf den schützenden Effekt eines hohen Obst- und Gemüseverzehrs hin.

18.6.7 Phytochemicals in Neuzüchtungen

Die von Phytochemicals ausgehenden Wirkungen sind teilweise noch unzureichend erforscht. Mit speziellen Züchtungen von Obst- und Gemüsesorten versucht man, Haltbarkeit, Konsistenz und Geschmack zu verändern. Dabei kommt es vor, dass die in alten Obst- und Gemüsesorten enthaltenen Phytochemicals verschwinden und an sich erwünschte Wirkungen nicht mehr bestehen oder sich unerwünschte Wirkungen einstellen. Ein klassisches Beispiel sind Neuzüchtungen von Äpfeln. In Deutschland reagieren 2–4 Millionen Menschen nach dem Verzehr von Äpfeln allergisch. Bei Verzehr der neu gezüchteten Apfelsorten finden sich anscheinend häufiger allergische Reaktionen. Alte Sorten wie Eifeler Rambur, Roter Boskop, Goldparmäne oder Roter Eisapfel wurden von Allergikern besser vertragen als die Neuzüchtungen Braeburn, Golden Delicious und Granny Smith. Alte Sorten haben einen höheren Polyphenolgehalt. Da sie dem Apfel einen säuerlichen Geschmack geben und die Braunfärbung angeschnittener Äpfel schneller erfolgt, galten sie als unerwünscht. Also wurden Polyphenole teilweise „weggezüchtet". Aber gerade sie sind es, die das Apfelallergen offensichtlich weitgehend inaktivieren können.

18.6.8 Phytochemicals und Vitamine in umgefruchteten Früchten

Geht es um Gewinnoptimierung, ist die Industrie stets einfallsreich. Fruchtabbildungen auf Verpackungen sind nicht unbedingt mit dem Inhalt identisch. Durch „Umfruchten" wird z. B. aus Billigbeeren teureres Obst.

Apfelstücke können mit Himbeersaft eingefärbt und aromatisiert werden. In Müsli werden die aromatisierten Apfelstücke als Himbeeren beworben. Aus Cranberries werden mithilfe von Aromastoffen die ungleich teureren Erdbeeren oder Kirschen. Selbst ganze Früchte können durch Herstellen eines Obstbreis umgewandelt werden. So entstehen rote Sommerfrüchte aus Äpfeln, Apfelsaft und Erdbeermus. Auf dem Etikett können dann Erdbeeren vorgegaukelt werden. In der Regel verwendet man natürliche Aromastoffe. Sie können z. B. aus Zedernholz oder aus Pilzkulturen gewonnen werden. Werden die Lebensmittel überaromatisiert, kann dadurch ein Mehrverzehr begünstigt werden. Der Gehalt an sekundären Pflanzenstoffen und Vitaminen entspricht stets den Ursprungs- und nicht den abgebildeten Früchten. Möglicherweise wollte der Verbraucher sie weder kaufen noch verzehren. Verbraucherschützer sehen eine Täuschung, die es so nicht geben dürfte. Sie fordern: Der Inhalt einer Verpackung sollte klar erkennbar sein und nicht erst ein mühsames Lesen des Etiketts erfordern.

18.6.9 Sind Phytochemicals in Kapselform sinnvoll?

2011 wurde untersucht, ob mit der Einnahme von sekundären Pflanzenstoffen in Kapselform die gleichen Effekte wie mit einem reichlichen Obst- und Gemüseverzehr zu erzielen sind. 104 Erwachsene mit Asthma bronchiale erhielten entweder eine Kost mit fünf Gemüse- und zwei Obsteinheiten pro Tag oder eine Kost mit weniger Obst und Gemüse (2-mal Gemüse, höchstens 1-mal Obst pro Tag). Die Gruppe mit niedrigerem Obst- und Gemüseverzehr erhielt zusätzlich Phytochemicals (Lycopin) in Kapselform. Nur bei hohem Obst- und Gemüseverzehr verringerte sich die Rate erneuter Asthmaanfälle. Nach 14 Wochen betrug sie 19,6 bzw.

27,5 %. Die Nahrungsergänzung mit Kapseln wirkte sich weder auf die Entzündungsreaktion noch auf die Lungenfunktion positiv aus.

18.6.10 Zuckeraustauschstoffe (Zuckeralkohole, Polyole)

Neben einer Reihe von anderen Kohlenhydraten sind in der EU als Zuckeraustauschstoffe (Zuckeralkohole oder Polyole) Fruktose, Sorbit, Xylit, Mannit, Isomalt, Maltitol, Laktitol und Erytrol zugelassen. Sie schmecken süß und enthalten Kalorien. Abgesehen von Mannit und Isomaltit sind die Energiemengen jener der Glukose und Saccharose ähnlich. Sie werden in zuckerfreien Bonbons und Kaugummis eingesetzt, aber auch in sogenannten Diabetiker-Lebensmitteln, deren diätetischer Wert aber zwischenzeitlich als gering bemessen wird. Es wird suggeriert, dass man mit derartigen Bonbons keine Energie zu sich nähme. Und xylithaltige Kaugummis sollen der Zahngesundheit dienlich sein. Bei reichlichem Verzehr kann aber vor allem Sorbit abführend wirken.

18.6.11 Zuckerersatzstoffe (Süßstoffe)

Die Süßstoffe oder Zuckerersatzstoffe Acesulfam, Aspartam, Cyclamat, Neohesperidin, Neotam, Saccharin, Sucralose, Thaumatin, Steviosid (Stevia) sind praktisch energiefrei. Ihre Süßkraft kann mehr als tausendfach höher als die von Trauben- und Haushaltszucker sein.

18.6.11.1 Stevia
Der Süßstoff Stevia ist pflanzlichen Ursprungs (■ Abb. 18.5). Er ist 300-mal süßer als Zucker, praktisch kalorienfrei und hitzestabil und kann daher zum Kochen und Backen verwendet werden. Seit Dezember 2011 ist Stevia von der Europäischen Behörde für

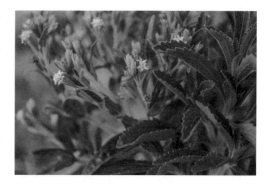

■ **Abb. 18.5** Stevia enthält weder Kalorien noch Zucker und wird als Süßungsmittel verarbeitet. Im Vergleich zum Haushaltszucker ist die Stevia-Pflanze 30-mal süßer. Der Süßstoff, der aus Stevia gewonnen wird, heißt Steviosid und ist etwa 300-mal süßer als gewöhnlicher Haushaltszucker. Es ist in der EU als Süßstoff zugelassen. (© sebastianosecondi/Getty Images/iStock)

Lebensmittelsicherheit (EFSA) als Süßstoff zu gelassen. Die Menge von 4 mg Steviaäquivalent/kg Körpergewicht als sogenannter Acceptaple Daily Intake (ADI) sollte nicht überschritten werden. Lebensmittelrechtlich gehört Stevia zu den Lebensmittelzusatzstoffen. Die Kennzeichnung erfolgt als Lebensmittelzusatzstoff E 960.

Der 70 kg schwere Mensch sollte nicht mehr als 280 mg pro Tag zuführen. Üblicherweise wird diese Verzehrmenge nicht überschritten. Nicht auszuschließen ist, dass Kinder bei Genuss von mit Stevia gesüßten Limonaden und Softdrinks höhere Mengen aufnehmen.

Stevia darf nicht in Backwaren, Ess-Oblaten, Desserts, Snacks, Knabberartikeln, zum Teil auch nicht in Süßigkeiten wie Gummibärchen verwendet werden. Für Menschen mit Diabetes mellitus könnte Stevia eine Alternative zur Verwendung von Haushaltszucker und synthetischen Süßstoffen darstellen. Fachverbände sehen mit Stevia gesüßte Lebensmittel nicht notwendigerweise als gesünder und für Diabetiker nur als bedingt empfehlenswert an. Störend bei Stevia ist ein lakritzähnlicher Geschmack.

18

18.6.11.2 Aspartam

Aspartam sollte nicht zum Backen verwendet werden (Acrylamidbildung). Unabhängig von dieser Diskussion hat die Europäische Behörde für Lebensmittelsicherheit (EFSA) 2014 zu Aspartam mitgeteilt, dass die derzeitig zulässige Aufnahmemenge von 40 mg/kg Körpergewicht die allgemeine Bevölkerung ausreichend schütze. Ausgenommen sind Patienten mit einer seltenen Stoffwechselerkrankung, der Phenylketonurie.

18.6.12 Exotische Süßungsmittel

18.6.12.1 Mönchsfrucht (Luo han guo)

Ein weiteres Süßungsmittel könnte aus der chinesischen Mönchsfrucht gewonnen werden (◘ Abb. 18.6). Die Pflanze wächst ähnlich einem Kürbis. Die Früchte messen 5–7 cm. Das Fruchtfleisch schmeckt angenehm süß und hinterlässt einen Nachgeschmack nach gerösteten Erdnüssen. Die Frucht enthält 25–38 % Kohlenhydrate, vor allem Fruktose und Glukose. Die Süße der Früchte aber wird vornehmlich von Mogrosiden bestimmt, einer Gruppe von Triterpen-Glykosiden (Saponine). Im Ursprungsland wird die Frucht ähnlich wie Stevia ein-

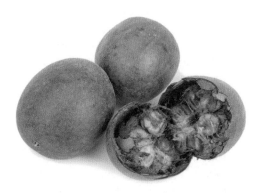

◘ **Abb. 18.6** Mönchsfrucht: Das Fruchtfleisch schmeckt angenehm süß. Im Ursprungsland wird die Frucht ähnlich wie Stevia eingesetzt. (© ThamKC/Getty Images/iStock)

gesetzt. Getrocknete Früchte spielen in der Traditionellen Chinesischen Medizin ohnehin eine bedeutende Rolle.

18.6.12.2 Miraculin in der westafrikanischen Wunderbeere

Miraculin ist Inhaltsstoff der in die Westafrika beheimateten Wunderbeere. Sie hat kaum Eigengeschmack, auch Miraculin selbst ist geschmacklos. Das Glykoprotein aber bedingt, dass Süßes stärker süß schmeckt und Saures oder Bitteres einen süßen Geschmack erhält. Dies wurde als „Wunder" angesehen (daher der Name). Bis der Effekt einsetzt, dauert es einen Moment. Der Geschmack von Scharfem ändert sich nicht.

Miraculin könnte als Süßstoff genutzt werden. Die Herstellung ist derzeit allerdings noch zu teuer. Mit der Herstellung aus gentechnisch veränderten Bakterien oder mit genveränderten Pflanzen könnte sich dies ändern.

18.6.12.3 Camu-Camu

Kein Süßungsmittel, aber in der Diskussion um energiearme und der Gewichtsreduktion zuträgliche Lebensmittel, ist eine von Forschern der Laval University in Quebec (Kanada) im Amazonasgebiet gefundene Frucht, die anscheinend einen „antiadipösen" Effekt hat. Unter Camu-Camu nahmen Mäuse bei gleicher Kost innerhalb von acht Wochen 50 Prozent weniger zu. Ob die Untersuchungsergebnisse auf den Menschen übertragbar sind, muss derzeit offen bleiben.

18.7 Gesundheitsbezogene Aussagen und Health-Claim-Verordnung

Vom Gesetzgeber gibt es nicht nur Vorgaben zur Lebensmittelkennzeichnung, auch die Aussagen zum gesundheitsfördernden Effekt eines Lebensmittels werden gesetzlich geregelt. Dabei sind positive Aussagen zu einem Lebensmittel den Herstellern stets willkommen. Sie wirken verkaufsfördernd und ermöglichen meist einen im Vergleich zum „normalen" Lebensmittel höheren Preis. Die Europäische Behörde für Lebensmittelsicherheit (EFSA) hat Lebensmittelwerbungen mit positiven Aussagen, sogenannte Health Claims, bis 2012 kritisch geprüft und entsprechende Verordnungen erlassen. Unternehmen hatten etwa 44.000 Anträge auf Zulassung gesundheitsbezogener Angaben gestellt. Die Erlangung eines Health Claims ist trotz anfallender Kosten von einer halben bis zu mehreren Millionen Euro für die Industrie äußerst attraktiv. Mit derartigen funktionellen Lebensmitteln, bei denen von einem gesundheitlichen Mehrwert ausgegangen wird, erwirtschaftet man pro Jahr einen Umsatz von ca. 5 Mrd. €. Dabei beträgt der Umsatz nur knapp 5 % des Gesamtumsatzes der Lebensmittelbranche – die Tendenz ist allerdings steigend.

Nach wissenschaftlicher Bewertung der Aussagen akzeptierte man rund 500 Hauptangaben. Von ihnen wurden 222 als Health Claims zugelassen. Etwa 2000 Angaben zu pflanzlichen Stoffen sowie ca. 200 zu anderen Stoffen, u. a. zu verschiedenen Mikroorganismen, werden derzeit noch geprüft.

Ziel der Maßnahme ist es, Verbraucher in der EU vor irreführender Werbung zu schützten. Der Verbraucher soll sich künftig darauf verlassen können, dass gesundheitsbezogene Angaben, die Health Claims, überall in der EU wissenschaftlich fundiert sind. Angaben wie „Stärkt die Abwehrkräfte", „Cholesterinsenkend" oder „Unterstützt die Gelenkfunktionen" sind nur zulässig, wenn sie in der „Health-Claim-Verordnung" ausdrücklich zugelassen wurden. Auch Begriffe wie „Zuckerfrei", „Fettreduziert" oder „Reich an Vitamin C" sind durch die Verordnung geregelt. Sie sind nur zulässig, wenn sie den rechtlichen Anforderungen der Verordnung entsprechen.

18.7.1 Abgelehnte Health Claims

Die EFSA-Begutachtung ist äußerst kritisch, und einen positiven Claim erhält man keineswegs leicht. Rundweg abgelehnt wurde der Versuch, für Kinderschokolade den Claim, Schokolade fördere das Wachstum von Kindern, zuzulassen. Auch der nationale Milchrat Irlands scheiterte. Er hatte den Health Claim beantragt, dass der Verzehr von Milch und Milchprodukten u. a. bedeutsam für die Zahngesundheit sei. Selbst für Cranberry-Saft, für den ein positiver Effekt bei der Vorbeugung von Blasenentzündungen beschrieben ist, wurde kein Claim vergeben.

Positiv beschieden wurden Anträge von Unilever zur cholesterinsenkenden Wirkung pflanzensterolhaltiger Margarine. Hier darf mit der Senkung des Cholesterinspiegels im Blut und dem dadurch erniedrigten Risiko einer Herz-Kreislauf-Erkrankung geworben werden.

Manche Ablehnungen sind zweifelhaft. So wurde u. a. ein Health Claim für den positiven Effekt eines vermehrten Obst- und Gemüseverzehrs abgelehnt. In wissenschaftlichen Arbeiten ist er aber gut belegt. Allerdings liegen die positiven Ergebnisse deutlich unter den anfänglichen Erwartungen. Der Health Claim für die mediterrane Kost wird aufgrund der zum Teil empfohlenen geringen Alkoholzufuhr und der uneinheitlichen Charakterisierung der unterschiedlichen Diätformen abgelehnt. Verboten wurde auch ein Health Claim zum Wasserkonsum. Hersteller von Mineralwasser dürfen nicht damit werben, die Aufnahme von Wasser beuge dem Risiko eines Wassermangels und dem damit verbundenen Leistungsabfall vor.

Probiotika werden von den meisten Ernährungsmedizinern als Bestandteil einer gesunden Ernährung angesehen. Ferner wurden in wissenschaftlichen Publikationen positive Effekte bei bestimmten Erkrankungen mitgeteilt. Die Werbung nutzte dies und versprach, mit probiotischem Joghurt könnten die Abwehrkräfte aktiviert und die Darmtätigkeit reguliert werden. Dies sei, so die Europäische Behörde für Lebensmittelsicherheit (EFSA), von den Herstellern nicht zu belegen. Alle überprüften Probiotika-Aussagen wurden negativ bewertet und nicht in die EU-Positivliste aufgenommen. Bei drei Milchsäurebakterien-Stämmen sah man die Aussage „Fördert die Laktoseverdauung" als belegt an. Hierbei handelte es sich aber nicht um Probiotika. Ab Dezember 2012 wurden, nach einer Übergangsfrist von sechs Monaten, die bekannten Werbeaussagen für Probiotika verboten. Allerdings werden 200 Aussagen zu Probiotika-Wirkungen einem Nachprüfverfahren unterzogen.

Althergebrachte Begriffe, wie z. B. „Hustenbonbons", dürfen dagegen weiterverwendet werden.

> **Fazit**
>
> Vieles spricht dafür, dass es eine Reihe positiver Effekte sowohl für Probiotika als auch für den vermehrten Obst- und Gemüseverzehr und auch das Einhalten einer mediterranen Kost gibt. Insgesamt wird die EFSA weitere Daten aus künftigen Studienergebnissen sichten müssen, bevor eine definitive Empfehlung oder Ablehnung ausgesprochen wird.

Weiterführende Literatur

Aleksandrova K, Kischon T, Jenab M (2014) Combined impact of healthy lifestyle factors on colorectal cancer: a large European cohort study. BMC Med 12:168

Barclay L (2011) Vegetarian diet may lower risk for diverticular disease. BMJ 343(d4115):d4131

Brandenburger S, Biringer M (2014) Milliardenumsätze mit „Health Claims". Ernähr Umsch 61:M442–M444

De Munster JS, Hu FB, Spiegelmann D et al (2007) Whole grain, bran, and germ intake and risk of type 2 diabetes: a prospective cohort study and systematic review. PLoS Med 4:e261

DGE aktuell (2017) Wie viel Protein brauchen wir? Presse 08

Dharmananda S (2004) Luo han guo. Sweet fruit used as sugar substitute and medicinal herb. Institute for Traditional Medicine and Preventive Health Care. Publisher, ITM, Portland

Doll R, Peto R (1981) The causes of cancer: quantitative estimates of avoidable risks of cancer in the United States today. J Nat Cancer Inst 66:1191–1308

EU Verordnung Nr. 432/2012 der Kommission. Liste zulässiger gesundheitsbezogener Lebensmittel

Food and Nutrition board des National Academic Institute of Medicine 2002

Fung TT, Hu FB, Wu K et al (2010) The Mediterranean and dietary approaches to stop hypertension (DASH) diets and colorectal cancer. Am J Clin Nutr 92:1429–1435

Gerhäuser C (2011) Schach dem Krebs? Einfluss sekundärer Pflanzenstoffe auf die Karzinogenese. Aktuel Ernährmed 36(Suppl 1):S18–S22

Kirkegaard H et al (2010) Association of adherence to lifestyle recommendations and risk of colorectal cancer: a prospective Danish cohort study. BMJ 341:c5504

Kulling SE (2011) Wirkstoffe im Visier. Klassifizierung, Analytik und Metabolismus am Beispiel der Flavonoide. Aktuel Ernährungsmed 36(Suppl 1):S6–S9

Lakoski SG, Willis BL, Barlow CE et al (2015) Midlife cardiorespiratory fitness, incident cancer, and survival after cancer in men. The Cooper Center Longitudinal Study. JAMA Oncol 1(2):231–237

Ley SH, Sun Q, Willett WC et al (2014) Associations between red meat intake and biomarkers of inflammation and glucose metabolism in women. Am J Clin Nutr 99(2):352–360

Li C, Ford ES, Zhao G et al (2011) Serum α-Carotene concentrations and risk of death among US adults. The third national health and nutrition examination survey follow-up study. Arch Intern Med 171:507–515

Möller D (2000) Luftverschmutzung und ihre Ursachen Vergangenheit und Zukunft. VDI-Berichte 1575:119–138

OECD (2010) Organisation für wirtschaftliche Zusammenarbeit und Entwicklung Studie. Study Health of a Glance: Europe 2010

Rabast U (1992) Ernährungseinflüsse in der Entstehung und Prävention von Tumorerkrankungen. Akt Ernährmed 17:215–222

Song M et al (2016) Preventable incidence and mortality of carcinoma associated with lifestyle factors among white adults in the United States. JAMA Oncol 2:1154–1161

Traka MH et al (2010) The dietary isothiocyanate sulforaphan modulates expression and alternative gene splicing in a PTEN null preclinical murine model in prostate cancer. Mol Cancer 9:189–191

Virtanen JK et al (2016) Associations of egg and cholesterol intakes with carotid intima-media thickness and risk of incident coronary heart disease. Am J Clin Nutr 103:895–901

Wood LG, Garg ML, Smart JM et al (2012) Manipulating antioxidant intake in asthma: a randomized control trial. Am J Clin Nutr 96(3):534–543

Internetadressen

Deutsche Gesellschaft für Ernährung (Hrsg) (2015) Fettzufuhr und Prävention ausgewählter ernährungsmitbedingter Krankheiten – Evidenzbasierte Leitlinie, 2. Version. Bonn. http://www.dge.de/leitlinie. Zugegriffen am 29.01.2015

http://www.krebsdaten.de. Zugegriffen am 30.04.2017

Zubereitungsmethoden – welche sind gesund und welche können uns schaden?

Inhaltsverzeichnis

Das beste Lebensmittel und die günstigsten Aufbewahrungs- oder Konservierungsverfahren wären dann sinnlos, wenn Zubereitungsmethoden gewählt würden, mit denen wir unserer Gesundheit schaden. Erfreulicherweise konnten im Laufe von Jahrzehnten Verfahren zur Lebensmittelkonservierung so entwickelt werden, dass eine Herstellung von Lebensmitteln ohne negative bzw. mit positiven gesundheitlichen Effekten ermöglicht wurde. Letztlich wurden konservierte Lebensmittel im Laufe von Jahrhunderten „gesünder".

Hinzu kommt die Frage: Sollte man ein bestimmtes Zubereitungsverfahren bevorzugen und Nahrungsmittel einer bestimmten Zubereitungsart (Gebratenes, Grillgut) vielleicht nur gelegentlich verzehren?

19.1 Garen und Kochen

Garen und Kochen sind synonym verwendete Begriffe. Durch die Hitzebehandlung wird das Eiweiß im Lebensmittel ausgefällt und die enthaltene Stärke verkleistert. Im Vergleich zum rohen Lebensmittel ändert sich der Geschmack, und viele Lebensmittel werden so erst verzehrfähig. Eventuell enthaltene Mikroorganismen werden abgetötet und potenziell vorhandene Gifte (z. B. Solanin in der rohen Kartoffel) zerstört. Garen macht Lebensmittel auch haltbarer. Gart man Lebensmittel mit Wasser, spricht man von feuchter Gartechnik. Hierzu gehören das Kochen, das Dämpfen und das Dünsten.

Trockene Gartechniken sind das Braten in der Pfanne und das Backen bzw. Braten im Ofen. Auch Grillen und Frittieren gehören dazu. Die vorherrschenden hohen Temperaturen lassen die äußeren Eiweißschichten sofort gerinnen. Es entsteht eine knusprige Kruste, die den Saft im Inneren zurückhalten soll.

19

19.2 Braten

Beim Braten entstehen in der Kruste sogenannte heterozyklische Amine. Sie werden teilweise als krebserregend angesehen. Aussagen beschränken sich allerdings auf Tierversuche. Reichlich heterozyklische Amine finden sich in Bratenanschnitten. Vom übermäßigen Verzehr scharf angebratener Speisen ist abzuraten.

19.3 Grillen

Grillen ist ein Braten über offenem Feuer (◘ Abb. 19.1). Die Oberfläche des Grillgutes wird geröstet. Es kommt rasch zur Krustenbildung am Gargut. Gegrillt wird in der Regel über einem Glutbett von Holzkohle. Auch Gas- oder Elektrogrills werden eingesetzt. Gegrillt wird vor allem Fleisch mit einem gewissen Fettgehalt, aber auch Fisch und bestimmte Gemüsesorten und selbst Pilze können gegrillt werden. Die beim Röstvorgang entstehenden typischen Röststoffe bedingen den Geschmack des Grillguts (Maillard-Reaktion). Auch die aus

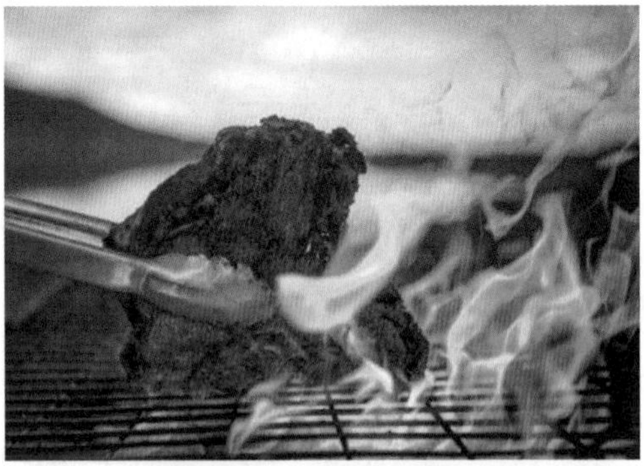

◘ Abb. 19.1 Grillen ist das Braten über offenem Feuer. Die beim Röstvorgang entstehenden typischen Röststoffe bedingen den Geschmack des Grillguts (Maillard-Reaktion). Gesundheitsschädliche Stoffe können vom Grillgut aus der Glut der Holzkohle aufgenommen werden. Die entstehenden polyzyklischen, aromatischen Kohlenwasserstoffe gelten als krebserregend. (© cookedphotos/Getty Images/iStock)

der Holzkohle stammenden Aromastoffe tragen zur Geschmacksintensivierung bei.

19.3.1 Ist Grillgut ungesund?

Beim Grillen wird in der Regel kein oder kaum Fett verwendet. Bevorzugt gegrillt wird durchwachsenes Fleisch mit einem gewissen Fettanteil (z. B. Nackenkottelets). Fett wird ausgebraten und tropft aus dem Grillgut ab. Gegrillte Lebensmittel sind deshalb fettärmer als in der Pfanne gebratene. Gesundheitsschädliche Stoffe können vom Grillgut aus der Glut der Holzkohle aufgenommen werden. Auch aus dem abgetropften Fett können schädliche Stoffe gebildet werden und erneut ins Grillgut gelangen. Die auf diese Weise entstehenden polyzyklischen aromatischen Kohlenwasserstoffe gelten als krebserregend. Reduzieren lässt sich deren Entstehung durch Verwendung eines Elektrogrills oder durch eine seitliche Befeuerung.

Kontrovers beurteilt wurde die Verwendung von Alu-Grillpfannen. Aluminium steht in der Diskussion, krebserregend zu sein. Bewiesen ist dies nicht. Es wird beim Gesunden über den Urin ausgeschieden, und es ist fraglich, ob die Kontaktzeit beim Grillen ausreicht, um Aluminiumbestandteile auf Lebensmittel zu übertragen.

> Ein permanenter Verzehr von Gegrilltem sollte unterbleiben, die Aufnahme gesundheitsgefährdender Substanzen ist sonst erhöht. In der Regel beschränkt sich in unseren Breiten der Verzehr von Grillgut auf die Sommermonate und erfolgt auch hier nicht tagtäglich.

19.3.2 Smoken – ein selten verwendetes Garverfahren

Die Entstehung von geringeren Mengen an gesundheitsschädlichen Substanzen wird für das „Smoken" angenommen. Gegrillt wird bei ca. 250 °C, bei Temperaturen zwischen 120 und 180 °C spricht man vom Barbecue (BBQ) und bei 90 bis 120 °C vom Smoken. Verwendet wird ein sogenannter Smoker. Die Garzeiten sind lang und beginnen bei drei Stunden. Das Fleisch wird so schonend zubereitet. Das Gargut wird vom heißen Rauch eines Holzfeuers umgeben. Durch das Umströmen mit Rauch entsteht ein rauchiger Geschmack. Im Smoker sind Hitzequelle und Grillgut getrennt. Gesundheitsschädliche Stoffe durch tropfendes Fett oder Kohleteilchen entstehen deshalb nicht. Trotz Holzfeuers entstehen offensichtlich weniger gesundheitsschädliche Stoffe als beim Grillen. Das geschmackliche Resultat dieses Garverfahrens ist allerdings nicht jedermanns Sache.

19.4 Frittieren

Auch Frittieren bedingt in der Regel eine Geschmackverbesserung. Frittieren ist das Garen im schwimmenden Fett (◻ Abb. 19.2). Die Temperaturen liegen bei ca. 140–180 °C. Es muss hitzebeständiges Fett verwendet werden. Frittierfett dringt beim Frittieren in das Frittiergut ein. Pommes frites enthalten etwa 6–12 % Frittierfett.

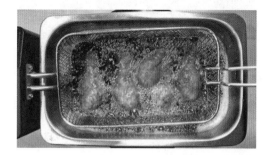

◻ **Abb. 19.2** Frittieren: Die Frage einer gesunden Ernährung hängt nicht nur von der Art verzehrter Lebensmittel, sondern auch von deren Zubereitung ab. Frittieren bedingt in der Regel eine Geschmacksverbesserung, aber frittierte Nahrungsmittel sind in der Regel relativ fettreich und sollten daher nicht regelmäßig verzehrt werden. (© gilaxia/Getty Images/ iStock)

Die Antwort auf die Frage, ob frittierte Nahrungsmittel weniger gesund sind als anderweitig zubereitete, hängt von der Art des verwendeten Fettes, von seinem regelmäßigen Austausch im Frittiergerät und von der Fettaufnahme des einzelnen Nahrungsmittels ab. In der Regel kann man davon ausgehen, dass frittierte Nahrungsmittel relativ fettreich sind und deshalb nicht regelmäßig verzehrt werden sollten.

19.5   Mikrowelle

Wasserhaltige Lebensmittel können in der Mikrowelle gegart werden. Die Lebensmittel werden in Mikrowellenherden unter Einwirkung der Mikrowellen an allen Stellen gleichzeitig bewegt und so erhitzt und gegart (◘ Abb. 19.3). Im Mikrowellenherd können Speisen frisch zubereitet, bereits gegarte Speisen aufgewärmt und eingefrorene

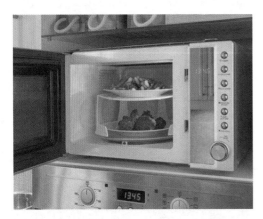

◘ Abb. 19.3   Die Verwendung der Mikrowelle zum Erwärmen, Auftauen und Garen von Speisen ist heute weit verbreitet. Anfängliche Bedenken einer von zubereiteten Speisen ausgehenden schädigenden Wirkung haben sich nicht bestätigt. (© grzymkiewicz/Getty Images/iStock)

Speisen aufgetaut werden. Auftretende Veränderungen entsprechen denen beim Kochen. Ernährungsphysiologisch ist das Gargut der Mikrowelle ähnlich wie Gekochtes zu beurteilen. Anfangs geäußerte Bedenken, die besondere Art des Garvorgangs könnte zu einer Entstehung schädlicher Substanzen führen, haben sich nicht bestätigt.

Fazit

Bei Gegartem meide man den häufigen Verzehr von allzu scharf Angebratenem. Enthaltene heterozyklische Amine können krebserregend sein. Der Verzehr von Grillgut sollte nur gelegentlich erfolgen. Auch hier können sich – bedingt durch den Garvorgang – kanzerogene Stoffe finden. Ob das Smoken tatsächlich gesünder als Grillen ist, muss offenbleiben. Frittierte Speisen sind in der Regel relativ fettreich und sollten schon deshalb nicht täglich verzehrt werden. Befürchtungen, beim Garvorgang in der Mikrowelle würden zusätzlich schädigende Stoffe entstehen, haben sich nicht bestätigt. Aus ernährungsphysiologischer Sicht ist diese Form des Garens ähnlich wie das Kochen zu beurteilen.

Weiterführende Literatur

Lebensmittel Lexikon (2008) Sanft Garen und Dampf-Garen. Zabert Sandmann, München

Internetadressen

http://www.ernaehrungsstudio.nestle.de/start/.../ RichtigGaren.htm. Zugegriffen am 30.01.2015
Vollborn M: Gesund grillen.netdoktor.de. Zugegriffen am 01.10.2017
http://www.netdoktor.de/.../Gesund-grillen-2306. html. Zugegriffen am 19.05.2018

19

Potenziell gesunde Nahrungsmittel und Nahrungsinhaltstoffe

Inhaltsverzeichnis

© Springer-Verlag GmbH Deutschland, ein Teil von Springer Nature 2022
U. Rabast, *Gesunde Ernährung, gesunder Lebensstil*, https://doi.org/10.1007/978-3-662-65230-5_20

20.1 Functional Food und Beautyfoods

Von der Industrieintensiv beworben wird Functional Food (auch Nutraceutical, von engl. „nutrition" = Ernährung und „pharmaceutical" = Pharmazeutikum). Diese sogenannten funktionellen Lebensmittel sind Nahrungsmittel, denen bestimmte Inhaltsstoffe zugesetzt wurden. Beispiele für zugesetzte Stoffe sind Vitamine und Mineralstoffe, Ballaststoffe, Folsäure. Funktionelle Lebensmittel sollen zusätzlich zu ihrem reinen Nährwert einen gesundheitlichen Nutzen haben, unser Wohlbefinden positiv beeinflussen oder das Risiko für bestimmte Erkrankungen senken. Eine einheitliche Definition für funktionelle Lebensmittel gibt es nicht. Wir finden Functional Food heute in jedem Supermarkt, beim Bäcker und auch beim Metzger. Beispiele sind mit Kalzium angereicherte Getränke, Brot mit Omega-3-Fettsäuren, ACE-Säfte (Zusatz von Vitamin A, C und E), probiotischer Joghurt, Margarine mit dem Zusatz von Pflanzeninhaltstoffen (Phytosterine). Oftmals handelt es sich beim ausgelobten Nutzen um reine Spekulation und leere Versprechen. Schlagworte wie „Unterstützt den Stoffwechsel", „Reguliert die Körpertemperatur", „Verbessert die Verdauung" können einen Kaufanreiz geben. Der Preis der Lebensmittel ist meist höher als bei vergleichbaren nicht angereicherten Lebensmitteln.

In die gleiche Kategorie wie Superfoods muss man die sogenannten Beautyfoods oder Skinfoods einordnen. Beim Verzehr bestimmter Nahrungsmittel sollen wir „schön werden". Die Palette ist lang: Karotten und Tomaten für internen Sonnenschutz, Gurkenscheiben gegen verquollene Augen, Camembert zum Mini-Lifting, Austern gegen Akne, Radicchio gegen Besenreiser, Maracujas und Orangen für rosigen Teint. Es ist ein boomendes Segment, aber vieles

ist spekulativ, unbewiesen und wissenschaftlich nicht begründbar.

Welche Nahrungsmittel unterstützen tatsächlich unsere Gesundheit?

20.2 Gesunde Nahrungsmittel und Nahrungsinhaltstoffe

Es ist sicher schwierig, all die sinnvollen und guten Ratschläge der Fachgesellschaften einzuhalten. Man denke an Menschen, die berufsbedingt viel unterwegs sind oder eine unregelmäßige Arbeitszeit haben. Unwillkürlich fragt man sich, ob nicht mit kleineren Veränderungen in unserer Ernährungs- und Lebensweise etwas Positives für unsere Gesundheit getan werden kann, um so einen lebensverlängernden Effekt zu erzielen. Viel ist erreicht, wenn wir das Rauchen einstellen und unseren Alltag bewusster gestalten.

Es gibt eine ganze Reihe von Lebensmitteln, die – regelmäßig verzehrt – positiv auf unsere Gesundheit wirken. Sie sind meist ganzjährig erhältlich, können ohne Schwierigkeiten verzehrt werden und sind zudem schmackhaft. Es sind natürlich vorkommende Nahrungsmittel, ohne die für Functional Food typischen Zusätze. Zu ihnen gehören u. a. Nüsse, Schokolade, grüner und schwarzer Tee, Ingwer, Kaffee und Joghurt. Auch an der Verwendung von Oliven- oder Rapsöl im Küchenbereich führt kein Weg vorbei. In geringen Mengen ist auch der Genuss von Alkohol erlaubt.

20.2.1 Teespezies

20.2.1.1 Grüner Tee und Epigallokatechingallat

Die Lebenserwartung ist in Japan weltweit nahezu am höchsten. Ein vom grünen Tee ausgehender positiver Effekt wird angenommen. Er enthält eine Reihe antioxidativ wirksamer Substanzen. Der wesentliche Bestandteil des grünen Tees ist das Katechin Epigallokatechingallat. Es gehört zu den Flavonoiden. Katechine sind Radikalfänger. Grünem Tee werden tumorschützende Effekte zugeschrieben. Bei Bevölkerungsgruppen, die reichlich grünen Tee tranken, traten bestimmte Karzinome bis zu fünf Jahre später auf.

Unter grünem Tee zeigte sich in einer randomisierten kontrollierten Studie mit insgesamt 1136 Patienten eine Senkung des Gesamt-Cholesterols um 7 mg/dl und des LDL-Cholesterols um 2 mg/dl, während das HDL-Cholesterol unbeeinflusst blieb (◘ Abb. 20.1).

Eine über drei Jahre durchgeführte prospektive Kohortenstudie mit 13.988 über 65 Jahre alten Japanern ergab bei regelmäßigem Konsum von grünem Tee ein niedrigeres Risiko für geistige Einschränkungen, Schlaganfall und Osteoporose. Im Vergleich zu jenen, die weniger als eine Tasse pro Tag tranken, reduzierten 1–2 Tassen grüner Tee pro Tag das Risiko um 10 %, 3–4 Tassen um 25 % und mehr als 5 Tassen um 33 %. Das Ergebnis ist signifikant und blieb auch bestehen, wenn andere mögliche Einflussfaktoren, u. a. schwarzer Tee, Oolong-Tee, Kaffee oder der Fischverzehr, mit berücksichtigt wurden.

Ein chinesischer Geschäftsmann überlegt, die Pflanzen von grünem Tee mit den Exkrementen von Pandabären zu düngen oder den Dung direkt zu verwerten und so den teuersten Tee der Welt zum Preis von 25.000 € pro Pfund zu produzieren. Aus dem Dung von Pandabären könnte Tee auch direkt hergestellt werden. Er enthält reichlich unverdaute Pflanzenreste, von denen man sich zusätzliche positive Effekte erhofft, da sie im Verdauungstrakt der Bären teilweise fermentiert werden.

Ende 2015 wurde über eine vermehrte Schadstoffbelastung bei den im Handel befindlichen grünen Teeprodukten berichtet. Keiner der 25 getesteten grünen Tees war frei von Schadstoffen. Für sieben wurde ein „mangelhaft", für weitere sieben ein „ausreichend" vergeben. Fünf Produkte waren nur sehr gering belastet. Da in den Tees die potenziell krebserregenden Pyrrolizidinalkaloide enthalten waren, lässt sich ein Gesundheitsrisiko nicht ausschließen. Für sie gibt es keinen gesetzlichen Grenzwert. Eine Zufuhr von weniger als 0,42 Mikrogramm pro Tag gilt beim 60 kg schweren Erwachsenen langfristig als wenig bedenklich. Die Menge wird bei sechs Produkten aber schon mit einer bzw. zwei Tassen pro Tag überschritten. Werden dauerhaft hochbelastete Produkte getrunken, ist eine Gefährdung nicht auszuschließen – eine akute Gesundheitsgefahr besteht aber nicht. Mit Anthrachinon waren alle getesteten Tees belastet. Der gesetzlich festgelegte Höchstgehalt wurde hier nicht überschritten.

Vier der fünf wenig belasteten Grüntees sind Bioprodukte. Am schlechtesten schnitt ein loser Tee aus einem Asia-Laden ab.

Welche Konsequenzen ergeben sich für den Verbraucher? Sollte er auf den Genuss von grünem Tee verzichten? Zunächst gilt zu bedenken: Zu den Höchstwerten kann man erhebliche Sicherheitszuschläge addieren. Werden die Höchstwerte regelmäßig gering überschritten, so dürfte es kaum zu einer Gesundheitsschädigung kommen. Die Ergebnisse dürften die Hersteller zwangsläufig veranlassen, auf die Produktion weniger belasteter Tees zu drängen.

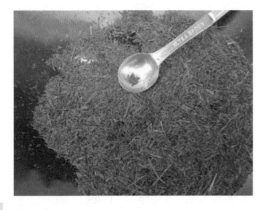

◘ Abb. 20.1   Grüner Tee wird in Japan reichlich getrunken: Hauptwirksubstanz ist das Katechin Epigallokatechingallat

❯ Der gesundheitsbewusste Verbraucher sollte zurzeit Bioprodukte bevorzugen.

20.2.1.2 Schwarzer Tee

Der Begriff „schwarzer Tee" wird meist für den Begriff Tee im Allgemeinen verwendet. Schwarzer Tee hat einen wesentlich geringeren Katechinanteil als grüner Tee. Auch in ihm sind reichlich Antioxidanzien enthalten, von denen positive Effekte auf die Gesundheit zu erwarten sind.

20.2.1.3 Mate-Tee

Mate-Tee ist in Südamerika und im Mittleren Osten ein weit verbreitetes koffeinhaltiges Getränk. Mate-Tee enthält mit ca. 0,5 g/l mehr Koffein als andere koffeinhaltige Getränke. In Kaffee finden sich 0,3 g/l, im Tee 0,2 g/l und in Cola-Getränken 0,1 g/l. Mate wird Teemischungen, aber auch Bier, Erfrischungsgetränken, Säften, Süßigkeiten, Eis und Energy Drinks zugesetzt. In jüngster Zeit findet man eine zunehmende Verbreitung von Mate-Tee in den USA und Europa.

Auch in ihm finden sich eine Reihe sekundärer Pflanzenstoffe, denen positive Effekte auf die Gesundheit nachgesagt werden. Neben antioxidativen und antientzündlichen Eigenschaften wird ein krebshemmender Effekt angenommen. Ferner wird eine gewichtsregulierende und schlank machende Wirkung diskutiert. Die Aussagen sind unzureichend belegt, und Untersuchungsergebnisse stammen meist aus Reagenzglasuntersuchungen.

Die Europäische Behörde für Lebensmittelsicherheit (EFSA) hat gesundheitsbezogene Aussagen zu Werbezwecken abgelehnt. Anerkannt wurde der aufmerksamkeitssteigernde Effekt des Inhaltsstoffs Koffein. Mate wird deshalb als alternativer Koffeinlieferant angesehen. Für Mate-Tee werden auch negative Effekte diskutiert. Bei reichlichem Genuss soll das Risiko für Krebserkrankungen der Mundhöhle und der Speiseröhre erhöht sein. Es ist allerdings unklar, ob die üblicherweise hohe Trinktemperatur des Tees oder dessen Inhaltsstoffe ursächlich sind.

20.2.1.4 Pu-Erh-Tee

Puh-Erh-Tee wird in Asien als Schwarztee bezeichnet. Angeblich soll er in der Lage sein, Körperfett abzubauen. Die Effekte sind wissenschaftlich nicht nachgewiesen. Die Verbraucherzentrale Nordrhein-Westfalen wies auf einen erhöhten DDT-Gehalt und eine Höchstmengenüberschreitung von anderen Pflanzenschutzmitteln hin. Die Teeextrakte in Kapselform wurden als Pseudoprodukte eingestuft. Eine schlank machende Wirkung besteht offenbar nicht.

20.2.1.5 Matcha-Tee

Matcha ist ein edler, teurer Tee. Er wird aus einem zu feinem Pulver gemahlenen Grüntee gewonnen. Die Farbe ist intensiv grün, der Geschmack süßlich, aus späteren Pflückungen leicht herb. Der Tee enthält reichlich Katechine, Karotine und die Vitamine A, B, C und E. Hochwertiger Matcha-Tee wird bei japanischen Teezeremonien verwendet.

Nicht mit Matcha-Tee verwechselt werden darf Maca-Pulver. Die Maca-Wurzel wird in den oberen Höhenlagen der peruanischen Anden seit ungefähr 2000 Jahren angebaut und gilt als Nahrungs- und Heilpflanze. Ihr werden eine Steigerung der körperlichen Leistungsfähigkeit und der psychischen Belastbarkeit zugeschrieben. Ein positiver Effekt scheint bei sexuellen Funktionsstörungen zu bestehen. Aus Peru stammen Untersuchungsergebnisse von zwölf Männern, die drei Monate lang Maca zu sich genommen hatten. Nach zwei Wochen verdoppelte sich die Spermienzahl, es wurden mehr männliche Hormone gebildet, und die Probanden berichteten über eine Zunahme des sexuellen Verlangens. Die Aussagen sind wissenschaftlich nur teilweise belegt. Maca-Pulver wird in Europa und den USA als natürliches Potenzmittel vermarktet.

20.2.1.6 Hibiskustee, Flavone und Flavonoide

Spricht man von positiven Teewirkungen, so meint man meist grünen oder schwarzen Tee, höchst selten andere Tees. Dies könnte sich ändern: In den USA wurde 2008 das Ergebnis einer Studie veröffentlicht. 65 gesunde Männer und Frauen im Alter zwischen 30 und 70 Jahren mit einem systolischen Blutdruck zwischen 120 und 150 mmHg tranken über sechs Wochen regelmäßig drei Tassen Hibiskustee. Der Blutdruck sank, Placebos waren unwirksam. Hibiskus enthält nicht nur Farbstoffe, Anthocyane, sondern auch reichlich Antioxidanzien wie Flavone und Flavonoide. Nebenwirkungen fanden sich nicht und waren nicht zu erwarten. Es ist eine kleine Pilotstudie, die einer Bestätigung durch größere Fallzahlen bedarf. Aber für den Gesundheitsbewussten, der weder grünen noch schwarzen Tee mag, sind drei Tassen Hibiskustee pro Tag eventuell eine Alternative.

Flavonolole sind sekundäre Pflanzenstoffe aus der Gruppe der Polyphenole. Sie finden sich reichlich in Citrusfrüchten. In einem Glas Orangen- oder Grapefruitsaft findet sich mit 50–100 mg eine durchaus hohe Menge. Grüner und schwarzer Tee enthalten als sekundäre Pflanzenstoffe ebenfalls reichlich Flavonole und Flavonoide.

Ergebnisse von prospektiven Kohortenstudien mit 800–380.000 Teilnehmern und Auswertungen aus Meta-Analysen zeigen unter reichlicher Zufuhr von Flavonolol ein um 20 % gesenktes Infarkt- und Schlaganfallrisiko. Eine hohe Flavonololaufnahme senkt im Vergleich zu einer geringen Aufnahme das Sterblichkeitsrisiko um 20 %. Für Lungenkrebs fanden sich, allerdings nur für grünen Tee, um 25 % gesenkte Raten. 70 % der täglich zugeführten Flavonole stammen aus Tee und nur zum weit geringeren Teil aus dem Obst- und Gemüseverzehr.

20.2.1.7 Bubble Tea oder „Blasentee"

Obwohl es für den Bubble Tea keine Gesundheitsaspekte gibt, soll er aufgrund der bei Jugendlichen wachsenden Beliebtheit Erwähnung finden.

Es ist keine Teesorte, sondern ein vor 25 Jahren im asiatischen Raum entwickeltes Kultgetränk. Bubble Tea ist grüner und schwarzer Tee, der mit buntem Sirup, Milch oder Jogurt gemischt und mit farbigen Stärke- oder Fruchtperlen versetzt wird. Getrunken wird der Tee mit einem dicken Strohhalm. Die aufgenommenen festen Partikel zerplatzen im Mund. Der Effekt wird als „Topping" bezeichnet und wird vor allem von Jugendlichen geschätzt. Exotisch klingende Namen, wie Black Pearl, Tropical Rain Forrest und Angel's Love, steigern die Attraktivität. Auch Biovarianten werden angeboten. Kinderärzte warnen bei Kindern vor der Gefahr des Verschluckens der Perlen. Auch der teilweise hohe Energiegehalt derartiger Getränke gilt als problematisch.

20.2.2 Kaffee

Kaffee ist in unseren Breiten ein beliebtes Getränk. Einer Statistik aus 2017 zufolge werden in Deutschland pro Person und Jahr durchschnittlich 162 l Kaffee getrunken. Es gibt Diskussionen um die Frage gesundheitsschädigender Wirkungen. Der Kaffeegroßröster Albert Darboven äußerte sich 2014 scherzhaft in einem Pressegespräch: „Kaffee ist nur dann schädlich, wenn ihnen ein Sack voll aus dem fünften Stock eines Hauses auf den Kopf fällt". In jüngster Zeit diskutiert man vor allem gesundheitsfördernde Wirkungen von Kaffee (◘ Abb. 20.2).

Dem schwedischen König Gustav III. sagt man nach, er habe versucht, die Giftwirkung des Kaffees zu beweisen. Zwei zum

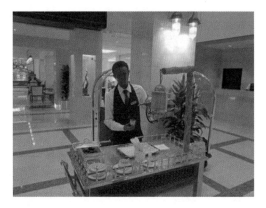

☐ **Abb. 20.2** Kaffeeangebot in einem saudischen Hotel

Tode verurteilte Häftlinge wurden begnadigt. Ein Häftling musste täglich Tee, der andere Kaffee trinken. Beide überlebten den König und die betreuenden Ärzte. Angeblich seien beide erst im hohen Alter verstorben und der Kaffeetrinker mehrere Jahre später als der Teetrinker. Vom russischen Schachweltmeister der 1960er-Jahre Michail Botwinnik wird berichtet, er sei, als er erstmals Kaffee bei einem Schachwettkampf in einem westlichen Land getrunken habe, von der anregenden Wirkung so begeistert gewesen, dass er der Meinung war, ihm werde hierdurch der zeitlich unbegrenzte Turnierkampf ermöglicht.

Die konzentrationsfördernde Wirkung von Kaffee ist bewiesen und konnte mit modernen Untersuchungsmethoden objektiviert werden. Die belebende Wirkung des Kaffees bedingt der Koffeingehalt. Eine Studie aus den USA sieht im Kaffee die wichtigste Antioxidanzienquelle in der Alltagsernährung. Die Meinung, Kaffee brauche man nicht in die tägliche Flüssigkeitsbilanz einzubeziehen, ist falsch. Er sollte wie jedes andere Getränk berücksichtigt werden.

In fünf großen Studien zeigte sich nach dem Genuss von 1,5–2 Tassen Kaffee (30–60 mg Koffein) über etwa drei Stunden ein Anstieg des systolischen und diastolischen Blutdrucks um 8 bzw. 5 mmHg. Eine Neigung zu einem dauerhaften Blutdruckanstieg oder schädigende Wirkungen für das Herz-Kreislauf-System ergeben sich nicht. Auch für den Bluthochdruck-Patienten sind diese Mengen erlaubt. In den 2012 publizierten Ergebnissen der EPIC-Studie ergaben sich bei 42.000 Männern und Frauen keine Hinweise eines erhöhten Risikos für Herz-Kreislauf- und Krebserkrankungen unter Kaffeetrinkern. Das Risiko für den Diabetes mellitus Typ 2 erwies sich als vermindert. Eine 2011 erschienene japanische Studie wies auf ein deutlich reduziertes Nierenkrebsrisiko bei Kaffeetrinkern hin. In anderen Untersuchungen fand sich bei Kaffeetrinkern eine reduzierte Zahl an Demenz- und Alzheimerkranken. Der tägliche Genuss von mehr als zwei Tassen Kaffee oder Tee soll die Wahrscheinlichkeit für chronische Lebererkrankungen reduzieren. Es erstaunt nicht, wenn inzwischen mit gesundheitsfördernden Wirkungen des Kaffees geworben wird.

Andererseits zeigte eine 2012 publizierte dänische Studie an 3959 Frauen: Die tägliche Zufuhr von vier oder mehr Tassen Kaffee senkt die Chancen der Konzeption bei einer künstlichen Befruchtung um 50 % und erhöht die Fehlgeburtenrate um 40 %. Die Auswirkungen eines übermäßigen Kaffeekonsums seien vergleichbar mit dem Rauchen. Es sei ratsam, bei einer künstlichen Befruchtung nicht mehr als vier Tassen Kaffee pro Tag zu trinken. Ob Kaffee auch die natürliche Konzeption beeinflusst, ist nicht untersucht worden.

1991 hatte die Internationale Agentur für Krebsforschung (IARC) Kaffee als „möglicherweise" krebserregend eingestuft. Nach Auswertung von über 1000 experimentellen Untersuchungen und Beobachtungsstudien von 20 Krebslokalisationen wurde dies 2016 neu bewertet. Die Zusammenhänge erwiesen sich als uneinheitlich. Für manche Krebsarten ergab sich sogar ein verringertes Risiko (z. B. Nieren- und Leberkrebs). Offensichtlich ist die Temperatur, mit der Kaffee getrunken wird, für die Krebsentstehung bedeutsamer als seine Inhaltsstoffe. Sehr heiß getrunkener Kaffee (über 65 °C) erhöht das Krebsrisiko. Man sollte ihn deshalb nach dem Brühen abkühlen lassen.

20.2.2.1 Kopi Luwak – der teuerste Kaffee der Welt

Der wohl teuerste Kaffee der Welt dürfte mit einem Preis von 600 US-Dollar pro Pfund der im indonesischen Raum beheimatete Animal Coffee oder Kopi Luwak sein (◘ Abb. 20.3 und ◘ 20.4). Katzenähnliche Tiere verzehren reife Kaffeefrüchte und scheiden ganze Bohnen unversehrt aus. Sie werden gereinigt, getrocknet, geröstet und gemahlen. Aufgrund enzymatischer Einflüsse auf die Kaffeebohnen bei der Passage des animalischen Magen-Darm-Traktes soll der Geschmack milder als bei normalem Kaffee sein. Positive Effekte auf die Gesundheit werden diskutiert. Sie dürften sich aber kaum vom handelsüblichen Kaffee unterscheiden.

20.2.3 Schokolade und Flavonoide

Schokolade besteht aus einer Mischung von gerösteten und gemahlenen Samen der Kakaoschote, Milch, Zucker und Aromastoffen, wie z. B. Vanille. Dem mäßigen Verzehr von Bitterschokolade, nicht aber Milchschokolade, werden positive gesundheitliche Aspekte zugeschrieben. Kakao enthält über 400 unterschiedliche Inhaltsstoffe (◘ Abb. 20.5). Dunkle Arten mit einem Kakaoanteil von 70–99 % enthalten reichlich antioxidativ wirksame Flavonoide. Der Fettanteil ist hoch, das enthaltene Fett

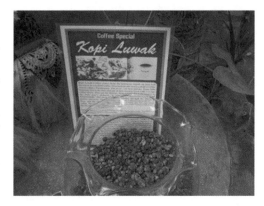

◘ **Abb. 20.3** Indonesien: Kopi Luwag – der teuerste Kaffee der Welt (500–600 US-Dollar pro Pfund). Katzenähnliche Tiere fressen Kaffeefrüchte und scheiden die Bohnen unversehrt aus

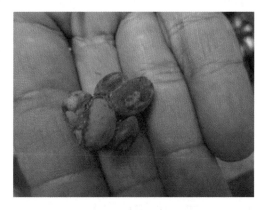

◘ **Abb. 20.4** Bohnen von Kopi Luwag. Sie werden gereinigt, geröstet und gemahlen

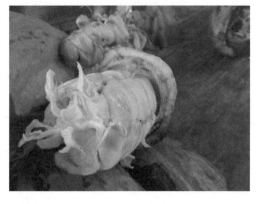

◘ **Abb. 20.5** Geöffnete Kakaoschote: Kakao enthält über 400 unterschiedliche Inhaltsstoffe

20

(Stearinsäure) erhöht das Serumcholesterol nicht. Regelmäßiger Verzehr von 20–40 g Schokolade pro Tag kann dem Entstehen der Arteriosklerose entgegenwirken.

Kuna-Indianer an der Küste Panamas trinken regelmäßig ein naturbelassenes Kakaogetränk. Es soll für die niedrige Rate an Herz-Kreislauf-Krankheiten bei ihnen ursächlich sein. Trinken sie nach einem Umzug auf das Festland das Getränk nicht mehr, so kommt es zum Blutdruckanstieg. Weiterführende Untersuchungen bestätigen: Auch bei gesunden Menschen haben Flavonoide einen positiven Effekt auf das Gefäßsystem.

Eine 100-g-Tafel Schokolade enthält ca. 500 kcal. Die Fettmenge liegt bei 30 g pro Tafel.

20.2.3.1 Cadmiumbelastung beim Schokoladenverzehr

Für Schokolade werden nicht nur positive Effekte diskutiert. Insbesondere schwarze Schokolade kann reichlich Kadmium enthalten. In hohen Dosen kann Kadmium zu Nierenschäden und einer Verminderung der Knochensubstanz führen. Wird Kadmium über die Lunge aufgenommen, kann es krebserregend wirken. Ein Kilogramm Bitterschokolade mit 70–80 % Kakao enthält ca. 240 µg Kadmium, eine 100-g-Tafel 24 µg. Der Grenzwert der wöchentlichen Aufnahmemenge wird bei 2,5 µg Cadmium pro kg Körpergewicht und Woche erreicht („tolerable weekly intake", TWI). Der 70-kg-Schwere müsste mehr als eine Tafel Schokolade pro Tag verzehren, um den Grenzwert von 175 µg Cadmium/Tag zu erreichen. Von Vielverzehrern mit einem regelmäßigen Konsum von ca. 11 g Schokolade pro Tag würden schätzungsweise 2,6 µg pro Tag aufgenommen. Die wöchentlich duldbare Aufnahmemenge würde von ihnen nicht erreicht.

20.2.3.2 Ruby-Kakaobohnen und rosa Schokolade

2018 soll eine rosa Schokolade auf den Markt kommen. Sie wird aus der Ruby-Kakaobohne hergestellt und soll intensiv nach Beeren schmecken. Es handelt sich um ein reines Kakaoprodukt, dem weder Farbnoch Aromastoffe beigefügt werden.

20.2.4 Soja und Isoflavone

Die negativen Studienergebnisse zu Fleisch und Wurst mögen dazu bewegen, weniger Fleisch zu essen oder ganz auf Fleisch zu verzichten. Auch ohne Fleisch kann man dem Körper biologisch hochwertiges Protein zuführen, und zwar mit Milch und Eiern. Gleiches gilt für das Sojaprotein (◘ Abb. 20.6). Die Sojabohne enthält Sojaöl, aber auch biologisch hochwertiges Eiweiß. In seiner Wertigkeit entspricht es dem von Milch, Eiern und Fleisch. Soja enthält kein Cholesterol und wenige gesättigte Fettsäuren. Die Sojabohne enthält eine Reihe sekundärer Pflanzeninhaltsstoffe, insbesondere Isoflavone.

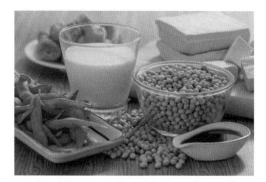

◘ **Abb. 20.6** Soja ist eine gute pflanzliche Eiweißquelle, kann vielseitig und auch als Fleischersatz eingesetzt werden. Sojaprodukte wie Sojamilch, -sahne und -quark oder auch Tofu erfreuen sich wachsender Beliebtheit. (© naito8/Getty Images/iStock)

Den mit Nahrungsmitteln zugeführten Isoflavonen werden positive Effekte zugeschrieben. So soll bei Mädchen, die vor der Pubertät regelmäßig Soja verzehrten, ein gewisser Schutz vor Brustkrebs bestehen. Frauen, die in der Menopause unter Hitzewallungen leiden, können zumindest versuchen, diese durch den Verzehr von Sojaprodukten zu bessern. Dabei sprechen einem Cochrane-Review zufolge allerdings bis zu 70 % der Wechseljahrbeschwerden auf ein Placebo an. Die Verabreichung von Nahrungsergänzungsmitteln und Supplementen bedingte bei bis zu 59 % weniger Hitzewallungen.

Fachgesellschaften sehen in der Gabe von isoflavonoidhaltigen Nahrungsergänzungsmitteln aus Soja, Rotklee oder einer phytoöstrogenreichen Ernährung keinen oder nur einen unzureichenden Einfluss auf Hitzewallungen. Sie werden nicht als Alternative zur Hormontherapie empfohlen. Noch umstritten ist, ob die Isoflavone in Soja, insbesondere das Genistein, eine knochenschützende Wirkung haben.

In der Alltagsernährung gelten Sojaprodukte als unbedenklich. Tofu oder Sojadrinks können sowohl den Speiseplan bereichern als auch eine geschmackliche Alternative zu anderen Lebensmitteln darstellen. Sojahersteller verwenden weder gentechnisch veränderte Sojabohnen noch Bohnen, die in Regenwaldgebieten angebaut wurden. Die Einnahme von Sojaisoflavonen in Kapselform ist beim derzeitigen Kenntnisstand allerdings nicht zu empfehlen.

Pflanzendrinks werden zunehmend zu Lifestyle-Produkten. Der Markt wächst beständig. Mittlerweile gibt es neben Sojamilch milchartige Getränke aus Reis, Hanf, Mais, Quinoa, Mandeln und auf Getreide- oder Nussbasis. In Asien haben derartige Produkte eine lange Tradition. Die pflanzlichen Milchersatzprodukte dürfen aufgrund einer EU-Verordnung nicht als Milch deklariert oder beworben werden. Manche Produkte sind nur in Reformhäusern oder veganen Supermärkten erhältlich. Für den Verbraucher mag es gesundheitliche, umweltrelevante oder ethische Gründe geben, Milch und Milchprodukte zu meiden. Allerdings kann bei Verzicht auf Kuhmilchprodukte die ausreichende Versorgung mit Kalzium, Jod, Vitamin B12 und Riboflavin kritisch sein.

20.2.5 Tomate und Lykopin

Vom Lykopin der Tomate ausgehende positive Effekte werden immer wieder diskutiert. 2012 wurde in der Zeitschrift Neurology eine Studie vorgestellt, in der mehr als 1000 Männer im Alter von 46–65 Jahren über zwölf Jahre lang beobachtet worden waren. Männer mit dem höchsten Lykopingehalt im Serum hatten im Vergleich zu Männern mit dem niedrigsten Gehalt ein um 55 % reduziertes Schlaganfallrisiko. Dabei muss offenbleiben, ob der Effekt durch die Substanz Lykopin bedingt ist. Bislang mitgeteilte positive Effekte waren nicht durch die Einzelsubstanz, sondern stets durch den Verzehr ganzer Tomaten bedingt. So wurde vor Jahren über ein reduziertes Prostatakarzinom-Risiko bei vermehrtem Tomatenverzehr berichtet. Wurde dagegen nur Lykopin verabreicht, blieben die positiven Wirkungen aus.

20.2.6 Öle

20.2.6.1 Oliven- und Rapsöl

In nordeuropäischen Küchen bevorzugt man meist Fette mit fester Konsistenz. Sie sind bequem zu transportieren, gut aufzubewahren, lange haltbar und küchentechnisch einfach zu handhaben. In den Empfehlungen wurde meist der Menge und

weniger der Art des verwendeten und verzehrten Fetts Bedeutung beigemessen.
Olivenöl und auch das Rapsöl werden bei
uns kaum eingesetzt. In einem deutschen
Haushalt werden pro Kopf pro Jahr durchschnittlich 0,5 l Olivenöl verbraucht, auf
Kreta verbraucht man 25 l pro Person und
Jahr. In Olivenöl sind reichlich einfach ungesättigte Fettsäuren enthalten. Sie senken
das Serumcholesterol und hier vor allem das
schlechte LDL-Cholesterol, während das
gute HDL-Cholesterol gleich bleibt oder
nur gering gesenkt wird. Reichlich einfach
ungesättigte Fettsäuren (Monoensäuren)
machen das LDL-Cholesterol bezüglich
einer Oxidation stabiler und schützen so die
Gefäßwand vor arteriosklerotischen Ablagerungen.

In unseren Breiten könnte anstelle von
Olivenöl vermehrt Rapsöl verwendet werden. Der Anteil an gesättigten Fettsäuren ist
noch geringer, ebenso der Gehalt an einfach
ungesättigten Fettsäuren, der Gehalt an der
ernährungsphysiologisch günstigen
Alpha-Linolensäure ist höher als im
Olivenöl. Erfreulicherweise ist in Deutschland der Verbrauch von Rapsöl inzwischen
im Jahr auf 1,5 l pro Kopf angestiegen.

❱ Wo immer möglich, sollten heute diese
beiden Öle bevorzugt werden. Olivenöl
ist bis zu 180 °C hitzestabil. Es eignet es
sich zum schonenden Braten und Frittieren. Rapsöl ist hitzebeständiger als andere Öle. Es eignet sich auch zum stärke-
ren Erhitzen.

20.2.6.2 Palmöl

Palmöl und Palmkernöl stammen von
der Ölpalme (◘ Abb. 20.7). Der Ertrag auf
Palmölplantagen ist bei gleicher Fläche
höher als bei Kokospalmen.

Die Verwendung von Palmfett oder
Palmöl wird kontrovers diskutiert. Es wird

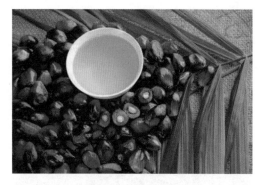

◘ **Abb. 20.7** Palmöl oder Palmkernöl wird aus den
Früchten der Ölpalme gewonnen, ist anderen Speiseölen und -fetten ähnlich, enthält aber reichlich gesättigte Fettsäuren. (© slpu9945/Getty Images/iStock)

aus den Früchten der Ölpalme gewonnen
und ist anderen Speiseölen und -fetten ähnlich, enthält aber reichlich gesättigte Fettsäuren. Es gilt als geschmacksneutral und
hitzebeständig. Bei Zimmertemperatur ist es
cremig-streichfest. Die Lebensmittelindustrie setzt es als billiges Fett zahlreichen
Fertigprodukten zu. Palmöl enthält mit 60–
100 mg pro 100 g reichlich Vitamin E.

Beim Erhitzen von Palmöl werden
Schadstoffe, sogenannte Fettsäureester, wie
Glycidyl und 3-MCPD gebildet. Letztlich
finden sie sich in allen raffinierten (ge-
reinigten) Pflanzenölen und sind damit in
zahlreichen Lebensmitteln enthalten. Das
Bundesinstitut für Risikobewertung stuft sie
als krebserregend ein. Negativ gesehen wird
die für den Anbau von Palmen durchgeführte Rodung des Regenwaldes mit resultierenden Folgen für die Bevölkerung und
die Umwelt.

20.2.6.3 Kokosfett

Kokosfett wird zu Superfood hochstilisiert.
Es wird aus dem Fruchtfleisch der Kokosnuss gewonnen (◘ Abb. 20.8). Es enthält
82 % gesättigte Fettsäuren. Über niedrige
Schlaganfallraten bei einer asiatischen Bevölkerungsgruppe wurde bei ausreichender

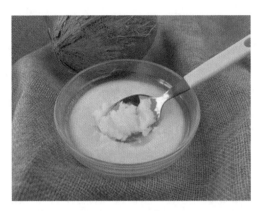

◘ **Abb. 20.8**   Kokosfett oder Kokosöl: Ein weißes bis gelblich-weißes Pflanzenfett aus der Kokosnuss mit hohem Anteil an gesättigten Fettsäuren. Kokosöl ist hocherhitzbar und wird zum Kochen, Braten und Backen verwendet. (© Heike Rau/Getty Images/iStock)

Zufuhr gesättigter Fettsäuren berichtet. Die Ergebnisse werden kontrovers diskutiert. Alle von der American Heart Association (AHA) ausgewerteten Studien zeigten unter Kokosöl einen den tierischen Fetten entsprechenden Anstieg des gefäßschädigenden LDL-Cholesterols. Die reichlich gesättigten Fettsäuren gehen zulasten des Herzens. Die AHA rät deshalb davor ab, Kokosöl aus gesundheitlichen Gründen zu verzehren. Werden gesättigte Fettsäuren aber in der Nahrung durch ungesättigte Fettsäuren ersetzt, sinkt das Risiko von Herzkranzgefäßerkrankungen um bis zu 30 %. Berichte positiver Wirkung auf das Immunsystem, die Gewichtsabnahme oder Demenz sind unbewiesen.

20.2.7   Nüsse und einfach ungesättigte Fettsäuren

Ein regelmäßiger Nussverzehr kann zur Verhinderung arteriosklerotischer Erkrankungen beitragen. Bei Frauen führte der Verzehr von 30 g Nüssen pro Tag in Form von Walnüssen, Mandeln, Erdnüssen oder Pistazien an fünf Tagen in der Woche zu einer um 35 % gesenkten Rate an Infarkten. In neueren Untersuchungen bestätigten sich die positiven Effekte. Mitursächlich dürfte die vor allem in Walnüssen enthaltene Alpha-Linolensäure sein, eine pflanzliche Omega-3-Fettsäure. In Pistazien, Hasel-, Erdnüssen und Mandeln sind reichlich einfach ungesättigte Fettsäuren enthalten. Die Datenlage ist teilweise noch ungeklärt, möglicherweise aber schützt der regelmäßige Verzehr von Walnüssen aufgrund zusätzlich enthaltener Inhaltsstoffe auch vor der Entstehung bestimmter Krebserkrankungen. In jedem Fall muss man die mit ihnen zugeführte Energiemenge im Tageskostplan berücksichtigen (ca. 180 kcal in 30 g), sonst kann es zur Gewichtszunahme kommen.

In der spanischen PREDIMED-Studie wurde bei 7447 Hochrisiko-Patienten für eine kardiovaskuläre Erkrankung der Einfluss einer mediterranen Ernährung untersucht. Die relative Reduktion des Risikos betrug in den Gruppen mit zusätzlichem Olivenöl und Nussverzehr jeweils ca. 30 %. Die Studienergebnisse wurden 2013 publiziert. Da die Weitergabe einer fettarmen Kontrollkost nicht mehr zu verantworten war, wurde die Studie aufgrund des Erfolgs der mediterranen Ernährung abgebrochen.

Wurde Patienten mit Typ-2-Diabetes über zwölf Wochen täglich eine Portion Nüsse mit 315–630 kcal anstelle von zuckerfreien Vollkornmuffins oder je eine halbe Portion Nüsse und Muffins gleicher Energiemenge gegeben, so kam es in der Gruppe mit alleinigem Nussverzehr zu einem Abfall des HbA1c-Wertes, einem Anstieg des guten HDL- und einem Abfall des schlechten LDL-Cholesterols. Ergebnisse einer anderen Studie weisen darauf hin, dass der Ersatz von einer Portion Fleisch (50–100 g) pro Woche durch eine Portion Nüsse, Vollkornprodukte oder fettarme Milchprodukte das Risiko für einen Diabetes mellitus Typ 2 eventuell um 16–35 % reduzieren könnte.

20

20.2.7.1 Positive Effekte durch Erdnüsse

Bereits in der Nurses Health Study wird ein positiver Effekt auch beim Verzehr von Erdnüssen mitgeteilt. Wird in Studien der Nussverzehr genannt, ist vor allem ein Verzehr von Walnüssen gemeint. Erdnüsse sind im botanischen Sinn keine Nüsse, sondern Hülsenfrüchte und eher mit Erbsen und Bohnen vergleichbar. In der Konsistenz und dem Fettgehalt entsprechen sie jedoch Nüssen. Der Anteil der einfach ungesättigten Fettsäuren ist jedoch geringer.

Es war umstritten, ob sie die bei echten Nüssen gefundenen protektiven Effekte aufweisen. Daten aus drei Kohortenstudien mit insgesamt 130.000 Teilnehmern aus den USA zeigten bei einem hohen Verzehr von Erdnüssen in einer Nachbeobachtungszeit von 5,4–12,2 Jahren eine verminderte Sterblichkeit. In den Kohorten mit hohem Erdnusskonsum war die Sterblichkeit um 17–21 % reduziert. Vor allem traten weniger Herz-Kreislauf-Erkrankungen und ischämische Schlaganfälle auf. Wie bei allen Beobachtungsstudien lässt sich nicht ganz ausschließen, dass auch andere Verhaltensweisen für die niedrigere Sterblichkeit der Nussesser mitverantwortlich sind.

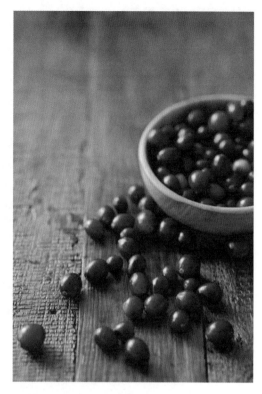

◻ **Abb. 20.9** Cranberries oder Moosbeeren werden seit langem als Hausmittel gegen Blasenentzündungen eingesetzt und dienen insbesondere zur Vorbeugung. Eine Reihe weiterer nachgesagter Wirkungen sind weitgehend unbewiesen. Sie enthalten reichlich Antioxidanzien und Flavonoide. (© mediaphotos/Getty Images/iStock)

20.2.8 Cranberries und Proanthocyanidine

Cranberries (◻ Abb. 20.9) werden in Supermärkten vor allem in Form von Saft oder als getrocknete Beeren angeboten. Sie ähneln der Preiselbeere und der Moosbeere, sind aber nicht mit ihnen identisch. Sie enthalten reichlich Antioxidanzien in Form von Polyphenolen und Flavonoiden.

Die in Cranberries enthaltenen Proanthocyanidine können ein Anheften von Bakterien an Schleimhäute verhindern. Der Effekt wird seit Langem zur Vorbeugung von Blasenentzündungen genutzt. Regelmäßiger Cranberry-Verzehr reduzierte bei Frauen das erneute Auftreten eines Harnwegsinfektes um bis zu 50 %. Um einen Schutz zu erzielen, wird der morgendliche und abendliche Verzehr empfohlen. Als Hausmittel werden sie seit Jahren geschätzt, mittlerweile ist die Wirkung auch wissenschaftlich belegt.

Es gibt eine Fülle weiterer positiver Mitteilungen zum Cranberry-Verzehr. Manche optimistische Mitteilung stützt sich allerdings lediglich auf Laborergebnisse.

20.2.8.1 Wilde Blaubeeren (Low Bush Blueberries)

In Kanada seit mehr als 10.000 Jahren beheimatet, in unseren Gegenden eher selten sind wilde Blaubeeren. Sie wachsen an Sträuchern mit 15–20 cm Höhe. Im Vergleich zu Kulturblaubeeren ist der Gehalt an Farbstoffen und Polyphenolen ungleich höher. Der Verzehr bedingt eine vorübergehende intensive Blaufärbung von Zunge und Zähnen. Bei Jugendlichen bedingte der Verzehr eine positivere Stimmungslage. Auch bei Gesunden werden die Gefäßfunktion und der systolische Blutdruck positiv beeinflusst. Der Wirkmechanismus ist noch weitgehend unklar. Es wird davon ausgegangen, dass die enthaltenen Stoffe die Zellmembran schützen und für die Plastizität der Gefäße sorgen. Bei uns sind wilde Blaubeeren als Tiefkühlprodukt oder im Glas erhältlich. Obwohl der Gehalt an Antioxidanzien in Kulturheidelbeeren geringer ist, sind sie eine gute Alternative.

20.2.9 Probiotische Lebensmittel

▪ **Probiotika**

Dies sind lebende, mit der Nahrung aufgenommene Mikroorganismen, die sich im Darm vermehren und einen gesundheitlichen Nutzen haben können. Bekannte Probiotika sind z. B. Laktobazillen und Bifidobakterien.

▪ **Präbiotika**

Dies sind nicht verdaubare Lebensmittelbestandteile, die im Dickdarm abgebaut (fermentiert) werden und das Wachstum einer oder mehrerer Bakterienarten im Dickdarm gezielt anregen und so die Gesundheit des Wirts verbessern. Zu ihnen gehören teilweise die bei den FODMAPs (fermentierbare Oligo-, Mono-, Disaccharide, Polyole) besprochenen Kohlenhydrate.

▪ **Synbiotika**

Synbiotika sind eine Kombination von Probiotika mit Präbiotika.

20.2.9.1 Joghurt

Der Nobelpreisträger Ilja Metschnikoff sah 1908 die Ursache für die Langlebigkeit der osteuropäischen Bevölkerung im hohen und regelmäßigen Verzehr von Joghurt. Die im Joghurt enthaltenen Milchsäurebakterien in Form von Laktobazillen und Bifidumbakterien gelten als ursächlich. Die heute als Probiotika bezeichneten Bakterien sollen eine Reihe von Zivilisationskrankheiten verhindern können.

Studienergebnisse weisen auf eine sich im Laufe des Lebens ändernde Bakterienflora hin. Bei alten Menschen findet sich vermehrt das Bakterium *Clostridium difficile*. Nimmt es überhand, kann es zu schweren, teilweise tödlich verlaufenden Diarrhöen kommen. Begünstigt werden kann dies durch eine vorangegangene Antibiotikabehandlung. Gibt man während der Antibiotikabehandlung probiotischen Joghurt, so ist die Anzahl auftretender Durchfallerkrankungen reduziert.

Möglicherweise ist die Maßnahme bei über 65-Jährigen nicht mehr erfolgversprechend. 2013 zeigte sich bei stationären Patienten dieses Alters bei einer Antibiotikatherapie unter der Gabe einer hochdosierten Zubereitung von *Lactobacillus*- und Bifidumbakterien kein positiver Effekt. Es wurde weder die Anzahl Antibiotika-assoziierter Kolitiden noch die Anzahl *Clostridium-difficile*-assoziierter Diarrhöen reduziert. Zur definitiven Klärung der Frage bedarf es letztlich weiterer Untersuchungen.

Probiotika können in ganz unterschiedlichen Bereichen wirken – es gibt keinen probiotischen Universalkeim, der alle positiven Effekte vereint. So überwanden ältere Menschen beim Verzehr von *Lactobacillus-casei*-haltigem Joghurt Erkältungskrankheiten rascher, bei Schichtarbeitern erhöhte sich

20

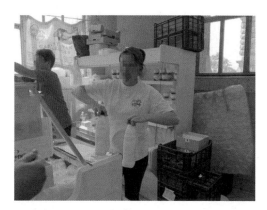

◘ Abb. 20.10 Joghurt- und Milchverkauf in Budapest

die Zahl und Aktivität der für die Infektabwehr wichtigen Killerzellen, und in Kindergärten führte *Lactobacillus rhammnosus* zu 17 % weniger Erkältungskrankheiten.

Die EFSA (die Europäische Behörde für Lebensmittelaufsicht) hält die wissenschaftlichen Ergebnisse zu Probiotika für nicht ausreichend gesichert, um Empfehlungen zu geben. 2013 wurden deshalb alle gesundheitsbezogenen Werbeaussagen (Health Claims) verboten. Dennoch ist der regelmäßige Verzehr probiotischer Joghurts im Sinne einer gesunden Lebensweise als positiv anzusehen (◘ Abb. 20.10).

20.2.9.2 Brottrunk oder Kwas

In Russland, der Ukraine und in anderen osteuropäischen Ländern ist Kwas oder Brottrunk ein beliebtes Erfrischungsgetränk. Er wird in kleinen, gelb oder grün gestrichenen Behältern, die Tankwagen ähneln, angeboten. Man gewinnt ihn aus Brot und Hefe (Brottrunk) oder aus Getreide. Da beim Zubereiten kein Hopfen zugesetzt wird, ist die alkoholische Gärung unterdrückt, und es erfolgt eine Milchsäuregärung. Der Alkoholgehalt ist mit ca. 0,05–1,44 % gering. Kwas schmeckt leicht säuerlich und ähnelt in Farbe und Geschmack dem Malzbier. Seine verdauungsfördernde Wirkung wird durch Milchsäure

und Milchsäurebakterien (Laktobazillen) bedingt. Letztlich handelt es sich um ein probiotisches Lebensmittel, in dem neben Laktobazillen Vitamine der B-Gruppe, Mineralstoffe und Aminosäuren enthalten sind. Er wird aufgrund seiner Inhaltsstoffe zur Stärkung des Immunsystems empfohlen. Der Geschmack ist nicht jedermanns Sache.

20.2.10 Superfood – was ist darunter zu verstehen?

In den Medien ist der Begriff Superfood beliebt. Eine klare Definition gibt es nicht. Letztlich handelt es sich um einen Marketingbegriff. Er bezieht sich insbesondere auf vitamin-, mineralstoff-, ballaststoff-, antioxidanzienreiche und damit nährstoffreiche Lebensmittel. Meist handelt es sich um Obst oder Gemüse. Zu ihnen gehören u. a. Algen, Acai-Beeren, Avocado, Chiasamen, Granatäpfel, Heidelbeeren, aber auch Kakao und Lachs. Es gibt Studienergebnisse, denen zufolge einzelne Lebensmittel mit gesundheitsfördernden, den Alterungsprozess verzögernden Eigenschaften ein präventives Potenzial für Herz-Kreislauf-Erkrankungen und Diabetes mellitus Typ 2 haben sollen. Es muss sich bei Superfood keineswegs um exotische und oftmals schwer erhältliche Nahrungsmittel handeln. Auch in unseren Breiten gibt es Lebensmittel, die den Anforderungen an Superfood durchaus gerecht werden.

Das Europäische Informationszentrum für Lebensmittel (EUFIC) hat Informationen zusammengetragen und kritisch bewertet: Die Wertigkeit und die gesundheitsfördernde Wirkung einer Ernährungsweise lässt sich nicht auf einzelne Lebensmittel reduzieren. Die vermehrte Zufuhr von Superfood kann auch negativ sein, wie z. B. übermäßiger Verzehr von Schokolade. Das EUFIC sieht eine gesundheitsfördernde, pflanzenbasierte Ernährung als sinnvolleren Weg, als sich auf die Vorteile einzelner Superfoods zu verlassen.

20.2.10.1 Brokkoli und Sulforaphan

Brokkoli gilt als vor Krebs schützendes Gemüse (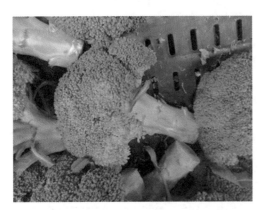 Abb. 20.11). Eine brokkolireiche Ernährung soll einen gewissen Schutz vor der Entstehung bestimmter Karzinome bieten. Hauptwirkstoff ist das auch in anderen Kreuzblütlern vorkommende Sulforaphan. Im Reagenzglas und im Tierversuch schützt es Zellen, denen das Abwehren gegen Prostatakrebs fehlt. Entarten die Zellen, können sie sich nicht, wie üblich, vermehren. Epidemiologische Studien weisen auf ein risikominderndes Potenzial bei einem vermehrten Verzehr von Brokkoli hin. Die Ergebnisse sind aber nicht eindeutig. Brokkoli wird meist gekocht verzehrt. Die Wirksubstanzen, insbesondere Sulforaphan, sind dadurch schlechter bioverfügbar als aus rohem Brokkoli. Deshalb wird empfohlen, Brokkoli ab und zu roh zu verzehren. Broccoli kann bei den heimischen Gemüsearten durchaus unter Superfood eingereiht werden.

Bei Kindern sind eine Reihe von Gemüsearten nicht allzu beliebt. Ausgerechnet Brokkoli wird von ihnen vermehrt abgelehnt. Ursächlich ist eine unangenehm schmeckende, schwefelhaltige Substanz (Dimethyltrisulfid), die bei einer Durchmischung von Brokkoli-Enzymen mit Bakterien im Mundspeichel entsteht. Da Speichel unterschiedlich zusammengesetzt sein kann, wird auch das Geschmacksempfinden unterschiedlich beeinflusst. Einige Menschen produzieren hohe Mengen von diesen flüchtigen, geruchsaktiven Schwefelverbindungen, andere weniger. Bevorzugung oder Abneigung von Brokkoli oder Kohlgemüse lassen sich so erklären.

20.2.10.2 Algen

Der Verzehr von Algen (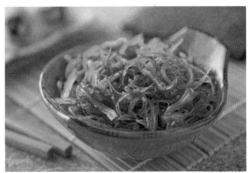 Abb. 20.12) ist in Asien weit verbreitet. Die Anzahl ist kaum zu überblicken. Die bekanntesten sind Seetang, Wakame und Kombu. Wir kennen sie vielleicht als Beilage zu Sushi. Essbare Algen sind unter Superfood zu finden. Algen enthalten pflanzliches Protein und Antioxidanzien, aber auch reichlich Jod, ferner Natrium, Kalzium, Magnesium, Phosphor, Eisen, Vitamin K, Folsäure und Kupfer. Algen werden positive Effekte bezüglich der Verhinderung von Krebs, Arthritis, Zöliakie, Asthma, Depression, Alzheimer, Typ-2-Diabetes und Herzerkrankungen nachgesagt. Die Effekte sind unbewiesen. Die insbesondere in getrockneten Algen hohe Jodmenge kann bei Vorliegen einer Schilddrüsenüberfunktion zum Problem werden.

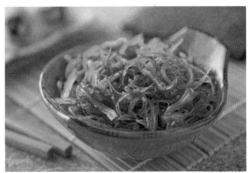

◻ Abb. 20.12 Algen, insbesondere Seetang, wird in Ostasien als Lebensmittel verzehrt. Algen schmecken würzig-salzig oder sind nahezu geschmacklos. Durch die japanische Küche wurden sie auch in Europa bekannt. Zu den bekannten Sorten gehören Kombu und Wakame. Nori wird für Sushi verwendet. (© Fudio/Getty Images/iStock)

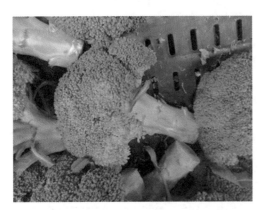

◻ Abb. 20.11 Brokkoli: Auch wenn er „nur" aus heimischen Gefilden stammt, kann man ihn zum Superfood zählen

- **Blaualgen**

Eine Besonderheit stellen Blaualgen dar. Die Farbe Blau findet sich in Lebensmitteln eher selten (Blaubeeren, Blauschimmelkäse). Die Blaualge *Spirulina* wird in blauer Form in kaltgepressten Säften und Proteinpulver angeboten.

20.2.10.3 Acai-Beeren

Die Acai-Beere (◘ Abb. 20.13) ist die Frucht der in Südamerika beheimateten Kohlpalme. Für die indigene Bevölkerung ist sie ein fester Bestandteil in der Ernährung. Sie enthält reichlich Antioxidanzien und soll positiv wirken bei Durchfällen, Hautgeschwüren und Fieber. In den letzten Jahren wird in Nordamerika und Europa die Wirkung als Schlankheitsmittel propagiert. Diskutiert werden positive Effekte auf das Serumcholesterol, bei Diabetes mellitus, Arthritis, Arteriosklerose, Bluthochdruck, Fibromyalgie, Immunstörungen und Erkrankungen des Herz-Kreislauf-Systems. Ferner soll der Alterungsprozess verzögert werden. Fruchtfliegen, die sich von Acai-Beeren ernährten, hatten die dreifache Lebenszeit.

Man findet Acai-Beeren verarbeitet in Nahrungsergänzungsprodukten in Form von Pulver oder Kapseln. Eine Wirkung als Schlankheitspille ließ sich in Studien nicht belegen. Die zahlreichen diskutierten positiven Effekte dürften eher spekulativ sein.

20.2.10.4 Goji-Beeren

Goji-Beeren (◘ Abb. 20.14) kommen ursprünglich aus dem asiatischen Raum und werden in der chinesischen Medizin bereits seit 6000 Jahren angewandt. In Deutschland ist die Beere auch als Wolfsbeere oder Bocksdornbeere bekannt.

Sie sollen gut für die Augen sein, das Immunsystem stärken, für eine ausgeglichene Darmflora sorgen, den Körper entgiften und ihn durch antioxidative Wirkungen schützen. Angeblich bestehen eine lebensverlängernde Wirkung und eine Schutzwirkung gegen Krebs. Die Goji-Beere gilt als die Königin unter Superfoods. Manche sehen in ihr einen Baustein einer ausgewogenen Ernährung. Der Preis ist mit 20 € pro Kilogramm hoch. Obwohl sie in China in der traditionellen Medizin als Heilmittel eingesetzt werden, dürften die meisten der angegebenen Wirkungen als spekulativ anzusehen sein.

20.2.10.5 Avocados

Avocados (◘ Abb. 20.15 kommen ursprünglich aus Mexiko. Seit dem Superfood-Trend gehören sie zu den Superfoods. Man bezeichnet sie auch als Bitter- oder Alligatorbirne. Erhältlich sind grünschalige und

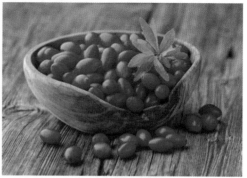

◘ **Abb. 20.14** Goji-Beeren sollen die Produktion des menschlichen Wachstumshormons ankurbeln, das Immunsystem stärken, Schlafprobleme lindern. Wunder sollte man nicht erwarten, auch wenn solche aufseiten der Biowaren-Onlinehändler teilweise zugesagt werden. (© dionisvero/Getty Images/iStock)

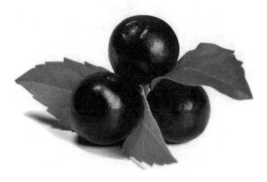

◘ **Abb. 20.13** Die Acai-Beere enthält reichlich an Anthocyanen als Antioxidanzien und soll vor Diabetes mellitus und Arteriosklerose schützen. Beweise stehen aus.(© diogoppr/Getty Images/iStock)

schwarz-grüne Formen. Avocados enthalten reichlich einfach ungesättigte Ölsäure, fettlösliche Vitamine, Ballaststoffe und Kalium. Das Fruchtfleisch eignet sich u. a. als Brotaufstrich oder als Basis für vegane Desserts.

20.2.10.6 Carob

Carob (◘ Abb. 20.16) wird aus getrockneten Früchten des Johannisbrotbaums hergestellt. Getrocknete Schoten können pur gegessen werden und schmecken relativ süß. Das Fruchtfleisch wird getrocknet, geröstet und gemahlen. Es enthält reichlich Ballaststoffe, Beta-Carotin, Mineralstoffe, Kalzium und Eisen, aber kaum Natrium und Fett. Die Energiemenge ist mit 255 kcal

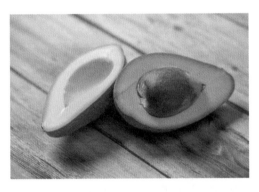

◘ **Abb. 20.15** Avocados werden unreif geerntet, enthalten viel Fett mit ungesättigten Fettsäuren und sind reich an Vitaminen und Spurenelementen. (© guvendemir/Getty Images/iStock)

pro 100 g gering. Anders als Kakao enthält es nicht die anregenden Substanzen Theobromin und Koffein. Es wird als Alternative zu Schokolade angesehen, Kuchen, cremigen Nachspeisen oder Brotaufstrichen beigemischt oder zu Kaffeeersatz (Carobkaffee) verarbeitet. Am bekanntesten ist das Johannisbrotkernmehl. Auch Carob wird als Pulver in Bio-Supermärkten als „Superlebensmittel" verkauft.

20.2.10.7 Supergrains oder Supergetreide

In jüngster Zeit werden Chiasamen, Amaranth, Quinoa (◘ Abb. 20.17) und Buchweizen als „Supergrains" angeboten. Amaranth ist seit 9000, Buchweizen seit 4600 Jahren bekannt. Sie sehen aus wie Getreide, sind aber sogenannte Pseudogetreide. Sie enthalten Kohlenhydrate, Protein, ungesättigte Fettsäuren und Vitamine. Sie können als Frühstückscerealien, aber auch zum Kochen und Backen verwendet werden. Sie sind glutenfrei und somit für den Patienten mit Zöliakie und Weizensensitivität zum Verzehr geeignet.

Chiasamen

Chiasamen gelten als neuartiges Lebensmittel („novel food"). Chia ist eine Pflanze, die ursprünglich in Mexiko vorkommt und

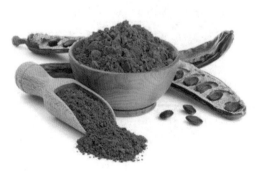

◘ **Abb. 20.16** Carob: Fruchtfleisch aus den Früchten des Johannisbrotbaums. Im Unterschied zu Kakaopulver ist Carobpulver sehr fettarm und zudem frei von anregenden Stoffen wie Koffein oder Theobromin. (© Andrey Gorulko/Getty Images/iStock)

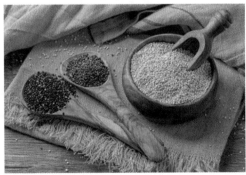

◘ **Abb. 20.17** Quinoa enthält viele Mineralstoffe, ist ein guter Nährstoff- und Proteinlieferant. Es ist glutenfrei und kann auch von Menschen mit einer Zöliakie oder Weizen-/Glutensensitivität verzehrt werden. (© egal/Getty Images/iStock)

kommerziell angebaut wird. Die Maya und Azteken schätzten sie. Die Samen enthalten reichlich essenzielle Fettsäuren, Alpha-Linolensäure und Linolsäure, ferner Proteine, Antioxidanzien und die Vitamine A, Niacin, Thiamin, Riboflavin, Folsäure und Mineralstoffe.

Die amerikanische FDA stuft die Pflanze als ungefährlich ein. Die Europäische Behörde für Lebensmittelsicherheit (EFSA) hat Chiasamen für Broterzeugnisse zugelassen, da sie eine Verwendung in Broterzeugnissen für gesundheitlich unbedenklich hält. Chiasamen können bei veganer Ernährungsweise als Nährstoffquelle und z. B. beim Backen als Ei-Ersatz eingesetzt werden. Health Claims werden diskutiert, es gibt sie aber nicht. Die Frage der Ernährung bei Patienten mit Diabetes mellitus wurde lediglich an wenigen Patienten untersucht. Die empfohlene Verzehrhöchstmenge für Erwachsene liegt bei 15 g pro Tag.

Chiasamen quellen im Magen-Darm-Trakt, wirken wie Ballaststoffe und können sättigend wirken. Die Wirksamkeit hinsichtlich einer Gewichtsreduktion gilt als nicht gesichert, eine abschließende wissenschaftliche Beurteilung ist nicht möglich. Auch Chiasamen werden als Superfood beworben. Die Wirkung auf die Verdauung ist vergleichbar mit Leinsamen, der ungleich günstiger ist.

20.2.11 Ingwer und Gingerole

Ingwer wird in den Gemüseabteilungen von Kaufhäusern angeboten und erfreut sich wachsender Beliebtheit (◘ Abb. 20.18). Die Ingwerwurzel (*Rhizoma zingiberis*) ist in Asien – China, Tibet, Indien – Bestandteil der Medizin. Der Ingwer-Wurzelstock enthält einen zähflüssigen Balsam (Oleoresin), der aus Gingerolen und Shogaolen besteht. Zubereitungen aus dem Ingwer-Wurzelstock werden antioxidative, antiemetische (brechreizmindernde), entzündungshemmende

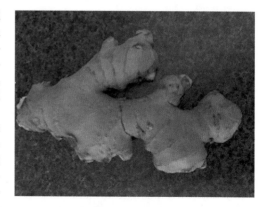

◘ **Abb. 20.18** Ingwer werden antioxidative, brechreizmindernde, entzündungshemmende sowie anregende Wirkungen zugesprochen

sowie anregende Effekte zugesprochen. Ingwer wird in der traditionellen asiatischen Medizin auch bei Rheuma, Muskelschmerzen oder Erkältungen verordnet.

Bei uns wird er vor allem bei Erkältungskrankheiten eingesetzt. Ingwertee soll, vor allem im Winter, zu einer belebenden Wärme führen. Heiß genossen, wirke er schweißtreibend, schleimlösend und erleichternd bei Katarrh, Husten und Schnupfen. Eine zweiwöchige Kur mit Ingwer als Tee soll bei kalten Füßen hilfreich sein. Die Wurzel sei auch bei erhöhtem Blutdruck und erhöhtem Serumcholesterol wirksam, verbessere die Fließeigenschaften des Blutes und hemme die Zusammenballung der Blutplättchen. Allgemein soll Ingwer die Vitalität verbessen und die Immunabwehr stärken. Ingwer hilft auch bei verschiedenen Formen von Übelkeit und wird als Mittel gegen die Reisekrankheit, insbesondere auch bei Schiffsreisen angeboten.

Bei Schwangerschaftserbrechen sollte er nicht verwendet werden. Ebenso sollte er nicht bei einer Magenschleimhautentzündung und Magengeschwüren angewandt werden. Da Ingwer den Gallenfluss fördert, wird abgeraten, ihn bei Gallensteinen einzunehmen, da eine Gallenkolik ausgelöst werden könnte.

20.2.12 Kurkuma und Curcumin

Kurkuma, ein aus Südasien stammender Gelbwurzelextrakt, ist wesentlicher Bestandteil von Currymischungen. Curcumin, der farbgebende Bestandteil der Curcuma-Pflanze, wird als Lebensmittelzusatzstoff zur Färbung von Nahrungsmitteln verwendet, z. B. von Margarine, Reis-Fertiggerichten und Senf. Curcumin ist schwer wasserlöslich und wird im Magen-Darm-Trakt nur wenig resorbiert.

Curcumin soll über eine Reihe potenziell positiver Eigenschaften verfügen. Es soll den Cholesterolspiegel senken, antientzündlich und schmerzlindernd wirken sowie der Entstehung von Krebserkrankungen entgegenwirken. Es hemmt die für den Entzündungsprozess bedeutsamen Enzyme Cyclooxygenase-2 und Lipoxygenase. Curcumin reduziert den Knochenabbau und konnte im Tierversuch der Entwicklung der proliferativen Retinopathie (Schädigung der Netzhautgefäße) entgegenwirken. Bei Patienten mit Kniegelenksarthrose wird eine Schmerzlinderung mitgeteilt. Experimentell fand man eine krebshemmende Wirkung. Darmpolypen wurden bei Einnahme von Curcumin signifikant in Zahl und Größe reduziert. Im Tierversuch ließ sich die Metastasierungsrate beim Mammakarzinom senken. In epidemiologischen Studien zeigte sich eine krebshemmende Wirkung beim Prostatakarzinom. Es soll altersbedingte Abbauprozesse im Gehirn verlangsamen und das Risiko für die Alzheimer- und Parkinson-Erkrankung senken.

Auch bei einer Einnahme im Grammbereich fanden sich außer den Symptomen einer „Magenverstimmung" und Durchfällen, möglicherweise bedingt durch eine Steigerung des Gallenflusses, keine weiteren Nebenwirkungen.

Trotz zahlreicher positiver Mitteilungen ist die Datenlage unzureichend. Aus den bisher vorliegenden klinischen Studiendaten lassen sich keine gesicherten Aussagen zur Wirksamkeit von Curcumin ableiten. Vonseiten der Industrie werden allerdings bereits käufliche Produkte zur Verfügung gestellt.

20.2.13 Chili und Capsaicin

In der NHANES-III-Kohortenstudie war unter 16.000 erwachsenen Teilnehmern die Gesamtsterblichkeit bei Chiliverzehrern im Vergleich zu Nichtverzehrern um fast 22 % niedriger. Ursächlich kann der scharfe Nahrungsbestandteil Capsaicin in rotem Chili sein. Es stimuliert den Fettabbau und die Thermogenese (Wärmebildung) und könnte so vor Adipositas und kardiovaskulären Erkrankungen schützen. Die enthaltenen Vitamine B, C und Provitamin A ergänzen das Wirkungsspektrum.

20.2.14 Yacon

Bei Yacon (◨ Abb. 20.19) handelt es sich um ein biofunktionelles Lebensmittel aus den Anden. Die Wurzelknolle ist reich an präbiotisch wirksamen, nicht verdaubaren Oligosacchariden. Sie schmeckt süß und wird wie Obst verzehrt. Die Wurzelknolle selbst findet sich bei uns nicht im Handel. Yacon wird als Nahrungsergänzungsmittel in Form von Sirup oder als Extrakt angeboten. Es soll zur Gewichtsreduktion beitragen. Gesicherte Ergebnisse liegen nicht vor.

20.2.15 Grünes Bananenmehl

Mehl aus grünen, unreifen Bananen ist glutenfrei, reich an resistenter Stärke und ballaststoffreich. Es wird als getreidefreies Mehl gehandelt. Es gilt als Trendlebensmittel und findet in Getränken und Lebensmitteln Verwendung.

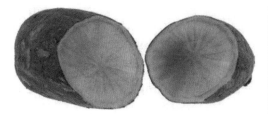

⊡ Abb. 20.19 Yacon: Die Knollen schmecken süßlich und enthalten reichlich Oligofruktose. Oligofruktose hat 30–50 % der Süßkraft von Saccharose. Diätetisch ist es für Diabetiker von Interesse. Aus den Knollen wird Yacon-Sirup als Süßungsmittel gewonnen. (© sasimoto/Getty Images/iStock)

20.2.16 Sibirischer Chagapilz

Er gilt als Heilmittel, enthält reichlich Glukan, Antioxidanzien und B-Vitamine. Es wird zu Pulver gemahlen und zu einem teeähnlichen Getränk zubereitet. Er wird auch in kalten Getränken, Nahrungsergänzungsmitteln und medizinischen Produkten angeboten.

20.2.17 Hanf

Hanfsamen blieb lange unbeachtet, enthält reichlich Protein, Vitamin E und Omega-Fettsäuren. Er enthält wertvolles pflanzliches Protein und wird ebenfalls als Trendlebensmittel angesehen

20.2.18 Rotwein

20.2.18.1 French Paradox

1991 ging das „Französische Paradox" (French Paradox) durch die Presse. Obwohl sich Franzosen reichlich und insbesondere fettreich ernähren, hatten sie niedrige Infarktraten und lebten im Schnitt drei Jahre länger als Deutsche oder Amerikaner. Als ursächlich galt das im Rotwein enthaltenen Resveratrol (⊡ Abb. 20.20).

Die Ergebnisse bezüglich der positiven Resveratrolwirkung werden zwischenzeitlich angezweifelt. So ergab eine Studie an 38.000 Mitarbeitern des amerikanischen

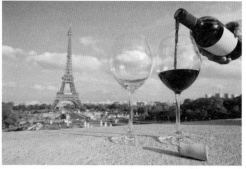

⊡ Abb. 20.20 „Rotwein ist für alte Knaben eine von den besten Gaben", so Wilhelm Busch. In neuerer Zeit ging man von positiven Gesundheitseffekten des im Rotwein enthaltenen Resveratrols aus. Man erkannte schließlich: Positive Effekte sind durch den Alkohol, unabhängig von dem zugrunde liegenden alkoholischen Getränk (Bier, Weißwein, Rotwein, Schnaps) bedingt. Die Menge sollte allerdings mit mehrmals 10 g pro Woche eher gering sein. (© Pesky Monkey/ Getty Images/iStock)

Gesundheitssystems lediglich für Bier, nicht aber für Wein ein herabgesetztes Infarktrisiko. Aus Shanghai wiederum wird über eine geringere koronare Mortalität bei Reisweintrinkern berichtet.

Nach Studienergebnissen einer 2014 im JAMA Internal Medicine publizierten Arbeit gibt es für die lebensverlängernde Wirkung von Resveratrol keine Beweise. Die Substanz findet sich neben Rotwein auch in Erdnüssen und Schokolade. Man untersuchte neun Jahre lang 783 Frauen und Männer aus zwei Dörfern in einem Weinanbaugebiet in der Toskana (Italien). Urinproben wurden u. a. auf den Resveratrolgehalt hin untersucht. Resveratrol war hauptsächlich über Wein aufgenommen worden. Die Teilnehmer wurden nach ihrer Ernährung und Gesundheit befragt. Alle waren bei der ersten Erhebung älter als 64 Jahre, nach jeweils drei, sechs und neun Jahren erfolgten Kontrollen.

Nach neun Jahren waren 34,2 % der Teilnehmer verstorben. Probanden, die nach neun Jahren noch lebten und einen hohen Resveratrolwert aufwiesen, waren nicht gesünder. An der Studie gab es methodische

Kritik. Sie sei nicht gut geplant, und die Aussagen seien nicht verwertbar.

Auch Weinbergsprösslinge, wie sie beim Zurückschneiden von Reben anfallen, enthalten große Mengen an oligomerem Resveratrol und Trans-Resveratrol. Bei menschlichen Tumorzelllinien wurde für Trans-Resveratrol mehrfach eine krebshemmende Wirkung nachgewiesen. Weinbergsprössling-Extrakt mit einem hohen Anteil an Resveratrol-Oligomeren wird industriell hergestellt und ist Gegenstand intensiver Forschungsarbeiten.

Es muss bei derzeitigem Kenntnisstand offen bleiben, ob die Gabe von Resveratrol als Einzelsubstanz überhaupt positive Effekte bedingt, Unklar ist, ob und welche negativen Auswirkungen von der Substanz ausgehen, wenn sie quasi wie ein Medikament verabreicht wird. Antioxidativ wirksame Einzelsubstanzen waren nahezu regelhaft ohne positive Wirkung, oder es kam sogar zu schweren Nebenwirkungen.

20.2.18.2 Sollte man Rotwein anstelle von anderen Alkoholika bevorzugen?

Wer gern Rotwein trinkt, ja. Für den, der aus gesundheitlichen Gründen Alkohol trinkt, ist es offensichtlich unerheblich, ob 10–20 g Alkohol am Tag als Wein, Bier oder Schnaps getrunken werden. Besonders empfehlenswert ist die Aufnahme zu den Mahlzeiten. Tierversuche wiesen darauf hin, nur dann ließen sich positive Effekte erzielen. Auch bei der mediterranen Ernährung gilt: Kein Essen ohne Alkohol, aber auch keinen Alkohol ohne Essen.

Aufgrund seiner krebserregenden Wirkung empfehlen Fachgesellschaften generell keinen Alkohol, verbieten ihn andererseits aber nicht. Der Grund sind mitgeteilte positive Eigenschaften geringer Alkoholmengen auf das Herz. Neuere Daten weisen auf negative Effekte, selbst bei Konsum geringer Alkoholmengen, hin. Da auch positive Effekte bei Konsum von alkoholfreiem Bier und Wein gefunden wurden, wurde die Diskussion um einen völligen Verzicht von Alkohol erneut angefacht.

20.2.18.3 Oligomere Procyanidine (OPC)

In neueren Untersuchungen werden für einige wenige Rotweine, die in großer Menge bestimmte Polyphenole enthalten, positive Effekte angenommen. In Nuoro, einer Stadt in Sardinien, wird die Tannat-Traube angebaut. Tannat-Wein enthält im Vergleich zu anderen Rotweinen gut die vierfache Menge an Polyphenolen. Hauptwirkstoffe in diesem Wein sind oligomere Procyanidine. Vor allem von ihnen soll eine vorbeugende Wirkung bei der Entstehung von Herz- und Kreislauf-Erkrankungen ausgehen. Bewohner von Nuoro gelten als langlebig. Die Ursache wird im regelmäßigen Genuss des reichlich oligomere Procyanidine (OPC) enthaltenden Rotweins gesehen. OPC wirken antioxidativ und können freie Radikale unschädlich werden lassen.

Auch hier hat die Industrie Interesse an einer raschen Vermarktung der isolierten Substanz. Entsprechende Nahrungsergänzungsmittel gelten jedoch als nicht verkehrsfähig. Das Bayerische Landesamt für Gesundheit und Lebensmittelsicherheit stuft OPC (oligomere Procyanidine) als Stoffe ein, die den Lebensmittelzusatzstoffen gleichgestellt sind. Sie sind bisher nicht zugelassen. Verlässliche wissenschaftliche Studien über eine signifikante Wirkung von OPC auf den menschlichen Organismus fehlen.

20.2.18.4 Gibt es das Italienische Paradox?

In einer Studie in Mailand untersuchte und befragte man 507 Patienten im Alter zwischen 25 und 79 Jahren nach einem überstandenen akuten Herzinfarkt nach ihren Lebensgewohnheiten. Als Kontrollen dienten 487 Personen ohne Infarktereignis. Hatte man pro Woche 2-mal 200 g oder mehr Pizza verzehrt, sank die Infarktwahrscheinlichkeit um 66 %. Aber Vorsicht: Die traditionelle italienische Pizza ist kein Fast-Food-Artikel (◘ Abb. 20.21). Ihr mittlerer Energiegehalt liegt bei 500–800 kcal.

Ob tatsächlich der Verzehr von Pizza oder eine damit verbundene andere Lebensweise die Ursache für das Ergebnis ist, muss offenbleiben. Seit den 1970er-Jahren hat sich auch in Italien die Ernährungsweise drastisch verändert. Wie in den übrigen europäischen Ländern und den USA findet man in Italien zunehmend Fast-Food-Restaurants. Die jüngere Generation praktiziert die früher übliche mediterrane Kost kaum noch. Aber sie isst mehr Obst als die Vorgängergeneration und führt damit mehr Vitamin C, Beta-Karotin und andere Pflanzeninhaltsstoffe zu. Der ganzjährige Verzehr von frischem Obst und Gemüse und damit die vermehrt zugeführten Antioxidanzien dürften die Ursache für das Italienische Paradox sein. Offensichtlich überwiegt der Einfluss positiver Verhaltensweisen, denn seit 1960 sank die Anzahl der Herz-Kreislauf-Erkrankungen signifikant. Sicher kann dies nicht mit einem zunehmenden Pizza-Verzehr erklärt werden. Verbindet

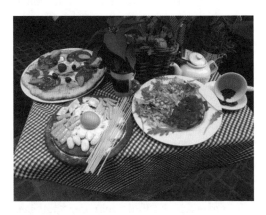

◘ **Abb. 20.21** Mediterrane Ernährung heute. Man findet sowohl Fast Food als auch reichlich Fleisch. Man hat sich in diesen Gebieten dem Wunsch der Urlauber angepasst

man die traditionelle Lebensart mit den Möglichkeiten des technischen Fortschritts, so eröffnen sich zusätzliche Möglichkeiten zur gesunden Lebensweise, mit denen sich auch das Leben verlängern lässt.

20.2.18.5 Praktische Tipps

Es stehen uns in der Alltagsernährung eine Fülle von Lebensmitteln zur Verfügung, von denen positive Effekte erwartet werden können, so z. B. Nüsse, auch Erdnüsse, Schokolade, grüner und schwarzer Tee, Ingwer, Kaffee und Joghurt, Oliven- und Rapsöl. Auch bei den als Superfood bezeichneten Lebensmitteln müssen es nicht exotische und schwer zugängliche Produkte sein. Das „Allerwelt-Gemüse" Brokkoli darf durchaus hierunter eingereiht werden.

Selbst wenn die in ihren Beurteilungen sehr kritische Europäische Behörde für Lebensmittelsicherheit (EFSA) die Datenlage für Empfehlungen bezüglich positiver gesundheitlicher Aspekte für probiotischen Joghurt noch für unzureichend hält, so kann, auch aufgrund zahlreicher positiver Studienmitteilungen, der regelmäßige Verzehr probiotischen Joghurts durchaus empfohlen werden.

Wenig schwerfallen dürfte der Genuss einiger Tassen Kaffee und grünen Tees. Wer den Geschmack mag, kann dem grünen Tee einige Scheiben Ingwer zugeben und auf die diskutierten positiven Effekte hoffen. Insgesamt muss bei den als Superfoods gelisteten Nahrungsmitteln abgewartet werden, ob sich die diskutierten positiven Effekte bestätigen.

Der Verzehr von 30–50 g Nüssen pro Tag ist für die meisten von uns kein Problem. Es müssen keineswegs immer Walnüsse sein. Die mit ihnen zugeführte Kalorienmenge sollte im Tageskostplan berücksichtigt werden.

Mit einem Glas Wein (evtl. doch Rotwein 100–200 ml; 10 bzw. 20 g Alkohol) oder einer halben bis einer Flasche Bier (250–500 ml; 10 bzw. 20 g Alkohol) könnte man den Abend ausklingen lassen. Der in Nuoro und in Westfrankreich hergestellte Tannat-Wein dürfte kaum regelmäßig erhältlich sein.

Pizza ist in unseren Breiten kein Bestandteil einer gesunden Ernährung. Sie schmeckt zwar gut, man sollte sie aber allenfalls gelegentlich verzehren. Sie ist kalorien- und fettreich (tierisches Fett).

Die schwierigste Übung ist die vermehrte Verwendung von Raps- oder Olivenöl. Man hat doch über Jahrzehnte andere Fette bevorzugt. Die Männer werden immer wieder hören: Das schmeckt doch nicht. Dies stimmt nicht, und letztlich führt an der Verwendung dieser Öle im Rahmen einer gesunden Ernährung kein Weg vorbei.

Entscheidend ist nicht der überreichliche Verzehr eines Nahrungsmittels, sondern die Vielfalt an Möglichkeiten, die sich auf einfache Weise in der Alltagsernährung nutzen lassen.

20.3 Gibt es weniger gesunde bzw. ungesunde Lebensmittel?

Bei manchen Lebensmitteln wird, obwohl eine gesundheitsschädigende Wirkung nie nachgewiesen wurde, diskutiert, ob ein regelmäßiger Verzehr gesundheitliche Schäden bedingt. Teilweise wurden über Jahre polarisierende Diskussionen geführt, die nur allmählich in nüchterne Betrachtungsweisen übergingen.

20.3.1 Ist Zucker ungesund?

Eines dieser Lebensmittel ist Zucker: Sprechen wir von Zucker, so meinen wir in der Regel Saccharose, den Haushalts- oder Verbrauchszucker. Zucker kann aus Zuckerrohr oder aus Zuckerrüben hergestellt werden.

Im Durchschnitt verzehren wir pro Kopf und Jahr 36 kg.

Zucker haftet der Ruf an, nicht gesund zu sein. Tatsächlich enthält Zucker keine Vitamine, Mineralstoffe, Ballaststoffe oder sekundäre Pflanzenstoffe. Er ist ein reiner Energielieferant.

Parallel mit dem ansteigenden Zuckerverzehr nahmen Ende des 19. Jahrhunderts die Zivilisationskrankheiten zu. Da der Zuckerverzehr in letzten 150 Jahren auf das 20-Fache anstieg, war Zucker rasch als Übeltäter entlarvt. Die ballaststoffarme Ernährung und den reichlichen Fettverzehr diskutierte man erst später als weitere Ursachen. 1988 stufte die amerikanische Gesundheitsbehörde Food and Drug Administration (FDA) Zucker als gesundheitlich unbedenklich ein und versah ihn mit dem sogenannten GRAS-Status („generally recognised as safe"). Zucker ist die wesentliche Ursache für die Entstehung der Zahnkaries, aber Behauptungen, er wäre ein Vitamin- und Mineralstoffräuber, nur weil er selbst keine Vitamine hat, sind falsch.

Alles Übel wurde einmal im erhöhten Fettverzehr gesehen. Die Sichtweise änderte sich 2014. Erstmals wurde über eine erhöhte kardiovaskuläre Sterblichkeit bei einem erhöhten Zuckerkonsum berichtet. In der NHANES-III-Kohorte hatte man nach einer mittleren Nachbeobachtungszeit von 14,6 Jahren 831 kardiovaskuläre Todesfälle gefunden, in der Gruppe mit dem höchsten Zuckerverzehr war im Vergleich zur Gruppe mit dem niedrigsten Verzehr die Rate kardiovaskulärer Todesfälle verdoppelt. Die prozentuale Zunahme der Zuckerzufuhr war mit einer exponentiellen Sterblichkeitszunahme verbunden.

Nahezu drei Viertel in der Bevölkerung nimmt mehr als 10 % der Gesamtenergiemenge als Zucker zu sich. Bei jedem Zehnten sind es 25 % und mehr der täglichen Energiemenge.

> Zucker ist kalorienreich und kann das Auftreten von Übergewicht mit all seinen negativen Folgen begünstigen. Der reichliche Verzehr steht einer gesunden Ernährung mit ausreichend Obst und Gemüse und anderen Nahrungsmitteln mit komplexen Kohlenhydraten im Wege.

Bislang wurde empfohlen, nicht mehr als 10 % der Kohlenhydrate in Form von Monosacchariden, und damit war auch Zucker gemeint, zu verzehren. Die WHO empfahl 2014, die Menge auf 5 % zu reduzieren. Die entspricht in etwa 25 g oder sechs Teelöffeln Zucker pro Tag. Ein Esslöffel Ketchup enthält oft schon einen Teelöffel Zucker.

Sorge bereitet vor allem der reichliche Konsum von Zucker und zuckerhaltigen Produkten bei Kindern im Schul- und Vorschulalter (Soft Drinks, Bonbons, gesüßte Fruchtsäfte, Schokolade). Jeder Liter eines Soft Drinks enthält 400–500 Kilokalorien und damit etwa 36–40 Stück Würfelzucker (◨ Abb. 20.22). Kinder stillen damit nicht nur das Verlangen nach Süßem, sondern leisten einer ungesunden Ernährung und dem Entstehen von Übergewicht und natürlich der Zahnkaries Vorschub. Die WHO-Richtlinie bezieht sich allerdings nicht auf den in natürlichen Lebensmitteln, wie in frischem Obst, Gemüse oder Milch, vorkommenden Zucker. Es gäbe keine Hinweise, dass dieser schädlich sei.

20.3.2 Auswirkungen der WHO-Empfehlungern zu Zucker

Die neuen WHO Empfehlungen haben die Industrie veranlasst, den Zuckergehalt in Ihren Produkten zu überdenken. In fast allen europäischen Ländern beträgt der Zuckerkonsum 20 Energieprozent der Gesamtkohlenhydratzufuhr und lag in Deutschland sogar bei 30 Energieprozent. Laut wissenschaftlichem Dienst des deutschen Bundestages lag der Zuckerverzehr von 2016 in Deutschland pro Person und Tag bei ca. 100 Gramm, bei Jugendlichen und jungen Erwachsenen sogar bei 150–200 Gramm und bei älteren Erwachsenen bei 50–150 Gramm pro Tag. Limonaden, Säfte und Süßwaren sind die Hauptlieferanten. Selbst Schulkindern wird heute noch ein Kakao angeboten, der acht Stück Würfelzucker enthält.

Die Bedeutung des überhöhten Zucker- und Fettverzehrs als Ursache der Häufigkeitszunahme von Adipositas und deren Folgeerkrankungen ist erkannt. Mit der Herstellung energiearmer Produkte will man dem entgegenwirken.

20.3.3 Allulose (ᴅ-Picose) als energiefreier Zucker

Vor dem Hintergrund der WHO-Empfehlung, den Zuckerverzehr auf 5 % der täglichen Gesamtkohlenhydratzufuhr zu reduzieren, könnte die Entwicklung eines energiefreien Zuckers bedeutsam sein. Allulose kommt in geringen Mengen in der Natur vor. Die Herstellung gelingt offensichtlich, wenn man die Molekülstruktur von Saccharose so verändert, dass eine Verstoffwechslung im Organismus nicht mehr

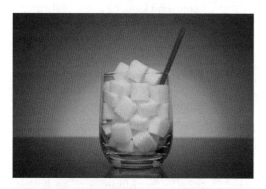

◨ **Abb. 20.22** Zucker: Mittlerweile wird die vom reichlichen Zuckerkonsum ausgehende Gefahr für die Adipositas und deren Begleiterkrankungen gesehen. (© Angie Photos/Getty Images/iStock)

möglich ist. Der Energiegehalt liegt bei 0,2 kcal/g. Allulose soll sich zum Süßen von energiefreien Speisen und Getränken eignen.

Der Herstellungsprozess ist aufwendig, eine Zulassung als Lebensmittel besteht in Europa nicht.

Keinesfalls gesünder als der Haushaltszucker bzw. als Zuckeralternativen oder gar als Superfood anzusehen sind Agavendicksaft, Reissirup oder Kokosblütenzucker.

Zucker erfordert praktisch keine Verdauungsarbeit, wird rasch resorbiert, bedingt kein Sättigungsgefühl und ist gut verträglich. Für den, der an Gewicht zunehmen muss, bietet er die Möglichkeit, Energie in konzentrierter Form zuzuführen. Allein durch das regelmäßige Süßen von Tee und Kaffee, das Trinken von Limonade oder durch das zusätzliche Süßen bestimmter Speisen können leicht bis zu 1000 kcal zusätzlich aufgenommen werden. In Zeiten, in denen Unter- und Mangelernährung ein Problem darstellten, war der Werbeslogan verständlich: „An Zucker sparen, grundverkehrt! Der Körper braucht ihn, Zucker nährt!"

Fazit

Zucker ist kein Vitaminräuber, enthält jedoch viele Kalorien. Zucker sollte sparsam zugeführt werden, da er sonst einer Gewichtszunahme Vorschub leistet. Der Zuckerkonsum hat sich allein in den letzten 50 Jahren verdreifacht. Untersuchungen zeigen eine signifikante Zunahme der kardiovaskulären Sterblichkeit bei einem erhöhten Zuckerkonsum. Bislang war empfohlen worden, nicht mehr als 10 % der Kohlenhydrate in Form von Zucker aufzunehmen – die WHO empfiehlt, den Zuckerkonsum auf 5 % der Kohlenhydratzufuhr zu begrenzen. Der Untergewichtige kann zuckerhaltige Speisen mit dem Ziel der Gewichtszunahme nutzen

20.3.4 Was ist gesünder: Butter oder Margarine?

Kontrovers diskutiert wurde die Frage der gesundheitsschädigenden Wirkung von Butter. Betrachtet man beide Speisefette, so ist Butter ein Naturprodukt, Margarine dagegen wird über weite Strecken künstlich hergestellt.

Butter gibt es wahrscheinlich erst seit der Domestizierung von Wildtieren. Nach der EU-Verordnung muss Butter mindestens zu 82 % aus Milchfett bestehen. Sie enthält relativ viel Ölsäure und auch kurzkettige und gesättigte Fettsäuren. Der Wassergehalt darf höchstens 16 % betragen. In geringen Mengen enthält Butter Eiweiß, Milchzucker, Mineralstoffe, Cholesterol, fettlösliche Vitamine, Milchsäure und Aromastoffe. Der Energiegehalt von 100 g Butter beträgt etwa 740 kcal.

Butter darf in Deutschland nur aus pasteurisiertem Rahm hergestellt werden. Rohmilchbutter aus nicht pasteurisierter Milch wird auch heute noch auf Almen hergestellt. Vom Verzehr dieser Produkte ist aufgrund eventueller Gesundheitsrisiken abzuraten. Butter verdirbt rasch und wird ranzig. Die enthaltene kurzkettige Fettsäure Buttersäure bedingt dann einen unangenehmen Geruch und Geschmack.

Butter war lange Zeit ein teures und für viele unerschwingliches Nahrungsmittel.1869 entwickelte ein Chemiker eine preiswerte Kunstbutter, die Margarine. Margarine ist ein Streichfett aus gehärteten und ungehärteten Pflanzenfetten und Wasser oder Magermilch. Meist wird Soja-Lecithin als Emulgator zugesetzt. Eine EU-Verordnung regelt die Zusammensetzung. So muss sie u. a. mindestens 80 %, aber weniger als 90 % Fett enthalten. „Pflanzenmargarine" muss zu 97 % Pflanzenfette und mindestens 15 % Linolsäure enthalten. Bio-Margarinen werden nicht künstlich gehärtet, die Streichfähigkeit wird durch

Kälteanwendung oder Beimischung fester Fette wie Palmfett erzielt.

Beim Kauf von Margarine spielt der Preis heute kaum noch eine Rolle. Gesundheitsbewusste sehen in ihr aufgrund des geringeren Cholesterolgehaltes und des anderen Fettsäuremusters die „gesündere" Alternative zur Butter. Ist dies wirklich der Fall?

Butter und Margarine haben in den Standardausführungen mit 750 bzw. 720 kcal pro 100 g einen nahezu identischen Energiegehalt. Beide Produkte gibt es in „Sonderanfertigungen" mit niedrigerem Energiegehalt. Der Cholesterolgehalt der Butter liegt bei 240 mg pro 100 g, bei der Margarine bei 7 mg pro 100 g. Im Handel befindet sich auch Margarine, der Pflanzensterine zugesetzt sind und deren Verzehr zu einer Senkung des Serumcholesterol führt.

20.3.4.1 Sind Unterschiede in der Alltagsernährung relevant?

Bei den meisten von uns dürfte Butter oder Margarine heute nahezu ausschließlich als Streichfett beim Frühstück und Abendbrot Verwendung finden. Die Fachgesellschaften empfehlen den Verzehr von 60–70 g Fett pro Tag, davon ein Drittel, also 20 g pro Tag, als Streichfett. In der Praxis heißt dies zum Frühstück und zum Abendessen je ein Butter- oder ein Margarinestückchen von etwa 12 g. Die mit Butter zugeführte Cholesterolmenge liegt dann bei 25 mg pro Portion. Empfohlen wird zurzeit noch eine Zufuhr von maximal 300 mg. Bevorzugt man Nahrungsmittel tierischer Herkunft, so überschreitet man diese Menge schnell. Jede tierische Zelle enthält Cholesterol. Zunehmend wird die Empfehlung von maximal 300 mg/Tag vor dem Hintergrund neuer Untersuchungsergebnisse relativiert. Die Verwendung eines kleinen Butterstückchens

zum Frühstück ist sicher das kleinere Übel. Was die viel umworbenen energiereduzierten Streichfette angeht, so fragt man sich, ob sie in der Alltagsernährung tatsächlich hilfreich sind. Kann man nicht mit kleineren Mengen eines handelsüblichen Produktes genauso gut Energie einsparen? Ein dick mit einem Halbfettprodukt bestrichenes Brot hat mindestens die gleiche oder eine höhere Energiemenge im Vergleich zu einem dünn mit Standardbutter oder -margarine geschmierten Brot. Häufig sind Halbfettprodukte auch geschmacklich weniger attraktiv als Vollfettprodukte.

Der ernährungsphysiologische Wert der Margarine ist keinesfalls immer gleich. Er hängt davon ab, ob und wie viel gehärtete Fette sie enthält. Olivenölhaltige Produkte enthalten reichlich einfach ungesättigte Fettsäuren. Die Werbung für Margarine betont oft den fehlenden bzw. extrem niedrigen Cholesterolgehalt. Der gesundheitliche Wert der Margarine ist dennoch nicht unumstritten. Schuld sind die bei der Fetthärtung entstehenden Trans-Fettsäuren. Sie erhöhen das Arterioskleroserisiko. Mit neueren Herstellungsverfahren kann die Menge an Trans-Fettsäuren deutlich reduziert werden. In den meisten Margarinen sind die Fettsäuren heute voll durchgehärtet und mit ungehärteten Fetten bzw. Ölen vermischt. Sogenannte Reform-Margarinen enthalten keine gehärteten Fette.

Bei einem Test der Stiftung Warentest aus dem Jahr 2002 enthielten nur noch 6 von 40 Margarinen unerwünschte Trans-Fettsäuren. Neun Marken schmeckten ranzig oder talgig und galten als mangelhaft. Bio-Margarinen schnitten im Durchschnitt geschmacklich schlechter ab als konventionelle. Sie schmecken aufgrund des enthaltenen Kokosfetts oft talgig oder ranzig, außerdem enthalten sie dadurch reichlich gesättigte Fettsäuren.

Fazit

Wer der geschmacklich meist besseren Butter den Vorzug gibt, kann dies getrost tun. Verzehrt man 10–12 g Butter zum Frühstück, nimmt man ca. 25 mg Cholesterol zu sich. Die Diskussion um die maximal erlaubten 300 mg Cholesterol pro Tag hat sich in den letzten Jahren zunehmend relativiert. Der Gesundheitsbewusste wird vielleicht Margarine bevorzugen. Als vorteilhaft wird der höhere Linolsäure- oder Linolensäureanteil angesehen. Teilweise wird auch eine Margarine mit cholesterolsenkender Wirkung oder eine fettärmere Zubereitung der Butter bzw. Margarine bevorzugt. Bei sparsamer Verwendung als Streichfett sind die erzielbaren Wirkungen gering. Der über Jahre geführte Streit um einen positiven gesundheitlichen Aspekt von Butter und Margarine war weitgehend unbegründet.

20.3.5 Ist das Frühstücksei ungesund?

Eier sind aufgrund ihres Nährstoffgehalts ein wertvolles Nahrungsmittel. Fachgesellschaften empfehlen den wöchentlichen Verzehr von maximal drei Eiern, einschließlich verarbeiteter Eier. Der Cholesterolgehalt pro Ei beträgt 260–300 mg. Verzehrt man ein Ei, so überschreitet man im Verlauf des Tages mit Sicherheit die als wünschenswert angesehene maximale Cholesterolmenge von 300 mg pro Tag. Im Jahr 2016 wurden die Ergebnisse der Kuopio Ischaemic Heart Disease Risk Factor Study publiziert. Von 1032 Männern im Alter von 42–60 Jahren wurden täglich durchschnittlich 33 g Ei verzehrt, die Cholesterolaufnahme lag bei 398 mg. In der Nachbeobachtungszeit von 20,8 Jahren kam es zu 230 KHK-Ereignissen. Eine Assoziation zwischen Eierkonsum oder Cholesterol fand sich nicht. Die Ergebnisse

warfen die Frage auf, ob die Empfehlung zur insgesamt niedrigen Cholesterolzufuhr noch zu vertreten ist. Die Fachgesellschaften halten an der 300 mg Empfehlung pro Tag fest, da eine höhere Zufuhr zwangsläufig mit einer Erhöhung der Gesamtfettzufuhr einherginge.

Im August 2017 verdarb der Fipronil-Skandal den Genuss am Verzehr des Frühstückseis. Ein in Legebatterien eingesetztes Insektizid war in Eiern aus den Niederlanden nachgewiesen worden. Insgesamt waren in 17 Ländern mehr als zehn Millionen belastete Eier in den Handel gelangt. Um den Grenzwert beim Verzehr von Eiern zu überschreiten, müsste ein Erwachsener mit 65 kg Körpergewicht binnen 24 Stunden mindestens sieben Eier verzehren, so das Bundesinstitut für Risikobewertung (BfR). Das Insektizid sei nach derzeitigem Kenntnisstand weder erbgutschädigend noch krebserregend. Das Kontaktgift wird bei Haustieren gegen Läuse, Milben und andere Parasiten eingesetzt. Es darf nicht bei Nutztieren verwendet werden, da es sich im menschlichen Gewebe ablagern und so langfristig zu Schäden führen kann. Eine akute Gesundheitsgefährdung war allerdings nicht gegeben.

20.3.6 Ist Glutamat gefährlich?

Kein Lebensmittel, aber dennoch bedeutsam, wenn man von Lebensmitteln spricht, ist Glutamat. Glutamat wird teilweise als fünfte Geschmacksrichtung („umami") neben süß, sauer, bitter und salzig bezeichnet. Der Japaner Ikeda fand, dass es eine Geschmacksqualität gebe, die typisch für besonders proteinreiche Nahrungsmittel ist. Ursächlich ist die Glutaminsäure eine Aminosäure, die reichlich in Fleisch, Sojasauce, Käse, aber auch in reifen Tomaten und in der Muttermilch des Menschen vorkommt. Ihre Salze werden als Glutamate bezeichnet. Glutaminsäure wird in der Nahrungsmittelindustrie als Geschmacksverstärker eingesetzt. Der physiologische Eigengeschmack bestimmter proteinreicher Nahrungsmittel lässt sich so verstärken.

Als Mononatriumglutamat wird es Lebensmitteln zugesetzt und verleiht ihnen eine fleischig-würzige Note. Man findet Glutamat in Fertigsuppen, Wurst, Knabbereien, Pizza. Der industrielle Einsatz erspart die Verwendung teurer Grundsubstanzen wie Käse, Fleisch oder Schrimps.

Glutamat steht im Verdacht, eine Reihe von Nebenwirkungen zu bedingen. Es soll für das China-Restaurant-Syndrom verantwortlich sein, welches zu Übelkeit, Taubheitsgefühlen und Kopfschmerzen führt. Allerdings ergab die Überprüfung in einer Doppelblindstudie keinen Zusammenhang zwischen der Einnahme von Glutamat und dem Auftreten entsprechender Beschwerden.

Glutamat steigert den Appetit. Personen, die reichlich Glutamat zu sich nahmen, hatten ein höheres Gewicht als Kontrollen mit einem geringen oder mäßigen Glutamatverzehr. Ein regelmäßiger und reichlicher Verzehr glutamathaltiger Nahrungsmittel könnte das Auftreten von Übergewicht und Adipositas begünstigen.

Glutamat soll zu schweren Schäden am Gehirn führen. Zusammenhänge wurden bei vermehrter Zufuhr mit der Entstehung eines Morbus Alzheimer ebenso diskutiert wie das Auftreten eines Morbus Parkinson. Bei einer Reihe von neurologischen Erkrankungen finden sich tatsächlich hohe Glutamatspiegel im Gehirn. Allerdings sind sie eher Folge der Erkrankung, denn der Anstieg erfolgt erst nach deren Auftreten.

Die WHO und die DGE sehen bei einem bestimmungsgemäßen Gebrauch von Glutamat kein erhöhtes Risiko für das Auftreten von Erkrankungen oder Nebenwirkungen.

Fazit

Glutamat ist bei bestimmungsgemäßen Gebrauch nicht gefährlich. Zusammenhänge zwischen dem Glutamatverzehr und dem Auftreten des China-Restaurant-Syndroms waren nicht objektivierbar. Ebenso gibt es keinen Anhalt für ein Auftreten neurologischer Erkrankungen.

20.3.7 Gehört Fleisch zu den ungesunden Lebensmitteln?

2012 wurde über eine erhöhte Sterberate bei täglichem Konsum von Fleisch und Wurst berichtet. Ein täglicher Konsum von rotem Fleisch erhöhe das Sterberisiko um bis zu 12 %. Regelmäßiger Verzehr von industriell verarbeitetem Fleisch wie Aufschnitt und Wurst erhöhe das Risiko sogar um 20 %. Das erhöhte Risiko wird durch krebserregende Substanzen im Fleisch erklärt, die beim Herstellungsprozess entstehen. Würde die Erkenntnis im Sinne eines deutlich reduzierten Fleischverzehrs umgesetzt, so erwarten Wissenschaftler immense Einsparungen im Gesundheitswesen.

Für Wurstwaren werden eine Reihe an Ersatzprodukten angeboten. Ob sie eine gesündere Alternative sind, muss offenbleiben. Es hängt von den Zusatzstoffen, der Art und Menge des verwendeten Fettes, dem Kochsalzgehalt und der Art der Verarbeitung ab. Je weniger Zusatzstoffe und Fett, desto besser. Werden die Produkte komplett als Fleischersatz verzehrt und keine anderen tierischen Produkte gegessen, muss Vitamin B12 als Nahrungsergänzungsmittel eingenommen werden.

20.3.7.1 Fleisch „aus der Retorte"

Das Fleisch aus der Retorte oder, weniger wissenschaftlich ausgedrückt, „der Burger aus der Petrischale" wird zunehmend diskutiert. 2018 wird von niederländischen

Forschern berichtet, es sei zwischenzeitlich gelungen, aus Stammzellen ein Steak herzustellen. Man sei heute deutlich weiter als noch vor fünf Jahren. In nicht allzu ferner Zukunft könne man nach nur 50 Tagen aus wenigen Zellen 10.000 kg Fleisch herstellen. Der Geschmack sei bereits so gut wie der eines schlechten Hamburgers. Derzeit liegen die Kosten allerdings noch bei 25.000 € pro Burger, was sich allerdings drastisch reduzieren lasse. Fleischproduzierende Firmen hätten bereits ihr Interesse an dem Verfahren bekundet.

20.3.7.2 Seitan als Fleischersatz

Nicht erst seit der Empfehlung zum reduzierten Fleischverzehr sind Fleischersatzprodukte gefragt. Man wird hier vielleicht an Tofu denken. Als Fleischalternative in aller Munde ist Seitan (◘ Abb. 20.23). Es wird aus Weizenmehl hergestellt. Dieses wird ausgewaschen, Stärke und Kleie werden so entfernt. Übrig bleibt Klebereiweiß als ein bräunliches Produkt. Seitan ist somit reines Gluten. Es enthält etwa 25 % Protein, 4 % Kohlenhydrate und 2 % Fett.

Es kann wie Fleisch zubereitet und verwendet werden. Es ist bissfest, von eher faseriger Konsistenz und erinnert an Fleisch. Es

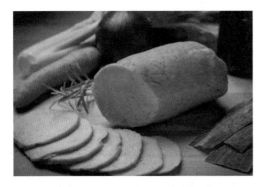

◘ **Abb. 20.23** Seitan wird aus dem Gluten von Weizeneiweiß hergestellt. Es hat eine fleischähnliche Konsistenz und ist letztlich ein Fleischimitat. Es ist Teil der traditionellen japanischen Tempura-Küche. Für Menschen mit einer Zöliakie oder einer Gluten- bzw. Weizensensitivität ist es zum Verzehr nicht geeignet. (© CasarsaGuru/Getty Images/iStock)

kann fertig gekauft, aber auch selbst hergestellt werden.

Menschen mit einer Zöliakie oder Weizen-/Glutensensitivität sollten Seitan oder seitanhaltige Lebensmittel nicht verzehren. Wer wegen einer Weizen-/Glutenunsensitivität keine glutenhaltigen Nahrungsmittel verzehren darf, sich aber vegan oder vegetarisch ernähren möchte, kann als Alternative zu Soja- und Tofu-Produkten greifen.

Die Bezeichnung stammt von Georges Ohsawa (1893–1966), dem Begründer der makrobiotischen Ernährungslehre. Die primäre Verwendung in der traditionellen japanischen Küche ist deshalb verständlich.

20.3.7.3 Ist der Verzehr von Insekten eine Alternative zum Fleischverzehr?

Man zweifelt andererseits an, dass eine dauerhafte ausreichende Versorgung mit Fleisch- und Wurstprodukten überhaupt möglich sein wird. Kann man biologisch hochwertiges Protein auch aus anderen Quellen beziehen? Als mögliche alternative Proteinquellen werden bereits Algen, „In-vitro-Fleisch" und Insekten genannt. Bei den meisten von uns dürfte der Gedanke an den Verzehr von Insekten ein gewisses Schaudern hervorrufen. Man kennt dies allenfalls als ekelerregende Mutprobe aus dem „Dschungelcamp". Vor mehr als 30 Jahren berichtete mir ein chinesischer Kollege vom Bau einer Fabrik in China, in der man große Mengen an Maden züchten wollte, um damit Protein zu gewinnen. Mein befremdlicher Gesichtsausdruck veranlasste ihn zu der Frage: „You don't eat any insects?" („Sie essen wohl keine Insekten?"). Inzwischen isst man auch in China reichlich Fleisch, und es bleibt offen, ob die Madenfabrik tatsächlich gebaut wurde.

Der Insektenverzehr, die sogenannte Entomophagie, ist keineswegs absurd. Bereits in der Steinzeit haben Käfer, Heuschrecken, Schmetterlinge und Termiten zur

Proteinversorgung beigetragen und können als Bestandteil in der Paleo-Kost angesehen werden. Für zwei Milliarden Menschen in Teilen Afrikas, Asiens, Nord-, Mittel- und Südamerikas und bei australischen Ureinwohnern (Aborigines) sind Insekten auch heute noch Bestandteil der traditionellen Ernährung. Insekten sind nicht nur eine gute Eiweißquelle, sie sind auch reich an einfach und/oder mehrfach ungesättigten Fettsäuren und Spurenelementen. Eine Akzeptanz des Insektenverzehrs in der westlichen Welt besteht nicht. Vielleicht sind eines Tages die Neugier und der Gedanke, sich mit etwas Neuem zu befassen, stärker.

Im Jahr 2017 wurden in der Schweiz drei Insektenarten als Lebensmittel zugelassen: der Mehlwurm (*Tenebro molitor*; ■ Abb. 20.24), die Grille (*Acheta domesticus*) und die Wanderheuschrecke (*Locusta migratoria*).

Im Januar 2018 trat ein aktualisiertes EU-Gesetz in Kraft. Es lässt den Verkauf von Insekten in der EU zu. Experten gehen davon aus, dass es aufgrund der Zunahme der Weltbevölkerung zwangsläufig erforderlich sein wird, auf Insekten zurückzugreifen, um die Proteinversorgung sicherzustellen.

Neu in die Gesetzgebung aufgenommen wurden auch Lebensmittel, denen Nanopartikel zugesetzt sind. Sie können die Konsistenz eines Produktes verändern. In einer sogenannten Unionsliste wurden alle neuartigen Lebensmittel zusammengefasst. Hier findet man Öl aus antarktischem Krill, Hahnenkammextrakt und Extrakt aus entfettetem Kakaopulver.

Die Zukunft wird zeigen, ob sich die „Proteinversorgung" in dieser Form und die neuartigen Lebensmittel eines Tages auf breiter Basis in der westlichen Welt etablieren.

20.3.7.4 Fleischersatz aus Pilzen

Veganer und Vegetarier greifen beim Fleischersatz heute zu Tofu (Soja). Einen neuen Aspekt stellen Fleischersatzprodukte aus Pilzmyzelien dar. Anstelle der Herstellung von Pilzkörpern können Eiweißprodukte von Pilzen in Bioreaktoren kultiviert werden. So entstehen Pellets (Pilzkügelchen). Die resultierende Biomasse hat in der Trockenmasse einen Proteinanteil von 44 %. Pro Woche können so mehrere Tonnen an Pilzprotein erzeugt werden. Unter dem Handelsnamen Quorn (■ Abb. 20.25) werden Produkte, denen Hühnerei und Molkenprotein zugesetzt wird, vertrieben. Weiterentwicklungen erlauben auch die Herstellung von veganen und vegetarischen Lebensmitteln.

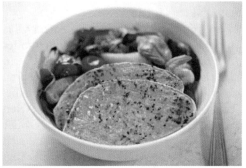

■ **Abb. 20.25** Quorn ist der Handelsname eines industriell hergestellten Nahrungsmittels. Es wird aus dem Myzel eines Schlauchpilzes gewonnen, ist cholesterinarm und enthält mit 10–15 % reichlich Protein, welches als Mykoprotein bezeichnet wird. (© Bartosz Luczak/Getty Images/iStock)

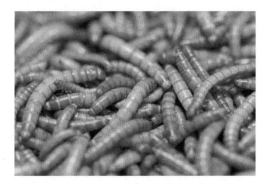

■ **Abb. 20.24** Insektenverzehr: Seit Januar 2018 sind Insekten in der EU als Nahrungsmittel zugelassen. (© Jef_M/Getty Images/iStock)

20.3.8   Wie gesund ist Milch

Milchkonsum gilt als gesund. Eine 2014 im British Medical Journal veröffentlichte Studie lässt Zweifel aufkommen. In Schweden wurden 61.000 Frauen im Alter zwischen 39 und 74 Jahren und mehr als 45.000 Männer zwischen 45 und 79 Jahren über 20 Jahre lang kontrolliert. Registriert wurden Daten zum Gewicht, zu Ess- und Trinkgewohnheiten, Rauchen, Bildungsstand und körperlicher Aktivität. Im Untersuchungszeitraum starben 25.500 Beobachtete, und 22.000 hatten einen Knochenbruch erlitten. War viel Milch getrunken worden, so erhöhte sich das Knochenbruchrisiko. Wurden über zehn Jahre mindestens drei Gläser Milch pro Tag getrunken, so starben 180 von 1000 Frauen. Die durchschnittliche Todesrate, also auch mit Berücksichtigung der Untersuchten mit hohem oder geringem Milchkonsum, lag in der Gesamtgruppe bei 126 von 1000. Wurde nur ein Glas Milch oder weniger pro Tag getrunken, so verstarben 110 von 1000.

Tranken Frauen viel Milch, so fanden sich bei 42 von 1000 Hüftbrüche, während der Durchschnitt in der Studie bei 35 und – bei den wenig Milch Trinkenden – bei 31 pro 1000 lag. Bei Männern waren die Unterschiede in der Zahl der Todesfälle geringer. In der Knochenbruchhäufigkeit gab es keine signifikanten Unterschiede.

Im Vergleich zu weniger als einem Glas Milch bedingten drei Gläser Milch oder mehr pro Tag ein 90 % höheres Sterbe-, ein 60 % höheres Hüftbruch- und ein generell 15 % höheres Risiko für Knochenbrüche. Das höhere Sterberisiko galt für alle Arten von Milch, egal ob Voll-, Halbfett- oder Magermilch. Die Risikoerhöhung fand sich bei zwei Gläsern Milch oder mehr pro Tag. Käse oder Joghurtverzehr bedingten das Gegenteil.

Eine schwedische Studie von 2017 mit 103.256 Erwachsenen, 51 % waren weiblich,

kommt zu ähnlichen Ergebnissen. Nach ca. 14 Jahren waren 7121 der Studienteilnehmer verstorben. Trank man mehr als 2,5-mal pro Tag Milch, hatte man im Vergleich zu Personen mit weniger als einmal wöchentlichem Milchkonsum eine um 32 % erhöhte Sterblichkeitsrate. Wurden dagegen reichlich fermentierte Milchprodukte oder Käse verzehrt, so ging dies mit einer reduzierten Sterblichkeitsrate einher.

20.3.8.1   Was kann als ursächlich diskutiert werden?

Milch enthält den Milchzucker Laktose, der aus je einem Molekül Glukose und einem Molekül Galaktose besteht. Der Zweifachzucker wird im Dünndarm gespalten, und die Einzelzucker werden resorbiert. D-Galaktose in der Milch wird als ursächlich für die negativen Effekte angesehen. Galaktosereiche Kost habe in Tierversuchen das Altern beschleunigt und die Lebensdauer verkürzt. In Käse findet sie sich kaum mehr Galaktose.

Einschränkend wurde betont, dass aus den Ergebnissen keine weitreichenden Schlussfolgerungen gezogen oder gar Empfehlungen zum Milchkonsum gegeben werden können. Hierzu seien weitere Untersuchungen nötig. Es könne z. B. sein, dass Menschen mit einem höheren Osteoporoserisiko von vornherein mehr Milch trinken, um Knochenbrüchen vorzubeugen, was dann aber für die später auftretenden Knochenbrüche verantwortlich gemacht worden sei.

Eine 2021 in der englischen Fachzeitschrift Brit Med. J. erschienene Publikation kommt zu einem anderen Ergebnis und weist erneut auf den positiven Effekt auf die Gesundheit bei regelmäßigem Verzehr von Milch und Milchprodukten hin. In einer über zwei Jahre laufenden kontrollierten Studie an fast 8000 Patienten wurden unter einer Standardkost mit 600 mg Kalzium und weniger als 1 g Protein/kg Körpergewicht mehr Schenkelhalsfrakturen als bei zusätzlicher Verabreichung von Milch, Joghurt, und Käse beobachtet. Es waren zusätzlich 562 Kalzium und 12 g Protein verabreicht worden. Pro Tag wurden damit insgesamt 1142 mg Kalzium und 69 g Protein (1,1 kg/kg Körpergewicht) verabreicht. Die Risikoreduktion für Stürze und Schenkelhalsbrüche sank in der mit Kalzium und Protein supplementierten Gruppe nach fünf Monaten signifikant ($p = 0{,}002$), während die Sterblichkeitsrate gleich blieb. Letztlich reduziert die zusätzliche Gabe von Kalzium und Milchprodukten bei älteren Patienten das Auftreten von Schenkelhalsfrakturen und Stürzen.

20.3.9 Gibt es geschmacklich unattraktive Lebensmittel?

Wir wissen, dass wir viele Lebensmittel, die wir als Kinder nicht mochten, im späteren Leben durchaus als schmackhaft empfinden. Brokkoli und Paprika können ebenso dazu zählen wie Tomaten. Der Erwachsene hat Nahrungsmittel, die erst einer Geschmacksbahnung bedürfen. Beispiele sind u. a. Champagner, Hummer, Austern, Schnecken, Sushi. Ein mancherorts als Delikatesse geltendes Nahrungsmittel wird in anderen Gegenden oder Ländern als ekelerregend angesehen. Kaum jemand von uns dürfte ein Schwalbennest, angebrütete Hühnereier oder gar Hühnerfüße verzehrt haben. Bei einem Chinabesuch wurde dem Autor empfohlen, nicht nach den Zutaten der servierten Speise zu fragen, wisse man doch, dass von der chinesischen Küche alles, was dem Himmel Rücken oder Bauch zuwendet, auch in der Küche verwendet wird. Letztlich kann, vom Menschen abgesehen, jedes Lebewesen im Kochtopf landen.

Bei uns allenfalls noch Tierfutter, sind in China Geflügelfüße eine Delikatesse. Man kann sie im Supermarkt, aber auch im Restaurant oder als Snack in verschiedensten Zubereitungsformen erhalten. Kauen der meist knusprigen Delikatesse ist angesagt. Die Krallen der Füße werden nicht verzehrt.

In China haben „tausendjährige Eier" eine lange Tradition. Rohe Enteneier werden mit einem Brei aus Gewürzen, Salz, gebranntem Kalk und Holzasche umhüllt und so über drei Monate aufbewahrt. Das Eiklar ist danach bernsteinfarben und weist eine gelee- bis wachsartige Konsistenz auf. Der bläuliche Dotter ist cremig. Die Eier werden pur oder mit Sojasauce verzehrt. Trotz des strengen Geruchs soll der Geschmack relativ mild sein.

Geschmacklich kaum gewöhnungsfähig dürfte für uns eine japanische Frühstücksbeilage sein. Vergorene Sojabohnen werden mit dem Heubazillus (*Bacterium subtilis*) beimpft. Es entsteht eine schleimige, nährstoffreiche Masse. Dieses sogenannte Natto gilt als gesund. Geruch und Geschmack werden als erdig und muffig bezeichnet.

Wer in Schottland einmal einer Haggis-Zeremonie beiwohnen durfte, wird vielleicht eher den begleitend angebotenen Whisky als das Gericht als solches genossen haben. Ein Schafsmagen wird mit allen möglichen Innereien vom Schaf befüllt und gut gewürzt. Im Rahmen einer Zeremonie wird er zerschnitten und mit Whisky übergossen. Haggis gilt als schottisches Nationalgericht.

Da gehören die aus Frankreich eingeführten Froschschenkel sicher noch zu den am wenigsten exotischen Delikatessen. Das Fleisch ist sehr zart. In Europa sind Frösche geschützt, der Import erfolgt aus exotischen Ländern, der Verzehr ist nicht unumstritten.

Exotisch ist auch Casu Marzu, eine sardische Schafskäse-Spezialität. Fliegenmaden verdauen zunächst den Käse und verleihen ihm cremige Konsistenz und intensiven Geschmack. Die Maden im Käse müssen noch leben, sind sie tot, gilt der Käse als ungenießbar. Gut kauen wird empfohlen, um zu verhindern, dass lebende Maden in den Verdauungstrakt gelangen und unerwünschte Wirkungen verursachen. Aufgrund des EU-Lebensmittelrechts ist der Käse nur auf dem Schwarzmarkt erhältlich.

Ein ähnliches Produkt ist der Würchwitzer Milbenkäse. Es ist eine Spezialität aus einem Dorf bei Leipzig. Millionen von enthaltenen Milben fermentieren den Käse und bedingen seinen harzerartigen Geschmack. Der Käse wird selbstverständlich samt Milben verzehrt.

Als Steigerung der Unappetitlichkeit dürfte für unseren Geschmack das schwedische Surströmming angesehen werden. Der aufwendig fermentierte Dosenfisch gilt in Schweden als Delikatesse. Er stinkt faulig. Der Verzehr erfolgt deshalb unter freiem Himmel. Die Dosen stehen unter Druck. Beim Öffnen können sich die nicht verwesten Fischreste in der Gegend verteilen. Auf den Inhalt von aufgetriebenen (bombierten) Dosen wird man normalerweise verzichten. Er ist üblicherweise verdorben und kann schwere Erkrankungen hervorrufen (z. B. Botulismus). Dies gilt nicht für das Surströmming.

> **Fazit**
>
> Fleisch und Milch sind in vieler Hinsicht gesunde Nahrungsmittel. Beim Fleischkonsum sind wir allerdings gut beraten, wenn wir uns auf einen wöchentlichen Verzehr von maximal 600 g beschränken. Es muss offenbleiben, ob Insekten oder Pilzprotein eines Tages zur Reduktion unseres bisherigen Fleischkonsums beitragen. Inwieweit ein hoher Milchkonsum negativ ist, bedarf der Überprüfung durch weitere Untersuchungen.

20.4 Kochsalz – Killer oder Kultgewürz?

Obwohl alle Fachgesellschaften den sparsamen Umgang mit Kochsalz anmahnen, sieht die Praxis anders aus. Man beobachte nur die Fernsehköche in Kochshows, die immer wieder anmerken: „Hier fehlt Salz!". Dies wird dann nach dem „Hektoliter-Tonnen-Prinzip" den Speisen zugegeben. Im Restaurant kann man beobachten, wie Speisen, noch bevor sie überhaupt gekostet wurden, kräftig zugesalzen werden. Ist Kochsalz nun ein Kultgewürz, oder muss man es, so wie es heute angewendet wird, eher unter den ungesunden Nahrungsmitteln einstufen und als Killer ansehen?

Nach Empfehlung der WHO sollten maximal 5 g Kochsalz, nach Empfehlungen der Fachgesellschaften maximal 6 g pro Tag zugeführt werden. Die DGE spricht bei 4 g/Tag gar von einer angemessenen Zufuhr. Tatsächlich führen Frauen durchschnittlich 6,3 g/Tag, Männer 8,9 g/Tag zu. Die tatsächliche Menge wird unterschätzt und liegt höher. In einer Stellungnahme der Deutschen Gesellschaft für Ernährung von 2016 wird angegeben, bei 50 % der Frauen und 80 % der Männer werde der Orientierungswert von 6 g/Tag überschritten. Bei 39 % der Frauen und 50 % der Männer liegt die Kochsalzzufuhr über 10 g/Tag. Die DGE empfiehlt dringend, Deutschland sollte sich an nationalen und internationalen Initiativen zur bevölkerungsweiten Reduktion der Speisesalzzufuhr beteiligen. Um diese zu senken, müssen die verarbeiteten Lebensmittel Brot, Fleisch, Wurst und Käse weniger Speisesalz enthalten.

Eine Prise von feinem rieselfähigen Steinsalz wiegt beim Normalverbraucher 0,3 g, beim Küchenfachpersonal bereits 0,9 g. Wird grobkörniges Salz verwendet, so wiegt eine Prise üblicherweise 1,8 g. Bereits mit einer Prise kann ein Großteil der maximal empfohlenen Tagesmenge zugeführt werden.

Es ist schwierig, die von den Fachgesellschaften vorgeschlagene Tagesmenge von (4–)5–6 g nicht zu überschreiten. Im Klinikbereich wurde im Rahmen eines Lehrklinikprojektes von geschulten Diätassistentinnen eine Kost hergestellt, die diesen Anforderungen gerecht werden sollte. Eine Laboranalyse ergab eine Tagesmenge von 8 g.

Der Nutzen einer Kochsalzreduktion in der Alltagsernährung ist nicht zu unterschätzen. In einer 2009 in den USA publizierten Studie errechnete man: 3 g Kochsalz weniger pro Tag bedingen 60.000–120.000 weniger Fälle an koronaren Herzerkrankungen und würden Kosten in Höhe von 10–24 Mrd. US-Dollar pro Jahr einsparen. In einer 7-jährigen finnischen Studie zeigte sich: Zusätzliche 5,8 g Kochsalz erhöhen kardiovaskuläre Ereignisse um 51 % und lassen die Gesamtmortalität um 26 % ansteigen.

Es gibt Bevölkerungsgruppen wie das Naturvolk der Yanomani-Indianer am Amazonas, die lediglich 0,4 g Kochsalz pro Tag aufnehmen. Das andere Extrem sind Japaner mit einem durchschnittlichen Kochsalzkonsum von 15 g pro Tag. Sie haben aber dennoch die höchste Lebenserwartung weltweit.

Für Verunsicherung bezüglich der wünschenswerten Kochsalzzufuhr sorgten Ergebnisse einer 2011 publizierten Studie mit 2856 Teilnehmern. Nach acht Jahren fanden sich zehn Todesfälle in der Gruppe mit dem höchsten Kochsalzkonsum von 14,6 g/Tag. Die Gruppe mit dem niedrigsten Kochsalzkonsum von 6 g/Tag wies 50 Todesfälle auf. Aber die Untersuchten in der Gruppe mit dem niedrigsten Kochsalzkonsum waren signifikant älter und hatten einen niedrigeren Bildungsstatus. Das Risiko für Herz-Kreislauf-Erkrankungen war bei ihnen höher.

Letztlich bleiben geltende Empfehlungen von diesen Ergebnissen unberührt. Eine 2009 erschienene Meta-Analyse von 170.000 über 5–19 Jahre beobachteten Teilnehmern zeigte klar die positiven Effekte einer geringen Kochsalzzufuhr. 5 g Kochsalz mehr pro Tag erhöhten signifikant das Risiko für Herz-Kreislauf-Erkrankungen und Schlaganfälle.

Die von uns pro Tag aufgenommenen Kochsalzmengen verteilen sich, wie in der Übersicht dargestellt.

> **Kochsalzmengen (pro Tag aufgenommen)**
> - 1 g: Grundlebensmittel (Gemüse, Kartoffeln, Getreide, Milch, Fleisch)
> - 1–2 g: Nachsalzen und Würzen mit salzhaltigen Gewürzen
> - 2–3 g: Brot (alle Sorten)
> - 3–5 g: Brotbelag: Wurst, Schinken, Pökelwaren, Käse, Fischmarinaden
> - 4–5 g: Industriell bearbeitete Lebensmittel, Konserven, Fischgerichte, selbst zubereitete Speisen

Auch wenn wir auf salzreiche Nahrungsmittel verzichten, wird unsere Aufnahme bei etwa 8 g Kochsalz pro Tag liegen. Spitzenverbraucher werden auch bei uns 15 g/Tag, im Extremfall bis zu 30 g/Tag zuführen.

❯ Im Sinne einer gesunden Ernährung kann man nur empfehlen: Salzfass weg vom Tisch! Brot, Backwaren, Wurst, Käse etc. und Fertiggerichte enthalten viel Kochsalz.

Das Kilogramm Kochsalz kann man beim Discounter für 19 Cent kaufen. Für das Sylter Salz können es schon 10 € und für manche Kultsalze auch 100 € sein. Dabei bleibt unabhängig von Fundort bzw. der Herstellung, Farbe, Verpackung und dem Verkäufer der wesentliche Bestandteil das Molekül Natriumchlorid (NaCl). Von ihm und nicht von irgendwelchen Begleitsubstanzen geht die Würzwirkung aus (◘ Abb. 20.26).

Zunehmender Beliebtheit erfreut sich Meersalz, meist überteuert angeboten. Meer-

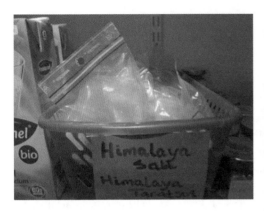

■ Abb. 20.26 Kuriosität in Grönland: Himalaya-Salz besteht wie andere Steinsalze auch zu 97 % aus Natriumchlorid. Die enthaltenen 84 „Elemente" ließen sich nicht nachweisen. Hauptbestandteil ist immer Natriumchlorid, und wenn man zu viel davon aufnimmt, sind die Wirkungen negativ. Ein Kilogramm Salz erhält man für 0,19–100 €. Ob das Salz aus Grönland den Himalaya je gesehen hat?

salz enthält mit nur 0,1–2 mg Jod/kg nur unwesentlich mehr Jod als unjodiertes Speisesalz. Im jodierten Speisesalz ist der Gehalt mit 15–25 mg/kg mindestens zehnmal so hoch.

Die Jodanreicherung im Speisesalz ist positiv zu sehen. In Jod-Mangelgebieten ist der durch Jodmangel bedingte Kropf weitgehend verschwunden (■ Abb. 20.27). Jodmangel kommt nur noch bei Personen vor, die kein Jodsalz verwenden. Nach Ansicht der WHO ist Deutschland kein Jod-Mangelgebiet mehr.

Der Arbeitskreis Jodmangel e. V. (AKJ) äußerte sich 2014 kritischer. Die durchschnittliche Jodzufuhr liegt mit 125 µg/Tag im unteren wünschenswerten Bereich. Üblicherweise werden pro Tag 8–10 g Kochsalz und damit auch ausreichend Jod aufgenommen. Würde lediglich die täglich empfohlene Menge von 5–6 g Kochsalz aufgenommen, so müsste mit einer mangelnden Jodversorgung gerechnet werden. Die Menge an Jod pro Tag wäre bei dieser Menge an Kochsalz nur ausreichend bei ausschließlicher Verwendung von jodiertem Speisesalz und zusätzlicher Nutzung natürlicher Jodquellen, wie Seefisch und Milchprodukte.

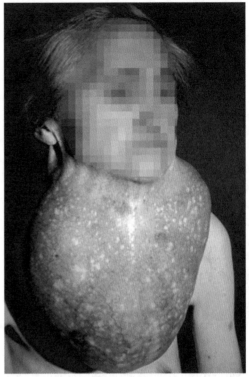

■ Abb. 20.27 Kropf: Durch die Jodierung von Speisesalz ist das Auftreten von Schilddrüsenvergrößerungen selten geworden

Fazit

Kochsalz ist mehr eine Gefahrenquelle als ein Kultgewürz. Die Anwendung wäre nicht zwingend erforderlich, da unsere Nahrungsmittel – Brot, Milchprodukte, Wurst – bereits reichlich Kochsalz enthalten. Eine Einschränkung des Kochsalzkonsums könnte die Rate an Herz-Kreislauf-Erkrankungen und die Kosten im Gesundheitswesen senken. Seit der Verwendung von jodiertem Kochsalz gilt Deutschland nicht mehr als Jod-Mangelgebiet.

Die Probleme der überreichlichen Zufuhr von Salz, Zucker und Fett werden auch von offizieller Seite erkannt. Eine nationale Strategie des Bundesernährungsministeriums von 2015 hat zum Ziel, den Gehalt an Salz und Zucker in Fertigprodukten ebenso zu reduzieren wie die Aufnahme von gesättigtem Fett. Hierin wird eine Schlüsselmaßnahme zur Schaffung einer gesunden Ernährungsumwelt gesehen. Im Bundeshaushalt waren für die Erarbeitung der Strategie für das Jahr 2016 2 Mio. € bereitgestellt worden. Messbare Verbesserungen sollen bereits bis Ende 2020 erreicht werden.

20.5 Gene beeinflussen den Geschmack

In der Geschmackswahrnehmung gibt es, genetisch bedingt, erhebliche Unterschiede. Von manchen Hypertonikern ist eine reduzierte Geschmackswahrnehmung für Kochsalz bekannt. Gut untersucht ist der genetische Einfluss für die Geschmackskomponente „bitter". Etwa 25 verschiedene Gene steuern die Fähigkeit, die bitter schmeckenden Substanzen wie Propylthiouracil (PROP) und Phenylthiocarbamid (PTC) wahrzunehmen. Je nach genetischer Ausstattung gibt es hier „Supertaster", „Medium"- und „Nontaster". Werden Bitterstoffe verstärkt wahrgenommen, so kann dies zur Bevorzugung oder aber Ablehnung bestimmter Nahrungsmittel führen.

Wir alle kennen Nahrungsmittel und Speisen, die wir gerne essen oder einfach nicht mögen. Der Geschmack zu manch einer teuren Delikatesse muss erst gebahnt werden. Man denke an Kaviar, Hummer und Champagner. Kinder lehnen häufig eine Fülle von Speisen ab. Ihre Sinnesorgane und damit der Geruchs- und Geschmackssinn sind ungleich sensibler als beim Erwachsenen. Im Laufe des Lebens nehmen Geruchs- und Geschmackssinn ab. Manches im Kindesalter Abgelehnte verzehrt man als Erwachsener durchaus gerne.

Bot man Kindern im Alter von 4–5 Jahren als Zwischenmahlzeit verschiedene Gemüsesorten wie schwarze Oliven, Gemüse-

gurken, Karotten, rote Paprika oder rohen Brokkoli an, so verzehrten Nontaster unter ihnen mehr Gemüse mit Bitterstoffen (Oliven, Gurke, Brokkoli) und insgesamt mehr Gemüse. Sie mochten den Geschmack von rohem Brokkoli lieber als Medium- und Supertaster. Die Befunde waren nicht in allen Studien gleich. So unterschieden sich teilweise Non-, Medium- und Supertaster nicht in den Verzehrmengen bitter schmeckender Gemüse. Allerdings verzehrten Supertaster weniger Blattsalat.

In der EPIC-Studie wurden 634 nach dem Zufallsprinzip ausgesuchte gesunde Männer und Frauen zwischen 35 und 70 Jahren bezüglich ihres genetischen Status untersucht. Die genetische Gruppe der Supertaster verzehrte hier sogar mehr Gemüse aus der Gruppe der Kreuzblütler (z. B. Brokkoli, Blumenkohl, Rosenkohl) als die genetische Gruppe der Medium- und Nontaster. Durchschnittlich verzehrten sie pro Tag 13 g Kreuzblütler, die Medium- und Nontaster dagegen nur 10,2 g pro Tag.

Auch für die Geschmacksrichtungen süß, salzig und sauer dürfte es ähnliche Geschmackspräferenzen geben. Als neue und damit sechste Geschmacksrichtung wurde 2016 „starchy" (stärkehaltig) entdeckt. Stärke galt als geschmacksneutral, und man ging davon aus, einfache Zucker wären die einzigen geschmacklich wahrnehmbaren Kohlenhydrate. Bei der Testung von Stärkelösungen fanden sich zu den jeweiligen Kohlenhydraten passende Angaben wie cornflakes- oder brotartig.

Fazit

Man fragt sich unwillkürlich: Gibt es vielleicht Menschen, die sich aufgrund ihrer genetischen Ausstattung und der damit verbundenen Präferenz oder Ablehnung bestimmter Speisen besonders gesund oder ungesund ernähren und damit vor Übergewicht und Adipositas, aber auch vor arteriosklerotischen Erkrankungen und Tumorerkrankungen vermehrt geschützt oder besonders gefährdet sind? Es könnte sein, dass es bestimmten Gruppen leichter fällt, den Empfehlungen der Fachgesellschaften Folge zu leisten. Es ist in mancher Hinsicht sicher beruhigend, dass derzeit vorliegende Ergebnisse keine Hinweise auf derartige Zusammenhänge geben. Die Frage wird in einem Forschungsgroßprojekt zu klären sein.

20.6 Nahrungsmittelkonservierung

Wenn es um die Fragen der gesunden Ernährung geht, stellt sich auch die Frage, wie gesund oder ungesund Konservierungsverfahren sind. Mit Konservierungsverfahren und Konservierungsmitteln kann das Wachstum von Fäulniserregern gehemmt oder ihre Vermehrung verhindert werden. Die Haltbarkeit von Lebensmitteln wird damit verlängert. Auch Geschmack, Struktur und Nährwert lassen sich so weitgehend erhalten. Lange Zeit wurden als Konservierungsverfahren nahezu ausschließlich Einkochen, Einsalzen, Räuchern und Pökeln angewandt. Heute werden Verfahren wie Einfrieren und Frosten bevorzugt. Gäbe es die modernen Konservierungsverfahren nicht, wäre die heute übliche industrielle Herstellung von Fertigprodukten nicht möglich. (Die Lebensmittelbestrahlung wird in ▶ Kap. 9 besprochen.)

20.6.1 Einfrieren und Frosten

In den 1920er-Jahren gelang es, Lebensmittel auf −20 °C und darunter abzukühlen und sie damit haltbar zu machen. Damit war das Tiefgefrieren geboren. Mikroorganismen werden bei der Kälteanwendung im Gegensatz zur Wärmeanwendung nicht abgetötet. Sie werden in eine Art Kälteschlaf versetzt. Sie vermehren sich nicht mehr, werden aber nach dem Auftauen erneut aktiv.

20.6.2 Tiefkühlkost

Das wohl am häufigsten eingesetzte moderne Verfahren zur Haltbarmachung von Lebensmitteln stellt heute das Tiefkühlen dar. Dabei bedarf es keinerlei vorheriger Veränderung der Lebensmittel. Man muss weder Salz noch Konservierungsstoffe zusetzen. Lebensmittel müssen weder durch vorheriges Kochen und Trocknen noch durch Räuchern verändert werden. Auch die Auswahl der zu konservierenden Nahrungsmittel ist nahezu unbegrenzt. Man kann sie sowohl in frischem als auch in bereits zubereitetem Zustand einfrieren. Nahezu alles, Obst, Gemüse, Fleisch, Fisch, kann umgehend nach der Ernte oder dem Kauf, aber auch nach vollständiger Zubereitung eingefroren und damit haltbar gemacht werden.

Tiefkühlen von Nahrungsmitteln ist eine relativ schonende Form der Lebensmittelkonservierung. Die Verluste an Vitaminen und essenziellen Nährstoffen sind vergleichsweise gering. Werden Obst und Gemüse unmittelbar nach der Ernte eingefroren, können sie sogar im Vergleich zu länger gelagerten „frischen" Produkten mehr Vitamine enthalten. Tiefkühlen wird auch industriell zur Haltbarmachung von Lebensmitteln eingesetzt. Man bezeichnet es als Tiefgefrieren, im häuslichen Bereich spricht man von Einfrieren. Beim Einfrieren wird dem Nahrungsmittel Wärme entzogen. Man verhindert so das Wachstum von Mikroorganismen und die Alterung des Gefriergutes. Lebensmittel sind nach dem Einfrieren über Wochen und, je nach Gefriergut, mehr als ein Jahr haltbar.

Wird industriell tiefgefroren, benutzt man die sogenannte Schockfrostung, das Tiefgefrieren erfolgt besonders schnell. Tierische oder pflanzliche Zellen werden nicht zerstört, und es werden keine größeren Eiskristalle gebildet. Bestimmte Nahrungsmittel müssen bei sehr tiefen Temperaturen eingefroren werden. Um den Gefrierbrand zu verhindern, müssen die Lebensmittel luftdicht abgepackt und gelagert werden. Tiefgefrorene Produkte müssen innerhalb einer geschlossenen Kühlkette transportiert werden.

Die Situation in der heimischen Gefriertruhe stellt sich anders dar. Meist erfolgt das Einfrieren langsam. So können große Eiskristalle entstehen, die Zellen im Gefriergut können aufbrechen, und das Gefriergut kann in Mitleidenschaft gezogen werden.

Beim Kauf von Tiefkühlkost sollte man Zusammengeklebtes ebenso wenig kaufen wie mit braunen trockenen Rändern, dem sogenannten Gefrierbrand, Behaftetes. Lagerung oder die Qualität waren hier nicht gut. Waren Lebensmittel erkennbar angetaut und liegen in der Tiefkühltruhe ganz oben, sollte man auf den Kauf verzichten.

20.6.3 Ist das erneute Einfrieren aufgetauter Lebensmittel möglich?

In aufgetauten Nahrungsmitteln können sich vorhandene Mikroorganismen wesentlich schneller vermehren als in frischen Nahrungsmitteln. Wurden aufgetaute Nahrungsmittel gegart, so können sie problemlos erneut eingefroren werden. Industriell hergestelltes Gefriergut muss innerhalb der EU auf der Verpackung den Hinweis erhalten, dass es nach dem Auftauen nicht erneut eingefroren werden darf. Dies ist eine Sicherheitsmaßnahme. Es soll verhindert werden, dass Tiefkühlkost vor dem erneuten Einfrieren zu lange in der Wärme gelagert wird. Bei aufgetautem Gefriergut setzen sich die Alterung und das Wachstum

von Mikroorganismen fort. Die Qualität verschlechtert sich, und die Mindesthaltbarkeit kann sich stark verkürzen.

Wurde das Lebensmittel unter hygienisch einwandfreien Bedingungen aufgetaut, z. B. im Kühlschrank, und war zum Verzehr geeignet, so ist ein erneutes Einfrieren unproblematisch. Allerdings können sich, vor allem bei Gemüse, Konsistenz und Nährwertgehalt verändern.

20.6.4 Sollte man „frische", nicht gefrostete Nahrungsmittel bevorzugen?

Eingekaufte „frische" Ware lagert in der Regel bereits einige Tage im Geschäft, eventuell auch über Wochen. Vor allem die Mengen an Vitamin C, B1 und Folat nehmen ab, während andere B-Vitamine und fettlösliche Vitamine in der Regel weniger betroffen sind. Die Art der Lagerung, die Luftfeuchtigkeit, der Lichteinfluss und der Sauerstoffgehalt der Lageratmosphäre beeinflussen das Ausmaß der Abnahme. Bei gut gelagertem Gemüse sind die Verluste je nach Gemüseart mit 4–8 % pro Monat eher gering, unter ungünstigen Bedingungen können sie aber bei 100 % liegen. Obst und Gemüse verlieren bei Zimmertemperatur im Vergleich zu Kühlschrankbedingungen etwa das Zehnfache an Vitamin C. Gartenfrische Produkte haben den höchsten Vitamingehalt. Möglichst frisch Eingekauftes weist ebenfalls einen hohen Gehalt an Vitaminen auf. Aber auch Tiefkühlprodukte schneiden gut ab, der Vitamingehalt kann höher sein als bei länger gelagerter, „frischer" Ware. Konserven weisen dagegen die höchsten Verluste auf. Allerdings achtet man heute auch hier auf eine möglichst rasche und schonende Verarbeitung.

Fazit

Moderne Konservierungsverfahren wie Frosten bzw. Einfrieren sind ernährungsphysiologisch den älteren Verfahren zweifelsfrei überlegen. So lassen sich lange haltbare Lebensmittel mit hohem Nährstoffgehalt herstellen. Sofort nach der Ernte gefrostete Lebensmittel können einen höheren Vitamingehalt aufweisen als „frische", nach der Ernte längere Zeit gelagerte.

Früher übliche Methoden der Lebensmittelkonservierung führten zur Herstellung von gesundheitlich teilweise bedenklichen Lebensmitteln (Einsalzen, Räuchern, Pökeln). Ein häufiger Verzehr derartiger Lebensmittel ist deshalb nicht zu empfehlen. Dosenkost wird heute schonend verarbeitet, erfreut sich aber in unseren Breiten geringer Beliebtheit.

20.7 Sind Vitamine als Nahrungsergänzung ungefährlich?

Es wurde bereits darauf hingewiesen: Vitamin-Mangelzustände und durch sie ausgelöste Erkrankungen sind in unseren Breiten selten. Unter den empfohlenen Zufuhrmengen sind 98 % der gesunden Personen in der Bevölkerung sicher versorgt. Fälschlicherweise wird eine Zufuhr unterhalb der Referenzwerte mit einer Unterversorgung gleichgesetzt. Dies ist nicht der Fall. Die Empfehlungen beinhalten sogenannte Sicherheitszuschläge; durch sie soll eine zu geringe Zufuhr weitgehend verhindert werden. Mangelzustände finden sich allenfalls bei Erkrankten oder Menschen unter einseitiger Ernährung (Senioren jenseits des 65. Lebensjahres). Aber auch einseitig ernährte Adipöse können einen Vitaminmangel aufweisen, der die Substitution unter ärztlicher Kontrolle erfordern kann.

20.7.1 Vitamine zur Vermeidung von Erkrankungen

Wiederholt wurden hochdosierte Vitaminpräparationen verabreicht, mit dem Ziel, bestimmte Erkrankungen zu verhindern. In einer Arbeit der Cochrane Library wurden 20 randomisierte klinische Studien mit insgesamt 211.818 Beteiligten verglichen. In der Behandlungsgruppe erhielten die Teilnehmer, bei denen es sich um Personen mit einem erhöhten Risiko für Tumoren des Magen-Darm-Traktes handelte, in unterschiedlichen Kombinationen und in unterschiedlicher Dosierung Beta-Karotin, die Vitamine A, C und E und auch Selen. Im Gesamtzeitraum wurden die Anzahl aufgetretener Tumoren sowie die Gesamtsterblichkeit der Teilnehmer und einer Kontrollgruppe registriert. Antioxidativ wirksame Vitamine bedingten keinen positiven Effekt. Einen gewissen Schutz konnte man nur für die Selengabe beobachten. Auch hier wies man darauf hin, dass die Zahlen der Bestätigung bedürfen. Die Anzahl der Todesfälle in der Vitamingruppe überraschte. Sie lag bei 14 %, in der Kontrollgruppe bei 11,2 %. Die Autoren weisen eindringlich darauf hin, dass ein gesundheitsschädigender Effekt antioxidativ wirksamer Vitamine nicht auszuschließen ist, und empfehlen, antioxidativ wirksame Nahrungsergänzungsmittel als Pharmaka einzustufen und sie dem Arzneimittelgesetz zu unterstellen.

Bei einer in Norwegen durchgeführten Studie, bei der Vitamin-B-Präparate und Folsäure zusätzlich zur üblichen Therapie eingesetzt wurden (mit dem Ziel, die Re-Infarktraten zu senken), ergaben sich keine positiven Ergebnisse. Derartige Vitaminkombinationen werden vor allem bei Patienten mit erhöhten Homocysteinwerten im Blut gegeben. Die erhöhten Werte sollen so normalisiert und das Infarktrisiko gesenkt werden. Die Studie wurde vorzeitig abgebrochen, nachdem sich in einer anderen norwegischen Studie Hinweise auf einen negativen Effekt einer Folsäure-Vitamin-B-Substitution ergeben hatten.

Zum gleichen Ergebnis kam eine 2008 veröffentlichte, über sieben Jahre hinweg durchgeführte Studie (SEARCH-Studie). Auch hier war die Vitamin-B-Substitution ohne positiven Effekt. 2017 wurde eine Beobachtungsstudie mit Daten von mehr als 77.000 Männern und Frauen publiziert. Teilnehmer hatten als Einzelpräparate Vitamin B6 oder Vitamin B12 in höheren als von den US-Gesundheitsbehörden empfohlenen Mengen im Schnitt zehn Jahre lang eingenommen. Bei Männern verdoppelte sich die Anzahl an Lungenkrebserkrankungen, wurde geraucht, verdrei- (B6) bzw. vervierfachte (B12) sie sich.

> Das Risiko hoher Einzeldosen von Vitaminen kann weit gefährlicher sein als die Einnahme eines Multivitamin-Mixes mit üblichen Tagesdosen.

Den definitiven Abgesang der Vitaminsubstitution ergaben bereits die 2008 publizierten Ergebnisse der Physicians Health Study II. Nahezu 15.000 über 50-jährige US-Ärzte hatten durchschnittlich acht Jahre jeden zweiten Tag 400 mg Vitamin E und/oder 500 mg Vitamin C eingenommen. Sowohl die Kombination beider Vitamine als auch die Gabe als Einzelsubstanzen erbrachte kein positives Ergebnis. Die Rate an Herzkranzgefäß- und anderen arteriosklerotischen Erkrankungen sank nicht. Als Folge der Vitamin-E-Einnahme war es sogar zu einer erhöhten Anzahl an Hirnblutungen (Schlaganfällen) gekommen.

Selen war das Spurenelement, für das ein gewisser Schutz vor der Entstehung von Tumoren als weitgehend gesichert galt. Insbesondere hinsichtlich der Verhinderung des Prostatakarzinoms galt es als wirksam.

Auch hier sind Zweifel aufgekommen. 35.500 gesunde Männer erhielten mehr als fünf Jahre lang pro Tag 200 µg Selen oder Vitamin E, beide Substanzen oder ein Placebo. Die Untersuchung wurde 2008 gestoppt. Weder Vitamin E noch Selen senkte das Risiko für die Entstehung des Prostatakarzinoms. Andere Erkrankungen waren nicht vermehrt aufgetreten. Als Nachteil der Selensubstitution gilt: Es ist eine hochtoxische Substanz mit geringer therapeutischer Breite. Die Zufuhr erfolgt im Mikrogrammbereich.

Im November 2011 wurden die Ergebnisse einer an 35.500 gesunden Männern aus den USA, Kanada und Puerto Rico durchgeführten Studie veröffentlicht. Sie hatten entweder Vitamin E oder ein Placebo erhalten. In der Vitamin-E-Gruppe war das Risiko für eine Prostatakarzinomerkrankung um 17 % erhöht.

2015 wurden in einer englischen Fachzeitschrift Daten aus den USA mitgeteilt. Von 2004 bis 2013 waren 3667 Notfälle in Krankenhäusern behandelt worden, die in direktem Zusammenhang mit der Einnahme von Nahrungsergänzungsmitteln standen. 20 % der Notfälle betrafen Kinder, die unbeabsichtigt u. a. Multivitaminpräparate eingenommen hatten. Hochgerechnet auf alle US-amerikanischen Krankenhäuser entspräche dies 23.000 Notfallbehandlungen pro Jahr. In Deutschland gaben bei Befragungen zur nationalen Verzehrstudie (NVS) II 27,6 % der Befragten an, Nahrungsergänzungsmittel zu nehmen.

Bedauerlicherweise bleiben alle Warnungen bislang weitgehend unbeachtet. Alle möglichen Vitamin- und Spurenelementcocktails werden von der Pharmaindustrie hergestellt und in Apotheken, von Discountern und in Supermärkten angeboten (■ Abb. 20.28). Beim jetzigen Kenntnisstand kann man von einer unkontrollierten Einnahme nur abraten. Erfreulich sind neuere Untersuchungsergebnisse, bei denen die

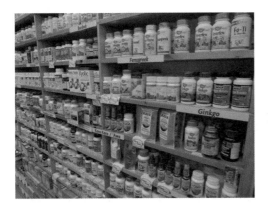

Abb. 20.28 Nahrungsergänzungsmittel auf Hawaii: Es ist ein Multimilliardenmarkt. Die ausgelobten Wirkungen sind meist nicht nachweisbar. Die Einnahme kann unser Leben nicht verlängern, sie machen nicht schlau und verbessern nicht unsere Potenz

zusätzliche Einnahme der empfohlenen Tagesmengen an Vitaminen zwar ohne Nutzen war, aber auch keine Schädigungen bedingte.

Wer auf der sicheren Seite sein will, verzichtet auf diese Form der Nahrungsergänzung und erhöht seine Vitaminzufuhr durch eine gezielte Auswahl von Lebensmitteln. Eine krank machende Überzufuhr an Vitaminen ist beim Verzehr gängiger Lebensmittel praktisch ausgeschlossen. Hier muss man schon exotische Beispiele bemühen, wie den übermäßigen Verzehr von Eisbärleber, der tatsächlich zu einer Vitamin-A-Überdosierung führen kann. Bei Jugendlichen wurden in der NVS-II für eine Reihe von Vitaminen Zufuhrmengen deutlich über den Referenzwerten ermittelt. Negative Auswirkungen wurden nicht beobachtet.

Eine neuere Untersuchung, bei der Vitamine in der Höhe der täglichen Empfehlung zusätzlich eingenommen wurden, führte zu keinen nachteiligen Wirkungen, erbrachte aber auch kein positives Ergebnis. Letztlich bedingt die Einnahme von Vitaminen einen teuren Urin.

Ernsthaft diskutiert wird der positive Effekt einer regelmäßigen Vitamin-D-

Substitution und der Sonnenlichtexposition (▶ Kap. 20: Vitaminanreicherung von Lebensmitteln – gibt es negative Aspekte?).

Fazit

Die zusätzliche Einnahme von Vitaminpräparaten ist nicht erforderlich. Die normale Mischkost versorgt uns mit allen lebenswichtigen Vitaminen. Lediglich bei extrem einseitiger Ernährung oder bei bestimmten schweren Erkrankungen kann die gezielte Verabreichung notwendig werden. Abzuraten ist von der ungezielten, hochdosierten, weit über dem Bedarf liegenden Einnahme von Vitaminen. Hier muss mit negativen Effekten gerechnet werden, einschließlich vorzeitiger Todesfälle.

20.7.2 Vitamin D: Ist die zusätzliche Einnahme als Nahrungsergänzungsmittel sinnvoll?

Während die Einnahme von Multivitaminpräparaten kontrovers diskutiert wird, sieht man die Einnahme von Vitamin D als Nahrungsergänzungsmittel zunehmend positiv. Messungen der Vitamin-D-Konzentration ergaben bei weiten Teilen der Bevölkerung Werte unterhalb der wünschenswerten Konzentration. Als ausreichend gilt heute eine Vitamin-D-Konzentration im Serum von >50 nmol/l. 30–50 nmol/l gelten als suboptimal, und bei <30 nmol/l liegt ein Vitamin-D-Mangel vor. Daten des Bundesgesundheitssurveys von 1998 ergaben bei 50 % der Teilnehmer Werte unter 50 nmol/l. Im Ernährungsbericht der DGE von 2017 werden Daten einer repräsentativen Studie des Robert Koch-Instituts von annähernd 7000 Teilnehmern mitgeteilt. Bei ca. 30 % der Teilnehmer fanden sich Werte unter 30 nmol/l.

Nur ca. 40 % der Studienteilnehmer waren mit Konzentrationen >50 nmol/l ausreichend versorgt.

Zu 80–90 % versorgt sich unser Organismus unter dem Einfluss von Sonnenlicht selbst mit Vitamin D. UVB-Strahlen bedingen vor allem in den Monaten März bis Oktober die körpereigene Synthese des Vitamins. Bei über 65-Jährigen nimmt die Vitamin-D-Bildung in der Haut deutlich ab. Die körpereigene Synthese ist dann zusätzlich eingeschränkt, wenn Menschen wenig mobil oder pflegebedürftig sind und sich nicht im Freien aufhalten. Untersuchungen bei 1578 Personen einer geriatrischen Einrichtung ergaben bei 89 % einen Vitamin-D-Mangel mit Serumkonzentrationen von <20 nmol/l. Bei 67 % lag mit <10 nmol/l ein schwerer Mangel und nur bei 4 % lagen Konzentrationen von 30–60 nmol/l vor. Das Durchschnittsalter der Untersuchten betrug 82 Jahre. Letztlich finden sich in Deutschland bei 60 % der Bevölkerung Vitamin-D-Serumkonzentrationen unter 50 nmol/l.

Empfehlung der Deutschen Gesellschaft für Ernährung (DGE)

Von der Deutschen Gesellschaft für Ernährung (DGE) wurde eine Stellungnahme erarbeitet: Eine gute Vitamin-D-Versorgung bzw. -Supplementation kann bei älteren Menschen, und nur bei diesen, wahrscheinlich das Risiko für Stürze, Knochenbrüche, Funktionseinbußen und den vorzeitigen Tod verringern. Eine Vitamin-D-Gabe ist somit bei diesen Menschen sinnvoll.

Es wurden Schätzwerte für die wünschenswerte Zufuhr veröffentlicht. Bei Kindern und Jugendlichen wird die Zufuhr von 20 µg/Tag empfohlen (10 µg = 400 i. E.). Zwischen 1 und 4 µg/Tag sollten mit den üblichen Nahrungsmitteln aufgenommen werden. Die übrige Menge muss der Organismus selbst synthetisieren. In den DACH-Referenzwerten war eine Zufuhrmenge von 5 µg/Tag vom 1. bis zum 65. Lebensjahr und ab dem 65. Lebensjahr 10 µg/Tag empfohlen worden. Ist die Sonnenexposition ausreichend, hielt man die zusätzliche Einnahme eines Vitamin-D-Präparates für nicht erforderlich. Nur für Personen, die sich kaum, gar nicht oder nur vollständig bekleidet bei Sonnenschein im Freien aufhalten oder eine dunkle Hautfarbe haben, wurde in unseren Breiten die zusätzliche Vitamin-D-Gabe empfohlen.

Die empfohlenen Vitamin-D-Konzentrationen im Serum werden bei hellhäutigen Personen im Sommer durch einen 10- bis 15-minütigen Aufenthalt im Freien leicht erreicht. In dieser Zeit werden in der Haut 25 µg Vitamin D produziert, also mehr, als in den Zufuhrempfehlungen angegeben ist. Es reicht aus, 6 % der Körperoberfläche – Hände, Arme, Gesicht – der Sonne auszusetzen. Hautschädigungen treten dabei nicht auf. Dunkelhäutige Menschen benötigen das 6-Fache an Sonnenbestrahlung, um die gleiche Menge an Vitamin D in der Haut zu produzieren. Kurzfristige UV-Expositionen und Sonnenbrände erhöhen, im Gegensatz zu einer niedrigen chronischen Sonnenexposition, nicht das Risiko für den schwarzen Hautkrebs (malignes Melanom). Nicht empfehlenswert ist eine UV-Exposition von mehr als 15 Minuten oder die UV-Exposition in Solarien.

❯ Von der Nutzung von Solarien zur Verhinderung oder des Ausgleichs eines Vitamin-D-Mangels rät das Bundesamt für Strahlenschutz dringend ab. Die erstmalige Benutzung eines Solariums in jungen Jahren (<35 Jahre) verdoppelt das Risiko, an schwarzem Hautkrebs (Melanom) zu erkranken. In Deutschland ist Minderjährigen die Nutzung von Solarien gesetzlich verboten.

Die Datenlage zu positiven Effekten der Vitamin-D-Substitution stützte sich auf Beobachtungsstudien. Es wurde ein Zusammenhang zwischen niedrigem Vitamin-D-Spiegel und dem vermehrten Auftreten von Dickdarmkrebs und -polypen gefunden. Für Brustkrebs waren die Zusammenhänge weniger eindeutig. Aber es gibt keine Beweise, dass Vitamin D das Risiko für diese und andere Erkrankungen senken kann. Eine Substitution zur Prävention von Erkrankungen wird deshalb nicht empfohlen, so die Deutsche Gesellschaft für Ernährung (DGE).

Die DGE hat in ihrem Ernährungsbericht von 2017 die zurückhaltende Empfehlung zur Vitamin-D-Substitution teilweise geändert. Anlass dürften Untersuchungsergebnisse vom Robert Koch-Institut aus der repräsentativen Studie zur Gesundheit Erwachsener (DEGS) gewesen sein. Annähernd 7000 Erwachsene waren untersucht worden.

Man sah die Zufuhr von Vitamin D mit üblichen Nahrungsmitteln als unzureichend an. Die Versorgung soll deshalb zusätzlich über die endogene Synthese und/oder ein Vitaminpräparat gedeckt werden. In unseren Breitengraden soll in jedem Fall ein Vitamin-D-Präparat einnehmen, wer eine dunkle Haut hat, über 65 Jahre alt ist oder sich bei Sonnenschein kaum oder gar nicht bzw. nur mit bedeckten Körperpartien im Freien aufhält.

Empfehlungen des Robert Koch-Instituts zu Vitamin D und erhöhten Erkrankungsraten
Das Robert Koch-Institut in Berlin empfahl die Vitamin-D-Substitution bereits 2012. Vom Institut waren bei mehr als 4000 Menschen Messungen der Vitamin-D-Konzentration im Blut veranlasst worden. Als wünschenswerte Serumkonzentrationen waren damals noch 20 ng/ml, besser 30 ng/ml bzw. 50 nmol/l, angegeben worden. Bei 58 % der Frauen und 57 % der Männer ergaben sich Hinweise für eine Mangelversorgung. Als ursächlich galten Stadtleben, demografischer Wandel, zu wenig Aufenthalt im Freien, Luftverschmutzung, globale Verdunklung und altersbedingte Abnahme der Vitamin-D-Bildung.

Die Zufuhr mit der Nahrung sah man als nicht unbedingt erforderlich an. Man verweist auf Untersuchungen, in denen ein Zusammenhang von niedriger Vitamin-D-Konzentration und dem Auftreten von Diabetes mellitus, Bluthochdruck, Immunschwäche und bestimmten Krebserkrankungen gefunden wurde. Niedrige Vitamin-D-Konzentrationen, so die Stellungnahme, waren auch mit einer erhöhten Gesamtsterblichkeit an Herz-Kreislauf-Erkrankungen verbunden.

Um den Bedarf zu decken, empfiehlt das Robert Koch-Institut, die Einnahme von 400 und 800 I. E. (Internationale Einheiten) Vitamin D pro Tag. Man sieht auch hier durch die moderne Art der Freizeitgestaltung die ausreichende Vitamin-D-Bildung durch Sonnenlicht nicht mehr als gegeben an. Vor allem in den Wintermonaten wird durch einen geringeren Kontakt des Körpers mit der Sonne weniger Vitamin D gebildet. In der Haut älterer Menschen wird durch ein Nachlassen der Enzymaktivität insgesamt wenig Vitamin D gebildet. Bei Babys und kleinen Kindern führt ein Vitamin-D-Mangel zur „Englischen Krankheit" (Rachitis oder Knochenerweichung), im späteren Alter kommt es zur Osteoporose. Kinder wurden früher mit dem wenig schmackhaften Lebertran gequält. Heute kann Vitamin D mit einer kleinen Tablette zugeführt werden.

Aufgrund der Untersuchungsergebnisse wird die generelle Substitution von Vitamin D in einer Dosierung von 500–1000 IE/Tag empfohlen. Auch hier gilt zu bedenken: Es dauert oftmals Jahre bzw. Jahrzehnte, bis belastbare Daten vorliegen, die zweifelsfrei zeigen, ob negative oder positive Effekte auftreten. Das über Generationen durchgeführte „Massenexperiment" bei Kindern, bei denen die Vitamin-D-Gabe eine Rachitis verhindern kann, spricht eher für als gegen die Vitamin-D-Gabe.

20.7.2.1 Welche Nahrungsmittel enthalten reichlich Vitamin D?

Die Palette an Vitamin-D-reichen Nahrungsmitteln ist beschränkt. Reichlich Vitamin D enthalten fette Meeresfische wie Lachs, Makrelen, Sardinen sowie Fischöl (Lebertran). Geringere Mengen finden sich in Eigelb, in Pilzen und der Leber. Erstaunlich ist die ausgesprochen dunkle Hautfarbe der Inuit (Eskimos). Sie wohnen weit nördlich, und die Sonneneinstrahlung ist winters extrem gering. Vitamin-D-Mangelzustände sind trotzdem unbekannt. Erklärt wird dies durch die überwiegende Ernährung mit fettem Seefisch (◘ Abb. 20.29).

Einwanderer aus Ländern mit reichlich Sonneneinstrahlung sollten beim Umzug in sonnenarme Länder auf die ausreichende Vitamin-D-Zufuhr achten. Ihre dunklere Hautfarbe verhindert teilweise die Vitamin-D-Bildung durch Sonneneinstrahlung. Sie bilden bei gleicher Sonneneinstrahlung weniger Vitamin D als hellhäutige Menschen.

20.7.2.2 Erhöhung des Vitamin-D-Gehaltes in speziell gezüchteten Fischen

Es gibt Bestrebungen, den Vitamin-D-Gehalt in Nahrungsmitteln gezielt zu erhöhen. Ein Projekt der MLU Halle-Wittenberg will dies mit Fischen aus Aquakulturen erreichen. Mit einer neuartigen Technologie soll auf natürliche Weise der Vitamin-D-Gehalt in diesen Fischen erhöht werden. Vorversuche seien vielversprechend gewesen. Es ist aber noch unklar, in welchem Ausmaß sich der Vitamin-D-Gehalt erhöhen lässt.

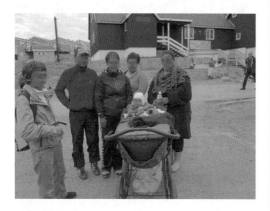

◘ Abb. 20.29 Inuitfamilie in Grönland. Trotz geringer Sonneneinstrahlung sind sie nicht auffallend blass. Als ursächlich gilt der reichliche Fischverzehr

---

Fazit

Zwei renommierte Fachgesellschaften empfehlen die Einnahme von Vitamin D. Das Robert Koch-Institut stützte seine Empfehlungen auf Untersuchungsergebnisse. Bei den Untersuchten lag bei 60 % die im Serum gemessene Vitamin-D-Konzentration unterhalb des wünschenswerten Bereichs. Die tägliche Einnahme von 500–1000 IE Vitamin D wird empfohlen. Die DGE hat diese Empfehlungen in ihrem 13. Ernährungsbericht 2017 aufgenommen.

In früheren DGE-Empfehlungen wurde eine Substitution zunächst ausschließlich bei älteren Menschen als erforderlich angesehen. Sie kann bei älteren Menschen, und nur bei diesen, wahrscheinlich das Risiko für Stürze, Knochenbrüche, Funktionseinbußen und vorzeitigen Tod verringern. Vitamin D und insbesondere die Substitution seien nicht in der Lage, andere Erkrankungen zu verhindern. Eine Vitamin-D-Gabe sei somit nur bei älteren Menschen sinnvoll. Für alle anderen wurde die tägliche Sonnenlichtexposition für 15 Minuten als der sinnvollere Weg erachtet. Man schweigt sich aus über denjenigen, der auch in den Sommermonaten nicht in der Lage ist, sich der Sonne auszusetzen. Ausreichend Vitamin D ist allein mit Nahrungsmitteln kaum ausreichend zuzuführen.

Positive Mitteilungen über die Wirksamkeit von Vitamin D als Nahrungsergänzungsmittel häufen sich in den letzten Jahren. Man wird beim jetzigen Kenntnisstand eher großzügig eine zusätzliche Einnahme eines Vitamin-D-Präparates empfehlen.

20.8   Nützt oder schadet uns die Sonne?

Die meisten von uns werden sich gerne an Zeiten erinnern, in denen man im Sommer den Großteil seiner Freizeit im Schwimmbad verbrachte. Meist lag man in der prallen Sonne und ließ sich „braten". Es galt als schick, braun zu sein. Rein subjektiv hatten man das Gefühl: Die Sonne und/oder die Umgebung bedingen unser Wohlbefinden.

In den letzten 20 Jahren wurde der Einfluss einer intensiven Sonnenexposition zunehmend kritisch gesehen. Sie erhöht das Melanom-Risiko (schwarzer Hautkrebs) und führt zur Ausbildung einer Seemanns- oder Landmannshaut. Diese wiederum ist verbunden mit einer erhöhten Rate an Basaliomen (weißer Hautkrebs) oder dem vermehrten Auftreten von solaren Keratosen als Vorstufen von Hautkrebs.

Die abnehmende Ozonschicht verschlimmerte die Situation. Besondere Probleme traten auf der Südhalbkugel der Erde auf. So ist die Sonne in Australien so aggressiv, dass Fälle von schwarzem Hautkrebs sprunghaft zunahmen. Besucht man Strände

in Australien, so findet man zum Schutz vor der Sonne große, segelartige Schattenspender (◘ Abb. 20.30).

Ein Sonnenbrand erhöht bei Kindern bis zum dritten Lebensjahr das Melanom-Risiko offensichtlich signifikant.

Die Angst vor dem Auftreten bösartiger Hauttumoren bedingte bei Hautärzten eine regelrechte Hysterie. Es wurde mehr oder minder vor jedem Sonnenstrahl gewarnt.

Eine 2016 im Journal of Internal Medicine erschienene, von Pelle Lindqist publizierte Arbeit aus Schweden ergibt eine andere Sicht der Dinge. Gerade in nordischen Ländern findet man eher wenig Sonnenlicht. Skandinavier wissen um deren Notwendigkeit für die Vitamin-D-Bildung in der Haut. Sie versuchen, das Manko durch die großzügige Einnahme von Vitamin-D-Tabletten auszugleichen. Das fehlende Sonnenlicht und die lange Dunkelheit in den Wintermonaten bedingen bei den Skandinaviern häufig Schwermütigkeit. So hat Finnland die höchsten Selbstmordraten weltweit.

Man beobachtete in Skandinavien über 20 Jahre 29.000 Frauen im Alter von 23–65 Jahren. Das Ergebnis überraschte. Das Risiko, signifikant früher zu sterben, war für Frauen, die sich nicht, zumindest für kurze

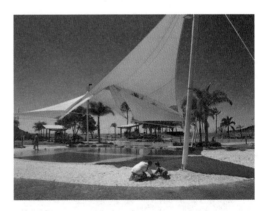

◘ **Abb. 20.30**   Sonnensegel an Badeständen in Australien aufgrund des hohen Melanom-Risikos durch die verringerte Ozonschicht

Zeit, täglich der Sonne aussetzten, signifikant erhöht. Sie wurden befragt, ob sie sich im Sommer oder im Winterurlaub sonnen, Solarien benutzen oder ob sie zum Sonnen im Süden Urlaub machten. Wurden alle vier Fragen verneint, so war das Sterblichkeitsrisiko im Vergleich zu den Frauen, die drei oder vier Fragen mit ja beantworteten, drastisch erhöht. Die Ergebnisse lassen sich nach Meinung der Wissenschaftler auch auf Männer übertragen. Die Lebenserwartung verkürzende Faktoren, wie Übergewicht, Rauchen, Bewegungsmangel, Alkohol, niedriger Sozialstatus und geringer Ausbildungsgrad, wurden mitberücksichtigt und aus der Analyse herausgerechnet.

Obwohl man weiß, dass übertriebenes Sonnenbaden das Risiko für den gefährlichen schwarzen Hautkrebs erhöht, fand sich doch bei Hautkrebs-Patienten, die sich gerne sonnten, kein erhöhtes Sterblichkeitsrisiko. Man geht davon aus, dass die vermehrte Vitamin-D-Bildung in der Haut so schützen kann, dass der Hautkrebs weniger häufig tödlich verläuft. Die Sonnenexposition schütze auch vor einer Reihe anderer Erkrankungen, so vor dem Auftreten des Diabetes mellitus Typ 2, vor Blutgerinnseln (Thrombosen) und dem Gebärmutterkrebs. Diese Ergebnisse einer Beobachtungsstudie dürfen aber keinesfalls verallgemeinert werden.

> **Fazit**
> Das Ergebnis der schwedischen Studie steht nur teilweise in Einklang mit bisher geltenden Empfehlungen. Es besteht offensichtlich ein eklatanter Unterschied in der Lebenserwartung mit und ohne Sonne. Zumindest ein kurzes tägliches Sonnenbad ist empfehlenswert. Dabei reicht es, wenn Gesicht, Hände, Beine und Arme für 10–20 Minuten der Sonne ausgesetzt werden. Auf die Nutzung eines

Solariums sollte man aufgrund diskutierter schädlicher Nebenwirkungen verzichten.

20.9 Wann ist die Einnahme bestimmter Nahrungsergänzungsmittel sinnvoll?

Es gibt einige wenige Ausnahmen, bei bestimmten Personengruppen, bei denen die Anwendung von Nahrungsergänzungsmitteln sinnvoll ist. Es gibt aber keinen Anhalt für einen stark unterschiedlichen Bedarf in den einzelnen Ländern. Dennoch variieren die Empfehlungen zur Mikronährstoffzufuhr in den einzelnen europäischen Ländern teilweise um den Faktor zwei. Um die Empfehlungen EU-weit anzupassen und zu vereinheitlichen, wurde das Kompetenznetzwerk EURECA (European Micronutrient ReCommendations Aligned) eingerichtet.

20.9.1 Jodiertes und fluoriertes Speisesalz und damit hergestellte Lebensmittel

Eines der wenigen Beispiele einer sinnvollen Nahrungsergänzung ist die Jodanreicherung von Kochsalz und damit hergestellten Nahrungsmitteln. Der Kropf infolge von Jodmangel ist weitgehend verschwunden. Jodmangel kommt nur noch bei Personen vor, die kein Jodsalz verwenden. Nach Ansicht der Weltgesundheitsorganisation (WHO) stellt Deutschland kein Jod-Mangelgebiet mehr dar. Der Arbeitskreis Jodmangel (AKJ) bezeichnete 2014 in einer Pressemitteilung die Jodversorgung in Deutschland allerdings nicht als optimal (► Kap. 20).

20.9.1.1 Fluorid und Vitamin D

Fluor ist bedeutsam für die Kariesprophylaxe. Die tägliche Gabe während des ersten Lebensjahres wird empfohlen.

Vitamin-D-Gabe ist bei Menschen mit unzureichender Sonnenlichtexposition und bei Kleinkindern zur Rachitisprophylaxe empfehlenswert, Vitamin K bei Neugeborenen (orale Gabe zur Vermeidung von Gehirnblutungen).

20.9.1.2 Jodid und Eisen

Für Schwangere und Stillende kann nach Rücksprache mit dem Arzt die Einnahme von Jodid (100–150 µg/Tag) ebenso sinnvoll sein wie bei nachgewiesenem Eisenmangel die Gabe von Eisen.

20.9.1.3 Folsäure

Folsäure findet sich in grünen Gemüsesorten wie Blattsalat und Spinat, Kohlgemüse, Zitrusfrüchten, Vollkornprodukten und Hülsenfrüchten. Bei Frauen, die schwanger werden wollen oder könnten, ist die tägliche Gabe von Folsäure (künstliche Form des natürlich vorkommenden Folats) angebracht, möglichst schon vor der Konzeption (Beginn spätestens vier Wochen vor der Schwangerschaft). Ferner Gabe während des ersten Drittels der Schwangerschaft. Empfohlen wird in diesen Fällen die zusätzliche Einnahme von 400 µg/Tag.

Ist die Folsäureanreicherung von Getreideprodukten sinnvoll?

In den USA werden seit 1997 Getreideprodukte mit Folsäure angereichert. Damit sollte die Dickdarmkrebshäufigkeit gesenkt werden. In einer Ernährungs- und Gesundheitsstudie mit 525.488 Teilnehmern zwischen 50 und 71 Jahren erfragte man die Aufnahme von Folsäure mit der Nahrung und mit Nahrungsergänzungsmitteln. 52 % der Männer und 60 % der Frauen nahmen Folsäure in Form von Multivitaminpräparaten ein. Innerhalb von 9,1 Jahren traten 7212 Fälle von Dickdarmkrebs auf.

Die vermehrte Aufnahme von Folsäure reduzierte das Risiko für Dickdarmkrebs signifikant. Inzwischen wird in mehr als 50 Ländern eine Folsäureanreicherung der Grundnahrungsmittel vorgenommen.

In Deutschland werden Getreideprodukte wie Mehl nicht mit Folsäure angereichert. Der Arbeitskreis Folsäure hat 2014 empfohlen, Grundnahrungsmittel wie Mehl oder Backwaren mit Folsäure anzureichern. In Ländern, in denen sich folsäureangereichertes Mehl auf dem Markt befand, war aber die Rate an Mammakarzinomen erhöht. In Deutschland befindet sich mit 1000 µg Folsäure pro kg angereichertes Speisesalz auf dem Markt.

Die Zahl an Neuralrohrdefekten ist in Deutschland mit 12,36 Fällen pro 100.000 Geburten im Vergleich zu anderen europäischen Ländern hoch. Ob der Entstehung mit einer gezielten Anreicherung von Nahrungsmitteln, auch ohne Durchführung einer gezielten Prophylaxe, wirksam vorgebeugt werden kann, ist unklar.

Die Deutsche Gesellschaft für Ernährung (DGE) hat ihre Zufuhrempfehlungen für Folsäure von 400 auf 300 µg/Tag gesenkt. Diese Menge wird als ausreichend erachtet.

Die Hälfte aller Deutschen scheint nach Untersuchungen des Max-Rubner-Instituts weniger als 200 µg/Tag zuzuführen. Der Bedarf bei Schwangeren und Stillenden liegt aber bei 450–600 µg. Es wird die zusätzliche tägliche Aufnahme von mindestens 400 µg täglich empfohlen.

20.9.2 Vitaminanreicherung von Lebensmitteln – gibt es negative Aspekte?

Bei allen Diskussionen um die Anreicherung von Lebensmitteln mit Mikronährstoffen gilt es, eine Überzufuhr und nachteilige Effekte zu vermeiden. Fachgesellschaften teilen mittlerweile die einzelnen Mikronährstoffe in die Kategorien A, B, C ein (ohne Risiko, geringes Risiko, potenzielles Risiko). Teilweise werden für die einzelnen Vitamine und Mineralstoffe auch Höchstmengen festgelegt. Untersuchungen des Bundesforschungsinstituts für Ernährung in Karlsruhe zufolge beinhalteten Multivitaminsäfte teilweise deutlich mehr Folsäure als auf der Verpackung angegeben. Bereits mit drei Gläsern eines frisch abgefüllten Saftes war die tolerierbare Tageshöchstmenge von 1000 µg überschritten.

Stets sollte bedacht werden, dass ein ungünstiges Ernährungsverhalten nicht durch die Einnahme von Nahrungsergänzungsmitteln ausgeglichen werden kann.

Weiterführende Literatur

Weiterführende Literatur zu den Abschn. 20.1 bis 20.5

Abergavenny RD (2004) After the French paradox comes the Italian enigma. BMJ 329:1064

Allen SJ, Wareham K, Wang D et al (2013) Lactobacilli and bifidobacteria in the prevention of antibiotic-associated diarrhoea and Clostridium difficile diarrhoea in older inpatients (PLACIDE): a randomised, double-blind, placebo-controlled, multicentre trial. Lancet 382:1249–1257

Auswertungs- und Informationsdienst für Ernährung, Landwirtschaft und Forsten, Bonn. Bundesjustizministerium: Verordnung über tief gefrorene Lebensmittel über TLMV (Neugefasst durch Bek. v. 22.02.2007 I 258; geändert durch Art. 12 V v. 8.8.2007 I 1816)

Bechthold A (2013) Gesund mit Schokolade? Wissenschaftliche Studienergebnisse und praktische Konsequenzen. Ernähr Umsch 60:27–30

Bechthold A (2015) Chiasamen. Ernähr Umsch 62:S9–S11

Bibbins-Domingo K, Chertow GM, Coxson PG et al (2010) Projected effect of dietary salt reductions on future cardiovascular disease. N Engl J Med 362:590–599

Bub A, Stracke BA (2009) Nüsse in der Ernährung. Bericht des Bundesforschungsinstitutes für Ernährung und Lebensmittel

Callar GM (2007) Non-pressure related effects of dietary sodium. Curr Hypertens Rep 9:154–159

Chaiyakunapruk N, Kitikannakorn N, Nathisuwan S et al (2006) The efficacy of ginger for the prevention of postoperative nausea and vomiting: a meta-analysis. Am J Obstet Gynecol 194:95–99

Corder R et al (2006a) Red wine, procyanidins and vascular health. Nature 444:566

Corder R, Mullen W, Khan NQ, Marks SC, Wood EG, Carrier MJ, Crozier A (2006b) Oenology: red wine procyanidins and vascular health. Nature 444:566

Damian F, Piyasiri U, Archer N et al (2021) In-mouth volatile production from brassica vegetables (cauliflower) and associations with liking in an adult/child cohort. J Agric Food Chem 69(39):11646–11655

Darvesh AS, Carroll RT, Bishayee A et al (2012) Curcumin and neurodegenerative diseases: a perspective. Expert Opin Investig Drugs 21(8):1123–1140

DGE-aktuell (Januar2005) Ist Kaffee ein „Flüssigkeitsräuber"?

Ding EL, Huftless S, Ding X, Giotra S (2006) Chocolate and prevention of cardiovaskular disease: a systematic review. Nutr Metab 1186:1743

Dören M (2011) Gegen Herzrasen und Hitzewallung? Bewertung der Isoflavonoide im Rahmen der Prävention und Therapie von Wechseljahresbeschwerden. Aktuel Ernährungsmed 36(Suppl 1):S33–S35

Estruch R, Ros E, Salas Salvado J et al (2013) Primary prevention of cardiovascular disease with a Mediterranean diet. N Engl J Med 368:1279–1290

Gemein K (2018) Warum schmeckt das (nicht)? Westdeutsche Allgemeine Zeitung 24(3):2018

Gerlach S, Joost H-G (2016) Nationale Reduktionsstrategie 2016. Ernaehr Umsch 63:88–91

Grandjean AC et al (2000) The effect of caffeinated, non-caffeinated, caloric and non-caloric beverages on hydration. J Am Coll Nutr 9:591–600

Hu EB et al (1998) Frequent nut consumption and risk of coronary heart diseases in women. BMJ 317:1341–1345

Hung NL, Blot WJ, Xiang Y-B et al (2015) Prospective evaluation of the association of nut/peanut consumption with total and cause-specific mortality. JAMA Intern Med. https://doi.org/10.1001/jamainternmed.2014.834

Iuliano S, Poon S, Robbins J et al (2021) Effect of dietary sources of calcium and protein on hip fractures and falls in older adults in residential care: cluster randomised controlled trial. BMJ 375:n2364

Jenkins D, Kendall WC, Banach MS et al (2011) Nuts as a replacement for carbohydrates in the diabetic diet. Diabetes Care 34:1706–1701

Kirch N, Ellinger S (2014) Cacao flavanolols and cardioprotective effects. Which flavanolols may contribute to vascular health? Ernähr Umsch 61:144–151

Klaus D, Hoyer J, Middeke M (2010) Kochsalzrestriktion zur Prävention kardiovaskulärer Erkrankungen. Dtsch Ärztebl 107:457–462

Lück E (2012) Geschichte der Lebensmittelkonservierung. Ernähr Umsch 59(I/5):B17–B20

Mesas AE, Leon-Muñoz LM, Rodriguez-Artalejo F et al (2011) The effect of coffee on blood pressure and cardiovascular disease in hypertensive individuals: a systematic review and meta-analysis. Am J Clin Nutr 94:1113–1126

Messerli FH (2012) Chocolate consumption, cognitive function, and Nobel laureates. N Engl J Med 367:1562

Mythri RB, Bharath MM (2012) Curcumin: a potential neuroprotective agent in Parkinson's disease. Curr Pharm Des 18(1):91–99

Prinz-Korte E, Bogner M (Hrsg) (2008) Lebensmittel Lexikon: Sanft Garen und Dampf Garen. Zabert Sandmann Verlag, München

Pungcharoenkul K, Thongnopnua P (2011) Effect of different curcuminoid supplement dosages on total in vivo antioxidant capacity and cholesterol levels of healthy human subjects. Phytother Res 25(11):1721–1726

Rabast U (2010) Gesundheit, langes Leben und Ernährung. Umschau Verlag, Neustadt

Rechner AR (2002) The metabolism of dietary polyphenols and the relevance to circulating levels of conjugated metabolites. Free Radic Res 36(11):1229–1241

Rodriguez-Mateos A, Pino-Garcia R, George TW et al (2014) Impact of processing on the bioavailability and vascular effects of bluebberry (poly)phenols. Mol Nutr food Res 58:1952–1962

Sacks FM, Lichtenstein AH, Wu JHY (2017) Dietary fats and cardiovascular disease: a presidential advisory from the American heart association. Circulation 136(3):e1–e23

Sansone R et al (2015) Cocoa flavonolol intake improves endothelial function and Framingham risk score in healthy men and women. A randomised, controlled, double masked trial. The flaviola health study. Br J Nutr 114:1246–1255

Steinberg P (2011) Resveratrol-Oligomere: Eine neue Klasse von Naturstoffen zur Krebsprävention. Ernähr Umsch 58:366–371

Stolarz-Skrzypek K et al (2011) Fatal ad nonfatal outcome, incidence of hypertension and blood pressure changes in relation to urinary sodium excretion. JAMA 17:1777–1785

Strohm D, Boeing H, Bonnet E-L et al (2016) Speisesalzzufuhr in Deutschland, gesundheitliche Folgen und resultierende Handlungsempfehlungen. Wissenschaftliche Stellungnahme der Deutschen Gesellschaft für Ernährung e. V. (DGE). Ernähr Umsch 63:62–70

Tognon G et al (2017) Nonfermented milk and other dairy products: association with all cause mortality. Am J Clin Nutr 105:1502–1511

Tomata Y, Kakizaki M, Nakaya N et al (2012) Green tea consumption and the risk of incident functional disability in elderly Japanese: the Ohsaki Cohort 2006 Study. Am J Clin Nutr 95:732–739

Traka MH et al (2010) The dietary isothiocyanate sulforaphan modulates expression and alternative gen splicing in a PTEN null preclinical murine model in prostate cancer. Mol Cancer 9:189–191

Wilhelm M, Bischoff SC (2018) Zucker: Vom weißen Gold zur verschmähten Zutat. Aktuel Ernahrungsmed 43(Suppl 1)

Winckler G, El Damaty M, Schröder C et al (2014) Mate – a „new" caffein-containing ingredient fort he food and beverage industry. Ernähr Umsch 61:160–163

Winkler G, Linke-Pawliki S (2012) Wie viel wiegt eine Prise Salz? Zum Einfluss der Salzart auf eine Prise. Ernähr Umsch 59:319–323

Wolfram G, Fremann D (2001) Referenzwerte mit Gewähr – Richtwerte für die Fettzufuhr. Ernähr Umsch 48:274–283

Yang Q et al (2014) Added sugar intake and cardiovascular diseases mortality among US adults. JAMA 174(4):516–524

Zhang XX, Xu YL, Li SH et al (2011) Green tea intake lowers fasting serum total and LDL cholesterol in adults: a meta-analysis of 14 randomized controlled trials. Am J Clin Nutr 94:601–610

Weiterführende Literatur zu Abschn. 20.6

Bechthold A, Albrecht V, Leschik-Bonnet E et al (2012) Beurteilung der Vitaminversorgung in Deutschland

Bjelakovic G et al (2008) The cochrane library. Issue 4. Antioxidant supplements for preventing gastrointestinal cancers. Cochrane Database Syst Rev 3:CD004183

Bjelkovic G et al (2007) Mortality in randomized trials of antioxidant supplements for primary and secondary prevention. Systematic review and metanalysis. JAMA 297:842–857

20

Brasky TM, White E, Chen C-L et al (2017) Long-term, supplemental, one-carbon metabolism-related vitamin b use in relation to lung cancer risk in the vitamins and lifestyle (VITAL) cohort. J Clin Oncol 35:3440–3448

Deutsche Gesellschaft für Ernährung e. V. (DGE) (Hrsg) (2016) 13. Ernährungsbericht. DGE, Bonn, S 41–47

Dobnig H, Pilz S, Scharnagl H et al (2008) Independent association of low serum 25-Hydroxy-vitamin D and 1,25-Dihydroxyvitamin D levels with all-cause and cardiovascular mortality. Arch Intern Med 168:1340–1349

Ebbing M et al (2008) Mortality and cardiovascular events in patients treated with homocysteine-lowering B vitamins after coronary. A randomized controlled trialangiography. JAMA 300:795–804

Erbersdobler H (2012) Neue Referenzwerte für Vitamin D. Ernähr Umsch 59:1

Geller A et al (2015) Emergency department visits for adverse events related to dietary supplements. N Engl J Med. https://doi.org/10.1956/nejmsa1504267

Hahne D (2011) Vitamin D. Wenig harte Fakten zur Prävention chronischer Krankheiten. Dtsch Ärztebl Int 108:C36–365

Schilling S (2012) Epidemischer Vitamin-D-Mangel bei Patienten einer geriatrischen Rehabilitations-klinik. Dtsch Ärztebl Int 109:33–38

Selenium and Vitamin E (2009) Cancer prevention trial (SELECT). JAMA 31:39–51

Zeeb H, Greinert R (2010) Bedeutung von Vitamin D in der Krebsprävention. Konflikt zwischen UV: Schutz und Anhebung niedriger Vitamin D Spiegel. Dtsch Ärztebl Int 107:638–643

Weiterführende Literatur zu Abschn. 20.7

Boniol M et al (2012) Cutaneous melanoma attributable to sunbed use. Systematic review and meta-analysis. BMJ 345:e4757

Lindqvist PG et al (2016) Avoidance of sun exposure as a risk factor for major causes of death: a competing risk analysis of the Melanoma in Southern Sweden cohort. J Intern Med 280(4):375–387

Rossoa S et al (2008) Sun exposure prior to diagnosis is associated with improved survival in melanoma patients: results from a long-term follow-up study of Italian patients. Eur J Cancer. https://doi.org/10.1016/j.ejca.2008.03.009

Weiterführende Literatur zu Abschn. 20.8

Bechthold A, Albrecht V, Leschik-Bonnet E-L et al (2012) Beurteilung der Vitaminversorgung in Deutschland. Ernähr Umsch 59:396–401

Gibson TM, Weinstein SJ, Pfeiffer RM (2011) Pre- and postfortification intake of folate and risk of colorectal cancer in a large prospective cohort study in the United States. J Clin Nutr 94:1053–1062

Großklaus R (2010) Gesundheit pur. Anreicherung von Lebensmitteln und deren gesundheitliche Bedeutung. Aktuel Ernahrungsmed 35(Suppl 1):S38–S44

Herrmann W, Obeid R (2011) Die obligatorische Folsäurefortifikation von Nahrungsmitteln. Dtsch Ärztebl 106:249–254

Internetadresse

http://www.eureca.org

Sexualität und Ernährung

Inhaltsverzeichnis

© Springer-Verlag GmbH Deutschland, ein Teil von Springer Nature 2022
U. Rabast, *Gesunde Ernährung, gesunder Lebensstil*, https://doi.org/10.1007/978-3-662-65230-5_21

21

Der möglichst lange Erhalt der Sexualität und Fertilität wird in weiten Teilen der Bevölkerung als Ausdruck von Vitalität und Jugendlichkeit und damit als erstrebenswert angesehen. Auch hier hat sich in wenigen Jahrzehnten vieles verändert. Galt in den 1960er-Jahren laut Lehrmeinung eine 24-Jährige als „alte Erstgebärende" und hätte man bei über 40-jährigen Frauen bereits auf Verhütungsmaßnahmen verzichten können, so ist heute die Schwangerschaft bei weit über 40-Jährigen keine Seltenheit mehr. Sexuelle Aktivität und Schwangerschaft sind kein absolutes Privileg der Jugend.

2022 wurden von Medscape Ergebnisse einer US-Studie der Universität Chicago von 2007 publiziert. Es waren mehr als 3000 ältere Erwachsene zum Thema Sex befragt worden. 53 % aller Teilnehmer im Alter von 65 bis 74 Jahren hatten im Jahr zuvor mindestens einmal Sex. Bei den 75- bis 85-Jährigen waren es 26 %, bei den 57- bis 64-Jährigen 73 % Die Frequenz nimmt der Studie zufolge mit dem Alter zwar ab, doch Sex spielt immer noch eine Rolle.

Zweifellos gibt es neben einem altersabhängigen Aktivitätslevel auch Zusammenhänge der sexuellen Aktivität mit dem Ernährungszustand, bestimmten Ernährungsformen und der Nahrungsmittelauswahl. Von Tierversuchen wissen wir, dass eine extreme Kalorienrestriktion die Lebenserwartung verlängert, aber die Fortpflanzungsfähigkeit verlorengeht. Von CRONies, Anhängern einer extremen Kalorienrestriktion, wird über ein reduziertes sexuelles Verlangen berichtet. Aber CRONies sind Menschen im Alter von 50 plus. Jenseits des 60. Lebensjahres sinkt auch beim Mann physiologischerweise das sexuelle Verlangen. Es gibt allerdings erhebliche individuelle Unterschiede. Auch im hohen Alter ist eine Reihe von Männern noch sexuell aktiv (◻ Abb. 21.1). Kinder

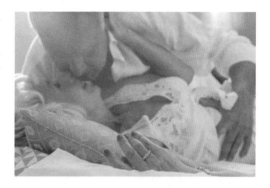

◻ **Abb. 21.1** Sexualität im Alter: Einer Fülle von Nahrungsmitteln wird eine potenzsteigernde oder aphrodisierende Wirkung nachgesagt. Schlüssig bewiesen ist dies für keines, anderenfalls würde vorzugsweise dieses eine empfohlen. Was den Erhalt der Sexualität anbelangt, so gilt, ebenso wie für zahlreiche andere Aktivitäten, auch hier: „Use it or lose it." (© Katarzyna Bialasiewicz/Getty Images/iStock)

Prominenter, die von Vätern im Alter von 80 und mehr Jahren gezeugt wurden, belegen dies.

Bei Frauen lässt die sexuelle Aktivität meist rascher nach als bei Männern. Meist kommt es in der Menopause auch aufgrund häufig auftretender Beschwerden zu einem Rückgang des sexuellen Verlangens. Aber auch hier finden sich Unterschiede. So wird von Katharina der Großen berichtet, dass sie in dem zur damaligen Zeit hohen Alter von mehr als 60 Jahren noch sexuell aktiv gewesen sein soll.

Sowohl beim Mann als auch bei der Frau stellen sich insbesondere mit zunehmendem Alter dann Probleme ein, wenn ein krankhaftes Übergewicht besteht und Folgeerkrankungen wie Bluthochdruck, Zuckererkrankung und Fettstoffwechselstörungen auftreten.

Bei Männern begünstigen begleitende Gefäßveränderungen das Auftreten der sogenannten erektilen Dysfunktion. Der Zusammenhang zwischen reichlichem Verzehrs von gesättigtem Fett, erhöhten Serumcholesterolspiegeln und Auftreten arteriosklerotischer Gefäßveränderungen ist gut bekannt. Nicht nur Herzkranz-, Gehirn- und große Gefäße können betroffen sein, auch in den winzigen Penisgefäßen kommt es zu derartigen Veränderungen und dadurch zur Behinderung des Blutflusses. Dies wiederum begünstigt Erektionsstörungen. Rauchen ist Gift für die Arterien. Nicht nur die Arteriosklerose in den Penisgefäßen wird durch Tabakrauchen gefördert. Es führt auch zu einem Spasmus der Blutgefäße. Zudem können Medikamente die sexuelle Aktivität einschränken. Bekannt ist dies vor allem von Beta-Blockern.

Selbst bei jungen Männern können Probleme bestehen. So gelten in den USA 50 % der 25- bis 40-Jährigen als zeugungsunfähig. In Deutschland halbierte sich bei jungen Männern in den letzten 50 Jahren die Anzahl der Spermienfäden im Samenerguss nahezu.

Dagegen haben fitte alte Männer höhere Serumkonzentrationen des als Anti-Aging-Hormon diskutierten Wachstumshormons, von Melatonin und vom männlichen Sexualhormon Testosteron. Wesentlicher als die Hormonkonzentrationen scheint für den Erhalt der Sexualität die regelmäßige Ausübung sexueller Aktivitäten zu sein. Der Satz „Use it, or loose it" beschreibt die Situation treffend.

Steigert nun gesundes Essen die sexuelle Lust, und wird die Zeugungsfähigkeit positiv beeinflusst? In der Laienpresse wendet man sich diesem Thema gerne zu. Wissenschaftlich belastbare Daten sind eher rar. Klar ist: Das sexuelle Verlangen wird von einem gesunden Geist in einem gesunden Körper gesteuert.

Eine intakte Nervenfunktion, normale Hormonkonzentrationen und ein ungehinderter Blutfluss im Bereich des Beckens sind für eine intakte Sexualfunktion Voraussetzung. Eine Kaskade von Hormonen bestimmt die Sexualfunktion. Zur Aufrecht-

erhaltung der Funktionen werden Hülsenfrüchte, Vollkornprodukte und andere komplexe Kohlenhydrate empfohlen. Früchte und Gemüse sollten reichlich verzehrt werden. Mit tierischem Eiweiß gehe man sparsam um.

Mit dieser Kost wird unser Organismus reichlich mit Vitaminen und Mineralstoffen versorgt. Mit Zitrusfrüchten reichlich zugeführtes Vitamin C soll einen günstigen Effekt auf die Gefäßwände haben. Fettarme Milchprodukte, Vollkornprodukte und grünes Gemüse liefern Riboflavin (Vitamin B). Es soll für die Schleimbildung in den Speicheldrüsen, aber auch für die Lubrifikation (Feuchtigkeit) von Vagina und Penis bedeutsam sein. Für Vitamin E gibt es keine überzeugenden klinischen Wirksamkeitsstudien. Trotzdem wird in der ausreichenden Versorgung mit natürlichem Vitamin E in Öl, Nüssen, Samen, Weizenkeimen und grünem Gemüse eine wesentliche Voraussetzung für eine intakte Sexualfunktion gesehen.

Die angeblich aphrodisierende und damit luststeigernde Wirkung einzelner Nahrungsmittel ist nicht durch Studien belegt. Kommt es zu sexuellen Problemen, so sind Müdigkeit und Depression häufige Ursachen. Die Beschwerdekomplexe lassen sich eventuell erfolgreich mit einer Steigerung der körperlichen Aktivität angehen. Vermehrte körperliche Aktivität bedingt die vermehrte Bildung der stimmungshebenden Endorphine im Gehirn. Auch ein Eisenmangel kann die Ursache der chronischen Müdigkeit sein. Hier bedarf es zunächst der Ursachenabklärung durch den Arzt. Eine Ernährung mit Fleisch, Fisch, Krustentieren, Nüssen, Hülsenfrüchten, Vollkornprodukten, Cerealien, Blattgemüse und Trockenfrüchten kann helfen, die Eisenspeicher aufzufüllen. Zink soll für die Sexualfunktion bedeutsam sein, ein wissenschaftlicher Beweis steht aus. Zink ist für die

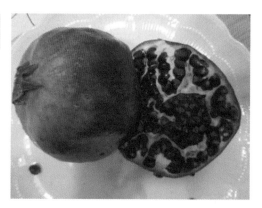

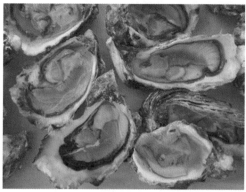

◘ **Abb. 21.2** Granatapfel: Die Liste aphrodisieren-der Nahrungsmittel lässt sich beliebig erweitern. Bereits in der Antike schrieb man dies dem Granatapfel zu, und er galt als Fruchtbarkeitssymbol

◘ **Abb. 21.3** Austern: Die wohl bekanntesten Nahrungsmittel mit angeblich aphrodisierender Wirkung dürften Austern und Sellerie sein

Produktion von Sperma wichtig. Eine unzureichende Zinkversorgung verzögert bei Kindern die Sexualentwicklung. Reichlich Zink findet man in Austern, aber auch in anderen Meerestieren, Fleisch, Geflügel, Leber, in Eiern, Milch, Bohnen, Nüssen und Vollkorn.

Eine ausgewogene Ernährung ist sicherlich ein wesentlicher Faktor, um gesund zu bleiben und auch die Sexualfunktion aufrechtzuerhalten. Aber gibt es Nahrungsmittel, mit denen gezielt das sexuelle Verlangen (Libido) und die Potenz (Manneskraft) gesteigert werden können? Der Volksmund nennt eine Fülle von Nahrungsmitteln, die geeignet sein sollen. Die Palette beinhaltet Anis, Avocados, Artischocken, Austern, Jakobsmuscheln, Basilikum, Broccoli, Cashewkerne, Chili, Estragon, Feigen, Sultaninen, Datteln, Fenchel, frisch gemahlenen Pfeffer, Granatäpfel (◘ Abb. 21.2), Ingwerknollen, Johanniskraut, Kakao, Kaviar, Knoblauch, Muskatnuss, Nüsse, Olivenöl, Schokolade, Sellerie, Spargel, Spinat, Trüffel, Vanille, Zimt, Zwiebel.

Die wohl bekanntesten Nahrungsmittel mit angeblich aphrodisierender Wirkung dürften Austern (◘ Abb. 21.3) und der Sellerie sein. Beide sollen die sexuelle Lust er-

höhen. Der Volksmund belegt Sellerie mit zweideutigen Kommentaren, wie „Freu dich, Fritzchen, morgen gibt's Selleriesalat" und Bezeichnungen wie Geilwurz oder Stehwurzel. Vor 3000 Jahren nannte Homer Sellerie als Lieblingsspeise der Zauberin Kalypso. Sie hat angeblich den schiffbrüchigen Odysseus in ihren Bann gezogen. Der Gourmet-Almanach von 1810 weist darauf hin, dass Sellerie keine Junggesellenspeise sei. Sellerie enthält antibakteriell wirkende, gegen Keime gerichtete ätherische Öle, und er enthält Androstenon, einen Sexuallockstoff, der beim Kauen freigesetzt wird. Im männlichen Körper soll der Verzehr von Sellerie zur vermehrten Produktion des Sexualhormons Testosteron führen.

Feigen, Sultaninen und Datteln waren im Orient beliebt. Fenchel galt als potenzstärkend und der Granatapfel als Fruchtbarkeitszeichen. Sie waren bereits in der Antike beliebt. Basilikum wird eine stimulierende Wirkung nachgesagt, und wer es sich leisten kann, der möge Kaviar als Lustspender ausprobieren. Die Empfehlungen nennen auch zahlreiche grüne und rote Gemüsesorten.

Ein Münchner Sternekoch ist gar auf die Idee gekommen, ein Sexgewürz anzubieten. Die wegen fehlender Seriosität seiner Behauptung gegen ihn geführten Klagen hat er stets gewonnen. Seine Begründung: Er habe ja nie behauptet, dass seine Gewürzmischung aphrodisierend wirksam sei.

Die Fülle genannter Nahrungsmittel stimmt skeptisch. Jeder hat sicherlich eine Reihe der genannten Lebensmittel bereits einmal in größeren Mengen verzehrt. In der Regel geschah dies ohne die Absicht, etwas für das Sexualleben zu tun, und es wurde auch keine Wirkung verspürt. „Das Potenzmittel" unter den Nahrungsmitteln existiert anscheinend nicht. Wirkungen sind wohl eher als marginal zu betrachten. Wäre es anders und fänden sich Nahrungsmittel mit einer durchschlagenden Wirkung, wäre die Liste der Empfehlungen ungleich kürzer.

Häufig werden auch Eier als potenzsteigerndes Mittel genannt. Der Volksmund schreibt den positiven Effekt dem Gehalt an Vitamin E zu. Vitamin E kann synthetisch hergestellt und damit in weit größeren Mengen als in Nahrungsmitteln enthalten eingenommen werden. Seitdem ist es um seine Wirkung als Potenzmittel still geworden.

Zwischenzeitlich sieht man Vitamin D als wesentlich für die Produktion der Sexualhormone an. Teilweise wird deshalb empfohlen, ruhig großzügig Milchprodukte, Eier und Fisch zu verzehren. Auch ein vermehrter Verzehr von Schokolade und von Geflügel, Steak und Lachs wird empfohlen. Ernährungsphysiologisch sind diese Empfehlungen höchst fraglich und dürften bei großzügiger Auslegung und dauerhafter Anwendung mehr schaden als nützen. Wissenschaftliche Untersuchungen zu diesen Fragestellungen oder kontrollierte Studien findet man kaum. Bücher zu diesem Thema gibt es dagegen reichlich. Die Versprechungen sind groß. Eine US-Autorin preist gar eine „Orgasmic Diet", also eine Orgasmus-Diät, an. Sie rät zum Verzehr von Nahrungsmitteln, die den Serotonin- und Dopaminspiegel erhöhen, und empfiehlt Fischöl, dunkle Schokolade, rät aber vom Kaffee- und Teegenuss ab. Die Diät sei so wirkungsvoll gewesen, dass ihr Mann sich von ihr habe scheiden lassen.

Nicht vergessen sollte man Placeboeffekte. Placebos, im herkömmlichen Sinn Scheinarzneimittel ohne Wirkstoff, erwiesen sich, je nach Einsatzgebiet, in bis zu 40 % als wirksam. Die Wirksamkeit lässt sich erklären. Man will ihre Wirkung. Manche Aphrodisiaka, die Steigerung der sexuellen Lust bedingende Substanzen, sind wirksam, weil man an sie glaubt und will, dass sie wirken.

❯ Unser Gehirn ist letztlich unser größtes Sexualorgan. Von ihm wird alles gesteuert. Wenn wir glauben, dass der Mehrverzehr von Eiern unsere sexuelle Fitness steigert, so werden sie es auch tun.

Aber es gibt auch Nahrungsmittel, denen in dieser Hinsicht negative Effekte angelastet werden. So hatten Männer, die täglich eine Portion Tofu verzehrten, eine signifikant reduzierte Spermienzahl (Anzahl an Samenzellen). Waren die Männer dick und verzehrten regelmäßig Soja, war die Spermienzahl noch ausgeprägter reduziert. Da Soja östrogenähnliche pflanzliche Substanzen enthält, sieht man hierin die Ursache. Einen Zusammenhang zwischen dem Verzehr von Soja und einer möglichen Unfruchtbarkeit fand man bisher allerdings nur in Tierversuchen.

Nicht vergessen werden darf der negative Effekt eines überhöhten Alkoholkonsums auf die Sexualfunktion. Er war bereits William Shakespeare bekannt: Wein steigert das Verlangen, steht aber der Durchführung im Wege („Wine provokes the desire, but takes away the performance"). Alkohol enthemmt, es kann aber auch zu einem depressiven Effekt kommen. Alkohol kann die Männlichkeit negativ beeinflussen, Impotenz bedingen und bei schweren Trinkern zu einem Schrumpfen der Hoden führen.

21

Fazit

Letztlich dürften ein guter Gesundheitsstatus und eine ausgewogene Mischkost, ein Vermeiden von krankhaftem Übergewicht, ausreichende körperliche Aktivität und das Meiden von Nikotin und größeren Mengen an Alkohol sicher eine bessere Voraussetzung für eine anhaltende sexuelle Aktivität sein als der bewusste Verzehr bestimmter Nahrungsmittel. Bei erektiler Dysfunktion haben sich die mittlerweile als Medikamente auf dem Markt befindlichen Phosphodiesterase-Hemmer (PDE-5-Hemmer) als wirksam erwiesen. Ist beim Mann ein erniedrigter Testosteronmangel nachgewiesen und bestehen körperliche Beschwerden, so ist die Testosteronsubstitution sinnvoll. Die Testosterongabe mit dem Ziel, die Sexualfunktion zu verbessern, lässt keine positiven Effekte erwarten und birgt die Gefahr der Entstehung hormonabhängiger Tumoren.

Weiterführende Literatur

Kein Sex im Alter durch Krankheiten und durch gesellschaftliche Stigmata – Medscape – 21. Feb 2022

Kolle O, von Sydow K, Bolz R et al (2003) Alter und Sexualität. Bundeszentrale für gesundheitliche Aufklärung, Abt. Sexualaufklärung und Familienplanung, Köln

Rösing D, Klebingat K-J, Berberich HJ et al (2009) Sexualstörungen des Mannes. Dtsch Ärztebl 106:821–828

Internetadressen

http://www.debeka.gesundheitsportal-privat.de/…/Potenz/Lustvolle-Nahrungsmittel-Gewue-3350.html. Zugegriffen am 19.05.2018

www.kurzefrage.de/…/Durch-welche-Nahrungsmittel-laesst-sich-die-Potenz-steigern. Zugegriffen am 31.07.2017

Gehirnernährung oder Brain Food und Brain Nutrition – gibt es das?

Inhaltsverzeichnis

© Springer-Verlag GmbH Deutschland, ein Teil von Springer Nature 2022
U. Rabast, *Gesunde Ernährung, gesunder Lebensstil*, https://doi.org/10.1007/978-3-662-65230-5_22

„Oben licht und unten dicht" oder „Oben klar und unten dicht." Diese Aussagen umschreiben sinnig die Ängste und Wünsche vieler älterer Menschen. In unserer älter werdenden Gesellschaft wird die Zahl der Demenzkranken, also von Menschen, die weder zeitlich noch örtlich orientiert sind, ansteigen. Man geht bis zum Jahr 2050 von einem weltweiten Anstieg von derzeit 35 Millionen auf 115 Millionen aus. Neben den Industrienationen sind auch aufstrebende Nationen wie China und Indien von dieser Entwicklung betroffen.

Gibt es Ernährungsformen, mit denen man kurzfristig die Leistungsfähigkeit des Gehirns steigern bzw. positiv beeinflussen kann? Und mit welcher langfristigen Form der Ernährung kann ich die geistige Leistungsfähigkeit möglichst lange aufrechterhalten und damit einer demenziellen Entwicklung vorbeugen?

Während es für den kurzfristigen Einfluss eine Reihe von wirksamen Empfehlungen gibt, werden Ergebnisse eines positiven Effektes bei einem langfristigen Einsatz bestimmter Ernährungsformen kontrovers diskutiert.

Betrachtet man die Menschwerdung, so waren es vor allem der aufrechte Gang und die Entwicklung des Großhirns, die den Menschen vom Menschenaffen abgrenzten. Diese Veränderungen waren „kostspielige" Angelegenheiten. Das Gehirngewicht beträgt zwar nur 2 % des Körpergewichts, es benötigt aber ca. 120 g Glukose pro Tag und mit fast 500 Kalorien ca. 20 % der täglich erforderlichen Energiemenge. Der Urmensch musste die zusätzliche Energiemenge erst aufbringen.

Mancher Schüler wird sich an Zeiten erinnern, als besorgte Eltern ihn vor Schulaufgaben mit – damals nicht gerade billigen – Täfelchen von Traubenzucker (Glukose) versorgten. Im Traubenzucker sah man „Nervennahrung". Ihn bereits als Gehirnnahrung oder als „Brain Food" zu bezeichnen ginge etwas weit. Man wusste nicht, dass eine stärkehaltige Zwischenmahlzeit, z. B. ein Apfel und ein Stück Vollkornbrot, aus denen „Traubenzucker" nur allmählich freigesetzt wird, ungleich sinnvoller gewesen wären.

Ein Überangebot an Glukose verbessert nicht die Leistungsfähigkeit. Es bewirkt eher das Gegenteil. Unser Gehirn verbraucht zwar reichlich Glukose, bezieht sie aber überwiegend aus stärkehaltigen Nahrungsmitteln. Selbst dann, wenn dem Gehirn keine Glukose oder sonstige Kohlenhydrate zugeführt werden, stellt es seine Funktion nicht ein. Zunächst wird Glukose aus dem Glykogen der Leber und der Muskulatur nachgeliefert und aus anfallenden Stoffwechselprodukten in der Leber produziert. Danach stellt sich das Gehirn auf die Verwertung von Ketonkörpern um. Sie entstehen im Hungerzustand aus den Fettreserven unseres Körpers. Grauen und weißen Gehirnzellen schadet die fehlende Zufuhr der Hauptnährstoffe zunächst nicht. Magern Menschen ab, schrumpfen zwar alle Organe, aber nicht das Gehirn. Auch beim Eintreten des Hungertodes tritt keine Volumenabnahme auf. Es erscheint nicht verwunderlich, wenn Hungern die Gedächtnisleistung zunächst sogar verbessert. Der Spruch „Plenus venter, non studet libenter" (Ein voller Bauch studiert nicht gern) beschreibt die Situation treffend. Paradoxerweise wird Hungern deshalb manchmal als „Hirnfutter" bezeichnet.

Aus Tierversuchen weiß man, dass eine energetisch knappe, sonst aber optimale Ernährung

- das Leben verlängert,
- die Rate an Herz-Kreislauf-Erkrankungen verringert und
- möglicherweise auch das Gehirn positiv beeinflusst.

Eine energetisch knappe Ernährung fördert die Produktion nervaler Wachstumsfaktoren und beeinflusst die neuronale Funktion positiv. Man muss aber nicht unbedingt hungern, um eine gute Gehirnfunktion zu erreichen. Aber die wiederholt gegebene Empfehlung für ein akzeptables Körpergewicht gilt auch im Sinne einer gesunden Ernährung für unser Gehirn.

Eine dauerhafte Unterversorgung aber ist nicht mit einer guten Funktion des Gehirns vereinbar. Die geeignete Auswahl von Nahrungsmitteln kann neben unserer körperlichen auch die geistige Fitness und unser mentales Wohlbefinden beeinflussen. Bei Heranwachsenden kann die unzureichende Nährstoffzufuhr das Auftreten von Depressionen begünstigen. Bei 7114 Heranwachsenden im Alter von 10–14 Jahren fanden sich in Australien unter mangelernährten Jugendlichen im Vergleich zu optimal ernährten signifikant mehr depressive Zustandsbilder.

22.1 Positive Koffeinwirkung

Jeder von uns kennt die konzentrationsfördernde Wirkung von Kaffee, die mit modernen Untersuchungsmethoden objektiviert werden konnte. Die belebende Wirkung des Kaffees bedingt der Koffeingehalt. Die Wirkung hält allerdings nur zeitlich begrenzt an. Eine Studie aus den USA sieht in Kaffee die wichtigste Antioxidanzienquelle in der Alltagsernährung.

22.2 Omega-3-Fettsäuren und Hirnstoffwechsel

Die graueHirnsubstanz ist äußerst fettreich und enthält einen hohen Anteil an Docosahexaensäure (DHA), eine Omega-3-Fettsäure. Sie ist ein wesentlicher Bestandteil der Zellmembranen und wichtig für die Zellfunktion. Die Fischölfettsäure DHA ist Hauptbestandteil der Schaltstellen in unserem Nervensystem, den Synapsen.

Eventuell haben Omega-3-Fettsäuren auch das Wachstum des menschlichen Gehirns beschleunigt. Überreste von Meerestieren zeigen, dass diese bereits vor 1,95 Millionen Jahren verzehrt wurden.

Vor allem Seefisch, Nüsse und Leinöl enthalten viele Omega-3-Fettsäuren. Bei zweimal wöchentlichem Seefischverzehr könnten Lachs, Sardine, Hering, Makrele, Thunfisch oder andere verzehrt werden. Aus Gründen der Energiezufuhr beschränke man sich auf kleine Portionen. Nüsse und Samen, insbesondere Walnüsse, enthalten als pflanzliche Omega-3-Fettsäure die Alpha-Linolensäure.

Omega-3-fettsäurehaltige Nahrungsmittel könnten den Hirnstoffwechsel positiv beeinflussen und für eine positive Stimmung mit verantwortlich sein. Allerdings sollen sie nur beim Mangelzustand wirken. Bei weiten Teilen der Bevölkerung gilt die Zufuhr von Omega-3-Fettsäuren als zu gering. Es werden teilweise auch für die alleinige Zufuhr von Omega-3-Fettsäuren positive Effekte beschrieben: Verabreichte man über sechs Monate hinweg Schul- und Vorschulkindern sechsmal 500 mg Fischöl pro Tag oder ein Placebo, so verbesserten sich unter Omega-3-haltigen Nahrungsergänzungsmitteln die schulischen Leistungen um bis zu 40 %. Die Ergebnisse werden allerdings angezweifelt, da die Studie von einem Hersteller für Omega-Supplemente mitfinanziert wurde. Andere Untersuchungen weisen bei der Einnahme von Fischölkapseln auch auf eine Verringerung der altersbedingten Hirnvolumenabnahme hin.

2015 wurde bei einer Tagung der American Academy of Neurology über kernspintomografische Untersuchungsergebnisse aus einer multizentrischen Studie bei 674 Personen im Alter von 65 Jahren und mehr berichtet. Teilnehmer, die eine mediterrane Kost eingehalten hatten, wiesen im Vergleich zu Teilnehmern, die sich nicht oder nur unzureichend an eine mediterrane Kost hielten, ein signifikant höheres Hirnvolumen auf.

2016 erschienen Studienergebnisse aus den USA. Man hatte die Gehirne von 286 Verstorbenen untersucht – die Menschen waren durchschnittlich 90 Jahre alt geworden. 4,5 Jahre vor ihrem Tod waren sie mit einem Fragebogen zum Verzehr von

22

Meeresfrüchten (Seafood) befragt worden. Hatten sie reichlich Seafood verzehrt, war der Quecksilbergehalt im Gehirn höher. Die Mengen aber waren gering und bedingten keine Schädigungen. Aber die für hirnorganische Veränderungen bei Alzheimer-Demenz entscheidenden Eiweißkörper, Beta-Amyloid- und Tau-Proteine, waren vermindert nachweisbar. Auch die Anzahl größerer und kleinerer Infarkte war bei ihnen deutlich geringer. Bei der Einnahme von Fischölsupplementen fand man dagegen keine schützende Wirkung auf die Gehirnstruktur. Auch diese Untersuchungen weisen darauf hin: Es besteht offensichtlich ein Unterschied zwischen dem Verzehr eines Lebensmittels und der Einnahme einer als wirksam vermuteten Einzelsubstanz.

Dennoch ist noch weitgehend ungeklärt, ob Omega-3-Fettsäuren das Gehirn des heutigen Menschen nachhaltig positiv beeinflussen können.

Tierische Nahrung enthält vor allem unterschiedliche Fettmengen gesättigter Fettsäuren, von denen ein positiver Einfluss auf den Gehirnstoffwechsel nicht zu erwarten ist. Mageres Fleisch und magere Milchprodukte sind deshalb aufgrund ihres geringen Fettgehaltes zu bevorzugen.

22.3 Gibt es der Intelligenz förderliche Nahrungsmittel oder Nahrungsergänzungsmittel?

Unwillkürlich fragt man sich: Gibt es die Intelligenz fördernde Nahrungsmittel oder Nahrungsergänzungsmittel? Und kann man Brain Food kaufen?

2011 wurde über Ergebnisse einer doppelt verblindeten, placebokontrollierten Präventionsstudie mit 12.741 Teilnehmern berichtet. Sie erhielten zwischen 1994 und 2002 in der SU.VI.MAX-Studie täglich

120 mg Vitamin C, 30 mg Vitamin E, 6 mg Beta-Karotin, 100 µg Selen und 20 mg Zink – oder ein Placebo. Sechs Jahre nach Studienende wurden 4447 zu Studienbeginn 45–60 Jahre alte Teilnehmer testpsychologisch untersucht. Patienten, die sechs Jahre Nahrungsergänzungsmittel eingenommen hatten, wiesen im Rahmen eines einzelnen Tests ein besseres episodisches Gedächtnis als die Kontrollpersonen auf. In allen anderen kognitiven Tests fanden sich keine Unterschiede zur Placebogruppe. Bei Rauchern und bei bereits ausreichend mit Vitaminen Versorgten fand sich ein negativer Effekt. Auch wenn die Autoren folgerten, dass die Aufnahme von Vitaminen und Mineralstoffen in den empfohlenen Tagesmengen helfen könnte, die kognitive Leistungsfähigkeit zu erhalten, sollten die Studienergebnisse nicht Anlass zur kritiklosen Vitaminzufuhr sein. Trotz vergleichsweise hoher Fallzahlen reichen die Ergebnisse für weitreichende Schlussfolgerungen nicht aus. Bei bereits ausreichend Versorgten gefundene negative Auswirkungen, und dies dürfte in unserer Gesellschaft häufig der Fall sein, sollten nachdenklich stimmen.

In einer weiteren Studie erhielten 900 psychisch vermehrt belastete Senioren im Alter von 60 und 74 Jahren Placebos oder 400 µg Folsäure und 100 µg Vitamin B12. Die Konzentrationen beider Substanzen im Serum stiegen signifikant an. Die kognitiven Leistungen hinsichtlich Sofort- und Spätabruf einer Wortliste verbesserten sich nach 24 Monaten. Orientierung, Aufmerksamkeit und die Verarbeitungsgeschwindigkeit dagegen zeigten keine signifikanten Unterschiede. Auch aus diesen Studienergebnissen lässt sich keine Empfehlung für eine Einnahme derartiger Supplemente ableiten.

Eine Ausnahme stellt auch hier Vitamin D dar. Positive Mitteilungen häufen sich in den letzten Jahren. Unter anderem finden sich Mitteilungen über 752 ältere Frauen, bei denen sich eine deutliche Assoziation zwischen Vitamin-D-Defizit und kognitiven

Einschränkungen fand. Wurde Vitamin D bei einem Defizit substituiert, so kam es zu einer signifikanten kognitiven Verbesserung.

Fast die Hälfte in der Bevölkerung hat nach Untersuchungsergebnissen des Robert Koch-Instituts zu niedrige Serum-Vitamin-D-Konzentrationen. Allein mit Nahrungsmitteln ist eine ausreichende Vitamin-D-Zufuhr kaum möglich. Die empfohlene tägliche 20-minütige Sonnenexposition von Gesicht und Unterarmen können die meisten von uns kaum verwirklichen, insbesondere im Winter. Mit der täglichen Einnahme von 500 IE Vitamin D, vor allem in den Wintermonaten, kann letztlich nichts falsch gemacht werden. Das Massenexperiment der Rachitisprophylaxe zeigt: Negative Auswirkungen sind nicht zu erwarten.

Sonst auf dem Markt befindliche, mit großem Werbeaufwand vertriebene Angebote kann man getrost als wirkungslos ansehen. Auch hier handelt es sich um meist überteuert angebotene Vitamin- und Mineralstoffkombinationen, für deren Wirksamkeitsnachweis keine belastbaren Testergebnisse vorliegen.

22.4 Macht Kakao schlau?

Aus der Schweiz kam zur Weihnachtszeit 2012 die Meldung: „Kakao macht schlau" – und somit Schokolade klug. Man hatte bei Nobelpreisträgern einen vergleichsweise hohen Schokoladenkonsum festgestellt. Wie viel die einzelnen Nobelpreisträger an Schokolade verzehrt hatten, war nicht bekannt. Derartige Diskussionen gab es aber bereits auf anderer Ebene. So sank in bestimmten Gebieten die Geburtenrate mit der Abnahme der Population der Seeschwalben. Letztlich war dies Zufall. Von der Kakaobohne (◨ Abb. 22.1) aber weiß man immerhin, dass die in ihr enthaltenen Flavonoide geistige Funktionen positiv beeinflussen. Insbesondere die dunkle, die sogenannte

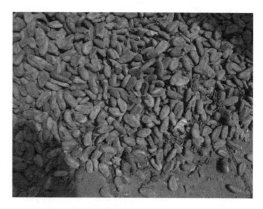

◨ **Abb. 22.1** Kakaobohnen: Aus der Schweiz kam die Meldung, dass Kakao schlau mache – und somit Schokolade klug

schwarze Herrenschokolade, ist unter diesem Aspekt von Interesse.

Allerdings sollen beim Herstellungsprozess die für die positiven Effekte verantwortlichen Flavonoide teilweise zerstört werden.

> **Corpora non agunt nisi fluida**
> Auch mit einfachen Maßnahmen kann man die Gehirnleistung verbessern. Auf ausreichende Flüssigkeitszufuhr sollte man achten. Eine Minderzufuhr kann eine beginnende Austrocknung und damit eine herabgesetzte Gehirnleistung bedingen. 1,5–2 Liter, zur Sommerzeit auch mehr, sind empfehlenswert. Bevorzugt werden sollten Leitungs- und Mineralwasser oder Tee und Fruchtsaftschorlen. Grüner Tee soll die Gehirnfunktion, Wachheit und die Gedächtnisleistung positiv beeinflussen.

22.5 Die Bedeutung von Antioxidanzien

Im Laufe des Lebens verlieren wir Gehirnzellen. Der Prozess ist nicht zwangsläufig altersbedingt. Es bestehen erhebliche individuelle Unterschiede. Der Verlust geistiger

Fähigkeiten soll dabei weniger durch den Verlust an Hirnzellen als durch ein Defizit der miteinander kommunizierenden Zellen bedingt sein. Bereits in früheren Untersuchungen zeigte sich, dass Antioxidanzien bei diesen Funktionen eine entscheidende Bedeutung zukommt. Insbesondere die mit der Nahrung zugeführten Antioxidanzien, wie sekundäre Pflanzenstoffe, Vitamin E, Vitamin C und Beta-Karotin, hemmen die Produktion freier Radikale. Antioxidanzien sind auch für die Gehirnfunktion bedeutsam. Untersuchungen bei Schülern aus Chicago zeigten, dass der regelmäßige Verzehr von Nüssen und Äpfeln in der Pause, anstelle von Fast Food, die Hirnleistung um 30 % verbesserte.

Einer Reihe sekundärer Pflanzenstoffe werden positive Effekte auf die Hirnleistung zugeschrieben. Dies gilt für die im Ginkgoextrakt enthaltenen Flavonoide. Mäuse erholten sich nach einem experimentell herbeigeführten Schlaganfall unter Ginkgo rascher als Tiere der Vergleichsgruppe. Derartige Ergebnisse sind aber nicht auf den Menschen übertragbar.

Ein positiver Einfluss von Folsäure auf das Gehirn ist spekulativ. Es ist mehr als fraglich, ob sich bei Älteren der geistige Verfall damit aufhalten lässt. Die Alzheimer-Raten in Indien sind niedrig, dort wird reichlich Curry verzehrt. Curcumin (▶ Kap. 20), das typisch gelbe Curry-Gewürz, könnte gegen Alzheimer wirken. Auch dies ist spekulativ.

Neben Vitaminen finden sich die in der Pflanze meist als Farb- und Geschmacksstoffe vorkommenden Polyphenole. Von ihnen gehen positive Effekte aus. In einer Drei-Städte-Studie ließ sich für Obst und Gemüse ein mittelgroßer, aber signifikant risikosenkender Effekt beobachten. Auch wurde für Fisch, nicht aber für Fischöle, ein positiver Effekt nachgewiesen.

Bei 344 Ratten, denen über acht Wochen Spinat, Erdbeeren und Blaubeeren verabreicht wurden, verbesserten sich die Gehirn-funktionen. Die Hirnzellen bildeten vermehrt Neurotransmitter, und altersbedingte Veränderungen bildeten sich zurück. Die Blaubeergruppe schnitt am besten ab. Als ursächlich gelten die antioxidativen Wirkungen der sekundären Pflanzenstoffe im Blaubeerextrakt. Sie passieren die Blut-Hirn-Schranke und reichern sich im Hirngewebe der Nagetiere an.

> Eine reichliche Zufuhr von Antioxidanzien mit Früchten und Gemüse kann offensichtlich das Risiko einer geistigen Einschränkung reduzieren.

Der von den Fachgesellschaften empfohlene fünfmal tägliche Obst- und Gemüseverzehr gilt auch hier. Bedeutsam ist die Vielfalt des verzehrten Obstes und Gemüses. Wurde früher die Orientierung an den Ampelfarben empfohlen, so spricht man zwischenzeitlich von Regenbogenfarben, an denen man sich orientieren sollte.

22.6 Weingenuss, körperliche Aktivität und Gehirnfunktion

Nicht nur dem Herzen und den Gefäßen, auch dem Gehirn kann ein mäßiger, aber regelmäßiger Weinkonsum dienlich sein. Norwegische Wissenschaftler fanden bei einer Untersuchung an 5000 Menschen, dass 1–2 Gläser Wein pro Woche mit einer höheren Gehirnleistung einhergehen als der komplette Verzicht. Bei Tests schnitten Weintrinker besser ab als Abstinente. Ein positiver Effekt antioxidativer Inhaltsstoffe kann zwar ursächlich sein, der meist höhere Bildungsstand und die gesündere Lebensweise von Weintrinkern darf dabei nicht vergessen werden.

Bei einer 34 Jahre lang laufenden schwedischen Langzeitstudie fanden sich im Beobachtungszeitraum unter 1462 Frauen 162 Demenzkranke. Wurde regelmäßig eine geringe Menge an Wein konsumiert, so sank die Erkrankungsrate um 40 %. Wurden keine anderen alkoholischen Getränke konsumiert, sank die Rate sogar um 70 %.

22.7 Körperliche Aktivität und Hirnleistung

Auch die regelmäßige körperliche Aktivität schützt vor einer Hirnvolumenabnahme und dem Auftreten von Demenz. Die Ergebnisse sind besser als beim typischen Gehirnjogging mit Lösen von Kreuzworträtseln oder Sudoku. Andererseits kann eine übertriebene sportliche Betätigung insbesondere bei Mädchen und jungen Frauen das Gegenteil bewirken. Kanadische Forscher fanden bei Frauen, die in dieser Lebensphase sehr anstrengenden sportlichen Aktivitäten häufig nachgingen, ein erhöhtes Risiko für eine spätere Beeinträchtigung geistiger Funktionen. Permanent praktizierter anstrengender Sport kann zum Absinken des Östrogenspiegels führen. Eine reduzierte Östrogenkonzentration schränkte auch die kognitiven Fähigkeiten ein. Gegen eine maßvolle sportliche Aktivität ist nichts einzuwenden, sie dürfte der späteren Hirnleistung eher dienlich als schädlich sein (◘ Abb. 22.2).

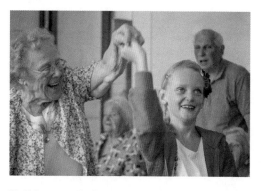

◘ **Abb. 22.2** Senioren: Insbesondere für alte Menschen ist, neben sozialen Kontakten, die körperliche Aktivität wichtig. (© Casarsa Guru/Getty Images/iStock)

22.8 Mediterrane Ernährung und Hirnfunktion

Die positiven Effekte der mediterranenErnährung auf die Sterblichkeitsraten und die koronare Herzerkrankung sind gut bekannt. Auch ein positiver Einfluss auf neurodegenerative Erkrankungen wird diskutiert. In den USA wurden in einer prospektiven Studie 1800 Probanden hinsichtlich ihres Ernährungsverhaltens befragt. Man unterschied Gruppen, in denen eine mediterrane Ernährung gut, mäßig oder nicht eingehalten wurde. Nach 4–5 Jahren zeigte sich: Je besser die mediterrane Ernährung eingehalten wurde, umso geringer war das Risiko für eine Alzheimer-Demenz. An einer weiteren Studie nahmen 400 Personen teil. Sie wiesen bereits geringe neurologische Defizite auf und litten an einer Vorstufe der Alzheimer-Erkrankung. Auch hier hatte die Gruppe mit gut eingehaltener mediterraner Ernährung das geringste Risiko, im weiteren Verlauf eine Alzheimer-Erkrankung zu entwickeln. In einer weiteren Studie mit 1500 Probanden zeigte sich unter mediterraner Ernährung zwar ein verlangsamter kognitiver Abbau, das allgemeine Demenzrisiko aber war nicht reduziert. Positive Effekte sind auch von den in der mediterranen Kost reichlich enthaltenen Flavonoiden zu erwarten. Innerhalb von zehn Jahren war der Abfall kognitiver Leistungen umso geringer, je mehr Flavonoide zugeführt wurden.

Fazit

Es wäre fatal, gäbe es je eine Kost, die gut für unser Herz, gut für unser Gehirn, gegen die Entwicklung der Arteriosklerose und gegen die Entstehung von Tumorerkrankungen gerichtet wäre. Man wüsste letztlich nicht mehr, welcher der Empfehlungen der einzelnen Fachgesellschaften man eigentlich folgen sollte. Derzeitige Empfehlungen gelten für all diese Gegebenheiten. Bezüglich der Gehirnernährung fragt man sich: Gibt es etwas,

22

mit dem man die Hirnleistung gezielt verbessern kann? Nüsse werden gerne als Nervennahrung bezeichnet, sind aber auch gut zur Verhinderung der koronaren Herzerkrankung (KHK). Der Fischverzehr (zweimal pro Woche) ist auch hier zu empfehlen. Nahrungsergänzungsmittel wie Vitamin C, E und Beta-Karotin waren bezüglich der Verhinderung von arteriosklerotischen und Krebserkrankungen wirkungslos und haben eher Schaden angerichtet. Sinnvoll ist eine vermehrte Zufuhr offensichtlich nur durch Nahrungsmittel. Positive Effekte können von einer regelmäßigen körperlichen Aktivität und einem geringen Alkoholkonsum erwartet werden. Hier reichen bereits 1–2 Gläser pro Woche aus.

Der Wunsch, medikamentös die Gedächtnisleistung oder gar die Intelligenz zu steigern, ist bislang nicht erfüllt. Es gibt zwar Medikamente, mit denen man die Aufmerksamkeit und Merkfähigkeit erhöhen kann. Sie wirken zeitlich begrenzt und führen nahezu ausnahmslos zu einer Abhängigkeits- und Suchtentwicklung.

Aussagekräftige Ergebnisse zur Frage, ob man das Zentralnervensystem gezielt positiv beeinflussen kann wird man nur schwer erhalten. Das National Institute of Health (NIH) der USA hat sich 2010 in einem Konsensusbericht geäußert: Es gibt nicht einmal mittelmäßig gesicherte wissenschaftliche Daten, dass die Ernährung, Supplemente, Medikamente, soziale oder ökonomische Faktoren mit einem verminderten Risiko für eine Alzheimer-Demenz verbunden sind.

Letztlich gilt aber auch für unsere Gehirnaktivität: „Use it, or lose it." Glücklich, wer sein Gehirn früh und immer wieder trainiert hat, um die geistigen Funktionen zu erhalten. Nur so kann er hoffen, dass sie ihm auch im Alter erhalten bleiben.

Weiterführende Literatur

Annweiler C et al (2012) Cognitive effects of vitamin D supplementation in older outpatients visiting a memory clinic: a pre-post study. J Am Geriatr Soc 60:793–795

Feart C, Samieri C, Barbeger-Gateau P (2010) Mediterranean diet and cognitive function in older adults. Curr Opin Clin Nutr Metab Care 13:14–18

Jacka FN, Kremer PJ, Leslie ER et al (2010) Associations between diet quality and depressed mood in adolescents: results from the Australian healthy neighbourhoods study. Aust N Z J Psychiatry 44(5):435–442

Kesse-Guyot E et al (2011) Adherence to nutritional recommendations and subsequent cognitive performance: findings from the prospective Supplementation with antioxidant vitamins and minerals 2 (SU.VI.MAX 2) study. Am J Clin Nutr 94:892–899

Letteneur L, Proust-Lima C, Le Gauge A et al (2007) Flavonoid Intake and cognitive decline over a 10-year period. Am J Epidemiol 165:1364–1371

Lissner L et al (2008) Alcoholic beverages and incidence of dementia: 34-year follow-up of the prospective population study of women in Goeteborg. Am J Epidemiol 167(6):684–691

Masley S, Roetzheim R, Gualtieri T (2009) Aerobic exercise enhances cognitive flexibility. J Clin Psychol Med Settings 16(2):186–193

Morris MC et al (2016) Association of seafood consumption, brain mercury level, and APOE ε4 Status with brain neuropathology in older adults. JAMA 315(5):489–497

National Institute of Health (2010) Preventing Alzheimer's disease and cognitive decline. NIH State-of-Science Conference

Rabast U (2011) Gibt es eine spezielle Ernährung für das Gehirn? Med Welt 62:200–206

Schaffer S (2011) Hochbetagt und klar im Kopf: Die Bedeutung sekundärer Pflanzenstoffe für die Prävention neurodegenerativer Erkrankungen. Aktuel Ernährmed 36(Suppl 1):39–43

Walker JG, Batterham PJ, Mackinnon AJ et al (2012) Oral folic acid and vitamin B-12 supplementation to prevent cognitive decline in community-dwelling older adults with depressive symptoms – the Beyond Ageing Project: a randomized controlled trial. Am J Clin Nutr 95:194–203

Wie ernähren wir uns in Deutschland?

Inhaltsverzeichnis

© Springer-Verlag GmbH Deutschland, ein Teil von Springer Nature 2022
U. Rabast, *Gesunde Ernährung, gesunder Lebensstil*, https://doi.org/10.1007/978-3-662-65230-5_23

23

Im Jahr 2002 befragte eine Marktforschungsgesellschaft 2575 Personen im Alter von mehr als 14 Jahren zum Thema Ernährung. Drei Viertel der Befragten erklärten spontan, sich mit dem Thema gesunde Ernährung nicht sehr gut auszukennen. Man esse stets, was schmecke und worauf man gerade Appetit habe (69 %). Dabei achte man weder auf die Kalorien noch auf das in der Nahrung enthaltene Cholesterol (je ca. 60 %). Mindestens einmal am Tag wolle man Fleisch oder Wurst essen und auf eine gesunde Ernährung achte man nicht besonders (je ca. 50 %).

Zu diesen Angaben passen die Zahlen im Ernährungsbericht der Deutschen Gesellschaft für Ernährung (DGE). Bei 47 % der Bevölkerung besteht eine Überversorgung mit Fett und bei 67 % mit Eiweiß. Statt der wünschenswerten Menge von 60–70 g Fett pro Tag (bzw. 80 g pro Tag für den schwer Arbeitenden) werden pro Person durchschnittlich 120 g pro Tag verzehrt. Von 1960 bis 1998 stieg der Fleischkonsum pro Person und Jahr von etwa 60 kg auf über 90 kg. Der Fischverzehr stieg dagegen nur gering an. Drastisch gefallen war der Verzehr von Kartoffeln von 130 auf 70 kg. Gering gesunken war auch der Verzehr von Getreide. Wer erwartet, die von weiten Teilen in der Bevölkerung praktizierte Überversorgung mit Energie wäre gleichbedeutend mit der optimalen Versorgung mit essenziellen Nährstoffen, wird enttäuscht sein. Die Jod-, Kalzium-, Fluor- und Folsäurezufuhr war damals grenzwertig, teilweise auch unzureichend. Neueren Untersuchungen zufolge liegt bei jedem Zweiten in der Bevölkerung ein Mangel an Vitamin D vor.

Etwa 25 % der Bevölkerung weisen ein behandlungsbedürftiges Übergewicht auf. Die langfristigen Folgeerkrankungen verursachen Jahr für Jahr Kosten, die, je nach Schätzung, zwischen 60 und 100 Mrd. € liegen. Herz-Kreislauf-Erkrankungen (Herzinfarkt, Schlaganfall und sonstige arteriosklerotische Folgeerkrankungen) stehen als Haupttodesursachen an erster Stelle. Allein im Jahr 2005 waren insgesamt mehr als 17 % aller registrierten Todesfälle durch chronische koronare Herzerkrankungen und Herzinfarkte verursacht. Der Schlaganfall ist in Deutschland mit 15 % aller Todesfälle die dritthäufigste Todesursache. Das ergab eine statistische Erhebung an mehr als 800.000 verstorbenen Männern und Frauen durch das.

Nicht nur diese Erkrankungen gelten als Folgen der Fehl- und Überernährung. Auch eine Reihe von Tumorerkrankungen werden hierdurch mitbedingt. Vermutlich ist eine falsche Ernährung ursächlich für 30 % aller vorzeitigen Todesfälle.

23.1 Ernährungsreport 2016

Die Situation hat sich im Vergleich zu den vorangegangenen Ernährungsberichten kaum geändert. Der Fleischverzehr ist hoch. In einer Umfrage für das Landwirtschaftsministerium gaben über 80 % an, Fleisch und Wurst mehrmals die Woche zu essen. Erneut essen Männer im Vergleich zu Frauen doppelt so häufig täglich Wurst und Fleisch. Eine Tendenz zur vegetarischen Ernährung findet sich mehrheitlich bei Frauen, bei Männern lediglich bei 1 %. Lebensmittelallergien gewinnen zunehmend an Bedeutung. In Orten mit über 500.000 Einwohnern klagen 16 %, in Städten mit maximal 20.000 nur 9 % über Nahrungsmittelallergien. Generell sind Allergien in großen Städten häufiger anzutreffen als auf dem Land.

23.2 Ernährungsreport 2018

Im Januar 2018 wurden vom Bundesernährungsministerium aktuelle Ergebnisse des Ernährungsreports vorgestellt. Diesem zufolge holen sich 23 % der Bundesbürger mindestens einmal pro Woche belegte Brötchen, Burger, Pizza oder andere Snacks. 20 % gehen einmal oder mehrmals wöchentlich essen.

Zugleich geben 43 % der Bundesbürger an, so gut wie täglich zu Hause zu kochen. Weitere 38 % kochen zwei- bis dreimal in der Woche selbst. Der Bundesernährungsminister bezeichnete Deutschland gar als „ein Volk von Köchen". Nur 14 % der Männer und 3 % der Frauen gaben an, überhaupt nicht zu kochen.

Allerdings wird Übergewicht als ein ernst zu nehmendes Problem angesehen. 15 % der Menschen zwischen 3 und 17 Jahren seien bereits übergewichtig.

Rund ein Drittel der Bundesbürger isst regelmäßig Fleisch oder Wurst. Dem Ernährungsreport zufolge würden die meisten Verbraucher für Fleisch mehr bezahlen, wenn dies dem Wohl der Tiere zugutekäme. Bei einem Kilogramm Fleisch für 10 € wäre die Hälfte der für den Report Befragten bereit, 2–5 € zusätzlich zu bezahlen.

23.3 Ernährungsreport 2021

Januar 2021 wurde der Ernährungspolitische Bericht der Bundesregierung im Deutschen Bundestag vorgestellt.

„Gut schmecken" sahen 99 % der Befragten unverändert als wichtig an. Für 91 Prozent muss Essen gesund sein. Der tägliche Konsum von Gemüse und Obst ist im Vergleich zum Vorjahr gestiegen. Mehr als drei Viertel der Befragten verzehren sie täglich. Die Vorliebe für Milchprodukte ist unverändert hoch. 64 Prozent essen täglich Joghurt, Käse etc. Je älter die Befragten, desto häufiger werden Milchprodukte verzehrt. Der Verzehr von Fleisch und Wurst nimmt

etwas ab. Alternativen zu tierischen Produkten nehmen 8 % der Befragten mindestens einmal täglich zu sich. Der Anteil der Vegetarier und Veganer hat zugenommen – auf jetzt 10 bzw. 2 %.

In Deutschland wird mehr gekocht als im vergangenen Jahr. Vor allem bei den Jüngeren ist ein deutlicher Anstieg festzustellen. Das Vertrauen in Lebensmittel ist hoch: 83 % vertrauen den Lebensmitteln voll und ganz. Die Regionalität der Produkte ist bei der Auswahl der Lebensmittel unverändert wichtig. Fast drei Viertel der Befragten erwarten von der Landwirtschaft eine artgerechte Tierhaltung, vor allem bei den Befragten zwischen 14 und 29 Jahren ist ein deutlicher Anstieg zu verzeichnen. Klima- und Umweltschutz bewegen die Befragten in vielen Bereichen. Häufiger als noch im Vorjahr sind den Befragten Angaben darüber, ob ein Produkt umweltverträglich erzeugt wurde, sehr wichtig. Auch der Wunsch an die Landwirtschaft, umweltschonende Produktionsmethoden anzuwenden, ist im Vergleich zum Vorjahr etwas gestiegen. 54 % wollen, dass Emissionen verringert werden. Zwei Drittel der Befragten geben an, dass sie beim Einkauf von Lebensmitteln immer bzw. meistens auf das „Regionalfenster" achten. Ähnlich viele schauen immer oder meistens auf das „Bio-Siegel", mit dem Produkte gekennzeichnet sind. 44 % der Befragten geben an, dass sie den Nutri-Score beim Einkauf schon einmal auf einer Produktpackung wahrgenommen haben. Bei 45 % von ihnen hat der Nutri-Score die Kaufentscheidung schon einmal beeinflusst. Insgesamt fällt ein Trend zur gesunden Ernährung und ein wachsendes Umweltbewusstsein auf.

Empfehlungen der Fachgesellschaften

Inhaltsverzeichnis

© Springer-Verlag GmbH Deutschland, ein Teil von Springer Nature 2022
U. Rabast, *Gesunde Ernährung, gesunder Lebensstil*, https://doi.org/10.1007/978-3-662-65230-5_24

24

24.1 Was empfiehlt die Deutsche Gesellschaft für Ernährung (DGE)?

Die Empfehlungenfüreinegesunde Ernährung stimmen in den einzelnen Fachgesellschaften auf nationaler und internationaler Ebene in weiten Bereichen überein. Meist sind die Abweichungen marginal und stehen einer gesunden Lebensweise nicht im Wege.

Es wird im Folgenden auf die für Deutschland geltenden Empfehlungen der DGE und kurz auf die US-amerikanischen Empfehlungen der American Heart Association (AHA) eingegangen.

Die Deutsche Gesellschaft für Ernährung (DGE) hat ihre Empfehlungen in Kurzform unter dem Titel „Vollwertig essen und trinken nach den 10 Regeln der DGE" im August 2017 aktualisiert. Nun heißt das Werk „Vollwertig essen und trinken hält gesund, fördert Leistung und Wohlbefinden. Wie sich das umsetzen lässt." Ihre neuesten Empfehlungen hat die Deutsche Gesellschaft für Ernährung auf Basis aktueller wissenschaftlicher Erkenntnisse erneut in zehn Regeln formuliert.

1. Lebensmittelvielfalt genießen

   Nutzen Sie die Lebensmittelvielfalt und essen Sie abwechslungsreich. Wählen Sie überwiegend pflanzliche Lebensmittel.

   Kein Lebensmittel allein enthält alle Nährstoffe. Je abwechslungsreicher Sie essen, desto geringer ist das Risiko einer einseitigen Ernährung.
2. Gemüse und Obst – nimm „5 am Tag"

   Genießen Sie mindestens 3 Portionen Gemüse und 2 Portionen Obst am Tag. Zur bunten Auswahl gehören auch Hülsenfrüchte wie Linsen, Kichererbsen und Bohnen sowie (ungesalzene) Nüsse.

Gemüse und Obst versorgen Sie reichlich mit Nährstoffen, Ballaststoffen und sekundären Pflanzenstoffen und tragen zur Sättigung bei. Gemüse und Obst zu essen senkt das Risiko für Herz-Kreislauf- und andere Erkrankungen.

3. Vollkorn wählen

   Bei Getreideprodukten wie Brot, Nudeln, Reis und Mehl ist die Vollkornvariante die beste Wahl für Ihre Gesundheit.

   Lebensmittel aus Vollkorn sättigen länger und enthalten mehr Nährstoffe als Weißmehlprodukte. Ballaststoffe aus Vollkorn senken das Risiko für Diabetes mellitus Typ 2, Fettstoffwechselstörungen, Dickdarmkrebs und Herz-Kreislauf-Erkrankungen

4. Mit tierischen Lebensmitteln die Auswahl ergänzen

   Essen Sie Milch und Milchprodukte wie Joghurt und Käse täglich, Fisch ein- bis zweimal pro Woche. Wenn Sie Fleisch essen, dann nicht mehr als 300 bis 600 g pro Woche.

   Milch und Milchprodukte liefern gut verfügbares Protein, Vitamin B_2 und Calcium. Seefisch versorgt Sie mit Jod und fetter Fisch mit wichtigen Omega-3-Fettsäuren. Fleisch enthält gut verfügbares Eisen sowie Selen und Zink. Fleisch und insbesondere Wurst enthalten aber auch ungünstige Inhaltsstoffe.

5. Gesundheitsfördernde Fette nutzen

   Bevorzugen Sie pflanzliche Öle wie beispielsweise Rapsöl und daraus hergestellte Streichfette. Vermeiden Sie versteckte Fette. Fett steckt oft „unsichtbar" in verarbeiteten Lebensmitteln wie Wurst, Gebäck, Süßwaren, Fast-Food und Fertigprodukten.

   Pflanzliche Öle liefern, wie alle Fette, viele Kalorien. Sie liefern aber

273 **24**

24.1 · Was empfiehlt die Deutsche Gesellschaft für Ernährung (DGE)?

auch lebensnotwendige Fettsäuren und Vitamin E.

6. Zucker und Salz einsparen

Mit Zucker gesüßte Lebensmittel und Getränke sind nicht empfehlenswert. Vermeiden Sie diese möglichst und setzen Sie Zucker sparsam ein.

Sparen Sie Salz und reduzieren Sie den Anteil salzreicher Lebensmittel. Würzen Sie kreativ mit Kräutern und Gewürzen.

Zuckergesüßte Lebensmittel und Getränke sind meist nährstoffarm und enthalten unnötige Kalorien. Zudem erhöht Zucker das Kariesrisiko. Zu viel Salz im Essen kann den Blutdruck erhöhen. Mehr als 6 g am Tag sollten es nicht sein. Wenn Sie Salz verwenden, dann angereichert mit Jod und Fluorid.

7. Am besten Wasser trinken

Trinken Sie rund 1,5 Liter jeden Tag. Am besten Wasser oder andere kalorienfreie Getränke wie ungesüßten Tee. Zuckergesüßte und alkoholische Getränke sind nicht empfehlenswert.

Ihr Körper braucht Flüssigkeit in Form von Wasser. Zuckergesüßte Getränke liefern unnötige Kalorien und kaum wichtige Nährstoffe. Der Konsum kann die Entstehung von Übergewicht und Diabetes mellitus Typ 2 fördern. Alkoholische Getränke sind ebenfalls kalorienreich. Außerdem fördert Alkohol die Entstehung von Krebs und ist mit weiteren gesundheitlichen Risiken verbunden.

8. Schonend zubereiten

Garen Sie Lebensmittel so lange wie nötig und so kurz wie möglich, mit wenig Wasser und wenig Fett. Vermeiden Sie beim Braten, Grillen, Backen und Frittieren das Verbrennen von Lebensmitteln.

Eine schonende Zubereitung erhält den natürlichen Geschmack und schont die Nährstoffe. Verbrannte Stellen enthalten schädliche Stoffe.

9. Achtsam essen und genießen

Gönnen Sie sich eine Pause für Ihre Mahlzeiten und lassen Sie sich Zeit beim Essen. Langsames, bewusstes Essen fördert den Genuss und das Sättigungsempfinden.

10. Auf das Gewicht achten und in Bewegung bleiben

Vollwertige Ernährung und körperliche Aktivität gehören zusammen. Dabei ist nicht nur regelmäßiger Sport hilfreich, sondern auch ein aktiver Alltag, in dem Sie z. B. öfter zu Fuß gehen oder Fahrrad fahren.

Pro Tag 30 bis 60 Minuten moderate körperliche Aktivität fördern Ihre Gesundheit und helfen Ihnen dabei, Ihr Gewicht zu regulieren.

(Deutsche Gesellschaft für Ernährung e. V., Bonn)

(Mehr Informationen finden Sie auf der Internetseite der 10 Regeln der DGE ▶ www.dge.de/10regeln.)

Auf der Website der DGE (▶ https://www.dge.de) wird ein Beispiel für die Umsetzung der Empfehlungen aufgeführt (◘ Tab. 24.1).

Die **Orientierungswerte** für die Lebensmittelauswahl beruhen auf beispielhaften Musterspeisenplänen des DGE-Ernährungskreises. Mit diesen Musterspeisenplänen werden die Referenzwerte für die Nährstoffzufuhr erreicht. Demzufolge zeigen die Orientierungswerte, wie eine vollwertige Lebensmittelauswahl aussehen könnte. Wie der Name schon sagt, dienen diese Werte zur Orientierung für die Lebensmittelauswahl im Rahmen einer vollwertigen Ernährung. Sie sind nicht dazu da, aufs Gramm genau erreicht zu werden. Es bleibt Spielraum für individuelle Anpassungen. Auch sind sie nicht geeignet, mit tatsächlichen Verzehrdaten verglichen zu werden, um die Lebensmittelauswahl von Bevölkerungsgruppen oder Einzelnen zu be-

24

◻ **Tab. 24.1**   Lebensmittel und Orientierungswerte. (Quelle: Deutsche Gesellschaft für Ernährung e. V., Bonn)

Lebensmittel	Orientierungswerte für Erwachsene
Gruppe 1: Getreide, Getreideprodukte, Kartoffeln	Täglich 4–6 Scheiben (200–300 g) Brot **oder** 3–5 Scheiben (150–250 g) Brot und 50–60 g Getreideflocken und 1 Portion (200–250 g) Kartoffeln (gegart) **oder** 1 Portion (200–250 g) Nudeln (gegart) **oder** 1 Portion (150–180 g) Reis (gegart) Produkte aus Vollkorn bevorzugen
Gruppe 2: Gemüse und Salat	Täglich mindestens 3 Portionen (400 g) Gemüse 300 g gegartes Gemüse und 100 g Rohkost/Salat **oder** 200 g gegartes Gemüse und 200 g Rohkost/Salat
Gruppe 3: Obst	Täglich mindestens 2 Portionen (250 g) Obst
Gruppe 4: Milch und Milchprodukte	Täglich 200–250 g fettarme Milch und Milchprodukte **und** 2 Scheiben (50–60 g) fettarmen Käse
Gruppe 5: Fleisch, Wurst, Fisch und Eier	Wöchentlich 300–600 g fettarmes Fleisch (zubereitet) und fettarme Wurst **und** 1 Portion (80–150 g) fettarmen Seefisch (zubereitet) **und** 1 Portion (70 g) fettreichen Seefisch (zubereitet) und bis zu 3 Eier (inkl. verarbeitetes Ei)
Gruppe 6: Öle und Fette	Täglich 10–15 g Öl (z. B. Raps-, Walnuss- oder Sojaöl) **und** 15–30 g Margarine oder Butter
Gruppe 7: Getränke	Täglich rund 1,5 l bevorzugt energiefreie/-arme Getränke

werten. (Mehr Informationen finden Sie auf der Internetseite des DGE-Ernährungskreises ▶ www.dge-ernaehrungskreis.de.)

Bereits 2016 erschienen evidenzbasierte Leitlinien der DGE, in denen man ein verstärktes Augenmerk auf die Qualität zugeführter Kohlenhydrate richtete. Die zugeführte Menge an Kohlenhydraten in der Gesamtenergie sollte bei 50 % liegen. Der Konsum zuckergesüßter Getränke sollte eingeschränkt werden. Sie erhöhen beim Erwachsenen das Risiko für Adipositas und Diabetes mellitus Typ 2. Der Zuckerkonsum hat sich in den letzten 50 Jahren verdreifacht und beträgt zurzeit pro Tag 98 g. Konnten bislang 10 % der Kohlenhydrate als Zucker zugeführt werden, so hat die WHO (Weltgesundheitsorganisation) 2014 empfohlen, den Zuckerkonsum auf 5 % der Kohlenhydratzufuhr zu begrenzen. Nach diesen Empfehlungen sollen nur noch ca. 25 g Zucker pro Tag verzehrt werden. Die Menge ist in etwa in der Dose eines Softdrinks enthalten. Eine hohe Ballaststoffzufuhr senkt wahrscheinlich das Risiko für die Adipositas, Bluthochdruck und die koronare Herzkrankheit.

Nochmals empfohlen wird der vermehrte Verzehr von Vollkornprodukten. Sie haben eine schützende Wirkung auf mehrere ernährungsmitbedingte Erkrankungen. Die Fettzufuhr darf bei körperlich aktiven Personen anstelle der bisher empfohlenen 30 Energieprozent bei 35 Energieprozent liegen. Gesättigte Fette sollten mit 7–10 %, mehrfach ungesättigte Fette ebenfalls mit 7–10 %, Transfette mit weniger als 1 % der zugeführten Energie aufgenommen werden, der restliche Fettanteil als einfach ungesättigte Fette. Für die Senkung des Risikos sind Menge und Qualität des zugeführten Fetts entscheidend. Gesättigte und Transfettsäuren sollten zugunsten von ungesättigten, vor allem langkettigen Omega-3-Fettsäuren reduziert werden.

Ziel der Empfehlungen in den neuen Leitlinien ist es, krankhaftem Übergewicht, koronarer Herzkrankheit und Fettstoffwechselstörungen vorzubeugen.

Mitursächlich für die geänderten Empfehlungen dürfte auch die wachsende Kritik an den kohlenhydratbetonten Empfehlungen der DGE sein. 2017 wies man darauf hin, dass die Empfehlungen für den Gesunden gelten. In der Bevölkerung aber gebe es zahlreiche Adipöse mit Folgekrankheiten. Man verweist auf fehlende positive Effekte einer reduzierten Fettzufuhr und die positiven Ergebnisse der PREDIMED-Studie, bei der mit einem höheren Anteil an Olivenöl und zusätzlichem Nussverzehr die Anzahl an Herzinfarkten und Schlaganfällen gesenkt werden konnte. Die Ergebnisse stammen letztlich aus Fallkontrollstudien, die einer weiteren Bestätigung bedürfen. Tatsächlich gibt es Länder, in denen die Relationen zur Nährstoffzufuhr in weit größerem Rahmen schwanken dürfen. So soll in Kanada der Gesunde 45–65 Energieprozent als Kohlenhydrate, 20–35 Energieprozent als Fett und 10–35 Energieprozent als Protein zuführen. Auch der Anteil an Monosacchariden durfte vor Veröffentlichung der neuen WHO-Empfehlungen bei bis zu 25 % liegen.

Zunehmend misst man der Art des verzehrten Fetts Bedeutung bei. Ursächlich sind Analyseergebnisse aus zwei bereits über 32 bzw. 26 Jahre laufenden, noch andauernden Kohortenstudien mit 83.000 Frauen und 43.000 Männern aus der Nurses Health Study (NHS) bzw. Health Professional Follow-up Study (HPFS). Alle zwei Jahre befragte man die Teilnehmer nach ihren Ernährungsgewohnheiten, Erkrankungen und den vom Lebensstil abhängigen Risikofaktoren. Die Gesamtsterblichkeit hing mehr von der Art als der Menge des verzehrten Fetts ab. Die höhere Aufnahme von einfach und mehrfach ungesättigten Fettsäuren (MUFA, PUFA) war mit einer niedrigeren Gesamtsterblichkeit verbunden. Der Mehrverzehr von gesättigten Fettsäuren (SFA) und Transfettsäuren (TFA) bedingte eine höhere Gesamtsterblichkeit. Wurden 5 % der SFA durch PUFA oder MUFA ersetzt, so sank die Gesamtsterblichkeit um 27 bzw. 13 %. Die Reduktion betraf kardiovaskuläre Erkrankungen sowie Tumor- und neurodegenerative Erkrankungen. Der generelle Austausch von Fett gegen Kohlenhydrate erbrachte kein positives Ergebnis. Die Autoren sehen das Ergebnis als richtungsweisend für künftige Beratungen an.

Bei der Diskussion um die niedrige Fettzufuhr in den DGE-Empfehlungen rücken auch Ergebnisse einer japanischen Studie in den Blickpunkt. 58.453 Personen waren nach ihrem Ernährungsverhalten befragt und über 14 Jahre hinweg beobachtet worden. Ein niedriger Verzehr von gesättigten Fettsäuren erhöhte die durch Schlaganfall bedingten Sterberaten. Wurden pro Tag zwischen 18 und 40 g gesättigte Fettsäuren verzehrt, fand man die niedrigsten Raten. Wurden weniger als 18 g verzehrt, stieg die Schlaganfallrate um 20 %, bei weniger als 11 g um 66 %. Die Untersuchungen erfolgten in einer ostasiatischen Bevölkerungsgruppe mit niedrigem BMI und können nicht auf andere Regionen übertragen werden. Auch für die positiven Auswirkungen des Verzehrs von Milchprodukten mit reichlich gesättigten Fettsäuren und der Risiko-

24

reduktion für Schlaganfälle gibt es keine gesicherten Daten.

Ein Zusammenhang zwischen dem vermehrten Verzehr gesättigter Fettsäuren und der Häufigkeitsabnahme von Schlaganfällen lässt sich letztlich nicht beweisen. Die gesättigte Stearin-Fettsäure lässt das Serumcholesterol unbeeinflusst. Selbst wenn sich das Risiko für Schlaganfälle mit einer höheren Zufuhr an gesättigtem Fett senken ließe, sollten Zusammenhänge zwischen vermehrter Zufuhr von gesättigten Fetten, dem Anstieg der Serumcholesterol-Konzentration und der Zunahme ischämischer Herzerkrankungen bedacht werden.

Im November 2017 publizierte die Fachzeitschrift The Lancet eine prospektive Studie mit Ergebnissen von 135.335 Teilnehmern aus 18 Ländern und fünf Kontinenten (PURE-Studie, Prospective Urban Rural Epidemiology Study). Auch hier wurde angezweifelt, ob die bislang geltenden Empfehlungen zur fettarmen Ernährung tatsächlich zu einer geringeren Rate an Gefäßerkrankungen beitragen. Die hohe Aufnahme an Kohlenhydraten war mit einem 28 % höheren Risiko für Tod, aber nicht für Tod an Herz-Gefäß-Erkrankungen, verbunden. Dagegen war die höhere Fettaufnahme mit einem geringeren Sterblichkeitsrisiko verbunden. Eine höhere Aufnahme von gesättigten Fettsäuren senkte das Schlaganfallrisiko. Die Studie blieb nicht ohne Kritik, da keine detaillierten Angaben zur Art der zugeführten Kohlenhydrate und der Fette gemacht wurden und die Bedingungen der Studie nicht zwangsläufig auf europäische und nordamerikanische Verhältnisse übertragbar sind.

Die American Heart Association hat deshalb 2017 von einer Mehrzufuhr gesättigter Fettsäuren abgeraten und zu einem Austausch gegen ungesättigte Fettsäuren geraten.

24.1.1 Empfehlungen zum Obst- und Gemüseverzehr

Die Deutsche Gesellschaft für Ernährung (DGE) empfiehlt den täglichen Verzehr von mindestens 200 g Gemüse, 75 g Salat, mindestens 1–2 Stücke oder 1–2 Portionen Obst von 200–250 g. Als Maß für eine Portion gilt die eigene Hand (◘ Abb. 24.1). Daraus ergeben sich Mengen, die zu Alter und zur Körpergröße passen. Ein Teil sollte aufgrund der Hitzeempfindlichkeit einiger sekundärer Pflanzeninhaltsstoffe als Roh- bzw. Frischkost verzehrt werden. Eine der fünf Portionen kann als Obst- oder Gemüsesaft getrunken werden.

Diese Empfehlungen finden sich in ähnlicher Art in der Kampagne „Five a day" (fünf am Tag). Einstimmig wird von allen Fachgesellschaften der tägliche Mehrverzehr von frischem Obst, Gemüse und ballaststoffreichen Getreideprodukten empfohlen. Die European School of Oncology und das National Cancer Institute der USA empfehlen sogar den Verzehr von 5–9 Portionen Obst und Gemüse pro Tag. Obwohl der Mehrverzehr von Obst und Gemüse angestrebt werden sollte, wird ein Schutz für das Auftreten von Tumorerkrankungen unter diesen Maßnahmen heute nur noch als möglich angesehen.

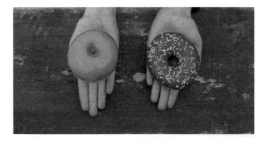

◘ **Abb. 24.1**   Apfel oder Süßigkeit: „One apple a day keeps the doctor away." Der alte Satz zeigt: Dem Obst- und Gemüseverzehr hat man schon früh einen positiven Gesundheitsaspekt zugeschrieben. Ein erhöhter Zuckerkonsum wird dagegen zunehmend negativ gesehen. (© Duka82/Getty Images/iStock)

> **Neue Empfehlungen zur Koch-salzzu fuhr**
> 2016 erschienen Ergänzungen zu den D-A-CH-Referenzwerten (Deutschland, Österreich, Schweiz). Die angemessene Kochsalzzufuhr wird mit 4 g angegeben. Dies liegt unter den Empfehlungen der Fachgesellschaften von 5 bzw. 6 g und scheint nicht realisierbar. Die wünschens-werte Zufuhr an Kalium wurde von 2 g auf 4 g angehoben.

24.2 Was empfiehlt die American Heart Association (AHA)?

Die US-amerikanische American Heart Association gibt seit Langem Empfehlungen für eine gesunde Ernährung heraus. Vor-rangiges Ziel ist es, den Herzinfarkt zu ver-hindern oder bei einem eingetretenen Herz-infarkt ein erneutes Auftreten zu vermeiden. Sicher im guten Glauben, Patienten einen Weg zur Verringerung des Re-Infarkt-Risikos aufzuzeigen, wurde 303 Patienten nach einem durchgemachten Herzinfarkt im Jahr 1999 in der Lyon Diet Heart Study empfohlen, eine Kost nach den Empfehlun-gen der American Heart Association (AHA) einzuhalten. Weiteren 320 Patienten wurde eine mediterrane Ernährung empfohlen. Beide Gruppen wurden beraten und nach einem Jahr nachuntersucht. Das Ergebnis überraschte und führte zum Abbruch der Studie. In der Gruppe unter der AHA-Diät fanden sich mehr Patienten mit Re-Infarkten und höhere Tumorraten als in der mediter-ran ernährten Gruppe.

Die Ergebnisse zeigen die Problematik von Rückschlüssen, die am grünen Tisch aus wissenschaftlichen Ergebnissen gezogen werden.

In den Folgejahren hat die AHA ihre Empfehlungen mehrfach geändert. Sie sind weitgehend identisch mit den Empfehlun-gen der Deutschen Gesellschaft für Er-nährung. Auch hier wurde die erlaubte Gesamtfettzufuhr auf bis zu 35 Energiepro-zent angehoben.

24.3 Lebensmittelbasierte anstelle von nährstoffbasierten Empfehlungen

Sowohl in den USA als auch in Deutschland orientierten sich die Empfehlungen an den Nährstoffmengen. Bekannt ist die Lebens-mittelpyramide aus den USA (▶ MyPyramid.gov), die 2005 zum Konzept „My Pyramid" weiterentwickelt wurde. Treppenstufen symbolisieren die Bedeutung körperlicher Aktivität. 2011 wurde die Pyra-mide durch das Tellersystem „My Plate" vereinfacht. Empfohlene Mengen werden in Haushaltsmaßen angegeben (Portionen in Form von Tassen bzw. Scheiben), wobei die Anzahl je nach zugeführter Energiemenge variiert. Die Entwicklung trägt dem Um-stand Rechnung, dass kaum zu verstehen ist, wie viel eine Portion enthält, wenn diese nicht in nachvollziehbaren Haushaltsmaßen angegeben werden.

Gleichzeitig sollten das Ausmaß und die Intensität der körperlichen Aktivität so gesteigert werden, dass man sie der zu-geführten Energie anpasst. Am Anfang sollte man 30 Minuten pro Tag, an den meisten Tagen der Woche, am besten an allen Wochentagen, körperlich aktiv sein. Regelmäßige körperliche Aktivität hilft, das Gewicht zu halten, eventuell Gewicht zu reduzieren, und es erhöht die Fitness. Ist es nicht möglich, 30 Minuten an einem Stück aktiv zu sein, so kann man auch 10-Minuten-Portionen, verteilt über den Tag, wählen. Das gewissenhafte Lesen von Packungszetteln wird empfohlen, um zu erfahren, was die einzelnen Nahrungs-mittel enthalten.

24

Überarbeitete Empfehlungen für die US-amerikanische Bevölkerung wurden im Januar 2016 vom U.S. Department of Agriculture (USDA) und dem Department of Health and Human Services (HHS) veröffentlicht. Erneut betont wird die Bedeutung der gesundheitsfördernden Ernährung. Nicht Nährstoffe und Lebensmittelgruppen sind für die Gesundheit des Einzelnen bedeutsam, sondern deren Kombination.

24.4 WCRF-Empfehlungen zur Krebsprävention

Empfehlungen sind im Fluss und werden neuen wissenschaftlichen Erkenntnissen angepasst. Vor ca. 40 Jahren sah man im Ballaststoffmangel in der Nahrung nahezu die einzige Ursache für die Häufigkeit von Dickdarmkrebs in der westlichen Welt. Zwischenzeitlich sieht man die Dinge differenzierter.

2011 wurden deshalb die Empfehlungen zur Darmkrebsprävention im WCRF-Bericht aktualisiert. Die risikoerhöhende Wirkung von rotem und verarbeitetem Fleisch, Alkohol, vermehrtem Körper- und bauchbetontem Fett wurden erkannt. Als risikosenkend gilt neben einer ballaststoffreichen Kost die regelmäßige körperliche Aktivität. Ergebnisse einer Kohortenstudie mit nahezu 500.000 Teilnehmern im Alter von 50–71 Jahren zeigten, dass ein hoher Konsum von rotem Fleisch auch das Risiko für den Krebs der Speiseröhre (Plattenepithelkarzinom) erhöht. Wird rotes Fleisch bei hohen Temperaturen erhitzt, fallen heterozyklische Amine an. Sie sind ursächlich für eine erhöhte Zahl an Mageneingangskarzinomen (Kardiakarzinomen).

❯ Die DGE-Empfehlungen sind praktisch orientiert. Als Maß für eine Portion gilt die eigene Hand. Daraus ergeben sich Mengen, die zu Alter und zur Körpergröße passen.

2017 erfolgte, wahrscheinlich aufgrund der wachsenden Kritik an den kohlenhydratbetonten Empfehlungen, eine Aktualisierung. Die Empfehlungen der AHA wurden ebenfalls als praktische Empfehlungen herausgegeben. Die Ziele beider Fachgesellschaften sind identisch.

In den USA wurden Nährstoffmengen und Grammmengen genannt. Mit Einführung des Tellersystems werden Lebensmittelmengen angegeben. Es überwiegen jetzt umsetzbare Angaben in Form von Haushaltsmengen (Tassen, Scheiben). In Deutschland ist der DGE-Ernährungskreis Kernelement der lebensmittelbezogenen Empfehlungen. Er ist die Basis der dreidimensionalen Ernährungspyramide. Es wurde so eine Verbindung zu den mengenmäßigen (quantitativen) Angaben im Kreis mit den nahrungsmittelbezogenen (qualitativen) Angaben in der Pyramide geschaffen. Im aktuellen DGE-Ernährungskreis sind in den einzelnen Segmenten die Mengen dargestellt, die im Sinne einer vollwertigen Ernährung von den einzelnen Lebensmittelgruppen verzehrt werden sollten. Basis sind die in Deutschland, Österreich und der Schweiz üblichen Referenzwerte (D-A-CH-Referenzwerte).

Die AHA-Empfehlungen gelten sowohl für die gesunde Ernährung als auch als Lifestyleempfehlung. Es besteht eine weite Übereinstimmung mit den Empfehlungen zur mediterranen Ernährung.

An den kohlenhydratbetonten Empfehlungen der DGE wurde 2017 Kritik laut. Es wird empfohlen, eine höhere Fettzufuhr als bislang zu tolerieren. Die Erhöhung der Fettzufuhr auf bis zu 35 Energieprozent berücksichtigt dies angeblich nur teilweise.

24.5 Wie gehen wir mit den Empfehlungen um?

Empfehlungen sind keineswegs dauerhaft gültig. Auch während der Bearbeitung dieses Buchs führten neue wissenschaftliche

Ergebnisse zu Änderungen und Ergänzungen. Gar nicht selten ist nach 5–10 Jahren etwas heute noch Aktuelles veraltet. Scheinbar Veraltetes aber kann durchaus im neuem Gewand wieder aktuell werden. Ein typisches Beispiel ist die Diskussion um den Einsatz von Ballaststoffen. So empfahl der berühmte deutsche Ernährungswissenschaftler Carl von Noorden bereits 1902 bei Ausstülpungen im Dickdarm (Divertikulose) eine ballaststoffreiche Ernährung und ballaststoffreiche Brotsorten. Seine Vorstellung war es, Beschwerden damit zu bessern. Später sah man dies als verkehrt an und empfahl eine schlackenarme und damit eine ballaststoffarme Ernährung. Man wollte die Divertikel weitgehend „entlasten" und Beschwerden und Entzündungen (Divertikulitis) vorbeugen. Forschungsergebnisse aus den 1980er-Jahren zum Thema Ballaststoffe bedingten die Revision dieser Ansicht. Bei ballaststoffreich ernährten Bevölkerungsgruppen war die Divertikulitis ein seltenes Ereignis. Die 100 Jahre alte Empfehlung erwies sich aufgrund der neu gewonnenen wissenschaftlichen Erkenntnisse als richtig. Heute ist die Ernährung bei Patienten mit Divertikulose ballaststoffreich – kommt es aber zu einer Divertikulitis, ist sie ballaststoffarm.

Auch praktische Tipps können sich nur am aktuellen Wissensstand orientieren. Das Umsetzen von Empfehlungen kann schwierig sein. Die für einzelne Nährstoffe in Gramm und Milligramm angegebenen Mengen sind auf den ersten Blick verwirrend. Niemand wird seine Alltagsernährung mit der Küchen- oder gar der Briefwaage gestalten. Letztlich wird eine bewusst praktizierte gesunde Ernährung dazu führen, dass die genannten Substanzen mengenmäßig weitgehend in der richtigen Menge zugeführt werden.

Dem Leser soll dies nach gründlicher Lektüre des Kapitels auf einfache Weise weitgehend möglich sein. Die empfohlenen täglichen Zufuhrmengen für Ballaststoffe, einzelne Nährstoffe und Flüssigkeit in ihren maximalen bzw. Mindestmengen sollen zunächst zusammengefasst aufgelistet werden:

Mindest- und Maximalmengen von Ballaststoffen, Nährstoffen und Flüssigkeit

- Ballaststoffe 25–30 g/Tag
- Cholesterol 300 mg/Tag
- Kochsalz (4–)5–6 g/Tag
- Kalium 4 g/Tag
- Kalzium 1000 mg/Tag
- Harnsäure <500 mg/Tag
- Fett 30–35 Energieprozent (60–70) g/Tag (schwer Arbeitende bis maximal 90 g/Tag)
- Aufteilung der Fettsäuren: GFS: MUFS: EUFS (gesättigte, mehrfach ungesättigte, einfach ungesättigte Fettsäuren): GFS und MUFS je 0,7–1; Trans-FS <1 %; Rest EUFS
- Omega-6-Fettsäure: Omega-3-Fettsäure 5:1 (evtl. 4:1)
- Flüssigkeit 1,5(–2) l pro Tag

24.5.1 Ernährungsempfehlungen – was ist zu beachten?

Auf den ersten Blick scheinen diese Empfehlungen und die der anderen Fachgesellschaften verwirrend. Letztlich ist die Umsetzung aber einfacher, als es scheint. Gehen wir vom „Idealmenschen" aus. Er ist 170 cm lang ist, wiegt 70 kg und hat einen Energiebedarf von ca. 30 kcal pro Kilogramm Körpergewicht und Tag. Sein Tagesbedarf bei leichter körperlicher Tätigkeit liegt bei ca. 2000 kcal. Werfen wir zunächst nochmals einen Blick auf den Energiegehalt der einzelnen Hauptnährstoffe und runden diese auf oder ab:

- 1 g Kohlenhydrate enthält 4,1 kcal, also etwa **4 kcal**
- 1 g Fett enthält 9,3 kcal, also etwa **10 kcal**

- 1 g Eiweiß (Protein) enthält 4,1 kcal also etwa **4 kcal**
- 1 g Alkohol enthält 7,3 kcal also etwa **7 kcal**

Will man berechnen, wie viel Gramm an einzelnen Hauptnährstoffen in einer Kost enthalten sind, so erleichtern diese auf- bzw. abgerundeten Werte die Berechnung immens. Die entstehende Ungenauigkeit ist gering und praktisch unbedeutend. Die Berechnung ist durch alleiniges Kopfrechnen möglich, ohne Zuhilfenahme eines Taschenrechners.

Der angenommene Energiebedarf von 2000 kcal/Tag ergäbe für die einzelnen Hauptnährstoffe demnach folgende Grammmengen:

Verteilung des täglichen Energiebedarfs

Kohlenhydrate

50 Energieprozent von 2000 kcal = 1000 kcal

Da ein Gramm Kohlenhydrate rund 4 kcal enthält, ergibt sich aus einfacher Division der Betrag 250 g:

1000 : 4 = 250 g an Kohlenhydraten/Tag

Fett

30(–35) Energieprozent von 2000 kcal = 600(–700) kcal

Ein Gramm Fett enthält rund 10 kcal, Division von:

600 : 10 = 60 (maximal 70–90 g) Gramm an Fett/Tag

Protein

15 Energieprozent von 2000 kcal = 300 kcal

Ein Gramm Protein enthält rund 4 kcal, Division von:

300 : 4 = 75 Gramm Protein/Tag

Die empfohlene Eiweißzufuhr für den 19- bis 65-Jährigen beträgt 0,8 g/kg Körpergewicht/Tag, für den über 65-Jährigen 1,0 g/kg Körpergewicht/Tag.

Die Umsetzung der Grammmengen in einzelne Nahrungsmittel kann durch Verwendung entsprechender Tabellen oder unter Zuhilfenahme der kleinen Nährwerttabelle von Souci, Fachmann, Kraut oder anderer, teilweise von der Industrie zur Verfügung gestellter Tabellen erfolgen. In der Regel sind die Umrechnungen nicht ganz einfach. Ist eine Kost gefragt, die den Bedürfnissen einer Erkrankung oder einer Stoffwechselstörung angepasst werden soll, empfiehlt es sich, die professionelle Hilfe einer Diätassistentin, Diplom-Ökotrophologin oder einer ernährungsmedizinischen Beraterin in Anspruch zu nehmen. Erleichtert wird die Umsetzung durch die Angabe von Portionen. Wird die Portion genannt, so gilt als Maß für eine Portion die eigene Hand. Daraus ergeben sich Mengen, die zu Alter und zur Körpergröße passen.

Kohlenhydrate sollten vorzugsweise mit ballaststoffreichen, stärkehaltigen Nahrungsmitteln aufgenommen werden. In unseren Breiten sind Getreideprodukte und Kartoffeln Grundnahrungsmittel, mit denen vorzugsweise Kohlenhydrate aufgenommen werden. In afrikanischen Ländern und in Mexiko ist dies Mais, am Amazonas, in der Karibik und Teilen Afrikas Maniok, und im asiatischen Raum ist es Reis. Reis enthält wenig Natrium, ist reich an Kalium und enthält neben Ballaststoffen auch Spurenelemente und Vitamine (❑ Abb. 24.2). Er wird auch von Menschen mit unspezifischen Unverträglichkeiten meist gut vertragen. Maniok enthält viel Stärke, Vitamin C und ist natriumarm und kaliumreich.

Nur noch 5 % der Gesamtenergie statt bisher 10 % sollten als Mono- und Disaccharide verzehrt werden. Dies entspricht in etwa dem Zuckergehalt in der Dose eines Softdrinks.

Der Fleischverzehr sollte auf maximal 300–600 g Fleisch und Wurst pro Woche beschränkt sein. 2- bis 3-mal Fleisch und Geflügel pro Woche (1 Portion: 125–150 g), 2- bis 3-mal Wurst (1 Portion max. 50 g, etwa 2 Scheiben) sind erlaubt.

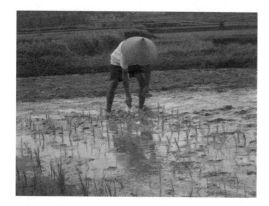

Abb. 24.2 Traditioneller Reisanabau in Indonesien

Insbesondere der Konsum von rotem Fleisch sollte reduziert werden. Ein täglicher Konsum erhöhte das Sterberisiko um bis zu 12 %, der regelmäßige Verzehr von industriell verarbeitetem Fleisch um 20 %. Das erhöhte Risiko wird durch die beim Herstellungsprozess entstehenden krebserregenden Substanzen erklärt. In Deutschland verzehren Männer im Vergleich zu Frauen mit 160 g/Tag doppelt so viel Fleisch, Wurstwaren und Fleischerzeugnisse (Frauen 84 g/Tag). Mit einem wöchentlichen Verzehr von ca. 1100 g überschreiten sie die DGE-Empfehlungen fast um das Doppelte. Frauen liegen mit fast 600 g wöchentlichem Verzehr am oberen Limit der empfohlenen Menge. Wir brauchen nicht zum Vegetarier zu werden, aber die Empfehlung zur Reduktion des nach wie vor zu hohen Fleischkonsums sollte man ernst nehmen.

Ein Fettverzehr von nur 60 (maximal 70–90) g/Tag ist nicht ganz leicht umzusetzen, nimmt doch der Bundesbürger pro Tag durchschnittlich 120 g Fett zu sich. Es gilt zunächst zu bedenken, dass von diesen 60 g

— ein Drittel als Kochfett,
— ein Drittel als verstecktes Fett (in Wurst, Fleisch, Käse etc.) und
— ein Drittel als Streichfett

aufgenommen werden sollen.

Für Streichfett bedeutet dies: wenig mehr als 10 g zum Frühstück und zum Abendessen. Die früher üblichen Hotelbutterstückchen waren in einer Portionsgröße von ca. 20 g abgepackt. Inzwischen hat sich auch hier die 10–12 g umfassende Portion durchgesetzt.

Wohl am schwierigsten in die Praxis umzusetzen ist die Empfehlung zur Aufteilung der Fettmenge in gesättigte, einfach ungesättigte und mehrfach ungesättigte Fettsäuren. Letztlich signalisieren uns die Relationen (0,7–1 für gesättigt und mehrfach ungesättigt, <1 % Transfettsäuren, Rest einfach ungesättigt), dass wir mit fetten Lebensmitteln wie Wurst, Fleisch, Käse, Butter, Margarine sparsam umgehen sollten. Mit ihnen werden zu viele gesättigte Fettsäuren zugeführt. Die Empfehlung, „teures Fleisch und billigen Käse" zu kaufen, ist heute nur noch teilweise richtig. Beide Nahrungsmittel waren, zumindest früher, fettarm.

Fast Food sollte, wenn überhaupt, aufgrund des hohen Anteils an gesättigten und Trans-Fettsäuren allenfalls gelegentlich den Speiseplan bereichern (■ Abb. 24.3). Und wenn schon dazu gegriffen wird, dann sollte die zusätzliche Salatportion und als Nachtisch Obst eingeplant werden.

Die Betonung des Anteils an einfach ungesättigten Fettsäuren wendet sich an unser

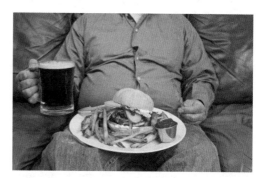

Abb. 24.3 Fast Food wie Pommes, Hamburger (reichlich Fett) und Ketchup (reichlich Zucker) sollten keinesfalls täglich aufgenommen werden. Auch regelmäßiger reichlicher Alkoholkonsum ist kaum als gesunde Lebensweise anzusehen. (© Fertnig/Getty Images/iStock)

24

Kochverhalten. Überwiegend werden heute noch Fette mit gesättigten, allenfalls mit mehrfach ungesättigten Fettsäuren im Küchenbereich eingesetzt. Aus ernährungsphysiologischer Sicht ist die Bevorzugung von Raps- und Olivenöl, die reichlich einfach ungesättigte Fettsäuren enthalten, sinnvoll. Mehrfach ungesättigte Fettsäuren wiederum finden sich in einer Reihe von Pflanzenölen (z. B. Maiskeim-, Sonnenblumen-, Distelöl).

Mit der Empfehlung, zweimal pro Woche fetten Seefisch zu verzehren, sollen ausreichende Mengen an Fischölfettsäuren (Omega-3-Fettsäuren) zugeführt werden. Die u. a. in Rapsöl enthaltene Alpha-Linolensäure kann auch – aber nur in geringen Mengen (ca. 5 %) – im Organismus in Fischölfettsäuren umgewandelt werden. Wird wenig tierisches Fett und Fleisch zugeführt, wird auch wenig von der als ernährungsphysiologisch ungünstig geltenden Arachidonsäure (Omega-6-Fettsäure) zugeführt und gebildet. Wählt man Fleisch gezielt aus, kann man die Menge aufgenommener Arachidonsäure reduzieren. Generell enthält das Fleisch von Pflanzenfressern (Wild, Geflügel, Pferd) weniger Arachidonsäure als das Fleisch von Fleisch- oder Allesfressern (Schwein).

Fachgesellschaften sehen es als wünschenswert an, Omega-6-Fettsäuren zu Omega-3-Fettsäuren im Verhältnis von 5:1 (evtl. 4:1) zuzuführen. Inzwischen relativiert man die Empfehlung. Sie dürfte kaum realisierbar sein. Letztlich wird damit nochmals auf die Empfehlung, regelmäßig Seefisch zu verzehren, hingewiesen. Fisch gilt auch als leicht verdaulich. Durch sein Leben im Wasser ist Fisch der Erdanziehung ungleich weniger ausgesetzt als die an Land lebenden Tiere. Damit bildet er kaum Bindegewebe, Dies erklärt die in der Regel gute Bekömmlichkeit.

Gekochte, gedünstete und gegrillte Speisen sollten den fettreichen frittierten und gebratenen Nahrungsmitteln vorgezogen werden. Sehr gut kombinieren kann man z. B.

ein gegrilltes Stück Fisch oder Fleisch mit einer Salatportion.

Auch die früher abgegebene Empfehlung einer täglichen Ballaststoffzufuhr von 40 g dürfte sich in der Alltagsernährung selbst für Vegetarier kaum realisieren lassen. Man ist gut beraten, mindestens eine Menge von 25–30 g pro Tag mit Getreideprodukten wie Vollkornbrot, Müsli und durch einen reichlichen Obst- und Gemüseverzehr zuzuführen. Dies scheint auch praktikabel. Immerhin führt man mit zwei Vollkornbroten zum Frühstück oder durch den Verzehr von zwei Esslöffeln Weizenkleie bereits 5,5 g an Ballaststoffen zu.

❯ Summarisch ergibt sich für die Empfehlungen der gemeinsame Nenner: vielseitig, vielfarbig (Obst und Gemüse), aber fettarm. Je vielfältiger der Speiseplan, umso mehr wird man zu Obst und Gemüse greifen.

Wenn wir nur (4–)5–6 g an Kochsalz aufnehmen wollen, gelingt auch dies nur schwer. Generell sollte aufgrund des gesicherten Zusammenhangs einer kochsalzreichen Kost und dem Auftreten von hohem Blutdruck und Herz-Kreislauf-Erkrankungen das Salzfass bzw. der Salzstreuer nicht mehr auf dem Tisch stehen. Allein mit den Nahrungsmitteln (Brot, Backwaren, Wurst, Käse etc.) führen wir reichlich Kochsalz zu. In der Regel werden wir, wenn wir auf salzreiche Nahrungsmittel weitgehend verzichten, etwa 8 g Kochsalz pro Tag aufnehmen. Dabei kommen Zufuhrmengen von 15 g/Tag und bei Spitzenverbrauchen von bis zu 30 g/Tag durchaus vor.

Erschwert wird die Situation beim Außerhausverzehr und bei Restaurantbesuchen. Angebotene Gerichte sind oft extrem kochsalzreich. Man kann aber durchaus bitten, alles ohne Salz zuzubereiten. Ist dies nicht möglich, da das meiste im Laufe des Tages bereits vorbereitet und gesalzen wurde, empfiehlt es sich, zu bitten, alles noch nicht Vorbereitete nicht zu salzen.

Man achte auf das servierte Mineralwasser. Es gehört im Restaurant nahezu regelhaft zu den natriumreichsten (z. B. Apollinaris, Brohler, Fachinger). Die Geschmacksqualität natriumarmer Wässer sei angeblich unzureichend, heißt es häufig.

Auch Fertiggerichte enthalten viel Kochsalz und sollten möglichst selten verzehrt werden. Während in den naturbelassenen Nahrungsmitteln der Kaliumanteil überwiegt, ist in Fertiggerichten die Relation zugunsten des Kochsalzanteils verschoben.

Die auf 300 mg/Tag begrenzte Cholesterolzufuhr wird unter üblichen Ernährungsgewohnheiten kaum einzuhalten sein. Letztlich enthält jede tierische Zelle Cholesterol. Eine Kost, die Wurst und Fleisch als bevorzugte Lebensmittel enthält, führt in der Regel zu erhöhten Serumcholesterol-Konzentrationen. Allein ein Frühstücksei enthält ca. 250–300 mg Cholesterol. Unser Serumcholesterol sollte unter 200 mg/dl liegen – tatsächlich aber liegt es in der Bevölkerung bei durchschnittlich 235 mg/dl.

Zwischenzeitlich hat man erkannt, dass die Cholesterolzufuhr mit der Nahrung kaum zur Erhöhung des Serumcholesterol beiträgt. Allerdings besteht bei den Fachgesellschaften die Tendenz, an den Empfehlungen festzuhalten, da eine Mehrzufuhr an Cholesterol zu einer Mehrzufuhr an tierischem Fett führen würde.

Den Kalziumbedarf decken wir vorzugsweise mit Milch und Milchprodukten. Wer keine Milch mag, sollte ausreichend Käse verzehren. Reicht die damit zugeführte Kalziummenge nicht aus, so kann auch kalziumreiches Mineralwasser getrunken werden.

Die erforderliche Kaliummenge wird in der Regel durch Obst und Gemüse und den Kartoffelverzehr gedeckt.

Nicht zu vergessen ist die regelmäßige und ausreichende Flüssigkeitszufuhr. „Corpora non agunt nisi fluida" – die Körper funktionieren nicht ohne Flüssigkeit. Als grobe Richtschnur kann eine Menge von eineinhalb bis zwei Litern pro Tag oder 30 ml pro kg Körpergewicht und Tag gelten. Insbesondere bei älteren Menschen ist das Durstgefühl häufig reduziert. Hier empfiehlt es sich, die täglich erforderliche Flüssigkeitsmenge grob abzuschätzen und eventuell stündlich eine bestimmte Menge zu trinken. Geeignet sind Mineral- oder Leitungswasser, Tee sowie Fruchtsaftschorlen. Keineswegs muss man beim Essen auf die Flüssigkeitszufuhr verzichten. Auch Kaffee ist der Gesamt-Flüssigkeitsmenge zuzurechnen. Soft Drinks sollten aufgrund ihres hohen Energiegehaltes (ca. 400–500 kcal/l) weitgehend gemieden werden.

Bleibt noch der Alkohol. Wie mehrfach erwähnt, gibt es keine Zufuhrempfehlungen vonseiten der Fachgesellschaften. 10 g für die Frau und 20 g für den Mann (1 dl bzw. 2 dl Wein) gelten noch als unbedenklich und der Gesundheit förderlich. 2015 wurden von einer Fachgesellschaft in England hiervon abweichende Empfehlungen herausgegeben. Für Männer und Frauen wurden die gleichen maximal erlaubten Zufuhrmengen von 20 g/Tag angegeben. Sie sollten allerdings nicht täglich getrunken werden. Derjenige, der nie Alkohol getrunken hat oder diesen von vorneherein nicht mag, sollte nicht beginnen, ihn aus gesundheitlichen Erwägungen zu trinken. Man geht davon aus, dass bei einem geringen Anteil in der Bevölkerung die Gefahr der Alkoholabhängigkeit gegeben wäre.

Man sollte gesättigt, aber nicht „pappsatt", am besten nur leicht gesättigt vom Essenstisch aufstehen. Das japanische Hara hachi bun (sprich: hala hatschi bun), sich nur zu 80 % satt essen, unterstreicht die Empfehlung.

Und übrigens: Langsam essen! Das Sättigungsgefühl tritt erst 15–20 Minuten nach der Nahrungsaufnahme ein. Wer in fünf Minuten eine riesige Portion verdrückt, merkt erst nach dieser Zeit, dass er eigentlich zu viel gegessen hat. Verschlingt man regelmäßig seine Mahlzeiten, verdoppelt man das Risiko, dick zu werden.

24

Abschließend ein Hinweis zum Einkaufsverhalten: Man meide den Lebensmitteleinkauf mit leerem Magen. Untersuchungen der Universität in Boston ergaben: Hungrige greifen bevorzugt zu energiereichen Lebensmitteln, den Einkauf energiearmer Lebensmittel (z. B. Gemüse) aber schränken sie ein. Zwangsläufig beeinflusst unser Einkaufsverhalten die Art unserer Ernährungs- und Lebensweise.

Unter diesen eher pragmatisch gewählten Empfehlungen dürfte es auch dem, der keine eingehenden Lebensmittelkenntnisse hat, nach einer kurzen Einarbeitungszeit nicht allzu schwerfallen, sich gesund zu ernähren und den ersten Schritt zur Verlängerung seiner Lebenserwartung tun. Und: Jede noch so lange Reise beginnt mit dem ersten Schritt! Dabei ist das Wichtigste des ersten Schrittes die Richtung und nicht die Weite.

Noch ein Tipp: Wer mehr über die in Nahrungsmitteln enthaltenen Nährstoffe wissen möchte, kaufe sich ein Taschenbuch, in dem die einzelnen Lebensmittel mit ihrem Energie- und Nährstoffgehalt aufgelistet sind, und lege es sich an das Kopfende des Betts. Vor dem Schlafengehen werfe man einen Blick auf die Inhaltsstoffe der tagsüber verzehrten Lebensmittel. Man wird oft überrascht sein, was und wie viel in ihnen enthalten ist, und sich wundern, was man nach ein bis zwei Jahren alles weiß.

Nicht vergessen werden darf natürlich die regelmäßige körperliche Aktivität von mindestens 30 Minuten an fünf Tagen pro Woche und die regelmäßige Kontrolle des Körpergewichts. Eine Personenwaage im Badezimmer ist eine preiswerte und, wenn sie genutzt wird, effektive Maßnahme. Ob man die wöchentliche oder tägliche Kontrolle vorzieht, bleibt dem Einzelnen überlassen. Man wiegt sich früh morgens, nach Entleerung der Blase. Es ist unerheblich, ob die Badezimmerwaage auf ein Kilogramm oder auf 100 Gramm genau wiegt. Entscheidend ist ein Auf oder Ab. Kommt es zu einer konstanten Gewichtszunahme von zwei Kilogramm oder mehr, die sich nicht anderweitig erklären lässt (z. B. durch eine vermehrte Wassereinlagerung), dann sollten Gegenmaßnahmen durch Reduktion der Energiezufuhr oder Steigerung der körperlichen Aktivität ergriffen werden.

24.5.2 Was bringt die Anwendung des Nutri-Score?

In Deutschland war zur Beurteilung des Gesundheitswertes von Nahrungsmitteln die Einführung eines Ampelsystems angedacht worden. „Gesunde" und ernährungsphysiologisch ungünstige Lebensmittel sollten unterschieden werden. Letztlich wurde die Klassifizierung aufgrund zu großer Ungenauigkeiten und Vereinfachungen zugunsten des Nutri-Score abgelehnt. Der Nutri-Score dient der Unterscheidung ähnlicher Lebensmittel innerhalb einer Produktgruppe und funktioniert Produktgruppen-übergreifend. Für Käse gibt es gesonderte Berechnungsregeln, da er sonst durchgehend negativ bewertet würde.

Der Europäische Verbraucherverband, deutsche Verbraucherzentralen, Foodwatch und andere Gesellschaften befürworten die Anwendung des Nutri-Score.

Das System wurde 2017 von den französischen Gesundheitsbehörden ins Leben gerufen. Die wissenschaftliche Grundlage lieferten Ernährungswissenschaftler aus mehreren europäischen Nationen. In Deutschland verpflichteten sich einige Unternehmen freiwillig, den Nutri-Score auf ihren Verpackungen aufzuführen. Eine landesweite Studie im Lebensmitteleinzelhandel ergab, dass die Kennzeichnung mit dem Nutri-Score insbesondere im Hinblick auf Verständlichkeit am besten abschnitt.

Es handelt sich um ein Punktesystem. Die Berechnung erfolgt auf der Basis von 100 g eines Lebensmittels. Je niedriger der Nutri-Score, umso „gesünder" ist das Lebensmittel. Mithilfe von Tabellen erhält das Produkt, je nach Inhalt, negative oder positive Punkte. Eiweiß, Ballaststoffe, Gemüse, Früchte, Nüsse und gesunde Öle sind mit negativen Punkten ausgewiesen. Positive Punkte werden für den Gehalt an Zucker, Natrium und gesättigten Fettsäuren vergeben. Auch eine hohe Energiedichte wird mit positiven Punkten belegt. Je nach Anzahl der negativen Punkte sowie dem Gehalt von Gemüse und Früchten kann die Punktzahl angepasst werden. Ansonsten werden die negativen Punkte mit den positiven Punkten verrechnet. Ist die Punktzahl niedrig, ist das Lebensmittel, laut Nutri-Score, gesünder als eines mit hoher Punktzahl. Käse, zugesetzte Fette, wie Öle und Getränke, sind Sonderfälle. Die Tabellen und Berechnungsregeln werden dafür angepasst.

> Ungünstige Nahrungsmittel erhalten jeweils Punkte von null bis zehn, günstige Nahrungsmitten erhalten jeweils Punkte von null bis minus fünf.

Die fünffarbige Farb- und Buchstabenskala überprüft die Nährwertqualität und ermittelt daraus eine Gesamtnote.

Der Nutri-Score stellt eine Hilfestellung bei der Produktauswahl dar, um sich bewusster und ausgewogener zu ernähren und somit Übergewicht, Diabetes mellitus und Herz-Kreislauf-Erkrankungen vorzubeugen. Seit November 2020 ist der Nutri-Score in Deutschland zugelassen, er bleibt aber eine freiwillige Angabe.

Die Anzahl ungünstiger und günstiger Nahrungsmittel ergibt eine Gesamtpunktzahl zwischen −15 und +40. Diese werden dann einer Stufe innerhalb des Nutri-Score-Systems zugeordnet. Die Palette reicht von „A" (grün, höchste Qualität) bis „E" (rot, geringste Qualität) (◘ Abb. 24.4).

24.5.3 Clean Eating – was ist das?

Ein Begriff ist in aller Munde. Clean Eating bedeutet, wörtlich übersetzt, „sauberes

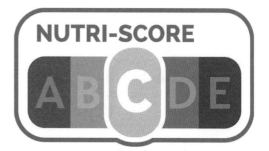

◘ **Abb. 24.4** Logo des Nutri-Score. (Mit freundlicher Genehmigung der für den Nutri-Score verantwortlichen Markeninhaberin, der Santé publique France)

Essen". Beim Bilderdienst Instagram kommt es beim Hashtag (Schlagwort) #Eatclean zu fast 13 Millionen Treffern.

Es ist ein aus den USA stammender Ernährungstrend. Essen sollte so naturbelassen wie möglich sein. Unverarbeitete und frisch zubereitete Lebensmittel sollten bevorzugt werden. Gemüse, Obst, Salat, Fisch, Vollkornprodukte, aber auch Fleisch werden genannt.

Clean Eating beginnt mit dem Einkauf. Regional angebaute und saisonal erhältliche Produkte sollten bevorzugt werden. Keineswegs soll überwiegend Rohkost verzehrt werden. Es gibt keine Einschränkung für einen der drei Hauptnährstoffe Kohlenhydrate, Fett, Eiweiß. Auf Fertigprodukte aber ist ebenso wie auf Fast Food zu verzichten. Man wird wenig oder kaum die in verarbeiteten Lebensmitteln häufig zu findenden Zusatzstoffe, Geschmacksverstärker, Süßstoffe, Farb- und Aromastoffe, Zucker und Transfette zuführen. Empfohlen werden das regelmäßige Frühstück und der Verzehr von bis zu sechs kleinen Mahlzeiten pro Tag. In jeder Mahlzeit sollten Eiweiß und komplexe Kohlenhydrate enthalten sein. Vom Prinzip her entspricht das Clean-Eating-Konzept einer ausgewogenen Mischkost, wobei teilweise Gesichtspunkte der Vollwertkost mitberücksichtigt werden.

Informationen zu Clean Eating finden sich in zahlreichen Internet-Blogs.

24

Wissenschaftliche Daten zum Thema gibt es nicht, und die mit Clean Eating abgegebenen Versprechungen wie reinere Haut, weniger Kopfschmerzen, bessere Konzentrationsfähigkeit, kein Blähbauch und Gewichtsabnahme sollten keineswegs ernst genommen werden.

Letztlich kann man dem Trend durchaus positive Aspekte abgewinnen, denn es wird über eine Änderung des Ernährungsverhaltens hin zu einer gesunden Ernährung nachgedacht.

24.6   Praktisches Umsetzen der DGE-Empfehlungen

Grundlage für das Umsetzen der Empfehlungen sind die Ernährungspyramide oder der Ernährungskreis der DGE. Auch andere Fachgesellschaften lehnen sich in ihren Empfehlungen an die DGE-Pyramide an.

- **Getränke**

Empfohlen wird, 1–2 l pro Tag zu trinken. Alkohol ist ausdrücklich ausgenommen.

- **Gemüse, Salat, Rohkost, Obst unter Berücksichtigung der 5-am-Tag-Empfehlung**

Täglich: Mindestens drei Portionen Gemüse und zwei Portionen Obst. Insgesamt etwa 650 g Gemüse und Obst: drei Portionen gegartes Gemüse (150–200 g pro Portion), davon mindestens eine Portion (200 g) als Rohkost oder Salat, 2–3 Portionen frisches Obst, auch Trockenfrüchte und Nüsse. Eine Portion kann als Saft aufgenommen werden.

Beim Kauf von Säften achte man auf den Zuckergehalt. Reiner Fruchtsaft enthält je nach Süße der verarbeiteten Frucht 15 bis maximal 200 g Zucker pro Liter. Fruchtnektar enthält 25–30 % Fruchtsaft, 30 % Wasser und maximal 20 % Zucker (bis 200 g/l). Fruchtsaftgetränke enthalten 6–30 % Fruchtsaft, 70 % Wasser und 10 %

Zucker. Im Durchschnitt werden hier pro Liter 100 g Zucker zugesetzt.

Zum 1. und 2. Frühstück könnten neben einem belegten Brot eine Portion Rohkost und ein Glas Obst- oder Gemüsesaft verzehrt werden. Beim Mittagessen kann eine gegarte Gemüseportion und als Zwischenmahlzeit eine Obstportion gegessen werden. Die Abendmahlzeit lässt sich mit einer Portion gemischtem Salat oder einer Rohkostportion gestalten.

- **Getreide, Getreideprodukte, Kartoffeln**

Bevorzugt verzehrt werden sollten Vollkornprodukte, des Weiteren Kartoffeln.

Beispiel:

Täglich: 4–6 Scheiben Vollkornbrot (200–300 g) oder 3–5 Scheiben Vollkornbrot (150–250 g) und ein Müsli (z. B. 50–60 g), zwei Portionen Vollkornreis oder Vollkornnudel (80 g roh oder 250 g gekocht) oder eine Portion gegarte Kartoffeln (4–5 mittelgroße Kartoffeln: 200–250 g), häufig als Pell- oder Dampfkartoffeln, oder: eine Portion gegarter Reis (150–180 g) oder eine Portion gegarte Teigwaren (200–250 g).

- **Milchprodukte, Fleisch, Fisch, Eier**

Täglich: ein Glas Milch, Buttermilch, Molke (fettarm) (200 ml) oder ein Becher Quark, Jogurt, Dickmilch oder Kefir (fettarm) (200–250 g) und zwei Scheiben Käse (à 25–30 g).

- **1- bis 2-mal in der Woche Fisch**

1-mal fettreicher Fisch (z. B. Lachs, Makrele, Hering (1 Portion = 70 g), 1-mal fettarmer Fisch (z. B. Kabeljau, Seelachs (1 Portion = 80–150 g).

- **Fleisch**

Maximal 300–600 g Fleisch und Wurst pro Woche.

2- bis 3-mal Fleisch und Geflügel pro Woche (eine Portion: 125–150 g), 2- bis 3-mal Wurst (eine Portion: max. 50 g, etwa zwei Scheiben).

■ **Eier**

Bis zu 3 Eier pro Woche (einschließlich verarbeitetes Ei, z. B. in Nudeln, Kuchen, Aufläufen, Pfannkuchen, Nachspeisen). Aufgrund neuer Erkenntnisse zum Cholesterol dürfte auch gegen den häufigeren Verzehr eines Frühstückseis kaum etwas einzuwenden sein Täglich.

■ **Streich- und Kochfette bzw. Öle**

2–2½ EL (maximal 4 EL) Butter oder Margarine als Streichfett (20–30 g), ½ EL Öl in Salat- und Rohkostsaucen, 1 EL Fett zum Kochen (10–20 g).

Pflanzliche Öle und Fette sollten bevorzugt werden, z. B. Rapsöl, Olivenöl und Sojaöl und daraus hergestellte Streichfette.

Man achte auf unsichtbares Fett in Fast Food, Fertiggerichten, Fleischerzeugnissen, Milchprodukten, Gebäck und Süßwaren.

■ **Süßigkeiten, Snacks, Alkohol**

Nur gelegentlich Zucker und Lebensmittel bzw. Getränke, die mit verschiedenen Zuckerarten hergestellt wurden, verzehren. Maximal eine Portion Süßigkeiten oder Snacks (20–40 g kakaoreiche schwarze Schokolade [>70 % Kakao], 30–50 g Nüsse an fünf Tagen in der Woche).

Für Alkohol gibt es keine generelle Empfehlung. Als Maximum gelten zwei Drinks mit je 10 g Alkohol pro Tag (ein Drink = eine halbe Flasche Bier oder ein Glas Wein).

24.6.1 Was sollte sonst beachtet werden?

Sparsamer Umgang mit Kochsalz, maximal (4–)5–6 g/Tag, jodiertes Speisesalz sollte bevorzugt werden. In den neuen DGE-Empfehlungen von 2017 wird eine Kochsalzmenge von knapp 4 g/Tag als angemessene Zufuhr bezeichnet. Bei den bisherigen WHO-Empfehlungen wurden 2000 mg Natrium mit 5 g Kochsalz gleichgesetzt. Eine Zufuhrmenge von maximal 5–6 g/Tag Kochsalz wird als Obergrenze angegeben. Dies ist aber kaum realisierbar. Zum Würzen sollten Kräuter und sonstige Gewürze bevorzugt verwendet werden.

Die Analyse der einzelnen Lebensmittel zeigt, welche Hauptnährstoffe, Vitamine und Mineralstoffe zugeführt werden: Mit Getreideprodukten und Kartoffeln nehmen wir Kohlenhydrate in Form von Stärke, pflanzliches Eiweiß und insgesamt wenig Fett und kein Cholesterol zu uns. Aber auch Vitamine des B-Komplexes und Vitamin E und die Mineralstoffe Kalium, Magnesium und Eisen werden zugeführt. Die in den Nahrungsmitteln reichlich enthaltenen Ballaststoffe erklären den guten Sättigungseffekt.

Mit Obst und Gemüse nehmen wir Kohlenhydrate in Form von Stärke und Zucker, pflanzliches Eiweiß, Ballaststoffe, Vitamin C, die Vitamine B1, B6 und Beta-Karotin und Kalium, Magnesium und Phosphor zu uns. Sie enthalten aber auch reichlich Wasser und sekundäre Pflanzenstoffe, deren Bedeutung erst in den letzten zwei Jahrzehnten erkannt wurde.

Mit Milch und Milchprodukten werden biologisch hochwertiges Eiweiß, Fett, Kohlenhydrate (Laktose), Vitamine, v. a. die Vitamine A, B und D, und Mineralstoffe, vor allem Kalzium, zugeführt.

Mit Fleisch und Wurstwaren werden Eiweiß, Fett und Cholesterol und als Vitamine vor allem Vitamin B12 und D, als Mineralstoff vor allem Eisen zugeführt.

Seefisch enthält Fett und Cholesterol. Neben gesättigten Fettsäuren findet man Omega-3-Fettsäuren, ferner Mineralstoffe und die Spurenelemente Jod und Selen.

Fett enthält neben den fettlöslichen Vitaminen (A, D, E und K) essenzielle, mehrfach ungesättigte Fettsäuren wie Omega-6-Fettsäuren und Omega-3-Fettsäuren. Fett ist der beste Energielieferant und dient als Energiespeicher, es ist der Träger der fettlöslichen Vitamine und der Geschmacksstoffe. Bereits in der Antike war bekannt: „Fett hat die angenehme Eigenschaft, Speisen schmackhaft zu machen."

24

24.6.2 Welche Mehrkosten entstehen durch eine „gesunde Ernährung"?

Orientiert man sich in seiner Ernährung weitgehend an den Empfehlungen der Fachgesellschaften, so kann man davon ausgehen, sich gesund zu ernähren. Unwillkürlich fragt man sich: Was kostet mich das zusätzlich? Eine im British Medical Journal (BMJ) 2013 erschienene Publikation weist Mehrkosten von 1,10 € pro Person und Tag für eine gesunde Ernährung aus. Die Zusatzkosten fallen an, wenn anstelle der 20 industriell verarbeiteten Lebensmittel oder viel Fleisch mehr Früchte, Gemüse, Fisch oder Nüsse gekauft werden. Die Forscher aus den USA werteten dazu bereits vorliegende Studien über Essgewohnheiten aus rund zehn Ländern bei Personen mit höherem oder mittlerem Einkommen aus, darunter die USA, Frankreich, Spanien, Brasilien und Südafrika.

Bei einem knappen Budget wären die im Jahr anfallenden Kosten von 400 € durchaus ins Gewicht fallend. In den meisten Fällen würde aber ein Einstellen des Zigarettenkonsums, eine Einschränkung der Alkoholzufuhr und die Reduktion der Energiezufuhr selbst dann, wenn die Zusatzkosten für eine gesunde Ernährung berücksichtigt würden, in der eigenen Haushaltskasse eher zu einem Plus führen. Dies kann dann für den Kauf von mehr saisonalem Obst und Gemüse und den zweimal wöchentlichen Einkauf von fettem Seefisch ausgegeben werden.

24.6.3 Ist die Empfehlung zum vermehrten Fischverzehr dauerhaft realisierbar?

Zwischenzeitlich stellt sich die Frage, ob es bei der stetig wachsenden Weltbevölkerung überhaupt möglich sein wird, die ernährungsphysiologisch wünschenswerten Fischmengen aus wildlebenden Beständen aus dem Meer, den Seen und Flüssen bereitzustellen. Immerhin gelten bis zu 55 % der 600 Fischpopulationen bereits heute als überfischt. Für die praktische Umsetzung der DGE-Empfehlungen sind pro Kopf und Jahr 15 kg fettarmer und 7,3 kg fettreicher Fisch, insgesamt 22,3 kg Fisch und Meeresfrüchte, erforderlich. Ein Teil des Bedarfs kann durch eine Produktionssteigerung mit Aquakulturen abgedeckt werden. Allerdings ist diese Produktionsweise mit einer Reihe von Problemen behaftet, zu denen neben Umweltproblemen auch der Einsatz von Chemikalien und die Verwendung tierischer Futtermittel (Fischmehl) gehören.

24.7 Was darf bei Einhalten der DGE-Empfehlungen erwartet werden?

Untersuchungsergebnisse der EPIC-Studie zeigen: Ein Einhalten der DGE-Empfehlungen senkt das Risiko für chronische Herz-Kreislauf- und Krebserkrankungen sowie die Häufigkeit eines Diabetes mellitus Typ 2 bei Männern. Bei 27.548 Personen im Alter von 35–67 Jahren wurden die durchschnittliche Verzehrhäufigkeit und -menge von 148 Lebensmitteln sowie deren Fettgehalt und Zubereitungsart erfragt. Die Befragten wurden über 7,8 Jahre beobachtet. In dieser Zeit traten 363 Herzinfarkte oder Schlaganfälle, 844 Krebserkrankungen und 837 Fälle von Diabetes mellitus Typ 2 auf. Wurden die Empfehlungen der DGE befolgt, reduzierte sich bei Männern das Risiko für diese Erkrankungen um bis zu 44 %. Für das Auftreten von Krebserkrankungen gab es keine signifikanten Beziehungen.

Die meisten Krebserkrankungen werden durch Faktoren wie Rauchen, Alkohol und Übergewicht mitbedingt. Positive Auswirkungen einer gesunden Ernährung bezüglich der Häufigkeit von

Krebserkrankungen ließen sich in dieser Studie nicht finden. Als ursächlich für den fehlenden Einfluss wird ein „Underreporting" bei Frauen diskutiert. Frauen neigen insbesondere dann dazu, wenn eine Adipositas vorliegt. Die Studie zeigt aber: Ein an den Empfehlungen der Fachgesellschaften orientiertes Ernährungsverhalten birgt dennoch ein erhebliches Potenzial zur Verhinderung von Erkrankungen.

2014 publizierte Ergebnisse ergaben, dass es auch im hohen Alter noch sinnvoll ist, eine gesunde Ernährung einzuhalten. Bei über 75-Jährigen, die sich an den Empfehlungen der DGE orientierten, war das Gebrechlichkeitsrisiko signifikant reduziert. Das Maß der Gebrechlichkeit wurde anhand einer Reihe psychopathometrischer Messungen und eines Scores ermittelt. Als Nebeneffekt der gesunden ballaststoffreichen, fettarmen Ernährung fand sich 2016 in einer kleineren Studie bei 26 Normalgewichtigen im Alter von 30–45 Jahren eine signifikant bessere Schlafqualität.

Die American Heart Association hat für das Jahr 2020 sieben metrische Daten als Zielrichtung für die Bevölkerung herausgegeben: nicht rauchen, normaler Body-Mass-Index (BMI), ausreichende körperliche Aktivität, gesunde Ernährung, normales Serumcholesterol, normaler Blutdruck und normale Nüchtern-Blutglukosewerte. Einer Analyse des National Health and Nutrition Examination Survey zufolge haben Menschen, bei denen fünf dieser metrischen Parameter im optimalen Bereich liegen, rein statistisch ein um 78 % gesenktes Sterberisiko.

24.8 Mahlzeiten aus dem 3-D-Drucker?

Das Einhalten und die Umsetzung aller gut gemeinten Ratschläge ist für die meisten von uns sicher schwierig. Vielleicht eröffnet die Herstellung von Mahlzeiten aus dem 3-D-Drucker eines Tages einen Weg, mit dem auch diätetische Empfehlungen umgesetzt werden können.

Neue Technologien könnten die Kreation von Mahlzeiten verändern. In nicht allzu ferner Zeit könnte es zu Wunschmahlzeiten aus dem 3-D-Drucker kommen. Erste Versuche gab es um 2000. Ab 2010 beschleunigte die NASA die Entwicklung derartiger Technologien. Ziel war es, pulverisierte, lagerfähige „Nahrung" zu Tellergerichten zu verarbeiten. Mittlerweile ist es bereits möglich, ein komplettes Abendessen mittels 3-D-Druck herzustellen. Bedeutsam könnte das Verfahren für die personalisierte Ernährung werden. Bestimmte Kostformen könnten für eine Reihe von Krankheiten, z. B. Diabetes mellitus oder Zöliakie, gezielt hergestellt werden. Ob damit einmal Mahlzeiten mit Superfood herstellbar sind, bleibt ebenso wie die realen Einsatzmöglichkeiten noch unklar.

Fazit

Wir können die Lebenserwartung verlängern, wenn derzeit geltende Empfehlungen zur gesunden Ernährung weitgehend eingehalten werden. Wurden die Empfehlungen der DGE befolgt, reduzierte sich bei Männern das Risiko für Herzinfarkte, Schlaganfälle, Krebserkrankungen und Fälle von Diabetes mellitus Typ 2 um bis zu 44 %. Selbst bei über 75-Jährigen, die sich an den Empfehlungen der DGE orientierten, reduzierte sich das Gebrechlichkeitsrisiko signifikant. Dabei halten sich eventuell zusätzlich anfallende Kosten in Grenzen. Eine gesunde Ernährung ist also keineswegs nur privilegierten Schichten zugänglich. Ob eines Tages Mahlzeiten aus dem 3-D-Drucker unser Ernährungsverhalten beeinflussen werden, ist noch nicht abzusehen.

Weiterführende Literatur

Bechthold A (2012) Gemüse und Obst in der Prävention ausgewählter chronischer Erkrankungen. Ernahrungs-Umschau 59:464–469

Bergleiter S (2012) Nachhaltiger Fischkonsum. Ist die Empfehlung der DGE zum Fischverzehr unter Nachhaltigkeitsaspekten vertretbar? Ernahrungs-Umschau 59:282–288

Bollwein J, Diekmann R, Kaiser MJ et al (2014) Compliance with dietary recommendations of the German Nutrition Society is associated with reduced risk of frailty. Ernahrungs-Umschau 61(5):70–77

Cross AJ, Freedman ND, Ren J et al (2011) Meat consumption and risk of esophageal and gastric cancer in a large prospective study. Am J Gastroenterol 106:432–442

Dehghan M, Mente A, Zhang X et al (2017) Prospective Urban Rural Epidemiology (PURE) study investigators. Associations of fats and carbohydrate intake with cardiovascular disease and mortality in 18 countries from five continents (PURE): a prospective cohort study. Lancet 390(10107):2050–2062

Ernährungsempfehlungen: Überarbeitung gefordert. Kommentar. Dtsch Ärztebl 114:174–175

Geurtzen G (2009, 2017) Vollwertige Ernährung nach den Regeln der DGE. Kompaktkurs für Ernährungsmedizin der Deutschen Akademie für Ernährungsmedizin (Tagungsband)

Hilbig A, Heuer T, Krems C et al (2009) Wie isst Deutschland – Auswertungen der Nationalen Verzehrsstudie II zum Lebensmittelverzehr. Ernahrungs-Umschau 56:16–23

Huges S (2016) Healthy diet may improve sleep quality. J Clin Sleep Med 12:19–24

Labos C (2015) Lifestyle interventions: the best medicine you're not using. Medscape News and Perspectives, April 22

Lloyd-Jones DM, Hong Y, Labarthe D et al (2010) American Heart Association Strategic Planning Task Force and Statistics Committee. Defining and setting national goals for cardiovascular health promotion and disease reduction: the American Heart Association's strategic impact goal through 2020 and beyond. Circulation 121:586–613

Nationale Verzehrsstudie II (2008) Veröffentlichung des Bundesministeriums. Primärdaten für die Ernährungsberichterstattung

Nettleton JA, Brouwer IA et al (2017) Saturated fat consumption and risk of coronary heart disease and Ischemic stroke: a science update. Ann Nutr Metab 70(1):26–33

Oberritter H, Schäbethal K, von Ruesten A et al (2013) Der DGE-Ernährungskreis – Darstellung der lebensmittelbezogenen Empfehlungen der DGE. Ernähr Umsch Int 60:24–29

Rabast U (2010) Gesundheit, langes Leben und Ernährung. Umschau Verlag, Neustadt

Rao M, Afshin A, Singh G et al (2013) Do healthier foods and diet patterns cost more than less healthy options? A systematic review and meta-analysis. BMJ Open 3:e 004277

Wang DD et al (2016) Association of specific dietary fats with total and cause-specific mortality. JAMA Intern Med 176:1134–1145

Wolfram G (2011) Neue evidenzbasierte Leitlinie der DGE zur Kohlenhydratzufuhr und der primären Prävention von ausgewählten ernährungsmitbedingten Erkrankungen. Aktuel Ernährmed 36:119–120

Yamagishi K, Iso H, Yatsuya H et al (2010) Dietary intake of saturated fatty acids and mortality from cardiovascular disease in Japanese: the Japan Collaborative Cohort Study for Evaluation of Cancer Risk (JACC) Study. Am J Clin Nutr 92(4):759–765

Internetadressen

AICR (American Institute for Cancer Research). www.wcrf.org. Zugegriffen am 23.05.2011

Deutsche Gesellschaft für Ernährung (Hrsg) Fettzufuhr und Prävention ausgewählter ernährungsmitbedingter Krankheiten – Evidenzbasierte Leitlinie, 2. Version. Bonn. www.dge.de/leitlinie. Zugegriffen am 29.01.2015

https://health.gov/dietary-guidelines/2015/guidelines

www.dge.de/wissenschaft/leitlinien. Zugegriffen am 20.06.2018

Was bestimmt unsere Lebenserwartung?

Inhaltsverzeichnis

© Springer-Verlag GmbH Deutschland, ein Teil von Springer Nature 2022
U. Rabast, *Gesunde Ernährung, gesunder Lebensstil*, https://doi.org/10.1007/978-3-662-65230-5_25

» Gesundheit bekommt man nicht im Handel, sondern durch den Lebenswandel (Sebastian Kneipp, 1821–1897)

Bedingt mag dieser Satz von Sebastian Kneipp richtig sein, aber es gibt eine Reihe Faktoren, die unsere Lebenserwartung mitbestimmen, wir aber nicht beeinflussen können. Unser Geschlecht können wir ebenso wenig ändern wie unseren erbbedingten Status. Männer leben durchschnittlich ca. 5–6 Jahre kürzer als Frauen. Die Ursachen sind unklar. Hormonelle Faktoren werden ebenso als ursächlich diskutiert wie Unterschiede in der genetischen Ausstattung. Aber Männer arbeiten häufig in risikobehafteten Berufen (◘ Abb. 25.1), haben unfallträchtige Freizeitaktivitäten, verrichten Militärdienst, leben ungesünder und nehmen bei auftretenden Krankheiten ungleich seltener und später als Frauen einen Arzt in Anspruch. Sie rauchen häufiger und trinken mehr Alkohol. Männer können derzeit den Unterschied in der Lebenserwartung nur durch einen frühzeitigen Eintritt ins Kloster ausgleichen. Dr. Marc Luy fand in der Klosterstudie bei Nonnen und Mönchen eine überdurchschnittlich hohe und nahezu identische Lebenserwartung. Die Studie stellt den genetischen Einfluss als Ursache für den Unterschied in der Lebenserwartung von Männern und Frauen ernsthaft infrage.

Aber auch sehr gut zu beeinflussende Faktoren sind bei unserer Lebenserwartung mitbestimmend. Die Form unserer Ernährung und das Ausmaß an körperlicher Aktivität können wir beeinflussen. So sind in unserer Gesellschaft Über- und Fehlernährung (Rauchen, Alkohol) und daraus resultierende Folgeerkrankungen wesentliche die Lebenserwartung verkürzende Faktoren.

25.1 Bestimmen Bildung und Einkommen unsere Lebenserwartung?

Bildung ist ein wesentlicher Faktor für eine verlängerte Lebenserwartung. Sie wird aber keineswegs ausschließlich von der monetären Situation bestimmt. Stammt man aus

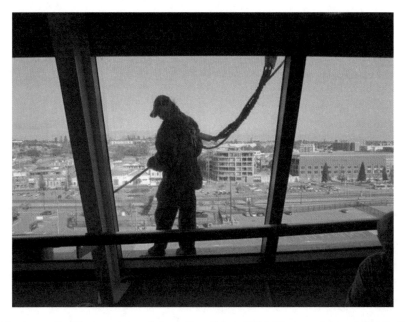

◘ **Abb. 25.1**   Angeseilter Fensterputzer auf einem Kreuzfahrtschiff: Männer verrichten risikobehaftete Berufe und Militärdienst, fahren schnelle Autos, sind aber auch hormonell anders ausgestattet als Frauen

25.2 · Lebensverlängerung? Was können wir falsch machen?

293 **25**

einer niedrigen Einkommensgruppe und bildet sich lebenslang weiter, hat man länger einen guten Gesundheitsstatus. Auch der Bildungsabschluss (Volksschule, Mittlere Reife, Abitur) und die im Beruf erreichte Position spielen für die Lebenserwartung eine Rolle.

Die Höhe des Einkommens ist ein Faktor, der die Lebenserwartung mitbestimmt. Männer oder Frauen der Armutsrisikogruppe werden im Durchschnitt nur 70 bzw. 77 Jahre alt. Die Gruppe mit einem sehr hohen Einkommen lebt mit 81 bzw. 85 Jahren dagegen fast elf Jahre länger. Noch deutlicher wird der Unterschied bei Betrachtung der gesund verbrachten Lebensjahre, der „healthy life years". Sie liegen in der höchsten Einkommensklasse für Männer bei zusätzlichen 14, für Frauen bei zehn Jahren. Bedeutsamer als das verfügbare Geld ist allerdings dessen sinnvoller Einsatz.

Die Lebenserwartung ist auch lokal unterschiedlich. In struktur- und einkommensschwachen Regionen ist sie deutlich niedriger als in wohlhabenden. Im rheinland-pfälzischen Pirmasens liegt die durchschnittliche Lebenserwartung bei Männern bei 73 Jahren, im wohlhabenden bayerischen Starnberg ist sie bei Männern mit 81,3 Jahren am höchsten. Auch bei den Frauen ist sie in Pirmasens mit 77,1 Jahren vergleichsweise niedrig. Am ältesten werden Frauen im Kreis Breisgau-Hochschwarzwald mit 85 Jahren.

Die Unterschiede in der Lebenserwartung machen die Forderung nach einer sozialbezogenen Prävention und Gesundheitsförderung verständlich.

25.2 Lebensverlängerung? Was können wir falsch machen?

» Das ganze Geheimnis, sein Leben zu verlängern, besteht darin, es nicht zu verkürzen (Ernst Freiherr von Feuchtersle-

ben, österreichischer Arzt und Philosoph, 1806–1849)

Unsere Lebenserwartung ist gut. Jeden Tag gewinnen wir ein paar Stunden und Jahr für Jahr einige Monate. Steigt die Lebenserwartung so weiter wie in den letzten zwei Jahrhunderten, so würden die seit dem Jahr 2000 Neugeborenen – egal, ob Junge oder Mädchen in Kanada, Dänemark, Frankreich, Deutschland, Italien, Japan, Großbritannien und den USA – mindestens 100 Jahre, in Japan sogar 107 Jahre alt werden.

Wer jedoch nach der Devise „Berge von unten, Museen von außen und Kneipen von innen" lebt, dürfte kaum etwas zur Verlängerung seiner Lebenserwartung beitragen. Stellen wir uns einen solchen Mann vor. Die sieben zusätzlichen Jahre, die er für eine Beendigung des Rauchens geschenkt bekommen hätte, dürften ihm fremd sein. Vielleicht raucht er auch nach wie vor 20 oder mehr Zigaretten pro Tag und ist erstaunt, wenn er zwischen dem 50. und 60. Lebensjahr oder noch früher an einem Herzinfarkt, Schlaganfall oder Lungenkrebs erkrankt. Mit einem gewissen Unverständnis wird er auf den im Alter von 96 Jahren verstorbenen früheren Bundeskanzler Helmut Schmidt hinweisen, der doch immer nur mit der Zigarette zu sehen war. Er könne das Auftreten seiner Erkrankung gar nicht verstehen, sagt er, wo er doch sonst so gesund lebe. Er verzehre ausschließlich „Halbfett-Produkte", die noch dazu mit entsprechender Werbung angepriesen werden. Allerdings habe er seine Brote stets reichlich damit versehen. Er gibt zu, reichlich Fleisch und Wurst zu verzehren, aber auch hier greife er zumindest teilweise auf magere Produkte zurück. Gemüse- und Obstverzehr seien nicht so sein Ding, dafür nehme er aber regelmäßig eine hohe Dosis an Vitaminpräparaten und täglich eine Kapsel mit Pflanzeninhaltsstoffen. Fisch mag er nicht. Zum Ausgleich nimmt er täglich 1 g Fischölfettsäuren ein. Die werden doch sogar von einer amerikanischen

Gesellschaft empfohlen. Der Alkoholkonsum mit einer Flasche Wein pro Tag ist mit 80 g zugegebenermaßen deutlich über den Empfehlungen. Aber er trinke nur Rotwein, und der ist doch, wie er gelesen hat, gesund. Gegen den Durst trinke er täglich einen Liter eines Softdrinks. Man solle ja mindestens 1½–2½ l pro Tag trinken. Auch hier wähle er, was gesund ist, und bevorzuge Drinks, die mit der „Süße von Früchten", die also mit Fruktose gesüßt sind. Wenn er im Restaurant esse, dann salze er stets zu, denn das Essen sei ihm manchmal doch zu lasch. Gelegentlich salze er auch, ohne es zu probieren. So schädlich könne dies nicht sein. Die Fernsehköche gehen in den Kochshows doch auch großzügig mit Kochsalz um und bemängeln in den Menüs meist die unzureichende Salzmenge. An Bewegung liegt im nicht viel. Er sitze jeden Abend vor dem Fernseher, hier esse er meist einen Beutel mit irgendwelchen Chips. Das könne man heute ja tun, denn die Industrie habe doch die Mengen an schädlichen Transfetten reduziert, außerdem enthalten sie meist Öle mit einfach ungesättigten Fettsäuren und sind zudem meist fettreduziert. Wie viele Kalorien so ein Beutel hat, wisse er nicht. Nüsse mag er einfach nicht, die müsse man ja deutlich intensiver kauen als Chips. Ausgedehnte Spaziergänge sind ihm ebenso fremd wie jede Art einer sportlichen Betätigung. Auto fahre er dagegen sehr gerne, wenn möglich mit maximaler Geschwindigkeit. Bildung oder Weiterbildung interessiere ihn nicht. Was er sich vor Jahrzehnten angeeignet habe, reiche ihm aus und würde wohl die Kriterien eines guten Bildungsstandes erfüllen. Er sei seit zehn Jahren geschieden, glücklich sei er zwar nicht, komme aber mit seiner jetzigen Situation ganz gut klar. Im Gegensatz zu früher greife er häufig zu Fast Food und Fertiggerichten. Nach seiner Scheidung sei er in eine Großstadt umgezogen. Das Wohnen im Grünen sei ihm zu langweilig gewesen.

Wer eine derartige Biografie aufweist, hat nahezu alles getan, um sein Leben zu verkürzen. Die geschenkten sieben Jahre, die man erhält, wenn man vor dem 30. Lebensjahr mit dem Rauchen aufhört, entfallen ebenso wie das zusätzliche Jahr an Lebenserwartung für einen guten Bildungsstand. Auch Ehescheidung und Wohnen in einer Großstadt, der häufige Verzehr von Fast Food und Fertiggerichten sowie das Autofahren mit ständig mit erhöhter Geschwindigkeit und das Fehlen eines guten Bildungsstandes tragen zur Verkürzung seiner Lebenserwartung bei. Vom überhöhten Alkoholkonsum ganz zu schweigen (s. ▶ Kap. 6). Aber auch er hat noch eine Chance, sein Leben zu verlängern. Der wichtigste Schritt ist das Einstellen des Rauchens. Alle anderen Maßnahmen sind sinnlos, wenn das Rauchen nicht eingestellt wird.

Die positiven Wirkungen eines reichlichen Obst- und Gemüseverzehrs können beim Tabakrauchen das Gegenteil bewirken. Zum sparsamen Umgang mit Kochsalz müsste er ebenso motiviert werden wie zu einer ausgewogenen Ernährung, eventuell zu einer mediterranen Kost. Auf die „Halbfett-Produkte" kann er getrost verzichten. Insbesondere wenn das Doppelte der sonst üblichen Fettmengen durch dickes Bestreichen und Belegen von Broten oder Brötchen verzehrt wird, ist der Sinn der Maßnahme nicht erreicht. Ein sparsamer Umgang mit normalen Lebensmitteln ist sinnvoller. Auf das Trinken von einem Liter Softdrinks sollte er verzichten, denn damit führt er bereits ein Viertel des täglichen Energiebedarfs zu. Ferner mehren sich Hinweise auf negative Effekte eines regelmäßigen Soft-Drink-Konsums. Die Einnahme von Vitaminpillen, Pillen mit sekundären Pflanzenstoffen und Omega-3-Fettsäuren sollte eingestellt werden. Hier sollte Obst- und Gemüsekonsum und dem 1- bis 2-maligen wöchentlichen Seefischverzehr der Vorzug gegeben werden. Der Alkoholkonsum sollte reduziert werden. Die Flasche Bier oder das Glas Wein sind ihm weiterhin erlaubt. Der tägliche Gesundheitsspaziergang mit 30, besser 60 Minuten sollte Routine werden. Stress sollte abgebaut und das Autofahren mit hoher Geschwindigkeit unterlassen werden. Natürlich wird man ihm empfehlen, Risikofaktoren zu kontrollieren und pathologische Werte zu behandeln und sich, im Falle eines überstandenen Herzinfarktes, einer Koronarsportgruppe anzuschließen.

Vielleicht sollten wir die als Beispiel aufgeführte Biografie nochmals lesen und uns fragen: Ist der ein oder andere hier beschriebene Fehler auch für mich zutreffend? Unsere Aussichten, das Leben weiter zu verlängern, sind gut. Wir sollten sie durch fehlerhaftes Verhalten nur nicht verkürzen.

25.3 Können wir unser Leben verlängern?

Haben wir vor dem 30. Lebensjahr aufgehört zu rauchen, bekommen wir sieben zusätzliche Lebensjahre geschenkt. 20 Zigaretten pro Tag bedeuten ein Minus von sechs Jahren. Verheirateten oder in einer festen Beziehung Lebenden winkt ein Plus von fünf Jahren. Für einen guten Bildungsstand gibt es ein Jahr, für das Abitur ein weiteres Jahr und für das Studium zwei weitere Jahre. Sehen wir weniger als zwei Stunden täglich fern, so erhalten wir zusätzliche 1,4 Jahre geschenkt. Glücklichsein und Zufriedenheit können uns bis zu zehn zusätzliche Jahre bescheren. Büroarbeit dagegen kostet drei und das permanente Fahren mit erhöhter Geschwindigkeit ein weiteres Jahr. Eine Ehescheidung soll den Mann 9,3, die Frau sogar 9,9 Lebensjahre kosten. So zumindest konnte man es im Feuilleton einer großen Zeitung lesen.

Die verlängerte Lebenserwartung in den letzten Jahrzehnten ist vor allem durch die besseren Lebensumstände bedingt. Die Versorgung mit einer ausreichenden Menge an Lebensmitteln und damit an Energie und essenziellen Nährstoffen beeinflusste vorrangig die Lebenserwartung. Der medizinische Fortschritt und die Qualität der medizinischen Versorgung haben erst in den letzten 20 Jahren maßgeblich zur Verlängerung der mittleren Lebenserwartung beigetragen. Im Rahmen der Ernährung war es bislang keiner Generation möglich, in den Wintermonaten reichlich Obst und Gemüse zu verzehren. Dabei müssen wir uns heute nicht mehr auf Äpfel, Bananen und Orangen beschränken. Ganzjährig können wir auch auf exotische Obst- und Gemüsearten zurückgreifen. Weniger der tägliche Apfel als die Vielfalt von verzehrtem Obst und Gemüse scheinen für positive Effekte entscheidend. Schon früh wurde der Verzehr in den Ampelfarben empfohlen. Heute empfiehlt man den Verzehr in den Regenbogenfarben. Wurden zwischen fünf und sieben verschiedene Obst- und Gemüsearten pro Woche verzehrt, so kam es zu einer reduzierten Tumorrate.

❯ Gesichert ist die Lebensverlängerung für die mediterrane Ernährung. Auch wenn wir nicht alles hier Empfohlene umsetzen können, so ist auch bei Berücksichtigung der wesentlichen Empfehlungen mit einem positiven Effekt zu rechnen. Hierzu gehören: Reichlicher Obst- und Gemüseverzehr, zweimal wöchentlicher Fischverzehr, Verwendung von Raps- oder Olivenöl, sparsamer Verzehr von rotem Fleisch und Wurst, Bevorzugung von weißem Fleisch.

Als positiv gilt auch der regelmäßige Konsum von drei Tassen grünem oder schwarzem Tee und von 3–4 Tassen Kaffee. Auch wenn die EFSA gesundheitsbezogene Aussagen zum Joghurtverzehr untersagt hat, so kann der Verzehr probiotischen Joghurts durchaus als Bestandteil einer gesunden Lebensweise angesehen werden. Rauchen sollte eingestellt werden. Positive Effekte eines regelmäßigen Obst- und Gemüseverzehrs können beim Raucher wegfallen.

25

Regelmäßige körperliche Aktivität von täglich einer halben bis einer Stunde an fünf Tagen in der Woche sollten mit eingeplant werden.

Den Fleisch- und Wurstverzehr sollte man vor dem Hintergrund neuer Forschungsergebnisse gezielt einschränken. 2- bis 3-mal wöchentlich Fleisch und Wurst in einer Gesamtmenge von 600 g, besser von nur 300 g, sind genug (◘ Abb. 25.2).

Für den, der Alkohol mag, dürfen es ruhig 10 bis maximal 20 g Alkohol an mehreren Tagen in der Woche sein. Wer nie Alkohol getrunken hat, sollte nicht anfangen, ihn aus gesundheitlichen Gründen zu trinken. Es besteht ein, wenn auch geringes, Risiko für die Entwicklung einer Abhängigkeit.

Auch wenn neuere Untersuchungen bereits bei einem regelmäßigen und langfristigen Konsum geringer Alkoholmengen auf ein geringes, aber erhöhtes Risiko von Herzrhythmusstörungen hinweisen, kann an den bisherigen Empfehlungen aufgrund

anderer positiver Effekte eines geringen Alkoholkonsums festgehalten werden. (s. ▶ Kap. 6). Eventuell stellt der Konsum von alkoholfreiem Bier oder Wein aufgrund neuer Erkenntnisse eine Alternative dar (▶ Kap. 6).

Auch bei regelmäßigem Verzehr von 30–50 g Nüssen pro Tag (auch Erdnüssen) und, wer es denn mag, von 20–30 g schwarzer Schokolade pro Tag können positive Wirkungen erwartet werden. Dabei sollte man sie in der täglichen Energiezufuhr mitberücksichtigen.

Ob die in unseren Breiten leichter realisierbare Nordic Diet zu gleichen Ergebnissen führt wie die mediterrane Kost, muss beim jetzigen Kenntnisstand offenbleiben.

Unterbleiben sollte eine Überversorgung mit Energie. Haben wir bis zum 55. Lebensjahr einige Kilogramm zugelegt und inzwischen einen BMI von bis zu 29,9 kg/m^2 erreicht, aber weder einen Diabetes mellitus oder eine Stoffwechselerkrankung entwickelt, so ist unsere Lebenserwartung

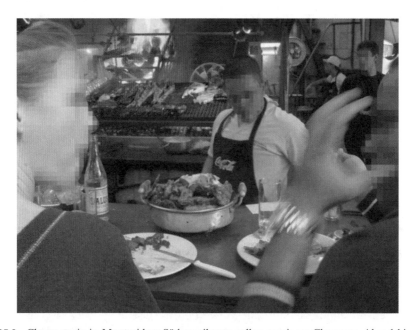

◘ **Abb. 25.2** Churrascaria in Montevideo: Südamerikaner sollen an einem Churrasco-Abend bis zu einem Kilo Fleisch verzehren

durchaus optimal. Wir müssen also nicht unbedingt den in der Jugendzeit üblichen BMI von 18,5–25 kg/m² im Alter behalten.

Um sich gesund zu ernähren, bedarf es keinesfalls des prall gefüllten Geldbeutels. Zusätzliche 1,10 € pro Tag reichen aus. Wir geben heute 14 % unseres Budgets für Nahrungsmittel aus. In Haushalten mit geringen Einkommen ist der Anteil allerdings ungleich höher. Aber noch bis in die Mitte des 20. Jahrhunderts machten in Deutschland Lebensmittel den Großteil der Konsumausgaben aus.

Für den, der vernünftig lebt, stehen die Chancen gut, dass sich seine Lebenserwartung weiter verlängert. Optimisten prognostizieren, dass es bis 2060 es zu einer drastischen Verlängerung der Lebenserwartung kommen werde. Das Alter als dritte Lebensphase werde verschwinden. Alt ist dann nur der Hochbetagte und Hinfällige. Gesunde Ernährung, präventiver Lebensstil und Quantensprünge in der medizinischen Entwicklung könnten die durchschnittliche Lebenserwartung auf über 100 Jahre erhöhen. Ein 90-Jähriger könnte körperlich fit wie ein 50-Jähriger sein und sich beruflich und sexuell betätigen. Weltweit stehen wir mit unserer Lebenserwartung keineswegs an der Spitze. Mit einer weiteren Zunahme dürfen wir deshalb durchaus rechnen.

Die Prognosen des Statistischen Bundesamts sind deutlich vorsichtiger: In 50 Jahren Geborene haben wahrscheinlich eine durchschnittliche Lebenserwartung von ca. 90 Jahren. Auch dies ist eine deutliche Zunahme der bisherigen mittleren Lebenserwartung. Mit einer hohen Zahl fitter Centenarians kann deshalb gerechnet werden. Unabhängig von allen Diskussionen um die Zunahme der Lebenserwartung werden wir alle ab einem gewissen Lebensalter feststellen müssen: Wir altern. Körperliche und geistige Flexibilität nehmen ab, und unsere Sinnesleistungen verschlechtern sich. Aber die einzige Möglichkeit, lange zu leben, ist es, auch alt zu werden; die andere Alternative ist der Tod.

25.4 Lebensstiländerung zur Tumorprävention und Lebensverlängerung

2016 wurden Ergebnisse aus der Nurses-Health-Studie mitgeteilt. Seit 1976 waren 121.000 Krankenpflegerinnen beobachtet worden. Regelmäßig erfasst wurden Lebensgewohnheiten und Gesundheitszustand.

Als gesunder Lebensstil galt:

- Kein Nikotinabusus bzw. <5 Pack Years in der Vergangenheit (Pack Year = Anzahl der Packungsjahre = [Pro Tag gerauchte Zigarettenpackungen] × [Anzahl Raucherjahre])
- Kein oder nur moderater Alkoholkonsum (Frauen ≤1 alkoholisches Getränk pro Tag, Männer ≤ 2 alkoholische Getränke pro Tag)
- Body-Mass-Index ≥18,5 kg/m² und <27,5 kg/m²
- Wöchentliche körperliche Aktivität mit hoher Intensität ≥75 Min. oder mit moderater Intensität ≥150 Min.

Wurden alle vier Kriterien erfüllt, so zählte man zur Niedrigrisikogruppe – wurde mindestens ein Kriterium nicht erfüllt, zählte man zur Hochrisikogruppe. Primärer Endpunkt der Studie war die Diagnose eines Karzinoms. Bei Männern bedingte ein gesunder Lebensstil eine Risikoreduktion um 25 %, für Frauen um 33 %. Die durch Karzinome bedingten Todesraten sanken sogar noch ausgeprägter: Frauen 48 %, Männer 33 %.

Letztlich zeigen auch diese Studienergebnisse: Ein großer Teil der karzinombedingten Todesfälle lässt sich durch einfache Lebens-

25

stiländerungen vermeiden und damit das Leben verlängern.

Fazit

Obwohl sich unsere Lebenserwartung seit einem Jahrhundert mehr als verdoppelt hat, ist der Wunsch, sie weiter zu erhöhen, ungebrochen. Gewünscht wird natürlich, dass man körperlich und geistig fit bleibt. Die Aussichten für eine weitere Lebensverlängerung sind nicht schlecht. Wir müssen nur verstehen, die uns zur Verfügung stehenden Möglichkeiten zu nutzen. Zunächst sollten wir alles tun, unsere Lebenserwartung nicht durch falsche Verhaltensweisen (Fehlernährung, risikobehaftete Verhaltensweisen) zu verkürzen. Gesichert ist der lebensverlängernde Effekt der mediterranen Ernährung. Die Verlängerung der Lebenserwartung wäre allerdings uninteressant, wenn es nicht gelänge, gleichzeitig den Alterungsprozess zu verzögern. Vielleicht ist beides realisierbar.

Gibt es weitere erfolgversprechende lebensverlängernde Maßnahmen

Inhaltsverzeichnis

© Springer-Verlag GmbH Deutschland, ein Teil von Springer Nature 2022
U. Rabast, *Gesunde Ernährung, gesunder Lebensstil*, https://doi.org/10.1007/978-3-662-65230-5_26

Es gibt eine Reihe von Möglichkeiten, mit denen wir versuchen können, den Alterungsprozess zu verzögern und unser Leben zu verlängern. Es ist nicht eine einzige Maßnahme, sondern die Kombination unterschiedlicher Möglichkeiten, von denen wir einen Erfolg erwarten können.

26.1 Lebensverlängerung durch vermehrte körperliche Aktivität

Positive Aspekte einer regelmäßigen körperlichen Aktivität wurden wiederholt angesprochen, sie ist Bestandteil eines gesunden Lebensstils. Für den Adipösen ist die Intensivierung der körperlichen Aktivität eine wesentliche Voraussetzung, um Gewicht zu verlieren und die Risikosituation zu verbessern. Die Empfehlungen der Fachgesellschaften richten sich auch an den Normalgewichtigen. Sie reichen von 3- bis 5-mal wöchentlich einer halben Stunde bis zu einer Stunde pro Tag. Das Bundesministerium für Gesundheit favorisiert die Aktion „Mit 3000 Schritten extra – einfach gesünder".

26.1.1 Was empfiehlt sich für den gesunden Erwachsenen?

Für einen Gesunden im Alter zwischen 18 und 65 Jahren wird am häufigsten empfohlen: 30 Minuten intensive Bewegung an fünf Tagen der Woche. Für den 65-Jährigen oder Älteren, auch für den 50- bis 64-Jährigen mit chronischen Erkrankungen oder einer eingeschränkten Bewegungsfähigkeit (z. B. bei Arthrosen) oder Fitness, gelten andere Empfehlungen.

Das Alter, der Gesundheitszustand, das Geschlecht und der Sozialstatus beeinflussen das Ausmaß der körperlichen Aktivität in hohem Maße. Das Ausmaß an körperlicher Aktivität ist in unserer Gesellschaft insgesamt gering: Anstelle der empfohlenen 3,5 Stunden pro Woche sind es nur 1,5 Stunden. Dafür sehen wir durchschnittlich 3,5 Stunden pro Tag fern. Einer im British Medical Journal publizierten Studie zufolge verlängern weniger als durchschnittlich zwei Stunden Fernsehen pro Tag das Leben möglicherweise um etwa 1,4 Jahre. Schwimmen, Radfahren, Joggen, Gehen, Tanzen und eine Reihe anderer Möglichkeiten wären hilfreich für das Herz. Sie erhöhen die Lebenserwartung um rund zwei Jahre. Würde die Bevölkerung in dem empfohlenen Maß körperlich aktiv sein, ließen sich die Todesfälle weltweit drastisch senken und die mittlere Lebenserwartung der Weltbevölkerung um 0,68 Jahre steigern.

Eine Meta-Analyse aus 80 epidemiologischen Studien mit mehr als 1,3 Millionen Teilnehmern zeigt, dass bereits 150 Minuten pro Woche mäßige körperliche Aktivität und Bewegung – die Mindestempfehlung der Weltgesundheitsorganisation – vor chronischen Erkrankungen und vorzeitigem Tod schützen. Der Zusammenhang war bei Freizeit- und Alltagsaktivitäten ausgeprägter als bei berufsbezogenen Aktivitäten und bei Frauen deutlicher als bei Männern. Eine Stunde Alltagsaktivität senkt die Gesamtsterblichkeit um 4 %. Mäßige Aktivitäten, wie Tanzen, Radfahren und Wandern, senken das Risiko um 6 %, intensiveres Ausdauertraining wie Laufen oder Ballsportarten um 9 %. Die WHO-Empfehlung von 150 Minuten bringt eine Risikoreduktion um 10 %, intensiveres Ausdauertraining oder gar Sport um 22 %. 300 Minuten körperliche Aktivität pro Woche reduzieren das Risiko noch ausgeprägter. Mit dem Ausmaß der Bewegung nimmt der erzielbare positive Effekt zu. Jedoch: Auch ein bisschen Bewegung ist letztlich besser als gar keine Bewegung. Einen ausgedehnten Spaziergang kann man getrost als „Gesundheitsspaziergang" bezeichnen.

In einer Studie aus Großbritannien wies man die positiven Effekte einer vermehrten körperlichen Aktivität anhand von

Laborparametern nach. Bei Frauen mit PCOS (polycystischem Ovarialsyndrom) finden sich häufig Begleiterkrankungen wie Übergewicht, Diabetes mellitus Typ 2 und evtl. Herz-Kreislauf-Erkrankungen. Mit Smartwatches, Smartphones und verfügbaren Apps zählte man die Schritte und motivierte die Patienten zu mehr Bewegung. Erhöhte sich die Schrittzahl um 1000 Schritte/Tag so kam es bei diesen Patienten zur Reduktion der entzündungsfördernden Konzentrationen von IL-6 (Interleukin 6), CRP und einer Reduktion des BMI.

26.1.2 Verlängert Sport das Leben?

Die Gretchenfrage aber ist: Verlängert körperliche Aktivität in Form von Sport das Leben? Spötter behaupten: Ja, aber nur um die Zeit, in der Sport betrieben wird. Die Studie der Harvard-Universität und eine Reihe älterer Untersuchungen kommen zu anderen Ergebnissen. Es wird berichtet von rudernden Collegestudenten, die um 1800 eine längere Lebenserwartung hatten als ihre nicht rudernden Kommilitonen. Verglich man ehemalige Leistungssportler und ehemalige Rekruten eines Jahrgangs, so lebten die Leistungssportler mit durchschnittlich 76 Jahren signifikant länger als Rekruten mit 69 Jahren. Die Lebenserwartung von Ausdauersportlern war höher als die von Kraftsportlern. In anderen Untersuchungen zeigte sich bei fitten Menschen eine insgesamt höhere Lebenserwartung als bei unfitten. Die jährliche Sterberate der Fitten lag bei 20, die der Unfitten bei 64 pro 10.000. Es lohnt sich auch, mit 50, 60 oder 70 Jahren noch körperlich aktiv zu sein bzw. zu bleiben. In einem körperlich aktiven Kollektiv 75-Jähriger reduzierte sich die Sterberate um 16 %. Ähnliche Ergebnisse zeigt die EPIC-Studie, eine zurzeit noch laufende große europäische Studie.

Inzwischen werden auch für den älteren Menschen Krafttrainingsprogramme empfohlen. Eine hohe körperliche Kraftleistungskapazität zu erhalten ist auch bei ihnen wünschenswert. Sprinter haben in jedem Lebensalter eine um 15 % höhere Leistungsfähigkeit und festere Knochen als Normalpersonen. Die im Alltag an den über 60-Jährigen gestellten Anforderungen unterscheiden sich keineswegs von denen bei Jüngeren. Ist der Lebensstil aber inaktiv, treten altersbedingte Veränderungen frühzeitig auf. In der sechsten Lebensdekade ist der Muskelabbau beschleunigt. Krafttraining, 2- bis 3-mal pro Woche über 20–30 Minuten kann dem entgegenwirken. Nach einer 6- bis 9-wöchigen Trainingsphase nahm bei älteren Frauen und Männern das Muskelvolumen um rund 10 % zu, die Beweglichkeit verbesserte sich, und das Aufstehen aus einer sitzenden Position fiel wieder leichter. Krafttraining beeinflusst auch Risikofaktoren für das Herz-Kreislauf-System positiv und beugt der Entwicklung von Krebserkrankungen, Diabetes mellitus Typ 2 und der Osteoporose vor. Allerdings sollte man in der Anfangsphase eine professionelle Anleitung in Anspruch nehmen und erst später selbstständig trainieren. Der Besuch eines Fitnessstudios ist also auch für Senioren sinnvoll.

26.1.3 Empfehlungen der Fachgesellschaften

Die Empfehlungen der Fachgesellschaften definieren häufig nicht, ob eine leichte körperliche Aktivität im Sinne von Spazierengehen ausreicht oder ob eine definierte Pulssteigerung erforderlich ist. Das amerikanische Center for Disease Control and Prevention (CDC) favorisiert eine intensive körperliche Aktivität anstelle einer moderaten. Leichte und starke körperliche Aktivität werden national unterschiedlich definiert. Aber man ist sich einig, dass körperliche Aktivität, angefangen von einfachen Bewegungen bis hin zu Sport, die Gesundheit positiv beeinflusst.

Im Alltag sind nur wenige Bewegungsformen bedeutsam. Dies sind die Spontanaktivität zum Aufrechterhalten der Körperhaltung und willentliche Körperbewegungen. Ein 24-Stunden-Profil körperlicher Aktivitäten kann erstellt werden, falls es gelingt, die im Laufe des Tages vorgenommenen Bewegungen zu erfassen. Hierzu gehören Stehen, Gehen, Laufen, Radfahren, Sportaktivitäten, Treppenlaufen, aber auch sitzende Tätigkeiten, Schlafen und passive Tätigkeiten, wie z. B. Auto- oder Zugfahren.

Die Erfassung des Ausmaßes der körperlichen Aktivität ist sinnvoll, will man Fitness oder Krankheits- bzw. Pflegezustände erkennen. Die Ergebnisse können zur Motivation und Änderung des Lebensstils herangezogen werden. Die moderne Technik ermöglicht es dem mobilen Menschen, sich täglich selbst zu kontrollieren. Apps ermöglichen es, gesundheitsbezogene Daten auf dem Smartphone einzutragen. Trägt man das Phone permanent, so wird ein Teil der Tagesaktivitäten mittels Registrierung der Schritt- und Kilometerzahl einschließlich des Zeitpunktes der Aktivität erfasst und grafisch dargestellt. Die Datenaufzeichnung gilt dabei als durchaus zuverlässig. Wer es noch bequemer will, kann diese Daten auch durch Tragen einer entsprechenden Uhr erfassen.

26.2 Nudging – der sanfte Zwang zur Prävention

Mit dem Begriff Nudging verbindet sich die Vorstellung, eine Verhaltensänderung ohne Ausübung von direktem Zwang herbeizuführen. Ziel ist es, so die gesundheitliche Situation zu verbessern. Nicht direkter Druck, sondern die vorgegebene Situation soll die Verhaltensänderung herbeiführen. So zwingt das Rauchverbot Raucher zum Verlassen des Lokals. Der Griff zur Zigarette wird dadurch seltener. Hochkalorische fettreiche Nahrungsmittel könnten am Ende

eines Buffets positioniert werden. So müsste zunächst der kalorienärmere und damit gesündere Bereich eingesehen werden. Die Abschaffung von Rolltreppen in Kaufhäusern zwänge Besucher zwangsläufig zum vermehrten Benutzen der Treppen. Finden sich die Fahrstühle nicht bereits im Eingangsbereich, sondern im hinteren Teil eines Kaufhauses, so zwänge auch dies zu einem Mehr an Bewegung. Aber: Hat man bei dieser Überlegung auch den demografischen Wandel und die Situation gehbehinderter und alter Menschen bedacht?

26.3 Die 5-am-Tag-Kampagne und was man von ihr erwarten kann

Die 5-am-Tag-Kampagne wurde 1988 in Kalifornien begonnen. Die Kampagne empfiehlt, 650 g Gemüse und Obst in fünf Portionen pro Tag zu verzehren. Trockenfrüchte und Nüsse, geschält, ungeröstet und ungesalzen, zählen ebenfalls zu den fünf Portionen. Als Portionsgröße gilt hier die halbe Hand oder 25 g.

Man hatte Hoffnungen, damit die Rate an Tumorerkrankungen und arteriosklerotischen Erkrankungen drastisch zu senken. Gelänge dies, so käme es zwangsläufig zu einer weiteren Verlängerung der Lebenserwartung. Die wissenschaftliche Diskussion wird von den noch laufenden Kohortenstudien mit mehr als einer halben Million Teilnehmern bestimmt (European Prospective Investigation in Cancer and Nutrition, EPIC-Studie). Erste Ergebnisse sind enttäuschend, sind die positiven Ergebnisse doch deutlich geringer ausgefallen als erwartet. Zusammenhänge, die als überzeugend galten, mussten teilweise auf „wahrscheinlich" herabgestuft werden. Eine im April 2010 im Rahmen der EPIC-Studie online publizierte Arbeit, bei der Ergebnisse an 142.000 Männern und 335.000 Frauen nach einer Beobachtungszeit von 8,7 Jahren ausgewertet worden waren, stufte positive Zusammenhänge hinsichtlich tumorpräventiver Effekte von Ernährungsfaktoren nur noch als gering ein.

2014 publizierte Ergebnisse aus 16 prospektiven Kohortenstudien sind weniger pessimistisch. Unter den 833.234 beobachteten Probanden fand sich für den Obst- und Gemüseverzehr eine dosisabhängige Abnahme der Sterblichkeit und der Häufigkeit von Krebserkrankungen sowie die Senkung des Risikos für Herz-Kreislauf-Erkrankungen.

In die Studienzeiträume fiel auch die Erforschung der sekundären Pflanzenstoffe. Sie können krebserregende Substanzen entgiften und die Umwandlung der Vorstufen krebserregender Substanzen (Karzinogene) verhindern. Dennoch wird der Schutz vor einer Krebsentstehung durch reichlichen Obst- und Gemüseverzehr in den meisten Studien als gering angesehen.

Andererseits ist es erfreulich, dass auch mit kleineren Verzehrmengen an Obst und Gemüse positive Effekte erzielbar sind. Eine fünf Jahre laufende Studie aus den USA mit 288.000 Männern und Frauen im Alter von 50–71 Jahren zeigte bei Dickdarmkrebs keinen linearen Zusammenhang mit dem Obst- und Gemüseverzehr. Wurde aber weniger als eine Portion pro Tag (ca. 100 kcal) verzehrt, bedingte dies im Vergleich zu einem Verzehr von zwei und mehr Portionen ein deutlich höheres Erkrankungsrisiko. Welche Tumoren zur Prävention welche Mengen erfordern, muss offenbleiben.

Es zeigt sich aber immer wieder: Nicht die einzelne Maßnahme ist für einen positiven Effekt entscheidend, sondern die Vielzahl unterschiedlicher Maßnahmen. Auch die 2010 veröffentlichte dänische Diet Cancer Cohort Study mit 55.000 Menschen im Alter von 50–64 Jahren beschreibt positive Effekte: Es traten weniger Darmkrebserkrankungen auf (s. ▶ Kap. 11).

Unter der DASH-Kost (DASH: „dietary approach to stop hypertension"), einer der mediterranen Kost ähnlichen Ernährung, fanden sich ähnliche Ergebnisse. Die Beobachtung wurde über mehr als 20 Jahre bei der Nurses-Health-Studie und der Health-Professional-Follow-up-Studie mit insgesamt über 130.000 Teilnehmern durchgeführt.

26.3.1 Können Smoothies Obst und Gemüse zumindest teilweise ersetzen?

Eine Portion Obst oder Gemüse kann gelegentlich durch Obstsaft oder eine Portion Smoothie ersetzt werden. Für den Verbraucher empfiehlt es sich, beim Kauf die Angaben zu beachten. Nach Auffassung der DGE können 200–250 ml eines Smoothies gelegentlich sogar bis zu zwei Portionen Obst oder Gemüse pro Tag ersetzen. Ein guter Smoothie sollte aber mindestens 50 % „ganzes Obst" oder Gemüse als stückelige Bestandteile oder Pürees von ganzen Früchten oder Gemüse enthalten. Er sollte nicht durch den Entzug von Wasser konzentriert sein, es sollte kein Zucker zugesetzt sein und keine Zusatzstoffe enthalten.

Beim Kauf von Smoothies erhält man nicht unbedingt das Erwartete. Die Verbraucherzentrale NRW hat im Jahr 2011 25 Produkte von zwölf Herstellern untersucht. Zwölf Smoothies enthielten anstelle der empfohlenen Menge an Fruchtpüree 50 % Saftanteil. Bei fünf Produkten fanden sich keine Angaben zum Saftanteil. Bei den meisten Smoothies wurde der in der Regel sehr geringe Gehalt an exotischen Früchten hervorgehoben.

26.3.2 Warum hält die DGE an der 5-am-Tag-Empfehlung fest?

Trotz der bescheidenen positiven Ergebnisse, die von einem reichlichen Obst- und Gemüseverzehr erwartet werden können, hat die DGE in einer Stellungnahme bekräftigt, an der 5-am-Tag-Empfehlung festzuhalten. Reichlich Obst und Gemüse bedingt eine Kost geringer Energiedichte, aber mit hohem Nährstoffgehalt. Obst und Gemüse enthalten kein Cholesterol, aber reichlich Vitamine (B-Vitamine, Vitamin C, Beta-Karotin), Mineralstoffe, sekundäre Pflanzenstoffe und Ballaststoffe.

Die Sichtweise bezüglich der präventiven Effekte hat sich geändert. Galt früher das Hauptaugenmerk der Prävention von Tumorerkrankungen, so sieht man heute eine überzeugende Evidenz für die Risikosenkung bei Hypertonie, koronarer Herzkrankheit und Schlaganfall. Die Risikosenkung von Krebserkrankungen wird nur mit einer wahrscheinlichen Evidenz eingestuft. Für die Vermeidung des Diabetes mellitus besteht wahrscheinlich keine Evidenz. Als möglich wird eine Risikosenkung für die Demenz, Makula-Degeneration, Katarakt, Osteoporose, Asthma und chronisch obstruktive Lungenerkrankung angesehen. Eine mögliche Evidenz besteht auch für die Senkung des Körpergewichts. Für chronisch entzündliche Darmerkrankungen, Glaukom und diabetische Retinopathie ist ein Zusammenhang unzureichend belegt.

Bezüglich der Umsetzung ersetzte man, ähnlich den amerikanischen Empfehlungen, Grammangaben durch Haushaltsmaße. Für die Portion wird entweder das Stück oder die eigene Hand als Maß gewählt. Eine neue weltweite Studie zeigt, dass auch der Verzehr von 3–4 Portionen an Obst, Gemüse und Hülsenfrüchten anstelle der bisher empfohlenen fünf Portionen gleiche bzw. ähnliche gesundheitliche Effekte bewirkt.

Fazit

Es gibt wenige Dinge, die nachweislich zur Erhaltung der Gesundheit und damit auch zu einer Lebensverlängerung beitragen können. Hierzu gehört eine regelmäßige körperliche Aktivität als Schutzfaktor für das Auftreten von Herz-Kreislauf-Erkrankungen. Dem jeweiligen Gesundheitszustand angepasst, sollte man an fünf Tagen pro Woche körperlich aktiv sein. Es gibt eine Fülle von Möglichkeiten. Auch Alltagsaktivitäten lassen sich durch kleine Veränderungen steigern.

Trotz der teilweise enttäuschenden Ergebnisse halten die Fachgesellschaften an der 5-am-Tag- Empfehlung fest. Man hat letztlich zurzeit nichts Besseres, und man findet bei einer Reihe von Erkrankungen Hinweise auf eine mögliche Risikosenkung.

Weiterführende Literatur

Deutsches Gesundheitsportal/HealthCom, Pressemeldung vom 21.01.2022

Miller V et al (2017) Fruit, vegetable and legume intake, and cardiovascular disease and deaths in eighteen countries (PURE): a prospective study. Lancet 390:2037–2049

Webb MA, Mani H, Robertson SJ et al (2018) Moderate increases in daily step count are associated with reduced IL-6 and CRP in women with PCOS. Endocr Connect. https://doi.org/10.1530/EC18-0438

Gute und weniger gute Ernährungsformen

Inhaltsverzeichnis

27

27.1 Gute Ernährungsformen

Die Frage, welche Form der Ernährung „die beste" und mit Aussichten für ein langes Leben und einen guten Gesundheitsstatus verbunden ist, treibt uns alle um. Landestypische Gegebenheiten bedingen allerdings von vorneherein erhebliche Unterschiede in der Auswahl und dem Verzehr einzelner Nahrungsmittel. Generell werden der Verzehr von Salzwasserfisch, viel Gemüse und Obst, Nüssen, Samen und Leguminosen als gesund, die Zufuhr von „leeren Kalorien", wie Zucker und raffiniertes Fett, sowie übergroße Mahlzeitenportionen als ungesund angesehen.

Als eine der gesündesten Ernährungsformen gelten die mediterrane Ernährung und eine ihr ähnliche, auf der Insel Okinawa praktizierte Kostform. Gänzlich anders ist die ebenfalls als gesunde Kost eingestufte Nordic Diet, mit der jene Lebensmittel aufgenommen werden, die in nordischen Ländern leicht verfügbar sind. Die französische Kost hat zum Inbegriff des französischen Paradoxes geführt. Obwohl die Kost fettreich ist, bedinge sie wenige arteriosklerotische Erkrankungen. Begründet wird dies mit dem reichlichen Obst- und Gemüseverzehr, dem Verzehr kleiner Portionen sowie dem Genuss von Rotwein. Allerdings gibt es auch Zweifel am Gesundheitsstatus der Franzosen.

Wenig bekannt in unseren Breiten ist die westafrikanische Kost des Tschad. Sie wird als eine der gesündesten Kostformen weltweit angesehen. Sie beinhaltet heimische Gemüse und Früchte, landestypische Vollkornprodukte, Maniok, Kartoffeln, Leguminosen, Nüsse, Samen und Fisch. Anstelle von Salz werden Gewürze verwendet.

Bei der indischen Kost stehen, wenn überhaupt, kleine Fleischportionen von im Freien gehaltenen Tieren wie Ziege, Hühnchen oder Schaf auf dem Speiseplan. Deren Fleisch ist fettärmer und enthält mehr an Omega-3- und Linol-Fettsäuren. Früchte werden nicht in groß angelegten Plantagen angebaut und sind deshalb pestizidfrei. Der wichtigste Bestandteil der Kost ist Kurkuma, der Hauptbestandteil von Curry.

Die lateinamerikanische Küche beinhaltet viele Stärkeprodukte, die fettreich und verarbeitet sind.

Die zentralamerikanische, südamerikanische und karibische Küche beinhaltet reichlich Früchte, Gemüse und Bohnen. Als Gewürz ist Capsaicin bedeutsam. Von ihm sollen positive Wirkungen bezüglich einer Verhinderung von Tumoren ausgehen.

Die traditionelle Kost der Karibikinsel Barbados gilt als eine der gesündesten weltweit. Allerdings ist sie inzwischen durch den Verzehr von Junk Food „verwässert". Traditionell enthält sie reichlich Ballaststoffe, vielfarbiges Obst und Gemüse, vor allem Wurzel- und Knollengemüse, und ist reich an Omega-3-Fettsäuren. Die Menschen in Tunesien, Barbados und Cape Verde gelten als die Top-Gemüse- und Obst-Esser weltweit.

Man darf bei den meisten der genannten Kostformen nicht übersehen, dass sie häufig von Bevölkerungsgruppen mit unterdurchschnittlicher Lebenserwartung praktiziert werden. Trotz positiver hypothetischer Denkansätze können sie deshalb nicht als Langlebigkeitsdiäten angesehen werden. Nachgewiesen ist ein lebensverlängernder Effekt lediglich für die mediterrane Kost und ihr nahe stehende Ernährungsformen.

27.2 Weniger gesunde Ernährungsformen

Im Gegensatz zu diesen als gesündeste Kostformen der Welt geltenden Ernährungsformen steht die in Nordamerika übliche Ernährungsweise. Naturbelassene Nahrungsmittel sind vom Speiseplan verschwunden, und stattdessen hat sich der amerikanische Fast-Food-Stil eingebürgert. Fast-Food-Ketten – mit einem Überangebot an fett-, zucker- und salzreichen Nahrungsmitteln – überziehen das Land. Die Folge in diesen Ländern sind deutlich mehr Fettsüchtige und höhere Raten an Herz-Kreislauf-Erkrankungen und Krebserkrankungen.

Nicht nur in den USA dominiert die ungesunde Ernährung. Auch in Tschechien und Slowenien ernährt man sich äußerst ungesund. Verarbeitete Nahrungsmittel dominieren auch hier den Speiseplan. Die Situation in Ungarn ist ähnlich. Das reichlich verzehrte geräucherte Fleisch kann eine Reihe von Erkrankungen mitbedingen. Die Situation in Belgien ist nicht besser. Zucker- und stärkereiche Nahrungsmittel werden bevorzugt. Man hat eine landestypische Palette an Junk Food, die aber der amerikanischen Ernährungsweise in vielerlei Hinsicht ähnlich ist.

Vergleicht man die weltweit üblichen Kostformen, so entsteht der Eindruck, dass Nahrungsmittel, die nicht verzehrt werden, für den Gesundheitsstatus bedeutsamer sein könnten als verzehrte. Fehlen in der Alltagskost Früchte, Gemüse, Nüsse, Vollkornprodukte, Salzwasserfisch und Öle mit ungesättigten Fettsäuren, so ist dies ungünstig und in der Regel mit einem Mehrverzehr an reichlich raffinierten Getreideprodukten, Fleisch, Kochsalz, Zucker und Transfettsäuren verbunden. Damit wird der Grundstock für eine Fülle an weltweit bekannten chronischen Erkrankungen gelegt.

In den weltweit als gesund geltenden Kostformen gibt es Gemeinsames, aber auch Trennendes. Früchte, Gemüse, gesunde Öle und Fisch sind in Frankreich, in mediterranen und in nordischen Ländern durchaus üblich. Gemüse, Bohnen, Wurzelknollen, Leguminosen findet man mehr in Ländern rund um Afrika und auch auf Okinawa.

Hinzu kommt in diesen Ländern ein Lebensstil mit reichlich körperlicher Aktivität, bewusstem Essen (langsames und gutes Kauen) und einem gewissen Sozialverhalten bei den Mahlzeiten. Diese werden meist in der Gemeinschaft, zu festen Zeiten und in einer ansprechenden Umgebung ein-

genommen. Auch dies kennzeichnet die gesündesten Populationen.

Eine für jedermann gültige, die Langlebigkeit und den besten Gesundheitsstatus begünstigende Kostform wäre zwar wünschenswert, dürfte es aber kaum geben. Sinnvoll ist der Verzehr einer Vielfalt an Nahrungsmitteln, insbesondere an Obst und Gemüse. Dabei sollte man auch auf die Portionsgrößen achten.

Fazit

Es gibt weltweit eine Fülle höchst unterschiedlicher Kostformen, von denen aufgrund der vorzugsweise verzehrten Lebensmittel – rein hypothetisch – mit einem positiven Effekt auf die Lebenserwartung und den Gesundheitsstatus zu rechnen ist. Sie beinhalten den reichlichen Verzehr von Obst und Gemüse, Nüssen, Leguminosen, Samen und Fisch. Durch Studien belegt sind die positiven Effekte allerdings nur für die mediterrane Kost. Dagegen gibt es nachweislich Ernährungsformen, die zu einer Verkürzung der Lebenserwartung und dem vermehrten Auftreten von chronischen Erkrankungen beitragen. Reichlicher Verzehr von Junk Food mit viel Fett, raffinierten Kohlenhydraten und Salz sind hier kennzeichnend.

27.3 Gesicherter lebensverlängernder Effekt für die mediterrane Ernährung

Die Mittelmeer-Diät ist auch unter den Begriffen „Mediterrane Küche", „Kreta-Diät", „Mediterrane Kost" und „Mediterrane Diät" bekannt. Noch in den 1950er- und 1960er-Jahren wurde diese Form der Ernährung in mindestens 16 an das Mittelmeer angrenzenden Ländern praktiziert. Insbesondere Bewohner der Insel Kreta hatten damals eine höhere Lebenserwartung als die

Bewohner in anderen europäischen Ländern. Die mediterrane Ernährung ist keine Diät, es ist eine zur Dauerernährung geeignete Mischkost.

Im Wesentlichen besteht die mediterrane Ernährung aus einer Vielzahl pflanzlicher Lebensmittel. Es werden reichlich Brot und andere Getreideprodukte verzehrt. In den Mittelmeerländern bevorzugt man Weißbrot, in unseren Breiten sind Vollkornprodukte Bestandteil einer gesunden Ernährung. Vollkornbrot spielt als Ballaststoffquelle in mediterranen Ländern kaum eine Rolle. Weißbrot wird dem bei uns üblichen Vollkornbrot möglicherweise aus Gründen der Haltbarkeit vorgezogen. Man verzehrt mit reichlich Obst, Gemüse, Kartoffeln, Hülsenfrüchten, Nüssen und Samen ohnehin reichlich ballaststoffreiche Nahrungsmittel.

Die Anzahl arteriosklerotisch bedingter Erkrankungen und bestimmter Tumorerkrankungen war im Vergleich zu anderen westlichen Ländern signifikant niedriger. Die Lebenserwartung war, trotz einer keineswegs lückenlosen medizinischen Versorgung, vergleichsweise hoch. Inzwischen steht außer Zweifel, dass die klassische mediterrane Kost gesundheitsfördernd und lebensverlängernd wirkt.

27.3.1 Welche Hinweise gibt es für die Wirksamkeit einer mediterranen Kost?

In den 1950er-Jahren wurde eine 7-Länder-Studie begonnen. 12.000 Männer aus Griechenland, Italien, Jugoslawien, den Niederlanden, Finnland, USA und Japan wurden über 15 Jahre beobachtet. Die wenigsten Erkrankungen gab es auf Kreta, auch die Lebenserwartung der Menschen war hier am höchsten. In den mediterranen Ländern war die Herzinfarktrate signifikant niedriger. So erlitten in Griechenland 120

und in Finnland 972 von 100.000 Einwohnern im Studienzeitraum einen Herzinfarkt. Einer WHO-Mitteilung zufolge starben, im Vergleich zu Kreta, allein in den USA in den 1980er-Jahren fast 40-mal mehr Menschen an Erkrankungen der Herzkranzgefäße. Die positiven Effekte der Kost fanden sich auch dann noch, wenn bei den Beobachteten Übergewicht und ein hoher Blutdruck vorlagen. Alle Ergebnisse der Studie wiesen darauf hin, dass die Art der Ernährung für die positiven Einflüsse ausschlaggebend war. Auch in den Nachbeobachtungszeiträumen von 25 und 40 Jahren waren die positiven Ergebnisse konstant geblieben. Interessanterweise wurde der Leiter der Studie Ancel Keys 100 Jahre alt. An der Studie von Keys wurde Kritik laut. Man warf ihm vor, er hätte nur Studien berücksichtigt, die ein in seinem Sinne positives Ergebnis erbracht hätten. Bis 2017 gab es allerdings mehr als 4500 Studien zum Themenkreis „Mediterrane Ernährung" (aus den unterschiedlichsten klinischen Fachgebieten), in denen sich immer wieder die positiven Effekte der mediterranen Kost bestätigten.

Es wäre natürlich fatal gewesen, wenn die Anfangsergebnisse ein Zufallsbefund gewesen wären. Für weiterführende Untersuchungen und Beobachtungen boten sich vor allem mediterrane Länder an.

In Griechenland publizierte man 2003 die Ergebnisse einer Studie, bei der 22.043 Erwachsene 44 Monate lang beobachtet wurden. Im Beobachtungszeitraum traten 275 Todesfälle auf. Das konsequente Einhalten der mediterranen Kost führte zur signifikanten Reduktion der Gesamtsterblichkeit. Insbesondere die Zahl der Todesfälle infolge von Krebs und koronaren Herzerkrankungen sanken.

Es war naheliegend, die mediterrane Kost mit einer Kost zu vergleichen, die von einer Fachgesellschaft mit dem Ziel angeboten wurde, die Infarkt- oder die Re-Infarktraten zu senken. Ausgewählt wurde eine von der American Heart Association empfohlene Kost. In der Lyon Diet Heart Study wurden Patienten nach einem Infarkt beobachtet: 320 wurden mit einer mediterranen Kost, 303 als Kontrollgruppe mit der Diät der American Heart Association beraten. Nach einem Jahr und nach drei Jahren waren die Ergebnisse unter mediterraner Kost signifikant besser. Es kam zu deutlich weniger Re-Infarkten, und die Überlebensraten waren signifikant höher.

2013 wurde in der spanischen PREDIMED-Studie an 7447 Hochrisiko-Patienten für eine kardiovaskuläre Erkrankung der Einfluss einer mediterranen Ernährung untersucht. Zum Zeitpunkt des Studieneintritts bestanden keine kardiovaskulären Erkrankungen. Es wurden drei Gruppen gebildet. Je eine Gruppe erhielt zusätzlich zu einer mediterranen Ernährung entweder „natives Olivenöl extra" (1 l pro Woche) oder zusätzlich Nüsse (30 g/Tag). Eine Kontrollgruppe erhielt eine relativ fettarme Ernährung. In der Studienzeit von durchschnittlich 4,8 Jahren traten 288 Fälle von Myokardinfarkt, Schlaganfall oder kardiovaskulär bedingtem Tod auf. 96 (3,8 %) fanden sich in der Olivenöl-Gruppe, 83 (3,4 %) in der Nuss-Gruppe und 109 (4,4 %) in der Kontrollgruppe. Die relative Reduktion des Risikos betrug in den Olivenöl- und Nuss-Gruppen jeweils ca. 30 %. Die Studie wurde aufgrund des Erfolgs der mediterranen Ernährung abgebrochen, da eine fettarme Kontrollkost nicht mehr zu verantworten war.

Bereits 2011 wurde, in einer anderen Studie, der Frage nachgegangen, ob sich durch eine mediterrane Ernährung auch die Häufigkeit des Diabetes mellitus Typ 2 reduzieren lässt. Für die Prävention des Diabetes mellitus ist die regelmäßige körperliche Aktivität bedeutsam. Aber auch allein durch Einhalten einer mediterranen Ernährung lassen sich positive Effekte erzielen. In der spanischen Studie nahmen 41.855 bis zu 89 Jahre alte Personen teil. Sie waren bislang nicht an Diabetes mellitus Typ 2 erkrankt, aber mit einem BMI von 39 kg/m^2 adipös. Ihnen wurde empfohlen, mit Olivenöl zu kochen, vermehrt Obst und Gemüse zu verzehren, den Fleischkonsum zu reduzieren, rotes durch weißes Fleisch zu ersetzen und Saucen ohne Butter und Sahne zuzubereiten. Auf Butter, Sahne, Fast Food, Süßigkeiten, Kuchen und mit Zucker gesüßte Getränke sollte verzichtet werden. Eine Gruppe sollte zusätzlich Olivenöl, die andere Gruppe 30 g Nüsse pro Tag verzehren. Die Kontrollgruppe wurde lediglich zur Fettreduktion angehalten. Anweisungen zur Kalorienrestriktion gab es nicht. Nach vier Jahren hatten 18 % unter fettreduzierter Kost einen Diabetes mellitus Typ 2 entwickelt, aber nur 10 % in der Olivenöl-Gruppe und 11 % in der Nuss-Gruppe. Obwohl in den einzelnen Gruppen kein wesentlicher Gewichtsverlust eintrat, reduzierte die mediterrane Ernährung in dieser Hochrisikogruppe das Risiko für einen Diabetes mellitus Typ 2 um 50 %.

2015 publizierte Studienergebnisse der SUN-Studie (Seguimiento Universidad de Navarro) mit 17.184 Teilnehmern bestätigten nochmals die präventiven gesundheitsfördernden Einflüsse einer mediterranen Ernährung. In der Gruppe unter mediterraner Ernährung fand sich eine Reduktion der Sterblichkeitsrate um 47 %.

2015 wurde ein Teilergebnis der PREDIMED-Studie publiziert. Primäres Ziel der Studie war es, Auswirkungen einer mediterranen Ernährung auf Herz-Kreislauf-Erkrankungen zu untersuchen. In der vorliegenden Auswertung sollte der Frage einer eventuell reduzierten Mammakarzinomrate nachgegangen werden. In einer Gruppe von 4.282 Frauen zeigte sich dann die höchste Reduktion an Brustkrebs, wenn zusätzlich zur mediterranen Kost ein hoher Anteil an Extra-Ölivenöl verzehrt wurde. In der fettarmen Kontrollgruppe kam es zu 17 Erkrankungsfällen, bei der Gruppe mit dem Olivenöl zu zehn Fällen.

27.3.2 Ist die mediterrane Kost auch außerhalb des Mittelmeerraums wirksam?

Es ist nicht auszuschließen, dass alle berichteten positiven Effekte durch eine in den Mittelmeergebieten andere Lebensweise bedingt sind. Das Klima ist ungleich milder, die Zahl der Sonnenstunden wesentlich höher und der Lebensstil gänzlich anders. Allein dies könnte die positiven Studienergebnisse erklären.

In der European Prospective Investigation Study on Cancer and Nutrition (EPIC) wurden vorzugsweise Probanden aus Ländern außerhalb des Mittelmeerraums aufgenommen. 74.607 Männer und Frauen jenseits des 60. Lebensjahres wurden bezüglich des Einhaltens einer mediterranen Kost befragt. Auch hier fanden sich günstige Effekte, die durch das Einhalten einer mediterranen Kost erzielt wurden. Allein in Deutschland sank das Sterblichkeitsrisiko um 25 %.

> **Fazit**
>
> Eine Änderung der Lebensweise – mit dem Ziel, sein Leben zu verlängern – ist somit auch für den über 60-Jährigen von Interesse. Er kann mit einer Ernährungsumstellung durchaus noch positive Effekte erzielen. Dies gilt selbst dann, wenn bereits eine Gefäßerkrankung und z. B. ein Schlaganfall oder ein Herzinfarkt eingetreten war.

27.3.3 Wie lassen sich die positiven Effekte der mediterranen Kost erklären?

Rotes Fleisch wird bei der mediterranen Ernährung nur in geringen Mengen verzehrt. Geflügel und Fisch werden bevorzugt gegessen, aber nicht im Übermaß. Im Vordergrund steht der Verzehr von saisonalem Obst und Gemüse und von Getreide-

produkten. Bei Milchprodukten wird fettarmem Joghurt und fettarmem Käse der Vorzug gegeben. Mit dem reichlichen Verzehr pflanzlicher Nahrungsmittel werden viele antioxidativ wirksame sekundäre Pflanzenstoffe zugeführt.

Die als Antioxidanzien wirkenden Substanzen stellen einen möglichen Schutzfaktor dar, zumindest für bestimmte Krebsarten und das Auftreten arteriosklerotischer Erkrankungen. Neuere Untersuchungsergebnisse weisen allerdings darauf hin, dass der Evidenzgrad lediglich ein „möglich" beinhaltet.

Ein spezifischer, von kretischen Oliven ausgehender positiver Effekt wurde diskutiert. Der Vitamingehalt soll besonders hoch sein, und die enthaltenen sekundären Pflanzenstoffe sollen Besonderheiten aufweisen. Dies ist spekulativ und nicht bewiesen. Auch die Ergebnisse aus weiterführenden Studien sprechen dagegen.

Die Kost war mit einem durchschnittlichen Fettgehalt von 37 Energieprozent keineswegs fettarm, allerdings waren die meisten Probanden in der Landwirtschaft tätig und arbeiteten körperlich schwer. Der insgesamt höhere Fettverzehr war deshalb gerechtfertigt und wird heute nicht mehr als negativ angesehen. Bei den Kretern wurden im Vergleich zu einer jugoslawischen und einer italienischen Kohorte sogar höhere Serumcholesterinwerte gefunden. Trotzdem war auch nach 25 Jahren die Sterblichkeitsrate an koronaren Herzerkrankungen am niedrigsten.

2008 wurde über einen negativen Einfluss der im Olivenöl enthaltenen Ölsäure berichtet. In Zellkulturen war es bei hohen Konzentrationen von einfach ungesättigten Fettsäuren zu Zellschädigungen gekommen. Ölsäure steigere die Aktivität des Enzyms Protein-Phosphatase. Sie schädige die im Inneren der Gefäße gelegenen Endothelzellen und begünstige den programmierten Zelltod (Apoptose). Hierdurch werde auch das Entstehen der Arteriosklerose gefördert. Es handelt sich um Untersuchungsergebnisse aus Zellkulturen und hypothetische Denkansätze. Tierversuche konnten diese Ergebnisse nicht bestätigen.

Bei der mediterranen Ernährung wird Alkohol vorzugsweise in Form von Rotwein zugeführt. Die positiven Wirkungen auf das Gefäßsystem werden heute überwiegend den insgesamt geringen und zu den Mahlzeiten aufgenommenen Alkoholmengen und nicht dem im Rotwein enthaltenen Resveratrol zugeschrieben.

27.3.4 Haben Seefisch (Salzwasserfisch) und Fischölkapseln den gleichen Effekt?

In der mediterranen Kost werden durch den Verzehr von Seefisch reichlich Omega-3-Fettsäuren aufgenommen. Sie beeinflussen den Fettstoffwechsel günstig und verhindern das Zusammenklumpen der Blutplättchen (Thrombozytenaggregation). Aus Omega-3-Fettsäuren werden entzündungshemmende Eicosanoide gebildet. All diese Mechanismen werden im Zusammenhang mit der Verminderung arteriosklerotischer Erkrankungen gesehen. Gleichzeitig sieht man in der ausreichenden Aufnahme von Omega-3-Fettsäuren einen Schutzfaktor für das Auftreten von bösartigen Tumoren. Es wurden auch positive Effekte bei der Einnahme von Omega-3 Fettsäuren als Nahrungsergänzungsmittel mitgeteilt. Wurden 3–4 g Fischöl pro Tag aufgenommen, reduzierte sich das Wiederauftreten einer Herzkranzgefäßverengung nach einer Dehnung der verengten Gefäße (PTCA) um 14 %.

Ergebnisse der 2012 publizierten Origin-Studie lassen allerdings aufhorchen. 12.537 Teilnehmer erhielten über sechs Jahre lang eine Kapsel mit 1 g Omega-3-Fettsäuren oder ein Placebo. Die Einnahme von Omega-3-Fettsäuren senkte zwar den Spiegel der Serumtriglyceride, reduzierte aber nicht die Rate an Infarkten, Schlaganfällen

und kardiovaskulären Todesfällen. 16,5 % in der Omega-3-Gruppe und 16,3 % in der Placebo-Gruppe verstarben.

In einer von der American Medical Association 2012 publizierten Arbeit ergab sich unter Fischöl kein risikosenkender Effekt für kardiovaskuläre Erkrankungen. Die Analyse beinhaltete 20 Studien mit 68.680 Patienten. Die Beobachteten hatten durchschnittlich über zwei Jahre Omega-3-Fettsäuren eingenommen. Ein Einfluss auf Herztod, Herzinfarkt oder Schlaganfall fand sich nicht.

Untersuchungen ergaben, dass die Einnahme von Fischölkapseln nicht dem Fischverzehr gleichzusetzen ist. Wird bei einem Nahrungsmittel ein positiver Gesundheitsaspekt angenommen, so sieht man meist eine der Einzelsubstanzen im Nahrungsmittel als ursächlich an.

> In allen bisherigen Untersuchungen zeigte sich, dass die von Einzelsubstanzen ausgehende Wirkung nicht der Wirkung des Nahrungsmittels entsprach. Man geht davon aus, dass sich bereits mit 1–2 Fischmahlzeiten pro Woche, nicht aber mit Fischölkapseln, das Risiko für einen Herzinfarkt und auch für einen Schlaganfall signifikant senken ließe.

Ein regelmäßiger Fischverzehr beeinflusst auch das Hörvermögen positiv. Bei 65.000 Frauen der Nurses Health Study II hatten Frauen, die zwei oder mehr Portionen Fisch pro Woche verzehrten, einen um 20 % geringeren Hörverlust als Teilnehmer aus der Kontrollgruppe. Omega-3-Fettsäuren sorgen anscheinend auch für eine adäquate Durchblutung des Innenohrs. In einer australischen Studie ließ sich der gleiche Effekt auch bei Männern nachweisen.

Die Situation für die mit dem Fleisch von Schlachttieren zugeführte Arachidonsäure stellt sich anders dar. Sie wird im tierischen Organismus aus Linolsäure, einer essenziellen Omega-6-Fettsäure, gebildet.

Unter ihrem Einfluss werden u. a. die entzündungsfördernden, auf das Gefäßsystem ungünstig wirkenden Eicosanoide gebildet. Deren möglichst geringe Aufnahme oder Synthese ist deshalb meist wünschenswert.

In Olivenöl und auch in Rapsöl finden sich reichlich einfach ungesättigte Fettsäuren. Von ihnen wird ein gewisser Schutz für die arteriellen Gefäße erwartet. Sie bedingen ein oxidationsstabileres LDL-Cholesterol. Bei Fetten und Ölen mit reichlich mehrfach ungesättigten Fettsäuren (Polyensäuren) ist dies nicht der Fall.

27.3.5 Mediterrane Ernährung und internationale Fachgremien

In einem Konsensus-Statement des Royal College of Physicians aus dem Jahr 2000 wird die Zunahme wissenschaftlicher Erkenntnisse betont, die auf eine gesundheitsfördernde Wirkung dieser Ernährungsform hinweisen. Die Kost bietet eine Möglichkeit, die bisherigen Ernährungsgewohnheiten zu verändern, gleichzeitig eine geschmacklich attraktive Nahrung zu sich zu nehmen und gesundheitliche Vorteile zu erwerben. Dies ist bei dieser Kost sowohl in der traditionellen als auch in der abgewandelten Form gegeben.

Die mediterrane Kost bzw. Lebensweise ist unter den zahlreichen Kostformen, für die positive gesundheitliche Effekte diskutiert werden, die einzige Ernährungsform, für die es gut dokumentierte Studien gibt, in denen eine Verlängerung der Lebensdauer nachgewiesen wurde.

Der mediterranen Ernährung und Lebensweise ähnlich dürfte die Situation auf der japanischen Insel Okinawa sein.

Inzwischen sieht die UNESCO die Mittelmeerküche von Spanien, Griechenland, Italien, Portugal, Kroatien, Zypern und Marokko als kulturell bedeutsam an.

2013 wurde sie zum immateriellen Kulturerbe der Menschheit deklariert. Von der EFSA (Europäische Behörde für Lebensmittelsicherheit) wurde die Vergabe eines Health Claims für die mediterrane Ernährung abgelehnt. Zu unterschiedlich seien die einzelnen Formen. Negativ gesehen wird der erlaubte Konsum von Alkohol.

27.3.6 Heutige Kost in den Mittelmeerländern

Als Tourist wird man schnell erkennen, dass die Kostformen in den Mittelmeerländern heute höchst unterschiedlich sind. So sind die italienische, griechische, spanische und türkische Küche nicht nur geschmacklich unterschiedlich, sie weisen auch mehr Trennendes als Gemeinsames auf. Die Gegebenheiten entsprechen heute auch nicht mehr denen aus den 1950er-Jahren. Typisch für die Mittelmeerkost oder „Mittelmeerküche" ist die bevorzugte Verwendung von Olivenöl, mediterranen Kräutern und Knoblauch. Nach wie vor bevorzugt verwendet werden saisonales, frisches Gemüse und frisches saisonales Obst, Oliven, Olivenöl, Fisch, Geflügel, magere Milchprodukte (Joghurt, Käse). Vor allem in Küstengebieten wird man mehr Fisch als Fleisch verzehren. Als Brot verzehrt man vorzugsweise Weißbrot. An Hotelbuffets mediterraner Länder findet man inzwischen durchaus auch Vollkornbrot. Der mäßige Genuss von Wein zum Essen (vorzugsweise Rotwein) findet sich heute noch.

Gerade in Urlaubsgebieten mediterraner Länder hat man sich dem Geschmack und den Wünschen der Urlaubsgäste meist angepasst. Traditionelle Gerichte sind von der Speisekarte verschwunden. Enttäuscht wird man vielleicht feststellen, dass sich die angebotene Speisepalette kaum mehr von der heimischen unterscheidet. Die ursprünglich fett- und energiearme italienische Pizza wurde in einen Fast-Food-Artikel umgewandelt, und man kann, wenn es denn sein muss, auch Eisbein mit Sauerkraut ordern.

27.4 Nordic Diet – eine Alternative zur mediterranen Ernährung?

Auch für eine sogenannte Nordic Diet werden gesundheitsfördernde Aspekte diskutiert. In der EPIC-Studie hat man in zehn europäischen Ländern sieben Lebensmittel untersucht, die einer Nordic-Diät zugeordnet und bevorzugt verzehrt werden. 37.000 Studienteilnehmer wurden befragt. Bei den Lebensmitteln handelte sich um Äpfel/Birnen, Beeren, Kohl, Schwarzbrot, Meeresfrüchte, Fisch und Wurzelgemüse. Je nach Land variierten die Verzehrmengen der Nahrungsmittel. Typisch für das nordische Ernährungsmuster waren der Verzehr von Schwarzbrot, Wurzelgemüse und Fisch. In ganz Europa ist der Verzehr von Äpfeln/ Birnen, Beeren, Kohl, Fisch, Meeresfrüchten und Wurzelgemüse verbreitet. In einer dänischen Kohorte war diese Form der Ernährung mit einer geringeren Sterblichkeit assoziiert. Besonders positive Effekte fanden sich bei Frauen für den Verzehr von Wurzelgemüse, bei Männern für den Verzehr von Vollkornroggenbrot und bei Männern und Frauen für den Verzehr von Kohl. Mediterrane Lebensmittel sind in diesen Ländern oftmals nur begrenzt verfügbar, und man ist in nordischen Ländern mehr an diese Form der Ernährung adaptiert. Für Bevölkerungsgruppen nördlicher Regionen könnte diese Ernährungsform eine sinnvolle Alternative zur mediterranen Kost sein.

Allerdings sind die positiven Effekte der mediterranen Ernährung seit mehr als 60 Jahren in Studien gut dokumentiert. Umfangreiche Untersuchungen für die Nordic Diet stehen dagegen noch aus.

Fazit

Für die mediterrane Ernährung gilt ein lebensverlängernder und ein der Gesundheit dienlicher Effekt als erwiesen. Als Grundzüge der mediterranen Ernährung gelten:

- wenig gesättigte Fettsäuren,
- Hauptfettquelle: Olivenöl (reichlich einfach ungesättigte Fettsäuren),
- viele Früchte, Kartoffeln, Nüsse, Samen, Bohnen sowie viel Gemüse und Getreide,
- wenig rotes Fleisch,
- mehr Fisch und Geflügel,
- Milchprodukte (vor allem magerer Käse und Joghurt),
- Gewürze statt Salz,
- moderater Alkoholkonsum (Wein, meist zum Essen).

Weiterführende Literatur

Estruch et al (2013) Primary prevention of cardiovascular disease with a Mediterranean diet. N Engl J Med 368:1279–1290

Kwan HY, Chao X, Su T et al (2017) The anticancer and antiobesity effects of Mediterranean diet. Crit Rev Food Sci Nutr 57:82–94

Liyanage T, Ninomiya T, Wang A et al (2016) Effects of the Mediterranean diet on cardiovascular outcomes – a systematic review and meta-analysis. PLoS ONE 11:e0159252

Luciano M, Corley J, Cox SR et al (2017) Mediterranean-type diet and brain structural change from 73 to 76 years in a Scottish cohort. Neurology 88:449–455

Martinez-Gonzalez MA, Martin-Calvo N (2016) Mediterranean diet and life expectancy; beyond olive oil, fruits, and vegetables. Curr Opin Clin Nutr Metab Care 19:401–407

Petersson SD, Philippou E (2016) Mediterranean diet, cognitive function, and dementia: a systematic review of the evidence. Adv Nutr 7:889–904

Romanowski A (3 August 2017) Best and worst diets around the world (by Simon et al.). A review. Medscape

Roswall N, Olsen A, Boll K (2014) Consumption of predefined 'Nordic' dietary items in ten European countries – an investigation in the European Prospective Investigation into Cancer and Nutrition (EPIC) cohort. Public Health Nutr 17:2650–2659

Weitgehend untaugliche Maßnahmen, um den Alterungsprozess zu verzögern und das Leben zu verlängern

Inhaltsverzeichnis

© Springer-Verlag GmbH Deutschland, ein Teil von Springer Nature 2022
U. Rabast, *Gesunde Ernährung, gesunder Lebensstil*, https://doi.org/10.1007/978-3-662-65230-5_28

28

28.1 Anti-Aging

Im Vergleich zu den Menschen vor 100 Jahren ist heute der Gesundheitsstatus älterer Menschen deutlich besser. Sie bleiben länger fit, länger gesund und fühlen sich insgesamt jünger, als es ihrem kalendarischen Alter entspricht. Der Vergleich mit den eigenen Eltern scheint dies zu bestätigen. Der alte Mensch wird als gebrechlich, krank und langsam angesehen. Jung sein oder jung bleiben heißt dagegen fit, gesund und beweglich sein. Unsere Lebensbedingungen haben sich verbessert. Wir können ausreichend Energie und essenzielle Nährstoffe zuführen, haben bessere Arbeitsbedingungen und eine durchweg gute medizinische Versorgung. Wir werden heute 20–30 Jahre älter, teilweise doppelt so alt wie die Generationen vor 100 Jahren. Die meisten wünschen sich, möglichst lange zu leben, wollen aber nicht alt werden.

Bei alten Menschen wächst der Wunsch, das Alter zu verbergen. Letztlich lässt sich der Alterungsprozess aber nicht aufhalten. Wir können allenfalls etwas tun, um diesen Prozess nicht zu beschleunigen. Dazu gehören ein gesunder Lebensstil, eine gesunde Ernährung, reichlich körperliche Bewegung, Verzicht auf Tabakrauchen und mäßiger Alkoholkonsum. Wann ein Mensch das Alter spürt, ist individuell verschieden. Aber selbst beim Gesündesten altern die Zellen. Ab dem 70. Lebensjahr wird das Alter spürbar. Schmerzlich stellen wir fest, wie unsere Muskulatur abnimmt und körperliche und geistige Fitness nachlassen.

Es erstaunt nicht, wenn unzählige Maßnahmen angeboten werden, mit denen sich das Altern verhindern oder zumindest verlangsamen lassen soll. Das Zauberwort Anti-Aging steht für – sehr oft untaugliche – Versuche, den Alterungsprozess zu verzögern oder gänzlich zu verhindern. Manche wollen nur das äußere Erscheinungsbild verändern. Beliebt ist das Unterspritzen von Gesichtsfalten mit Botox, einem Toxin des Botulismus-Erregers. Es verursacht eine vorübergehende Lähmung der unterspritzten Muskulatur und lässt so Falten vorübergehend verschwinden.

Bekannt sind operative kosmetische Eingriffe, mit denen das tatsächliche Lebensalter, zumindest vom Aussehen her, reduziert werden soll. Im Augenbereich werden Schlupflider bzw. Tränensäcke entfernt, eine als Truthahnhals bezeichnete schlaffe Haut im Halsbereich kann ebenso beseitigt werden wie die Falten im Gesicht. Face-Lifting ist heute kein Privileg der Damenwelt mehr. Derartige kosmetische Anwendungen sind im weiteren Sinne auch Anti-Aging-Maßnahmen. Man versucht, sich jünger darzustellen und so zumindest optisch den Alterungsprozess zu verlangsamen.

28.2 Nutrikosmetik

Von bestimmten Lebensmitteln sollen kosmetische Effekte ausgehen. Kakaoflavonoide sollen zur Straffung der Haut beitragen. Frauen zwischen 18 und 65 Jahren erhielten über zwölf Wochen täglich ein Kakaogetränk mit 326 mg Gesamtflavonoiden und 60 mg Epikatechin, eine Kontrollgruppe ein Kakaogetränk mit nur 27 mg Gesamtflavonoiden und 6 mg Epikatechin. Ein kleines Hautstück wurde gezielt UV-Licht ausgesetzt. Die Gruppe mit den wenig flavonoidhaltigen Kakaogetränken entwickelte einen Sonnenbrand, die Rötungswerte in der Gruppe mit hoher Dosierung waren deutlich niedriger. Unter Kakaoflavonoiden besserte sich das Hautprofil. Rauigkeit und Schuppigkeit der Haut nahmen ab, die Falten blieben aber unverändert. Die positiven Effekte sind eventuell mitbedingt durch den durchblutungsfördernden Effekt des Epikatechins.

Eine Neuentwicklung ist ein ungewöhnliches Karotinoid. Zur Herstellung von Rotschimmelkäse verwendet man *Brevibacterium linens*. Es enthält eine Substanz mit einem Karotinoidrückgrat (Dihydroxyisorenieratin, DHIR). Im Reagenzglasversuch (*in vitro*) fing es bei den mit UV-Licht bestrahlten Zellen Radikale ab und verhinderte so Schäden an der Erbsubstanz, der DNS. Es bleibt abzuwarten, ob sich diese theoretischen Erkenntnisse auch in die Praxis umsetzen lassen.

Die Industrie ist bestrebt, funktionelle Nahrungsergänzungsmittel zu entwickeln, die den Ansprüchen als Nutricosmeticals und Cosmeceuticals gerecht werden. Die Ergebnisse zur Nutrikosmetik sind noch spärlich. Beim derzeitigen Kenntnisstand ist es noch verfrüht, vom gezielten Verzehr bestimmter Nahrungsmittel einen ausgeprägten kosmetischen Effekt oder gar eine Verzögerung des Alterungsprozesses zu erwarten. Bislang sind die ausgelobten Effekte teilweise unbewiesen.

28.3 Vitamine als Anti-Aging-Medikamente

Der Gedanke, man könnte mit einer hochdosierten Zufuhr oder gar einer Überzufuhr von Vitaminen positive Effekte erzielen, ist bestechend. Die Frage, ob antioxidativ wirksame Vitamine (z. B. Vitamin C, E, Beta-Karotin) das Leben verlängern, wurde wiederholt gestellt. Man versuchte, mithilfe von Multivitaminpräparaten oder der gezielten Einnahme von Vitaminen körperliche und geistige Frische möglichst lange zu erhalten. Die mit Anti-Aging-Programmen in den USA vermarkteten hochdosierten Vitaminpräparate bilden einen Multi-Milliarden-Markt. Dennoch gibt es zum jetzigen Zeitpunkt keine Beweise, dass die Einnahme von Vitaminen die Entstehung maligner Tumoren, Herzinfarkte oder eine demenzielle Entwicklung verhindern könnte. Die meisten Studien, in denen hochdosiert Vitamin A, C, E und Beta-Karotin verabreicht wurde, ergaben im Vergleich zu Placebobehandlungen signifikant erhöhte

Sterblichkeitsraten oder wiesen zumindest keine Vorteile auf. In einer 2005 publizierten Studie führte die alleinige Gabe von 400 mg Vitamin E in einem Zeitraum von sieben Jahren an 70.030 Patienten zu einer um 13 % erhöhten Rate an Herzversagen.

Die Sichtung von 68 Studien mit 230.000 Untersuchten ergab für Vitamin E, Beta-Karotin und Vitamin A eine Zunahme der Sterblichkeit um je 4 %, 7 % und 16 %. Für Vitamin C ergab sich kein Effekt.

Die Diskussion um den Sinn einer zusätzlichen Vitaminzufuhr hält jedoch an. In den 2011 publizierten Untersuchungen der Iowa Women's Health Study wurden 38.722 durchschnittlich 61,6 Jahre alte Frauen u. a. nach der Einnahme von Nahrungsergänzungsmitteln und Vitaminsupplementen befragt. Im Beobachtungszeitraum starben 15.594 Frauen. Bei Einnahme von Vitaminen, Eisen, Magnesium, Zink und Kupfer war das Sterblichkeitsrisiko erhöht. Dabei hatten die Teilnehmer aus der Gruppe mit der Vitamineinnahme einen höheren Bildungsstand, waren schlanker, häufiger Nichtraucherinnen und ernährten sich insgesamt gesünder.

> **Fazit**
> Letztlich ist ein positiver Effekt oder gar ein lebensverlängernder Effekt durch die Einnahme von Vitaminpräparaten nicht zu erzielen. Die Einnahme hoher Dosen kann unser Leben verkürzen.

28.4 Lebensverlängernde Medikamente

Im Tierversuch ist eine Lebensverlängerung durch Medikamente bereits möglich. Warum sollte dies nicht auch beim Menschen gelingen?

Um dies zu untersuchen, eignen sich vor allem kurzlebige Tiere wie Fadenwurm und Fruchtfliege. Eine Übertragbarkeit der Ergebnisse auf den Säugetierorganismus oder gar auf die Verhältnisse beim Menschen ist allerdings nicht möglich.

28.4.1 Lebensverlängernde Medikamente beim Menschen?

Für eine Reihe von Hormonen gibt es zunächst vielversprechende Denkansätze. Anti-Aging-Eigenschaften werden den Hormonen DHEA, Melatonin, dem Wachstumshormon und den männlichen und weiblichen Sexualhormonen zugeschrieben.

Mit zunehmendem Alter sinken die Konzentrationen dieser Hormone im Körper. Fitte Alte haben höhere Konzentrationen als ihre kränkelnden Altersgenossen. Gelingt es bei weniger fitten älteren Menschen, durch gezielte Hormonsubstitution die körperliche Fitness wiederherzustellen?

28.4.1.1 DHEA und DHEAS

Dehydroepiandrosteron (DHEA) und Dehydroepiandrosteronsulfat (DHEAS) werden in den Nebennieren gebildet. Das Hormon wirkt positiv auf die Innenwände im Gefäßsystem (Endothel). Es scheint die Entstehung der Arteriosklerose zu verhindern oder zu verzögern, ferner soll es antidepressiv wirksam sein.

Bei Menschenaffen kann der altersbedingte Abfall mit einer knappen Ernährung aufgehalten werden. In epidemiologischen Studien lebten sie bei hohen DHEA-Spiegeln im Blut länger als ihre Artgenossen mit niedrigen Werten.

Die Daten zur Wirkung von DHEA auf die Muskelmasse, Kraftentfaltung und Körperzusammensetzung sind äußerst widersprüchlich. Langzeitergebnisse zur Frage eventueller schwerer Nebenwirkungen liegen nicht vor. Da DHEA in Sexualhormone umgewandelt wird, kann sich das Risiko für das Wachstum hormonabhängiger Tumoren erhöhen.

28.4.1.2 Wachstumshormon

Das Wachstumshormon wird in der Hirnanhangsdrüse (Hypophyse) gebildet. Es wird vor allem in nächtlichen Tiefschlafphasen freigesetzt. Alle sieben Jahre wird um die Hälfte weniger produziert. Nimmt das Körpergewicht zu, nimmt die Wachstumshormonbildung ab. Ein niedriger Wachstumshormonspiegel im Erwachsenenalter geht mit einer erhöhten Sterblichkeit an Herz-Kreislauf-Erkrankungen einher. Bei einer Hormonsubstitution nehmen Muskulatur und Knochensubstanz, aber auch die körperliche Leistungsfähigkeit und das Wohlbefinden zu. Aber auch das Bauchfettgewebe nimmt – unerwünschterweise – zu.

Die Veränderungen beim Wachstumshormondefizit entsprechen letztlich den üblichen Alterserscheinungen. Wachstumshormongaben konnten bei über 60-Jährigen die biologische Uhr um 10–20 Jahre zurückstellen. Die Muskelmasse, die Knochendichte und die Hautdicke nahmen zu und das Fettgewebe ab. Funktionsverbesserungen konnten aber nicht beobachtet werden. Aber es gab typische Nebenwirkungen wie Gelenkschmerzen, Wassereinlagerungen, Anschwellen der männlichen Brüste (Gynäkomastie) und schmerzhafte Veränderungen an den Handgelenken (Karpaltunnelsyndrom). Auch das Risiko für die Entstehung bösartiger Tumoren (Prostata, Mamma, Dickdarm) war erhöht.

Nur wenn ein krankheitsbedingter Mangel an Wachstumshormon besteht, ist die Behandlung mit Wachstumshormon sinnvoll. Die Sterblichkeit nimmt in diesen Fällen nicht zu. Als Anti-Aging-Maßnahme aber ist es beim heutigen Kenntnisstand von fraglichem Wert.

28.4.1.3 Melatonin

Melatonin wird vor allem bei Dunkelheit in der Zirbeldrüse gebildet. Licht vermindert die Bildung. Ähnlich wie bei DHEA fördert Nahrungsrestriktion die Bildung und vermindert die altersbedingte Abnahme.

Fitte 100-Jährige wiesen eine mit Jüngeren vergleichbare Rhythmik der Sekretion auf. Die verminderte Bildung im Alter erklärt eventuell die Abnahme der Schlafqualität.

Melatonin gilt als Radikalfänger. Patienten mit malignen Tumoren hatten im Vergleich zu Gesunden häufig erniedrigte Spiegel. Melatonin kann eventuell die Zellvermehrung verringern und den Untergang der Zelle (Apoptose) fördern. Es kann so einem weiteren Tumorwachstum entgegenwirken.

Eingesetzt wird Melatonin bei Schlafstörungen und beim Jet-Lag. Die Dosis liegt bei 0,5–5 mg. Es können positive Effekte bezüglich der Verzögerung des Alterungsprozesses erwartet werden. Die Ergebnisse sind jedoch noch unzureichend, und die länger dauernde Anwendung ist nicht zu empfehlen.

28.4.1.4 Testosteron

Auch die Testosteronkonzentration nimmt im Alter ab. Bei niedrigen Spiegeln wiederum ist die Erkrankungs- und Sterblichkeitsrate erhöht. Bei Patienten mit einem Diabetes mellitus, einer koronaren Herzerkrankung oder einer Osteoporose, aber auch bei adipösen Männern sind die Konzentrationen erniedrigt. Die ergänzende Gabe von Testosteron ist dann sinnvoll, wenn der Mangel nachgewiesen ist und allgemeine Schwäche, Antriebslosigkeit, eine verminderte Muskelmasse, Knochensubstanzverlust (Osteoporose) und eine sexuelle Dysfunktion bestehen. Männer, die unter einem Androgenmangel litten, hatten eine höhere Rate an Herz-Kreislauf-Erkrankungen. Eine Therapie ist in diesen Fällen sinnvoll und dann keine unkontrollierte Anti-Aging-Therapie.

Eine Therapie mit Testosteron ist nicht unumstritten. Behandelte Patienten müssen engmaschig überwacht werden. Das Risiko für ein Prostatakarzinom ist bei ihnen deutlich erhöht, auch über vermehrt auftretende Herz-Kreislauf-Erkrankungen wird diskutiert.

28.4.1.5 Östrogen-Gestagen-Substitution

Eine Anti-Aging-Wirkung bei Frauen ist von einer Östrogen-Gestagen-Substitution nicht zu erwarten. In großen Studien fand sich bei einer Kombinationstherapie mit den beiden Hormonen eine Zunahme der Herzinfarkt- und Schlaganfallraten. Bei langjähriger Therapie ließ sich zwar der Knochenabbau reduzieren, das Risiko für Brustkrebs stieg jedoch an. Bei einer ausschließlichen Östrogentherapie ist dies nicht der Fall. Die Frage einer Therapie ist hierbei von Fall zu Fall zu entscheiden.

28.4.1.6 Rapamycin

Rapamycin wird nach Nierentransplantationen zur Verhinderung von Abstoßungsreaktionen eingesetzt. 2016 wurde über einen lebensverlängernden Effekt von Rapamycin bei Mäusen berichtet. Es wird jetzt an Hunden probiert, und man hofft, Rückschlüsse auf die Wirkung beim Menschen ziehen zu können. Es ist keineswegs nebenwirkungsfrei. Man schätzt den erzielbaren Gewinn auf 2–3 Lebensjahre.

> **Fazit**
>
> In der medikamentösen Therapie setzt man vor allem auf Vitamincocktails und eine Therapie mit männlichen oder weiblichen Sexualhormonen, Wachstumshormonen oder Melatonin. Die auf den ersten Blick harmlos scheinenden Antioxidanzien Vitamin C und E sind ebenso wie andere zur Lebensverlängerung oder als Anti-Aging-Maßnahmen eingenommene Vitamine unwirksam und können im Hochdosisbereich schaden. Die Einnahme von Medikamenten ist problembehaftet. Zum Teil sind sie wirkungslos, zum Teil können sie vermehrt zu bösartigen Tumoren führen (DHEA, Testosteron, Wachstumshormon, Östrogen/Gestagen). Für Melatonin sind die Folgen der Langzeiteinnahme noch unbekannt.

28.5 Diätetische Maßnahmen

28.5.1 Kalorienrestriktion zur Lebensverlängerung

Mahatma Gandhi soll es gesagt haben: Man sollte nicht essen, um den Gaumen zu erfreuen, sondern nur um den Körper zu erhalten. Hat es mit dieser Aussage etwas auf sich? Lässt sie sich für uns positiv umsetzten?

Im Tierversuch verlängert eine knappe Ernährung das Leben: Versuche an Mäusen und Ratten haben gezeigt, dass eine energetisch knappe, sonst aber optimale Ernährung nicht nur das Leben verlängert, sondern auch den Alterungsprozess verzögert. Die Bildung freier Radikale nimmt ab, die Blutzucker- und Insulinkonzentration sinkt, die Insulinwirksamkeit steigt an, der Fettstoffwechsel normalisiert sich. All diese Veränderungen wirken sich günstig bezüglich einer Verzögerung des Alterungsprozesses aus.

In den USA werden seit 1987 Untersuchungen an Rhesusaffen durchgeführt. Eine Kohorte erhält eine Ad-libitum-Ernährung, die Teilnehmer dürfen also essen, so viel sie möchten, während die Teilnehmer aus der anderen Gruppe eine um 30 % an Energie reduzierte Kost erhalten. In beiden Gruppen finden sich je 38 Tiere. Die Gruppe unter der knappen Kost wies eine deutliche Verbesserung der Stoffwechselwerte auf. Die Veränderungen wirken der Entstehung der Arteriosklerose entgegen. Die letztlich wichtige Frage aber, ob nämlich die Gruppe unter knapper Ernährung länger lebt als die ad libitum ernährte Gruppe, blieb lange Zeit unbeantwortet. Der Tod ist ein einmaliges Ereignis, und deshalb braucht man große Gruppen, die über einen langen Zeitraum beobachtet werden müssen. Inzwischen sind in der Gruppe der ad libitum ernährten Tiere doppelt so viele an den Folgen von Altersleiden verstorben wie unter den knapp ernährten Tieren. Rund 40 % der normal ernährten Tiere leiden an einem Diabetes mellitus. Die schlanken, knapp ernährten Tiere sind offensichtlich davor geschützt und bleiben damit auch von den Folgeerkrankungen verschont. Richard Weindruch, Medizin-Professor an der Universität Wisconsin, interpretierte die Ergebnisse vorsichtig: Alles weise darauf hin, dass die Tiere unter knapper Ernährung ein höheres Alter ohne Krankheiten erreichen. Werden weniger Kalorien verbrannt, entstehen offensichtlich weniger freie Radikale. Damit kann dem Organismus auch weniger Schaden zugefügt werden.

28.5.2 Roy Walfords Selbstversuch

Der amerikanische Biogerontologe Roy Walford führte über mehr als 20 Jahre Untersuchungen an Mäusen durch. Auch seine knapp ernährten Tiere lebten signifikant länger als jene, die Zugang zu beliebigen Energiemengen hatten.

In der Wüste von Arizona kam es zu einem unfreiwilligen Experiment. 1991 war auf 1,5 ha ein künstliches Ökosystem aufgebaut worden, die „Biosphere 2". Sie sollte ihre Bewohner, von der Außenwelt unabhängig, mit Lebensmitteln versorgen. Man hatte errechnet, dass die Anbaufläche im künstlichen Ökosystem für die selbstständige Ernährung ausreichend sein müsste. Die produzierten Nahrungsmittelmengen blieben aber weit hinter den rein rechnerisch erwarteten zurück. Die Bewohner waren gezwungen, ihre Energiezufuhr um 30 % zu reduzieren. Für den Einzelnen stand nur eine Energiemenge von 1800 kcal/Tag zur Verfügung. Dr. Walford war hier als Arzt tätig. Er untersuchte regelmäßig seine knapp ernährten Mitbewohner. Von der Verbesserung ihres Stoffwechsel- und des Gesundheitsstatus war er sichtlich überrascht. Er schloss: Was bei Mäusen möglich ist, scheint auch beim Menschen zu gelingen. Die Ergebnisse aus der „Biosphere 2" bekräftigten ihn in seiner Ansicht. Sein eigenes Ziel war es, 120 Jahre alt zu werden.

Eine energetisch knappe, sonst aber optimale Ernährung sollte ihm dies ermöglichen. Im Alter von 69 Jahren begann er mit seiner „intelligenten Unterernährung". Roy Walford starb im Alter von 79 Jahren. Sein Allgemeinzustand war schlecht, und er war nicht mehr in der Lage zu gehen.

28.5.3 CRONies

Auf ähnlichen Überlegungen basieren die Ernährungsweisen der CRONies. Als CRONies bezeichnen sich Menschen, die ihre Energiezufuhr drastisch reduzieren (CRON: „calorie restriction with optimal nutrition"). Sie nehmen ca. ein Drittel weniger als die sonst übliche Energiemenge zu sich. Mit der geringen Energiemenge von ca. 1600–1800 kcal/Tag hoffen sie länger zu leben. Als unangenehme Nebenwirkungen werden, wie bei jeder Reduktionsdiät zu beobachten, eine vermehrte Kälteempfindlichkeit und eine verminderte Libido mitgeteilt. Angepeilt wird eine Lebensverlängerung auf 100–120 und – weniger realistisch – auf 140 Jahre. Auch hier sind Ergebnisse aus Tierversuchen Grundlage der Denkansätze. Man geht davon aus, dass eine Energierestriktion das Leben lediglich um 2–7 % verlängert. Isst man nur zwei Drittel der sonst üblichen Energiemenge, könnte man 1,5–7 zusätzliche Lebensjahre gewinnen.

Die CRONies aber haben ein anderes Problem. Es ist ihr Alter. Alle positiv verlaufenden Tierversuche mit einer Niedrigenergiediät wurden bei Tieren bereits im sehr frühen Alter begonnen. CRONies dagegen sind Menschen aus der Gruppe 50 plus. Ihr Verhalten aber ist zum Teil noch extremer als das in den Tierversuchen praktizierte. Extreme CRONies nehmen ihre Mahlzeiten nur am frühen Vormittag und mittags zu sich. Das Vorgehen beinhaltet die Vorstellung, zusätzlich den Effekt eines Dinner Cancellings zu erzielen.

Lässt man die Abendmahlzeit weg, sollen die beiden Hormone Somatotropin und Melatonin nachts vermehrt gebildet und so der Alterungsprozess verzögert werden. Somatotropin ist das Wachstumshormon, es baut Muskulatur auf und Fett ab. Wer Dinner Cancelling praktizieren will, macht nichts falsch. Er darf aber keine überzogenen Erwartungen in die Maßnahme setzen. Da ein Großteil der Menschen jenseits des 50. Lebensjahres unter Refluxbeschwerden (Sodbrennen) leidet und diese auch nachts auftreten, kann ein Dinner Cancelling helfen, diese Beschwerden zu lindern. Hier wird ohnedies empfohlen, die letzte Mahlzeit vier Stunden vor dem Zu-Bett-Gehen einzunehmen.

Extreme CRONies gehören meist einer sozio-ökonomischen Oberschicht an, sie sind hoch diszipliniert, erfolgreich und zielorientiert. Eine Neigung zur Askese ist bei den meisten unverkennbar. Offensichtlich ist aber eine derart extreme kalorische Restriktion für das Erzielen positiver Ergebnisse gar nicht erforderlich. Mit einer mäßigen Energierestriktion und etwas mehr körperlicher Aktivität lässt sich der gleiche Effekt erzielen. So führte eine Restriktion der Energiezufuhr um 12 % in Verbindung mit Sport zum gleichen Ergebnis wie eine Energierestriktion um 25 %. Bereits nach sechs Monaten konnte man in beiden untersuchten Gruppen positive Stoffwechseleffekte und weniger Schäden an der Erbsubstanz, der Desoxyribonukleinsäure (DNS), beobachten.

28.5.4 CALERIE-Studie in den USA

In den USA geht man der Frage einer Lebensverlängerung unter einer knappen, sonst optimalen Kost in einer multizentrischen, randomisierten, kontrollierten Studie nach. Die Probanden werden verschiedenen Untersuchungsarmen zugeordnet. Von den anfangs kontaktierten 10.856 gesunden 30- bis 40-Jährigen blieben letztlich 218 übrig, die bereit waren, mit der Langzeitstudie zu beginnen. Die Energierestriktion beträgt, je nach Gruppe, 12,5–25 %. Auch hier frieren die Probanden, und die sexuelle Libido lässt nach. Sie nahmen innerhalb von sechs Monaten 10–12 kg ab. Trotz optimaler metabolischer Parameter muss bei einer Gewichtsabnahme von 10 % mit einer 1%igen Abnahme der Knochensubstanz gerechnet werden. Es bleibt abzuwarten, wie viele die geplante jahrzehntelange Energierestriktion durchhalten werden. Rein rechnerisch können sie, trotz des relativ frühen Beginns der Energierestriktion, gerade einmal einen einstelligen Gewinn an zusätzlichen Lebensjahren erwarten.

28.5.5　Fettreduzierte Ernährung zur Lebensverlängerung?

Die Daten zu Arteriosklerose- und Tumorentstehung weisen als Hauptursache meist auf den reichlichen Fettverzehr in unserer Ernährung hin. Angedacht war deshalb, durch Einschränkung der Fettzufuhr und die Bevorzugung von Kohlenhydraten das Arterioskleroseproblem auf elegante Weise zu lösen und einen Rückgang der Tumorraten zu erzielen. In den USA versucht man solche Fragen meist anhand von großen Studien zu klären. 49.000 Frauen im Alter von 50–79 Jahren wurden angehalten, sich über acht Jahre fettarm zu ernähren. Gleichzeitig galt es, den Verzehr von Gemüse, Obst und ballaststoffreichen Getreideprodukten zu erhöhen. Die Probanden wurden nach dem Zufallsprinzip zwei Gruppen zugeteilt: Für die fettarme Ernährung waren insgesamt 19.541 Frauen (40 %), für die Kontrollgruppe 29.294 (60 %) Frauen vorgesehen. In der fettarmen Gruppe sollte 10 % weniger Fett als früher üblich zugeführt werden. Die Auswertung ergab, dass innerhalb von acht Jahren bei insgesamt 480 Beobachteten Dickdarmkrebs auftrat: in der Gruppe mit der fettarmen Ernährung fanden sich 201, in der Kontrollgruppe 279 Personen. Der Unterschied war nicht signifikant und damit nicht für einen Effekt beweisend. Die höhere Anzahl in der Kontrollgruppe kann durch die höhere Fallzahl mit erklärt werden. Auch bezüglich der Häufigkeit des Mammakarzinoms und der Rate an koronaren Herzerkrankungen fanden sich gleiche Ergebnisse.

Die Ergebnisse waren unerwartet und galten als sensationell. Professor Jules Hirsch von der Rockefeller Universität aus New York kommentierte die Ergebnisse in der Presse. Diskutiert wurde insbesondere, ob es ausreicht, nur zu empfehlen, den Fettverzehr zu reduzieren. Vielleicht hätte man zusätzlich empfehlen sollen, anstelle von Fett mit einem hohen Anteil an gesättigten Fettsäuren bevorzugt Fett mit einem anderen Fettsäuremuster, z. B. mit einfach ungesättigten Fettsäuren, zu verzehren. Vielleicht wäre dies eine wirksamere Präventionsmaßnahme gewesen.

28.5.6　Gelingt es mit vegetarischer Ernährung, das Leben zu verlängern?

„Veggie" ist in. Das Interesse an vegetarischer Ernährung steigt. 2008 war die Anzahl an Vegetariern noch gering, hat aber bis 2013 zugenommen. Man geht heute von einem Anteil von mehr als 4 % an Vegetariern in der Bevölkerung aus. In einer Studie des Max-Rubner-Instituts wurden 2000 Personen bezüglich ihres Ernährungsverhaltens befragt. Im Befragungszeitraum hatte sich die Anzahl vegetarisch essender Personen von 1 auf 2 % erhöht. Der Anteil der Personen, die kein Fleisch, aber Fisch verzehren, ist von 0,7 auf 1,5 % angestiegen. Je nach Studie sehen sich 52 % der Bevölkerung (42 Millionen Deutsche) als Flexitarier, 3,7 % als Vegetarier, aber nur 0,5 % als Veganer.

Beim Vegetarismus gibt es eine Reihe höchst unterschiedlicher Strömungen. 2016 wurde von den Verbraucherschutzministern der Länder ein Vorschlag für die verbindliche Definition der Begriffe „vegan" und „vegetarisch" unterbreitet und eine Definition der zu den jeweiligen Gruppen gehörenden Lebensmittel angeregt. Die Definition steht bislang aus.

Es sollen deshalb bislang geltende Definitionen erwähnt werden: Der Gelegenheitsvegetarier wird zum Vegetarier, wenn es negative Schlagzeilen zum Fleischverzehr gibt. Der Puddingvegetarier will vor allen Dingen Süßes verzehren. Der Rohköstler verzehrt ausschließlich nicht erhitzte pflanzliche Lebensmittel. Der Instinkto-Vegetarier isst auch rohes Fleisch und ist damit, ebenso wie der Pescetarier, der auch Fisch verzehrt, kein Vegetarier. Die strengste Form der vegetarischen Ernährung praktiziert, abgesehen vom Frutarier, der Veganer. Er meidet auch tierische Produkte wie Milch, Eier, Honig und trägt keine Kleidung aus Leder, Seide oder Wolle. Der Gedanke des Tierschutzes ist die Motivation zur vegetarischen Ernährung. Beim Ovo-Lakto-Vegetarier steht der gesundheitliche Aspekt im Vordergrund. Er verzehrt auch Eier, Milch, Käse, Honig und kann sich absolut vollwertig ernähren. Damit kann er sich vor einer Reihe von Zivilisationskrankheiten schützen.

Der Veganer wird in der Radikalität der vegetarischen Ernährungsweise nur vom Frutarier oder Fruganer übertroffen. Dieser ernährt sich überwiegend von Früchten (Obst, Nüsse, Samen), meidet aber Gemüsepflanzen (Blätter, Stiele, Wurzeln), Getreide und tierische Produkte. Er lehnt es auch ab, Pflanzen zur Nahrungsmittelgewinnung zu beschädigen, und würde keine Salate verzehren. Äpfel dagegen sind auf dem Speiseplan akzeptiert. Manche verwenden auch pflanzliche Öle und Honig.

Anders ist die Situation beim Flexivegetarier (Flexitarier). Er verzichtet an drei Tagen in der Woche auf Fleisch, bevorzugt Bioprodukte und ist letztlich ein qualitätsbewusster Fleischesser.

Die vegane Ernährung war lange Zeit nicht unumstritten, da eine optimale Versorgung mit Mikronährstoffen nahezu unmöglich schien. 2016 wurde von der Deutschen Gesellschaft für Ernährung (DGE) ein Positionspapier zur veganen Ernährung herausgegeben. In ihm wird neben der möglichen Vitamin-B-12-Mangelversorgung auch auf die potenziell kritische Versorgung mit Protein bzw. unentbehrlichen (essenziellen) Aminosäuren, langkettigen Fettsäuren, weiteren Vitaminen (Riboflavin, Vitamin D) und Mineralstoffen (Kalzium, Eisen, Jod, Zink, Selen) hingewiesen.

Abgeraten von veganen Kostformen wurde Schwangeren, Stillenden und Kindern. Die US-amerikanische Academy of Nutrition and Dietetics hat im gleichen Jahr in einem Positionspapier eine gut geplante vegetarische und vegane Ernährung bei Verwendung von Vitamin B12-angereicherten Nahrungsmitteln oder Vitamin-B12-Supplementen als gesundheitsförderlich und ernährungsphysiologisch adäquat bezeichnet. Fachgesellschaften anderer Länder (z. B. Australien, Kanada, Portugal) folgen dieser Einschätzung. Beide Ernährungsformen können dann für alle Lebensabschnitte geeignet sein, auch für Schwangere, Stillende, (Klein-)Kinder und Jugendliche, Ältere und Sportler. Dabei gilt zu bedenken, dass in den USA im Gegensatz zu Deutschland zahlreiche mit Vitaminen und Mineralstoffen angereicherte Lebensmittel auf dem Markt sind. Die Versorgung mit kritischen Nährstoffen ist deshalb leichter zu realisieren.

Für Aufsehen sorgte 2005 die sogenannte China Study zum Thema „vegane Ernährung" von Campbell. In epidemiologischen Daten war der Zusammenhang zwischen dem Verzehr tierischer Produkte und Krankheiten in etwa 8000 statistisch signifikanten Zusammenhängen untersucht worden. Es wurde argumentiert, dass der Mensch möglichst gar keine Tierprodukte essen solle, um so schwere Krankheiten zu vermeiden. Nach Recherche der Originaldaten wurde Kritik laut. Der Autor habe möglicherweise vorsätzlich irreführend gearbeitet.

28.5.6.1 Was kann vom Vegetarismus erwartet werden?

Vegetarier zeigen günstigere Risikokonstellationen sowie niedrigere Raten an Herzinfarkten, Schlaganfällen und bestimmten Tumoren. Aber: Vegetarier leben insgesamt gesünder, rauchen meistens nicht und trinken meist wenig Alkohol. Werden Faktoren wie Körpergewicht, Rauchen und Sozialstatus mit einbezogen, so findet sich bei Vegetariern nur für die Tumorsterblichkeit ein signifikanter Unterschied. Der Satz „Vegetarier leben nicht länger, sterben aber gesünder" ist makaber, hat aber bis zum Beweis des Gegenteils Gültigkeit.

Inzwischen finden sich durchaus Studien, in denen eine Lebensverlängerung unter vegetarischer Ernährung mitgeteilt wird. So wurde im Jahr 2014 in einer über 4,8 Jahre laufenden Studie mit 7216 Patienten im Alter von 55–80 Jahren bei Patienten unter vegetarischer Ernährung über ein signifikant gesenktes Mortalitätsrisiko berichtet. Allerdings gelten derartige Beobachtungsstudien nicht als beweisend.

Wer sich gerne vegetarisch ernähren möchte, kann dies dann bedenkenlos tun, wenn der Verzehr von Eiern, Milch und Milchprodukten Bestandteil seiner Alltagsernährung ist (Ovo-Lakto-Vegetarier). Beim Veganer kann die Versorgung mit essenziellen Nährstoffen problematisch sein. Insbesondere Vitamin B12 sollte in irgendeiner Form substituiert werden. Die vegane Ernährung sollte von Heranwachsenden nicht praktiziert werden.

■ **Rohkost**

Rohkost gilt als Kostform, bei der mindestens 70 % ausschließlich unerhitzte pflanzliche, teilweise auch tierische Nahrung verzehrt wird. Manche Anhänger bezeichnen sie auch als Frischkost. Einbezogen werden aber durchaus Nahrungsmittel, zu deren Herstellung höhere Temperaturen erforderlich sind. Eine dauerhaft und ausschließlich

praktizierte Rohkost ist nicht als gesunde Ernährungsform anzusehen.

■ **Vollwertkost**

Die sogenannte Vollwertkost ist mit einer gesunden Ernährung durchaus vereinbar. Sie ist der vegetarischen Ernährung und dem Rohkostprinzip sehr ähnlich. Bevorzugt werden sollen ballaststoffreiche Vollkornprodukte und frische, weitgehend unbehandelte Nahrungsmittel. Von den Fachgesellschaften war der Begriff kritisiert worden, da man eine Vollwertkost nicht für real existent hielt, aber durchaus die Meinung vertrat, man könne sich „vollwertig ernähren".

28.5.7 Vollwertige Ernährung

Die „vollwertige Ernährung" wird von der Deutschen Gesellschaft für Ernährung (DGE) seit 1953 empfohlen. Man versteht darunter eine Mischkost, die auch den mäßigen Verzehr von Fleisch beinhaltet und präventiv-medizinische Gegebenheiten berücksichtigt.

28.6 Nutrigenomik – der neue Weg zur Langlebigkeit?

Wenn es mit Vitaminen und Medikamenten nicht möglich ist, das Leben zu verlängern, dann müssten doch neue Forschungsergebnisse neue Wege aufzuzeigen. Derartige Erwartungen waren an die Entschlüsselung des genetischen Codes geknüpft. Die Nutrigenomik ist ein relativ neues Gebiet in der Ernährungsforschung.

Sie konzentriert sich zunächst auf die weitere Entschlüsselung des menschlichen Genoms. Ferner wird die genetische Ursache von Volkskrankheiten und ernährungsabhängigen Erkrankungen erforscht. Es sollen Nahrungsmittel erkannt oder entwickelt werden, deren Verzehr vor dem Auftreten

28.7 · Steinzeiternährung und Paleo-Diät – kann sie unser Leben verlängern?

325

28

von Erkrankungen schützt oder vorhandene Erkrankungen bessert oder heilt. Die Industrie hat auch hier Interesse an der Entwicklung von der Gesundheit dienlichen Nahrungsmitteln. Dies erfordert nicht unbedingt speziell entwickelte Nahrungsmittel im Sinne von sogenannten Designer Foods oder Functional Food bzw. Nutraceuticals (Nahrungsmittel mit pharmakologischem Effekt) oder Nahrungszusatzstoffen. Forschungsergebnisse auf diesem Gebiet könnten dazu beitragen, dass Menschen beim Vorliegen eines bestimmten Genstatus durch den bevorzugten Verzehr bestimmter Lebensmittel, in denen bestimmte Nahrungsbestandteile enthalten sind, Erkrankungen verhindern können.

Ernährungsempfehlungen ließen sich dem individuellen Krankheitsrisiko des Einzelnen anpassen. Vorteil des Konzeptes wäre: Man könnte sehr früh auf die Entstehung von Erkrankungen Einfluss nehmen. Herkömmliche Ernährungsempfehlungen sind eher allgemein gehalten und können nicht den Genstatus des Einzelnen berücksichtigen. Diese „personalisierte" Ernährungsempfehlung könnte einen wesentlichen Beitrag zur Vorbeugung (Prävention) von Krankheiten leisten. Mit einer dem Genstatus angepassten Ernährung könnte dann ein wesentlicher Beitrag zur Lebensverlängerung geleistet werden, falls es gelänge, die Rate von Tumor- und Herz-Kreislauf-Erkrankungen zu senken.

Es gibt heute bereits sinnvolle, aus Teilanalysen des Genoms ableitbare Empfehlungen. So kann beim Vorliegen eines bestimmten genetischen Status ein Schutz vor Lungenkrebs erzielt werden. Aufgrund ihres Genstatus bilden manche Menschen nicht das Enzym Glutathion-S-Transferase. Das Enzym baut die in bestimmten Pflanzen vorkommenden Isothiozyanate ab. Isothiozyanate aber schützen vor Lungenkrebs. Verzehren Menschen, die genetisch bedingt keine Glutathion-S-Transferase produzieren, regelmäßig Kreuzblütler (Kruziferen) in Form von Kohl, Rosenkohl oder Brok-

koli, so weisen sie hohe Isothiozyanat-Konzentrationen im Blut auf und sind so wirksam vor Lungenkrebs geschützt.

Bei einer Neigung zu Diabetes mellitus Typ 2 kann ein regelmäßiger Verzehr von Vollkornprodukten einen Schutzfaktor darstellen.

Patienten mit der Bereitschaft, genetische Untersuchungen durchführen zu lassen, wären ungleich leichter zur Einhaltung gezielter Ernährungsempfehlungen bereit. Zum jetzigen Zeitpunkt gibt es allerdings keine ausreichenden Kenntnisse, die den breiten Einsatz derartiger Maßnahmen als sinnvoll erscheinen lassen. Dennoch wird die Form der „personalisierten" Ernährungsberatung heute bereits kommerziell angeboten.

Im Angebot ist auch ein sogenannter Lifestile-Gentest. Mit einem Wattestäbchen wird zunächst Zellmaterial von der Mundschleimhaut entnommen. Aus dem Material werden einige wenige Genvarianten untersucht und auf dieser Basis Ernährungsempfehlungen gegeben. Die Analysen sind teuer, die resultierenden Empfehlungen weitgehend nutzlos. Grundlage ist die Genotypisierung von etwa 20–30 Genvarianten. Angeblich werden die für das Ernährungsverhalten bedeutsamen Gene erfasst. Es folgen dann höchst allgemein gehaltene Ernährungsempfehlungen, wie z. B.: „Reduzieren Sie den Anteil von Kohlenhydraten und bevorzugen Sie Fett mit ungesättigten Fettsäuren in Ihrer Nahrung. Sorgen Sie für ausreichend Bewegung." Die Kosten für derartige Analysen sind mit bis zu 300 € hoch, der Nutzen ist mehr als fraglich.

28.7 Steinzeiternährung und Paleo-Diät – kann sie unser Leben verlängern?

Manche sehen in nahezu allem, was im Industriezeitalter entstanden ist, eine Lebensweise, die uns schadet und unser Leben möglicherweise verkürzt. In jüngster

28

Zeit finden sich zunehmend Anhänger der Steinzeitdiät. Sie sind davon überzeugt, dass man mit dieser Kostform das Auftreten von Zivilisationskrankheiten verhindern und damit das Leben verlängern könnte.

Die Steinzeit war ein Zeitraum von 2,6 Millionen Jahren. Eine für sie typische Lebens- und Ernährungsweise lässt sich schon deshalb kaum ausmachen. Auch die Frage, wie sich der Steinzeitmensch ernährt hat, kann kaum zuverlässig beantwortet werden. Meist wird man sich auf Mutmaßungen beschränken müssen. Der Mensch war Jäger und Sammler. Die Ernährung dürfte zunächst überwiegend pflanzlich und relativ ballaststoffrei gewesen sein. Mit den damaligen Jagdmethoden war es keineswegs einfach, Wildtiere oder Fische zu fangen. Dennoch wird ein überwiegender Fleischverzehr diskutiert, in manchen Regionen auch der bevorzugte Fischverzehr. Fleisch wurde anfangs roh, mit der Beherrschung des Feuers gegart verzehrt.

Vor etwa 12.000 Jahren änderte sich die Ernährungssituation. Ackerbau wurde möglich, und es gelang, Nahrungsmittel, vor allem Getreide, zu erzeugen und zu verarbeiten. Die bevorzugten Nahrungsquellen wurden den heutigen durchaus ähnlich. Vor rund 10.000 Jahren gelang es auch, Wildtiere an die Lebensbedingungen der Gefangenschaft anzupassen (Domestizierung) und damit Haustiere zu halten. Milch- und Getreideprodukte sind, berücksichtigt man den Gesamtzeitraum der Menschheitsgeschichte, deshalb relativ neue Nahrungsmittel.

Der Steinzeitmensch wurde nicht alt. Eher ausnahmsweise wurde das 40. Lebensjahr erreicht. Hygienische Verhältnisse, gehäuft vorkommende Infektionskrankheiten und die unzureichende medizinische Versorgung bedingten von vornherein eine geringe Lebenserwartung.

Die Anhänger der Steinzeitdiät (Paleo-Diät, eigentlich korrekt: Paläo-Diät) sehen dies anders. Es sei eine gesunde Lebensweise. Sie argumentieren, dass das Erbgut des Menschen sich seit der Steinzeit kaum grundlegend geändert hätte. Die steinzeitliche Ernährung sei deshalb „artgerecht". Der menschliche Organismus habe mehrere Millionen Jahre benötigt, um sich perfekt anzupassen. Die Zeiträume nach der Altsteinzeit wären mit etwa 15.000 Jahren zu kurz gewesen, um den Organismus an neue Nahrungsmittel anzupassen. Es hätte immerhin 100.000 Generationen Jäger und Sammler, aber nur 500 Generationen Ackerbauer gegeben, und seit dem Beginn des Industriezeitalters hätten nur zehn Generationen gelebt. Letztlich, so meint man, wären Getreide- und Milchprodukte deshalb vergleichsweise junge Nahrungsmittel (s. auch ▶ Kap. 17 Paleo-Diät, Steinzeit Diät).

Anhänger dieser Hypothese sehen im Wandel unserer Ernährung die Ursachen für eine erhöhte Säuglingssterblichkeit, eine Zunahme der Krebs- und Infektionskrankheiten, eine verringerte Körperlänge und eine deutlich niedrigere Lebenserwartung. Auch Knochen- und Zahnschäden hätten zugenommen. Verantwortlich hierfür wäre die „nicht artgerechte" Ernährung mit nachsteinzeitlichen Nahrungsmitteln. Auf dem Markt findet man Paleo-Rezepte und Paleo-Kochbücher, über YouTube kann man Videos zum Thema herunterladen. In Berlin, und inzwischen wahrscheinlich auch in anderen Großstädten, findet man Paleo-Restaurants. Der Erfolg in Berlin hat den Besitzer zur Eröffnung eines weiteren Restaurants veranlasst.

In der Paleo-Kost oder -Diät werden Milch und Milchprodukte sowie Getreide und Getreideprodukte (Brot), industriell verarbeitete Nahrungsmittel (wie Zucker, Fertiggerichte, alkoholische Getränke) und vor dem Verzehr zu verarbeitende Lebensmittel, z. B. Oliven, gemieden. Zum Teil verzichtet man auf industriell verarbeitete Öle, da deren Omega-3- zu Omega-6-Fettsäure-Relation ungünstig sei. Im Speisekostplan findet sich Fleisch von Wildtieren, aber auch von Tieren aus Weidetierhaltung. Auf

Fleisch von Tieren aus der Massentierhaltung verzichtet man. Erlaubte Nahrungsmittel sind Fisch, Eier, Meeresfrüchte, Schalentiere, Gemüse, Obst, Pilze, Nüsse, Samen, Esskastanien, Honig, Kräuter und unverarbeitete Öle.

Die Paleo-Kost kann als ballaststoffreiche und überwiegend vegetarische Kostform gestaltet werden. Alternativ könnte auch bevorzugt Fleisch verzehrt und so eine Low-Carb-Diät praktiziert werden. Ein zu hoher Fleischverzehr in unserer Gesellschaft steht außer Zweifel. Positive Effekte sind bei einem reduzierten Fleisch- und Wurstverzehr und der Bevorzugung von qualitativ hochwertigem Fleisch anzunehmen. Ob das Meiden reiner Milch einen positiven Effekt bedingt, ist aufgrund der Datenlage fraglich. Getreide und Getreideprodukte zu meiden ist nur dann sinnvoll, wenn eine Zöliakie, eine Weizenallergie oder eine Glutensensitivität besteht. Wissenschaftlich gesicherte Erkenntnisse für einen lebensverlängernden Effekt oder die Reduktion von arteriosklerotischen und Krebserkrankungen unter der Steinzeiternährung oder Steinzeitdiät gibt es nicht. Die Paleo-Kost ist Gluten- und FODMAP-frei, was teilweise als Werbeargument genutzt wird.

Ob eines Tages der Peganismus, eine Kombination aus der Paleo-Ernährung und veganer Ernährung, als neue Trendkostform in breiter Form praktiziert wird, muss als fraglich angesehen werden.

Bevölkerungsgruppen, die als Nomaden oder Jäger und Sammler leben, haben allesamt eine Lebenserwartung zwischen 40 und 60 Jahren (Inuit, Massai, indigene Bevölkerung am Amazonas). Selbst wenn man die hohe Säuglingssterblichkeit bei diesen Naturvölkern unberücksichtigt ließe, wäre die Lebenserwartung deutlich niedriger als in den Industriestaaten.

Die von Anhängern der Paleo-Diät genannten Vorteile sind überwiegend spekulativ und wissenschaftlich unbewiesen. Die Lebenserwartung war in keinem Jahrhundert so hoch wie heute.

Fazit

Aus Erkenntnissen der Nutrigenomik könnten sich Möglichkeiten zur Lebensverlängerung und zu Anti-Aging-Maßnahmen ergeben. Noch sind die Erkenntnisse bruchstückhaft, und Experten sehen erzielbare Effekte allenfalls als gering an. Eine anhaltend knappe Ernährung mit Beginn im höheren Lebensalter dürfte beim Menschen kaum zur ausgeprägten Lebensverlängerung führen. Zweifellos sollte man auf ein akzeptables Körpergewicht achten. Der Nachweis eines lebensverlängernden Effektes ist selbst für die ovo-lakto-vegetarische Kostform nicht zweifelsfrei erbracht. Von flexi-vegetarischer Ernährung und Vollwertkostformen können bei langfristigem und konsequentem Einhalten positive Effekte auf unsere Gesundheit erwartet werden. Von der veganen Ernährung wurde bei Schwangeren, Stillenden und Kindern abgeraten. 2016 sieht ein Positionspapier aus den USA diese dann als geeignete Kostform für alle Lebensabschnitte an, wenn Vitamin B12 substituiert wird. Bei der in jüngster Zeit zunehmend populären Paleo-Kost sind die positiven hypothetischen Denkansätze nicht realistisch.

Weiterführende Literatur

Weiterführende Literatur zu den Abschn. 28.1 bis 28.3

Academy of Nutrition and Dietetics (2016) Position of the academy of nutrition and dietetics: vegetarian diets. J Acad Nutr Diet 116:1970–1980

Hussam A et al (2005) Realigning our 21st century diet and lifestyle with our hunter-gatherer genetic identity. Dir Psychiatry 25(Special Report Issue):SR1–SR10

Joost H-G (2009) Nutrigenomik – Grundlagen, Status und Perspektiven der präventiven medizinischen Anwendung. Med Welt 60:241–245

Kollath W (2005) Die Ordnung unserer Nahrung, 16. Aufl. Haug, Stuttgart

Leitzmann C et al (1999) Alternative Ernährungs-formen. Hippokrates, Stuttgart

Martin CK et al (2016) Effect of caloric restriction on mood, quality of live, sleep, and sexual function in healthy non obese adults. JAMA Intern Med 176:743–752

Martinez-Gonzales MA, Sanchez-Tainta A, Corella D et al (2014) A provegetarian food pattern and reduction in total mortality in the Prevención con Dieta Mediterránea (PREDIMED) study. Am J Clin Nutr 100:3205–3285

Michaëlsson K, Wolk A, Langenskiöld S et al (2014) Milk intake and risk of mortality and fractures in women and men: cohort studies. BMJ 349:g601

Rabast U (2010) Gesundheit, langes Leben und Er-nährung. Umschau Zeitschriften, Neustadt

Richter M, Boeing H, Grünewald-Funk D et al (2016) Vegane Ernährung. Positionspapier der Deut-schen Gesellschaft für Ernähr e. V. (DGE). Er-nähr Umsch 63:93–102

Weiterführende Literatur zu Abschn. 28.4

Bjelkovic G et al (2007) Mortality in randomized trials of antioxidant supplements for primary and secondary prevention. Systematic review and me-tanalysis. JAMA 297:842–857

Heutling D, Lehnert H (2008) Hormontherapie und Anti-Aging. Internist 49:570–580

Heyden S (2005) Antioxidantien in der Krebstherapie und Prävention der Demenz. Aktuel Ernähr Med 30

Mursu J, Robien K, Harnack LJ et al (2011) Dietary supplements and mortality rate in older women: the Iowa Women's Health Study. Arch Intern Med 171:1625–1633

Stahl W (2011) Wohltat für den Teint? Effekte sekun-därer Pflanzenstoffe auf die Haut – Nachweis und Wirkungsmechanismen. Aktuel Ernährmed 36(Supplement):1

Weiterführende Literatur zu den Abschn. 28.5 bis 28.7

Aalderink J et al (1994) Ergebnisse der Gießener Vollwert-Ernährungsstudie. Ernähr Umsch 9(41):328–335

Cordain L (2002) The paleo diet. Wiley, New York

Rochon J, Bales CW, Ravussin E et al (2011) CALE-RIE study group. Design and conduct of the cale-rie study: comprehensive assessment of the long-term effects of reducing intake of energy. J Gerontol A Biol Sci Med Sci 66A(1):97–108

Semler E (2008) Rohkost-Ernährung. Ernähr Umsch 55:280–228

Song M et al (2016) Preventable incidence and morta-lity of carcinoma associated with lifestyle factors among whites in the United States Nurses Health Study. JAMA Oncol 2:1154–1161

Stewart TM, Bhapkar M, Das S et al (2013) CALE-RIE study group. Comprehensive assessment of long-term effects of reducing intake of energy phase 2 (calerie phase 2) screening and recruit-ment: methods and results. Contemp Clin Trials 34(1):10–20

Internetadresse

Deutsche Gesellschaft für Ernährung e. V. (DGE) (2017) Zehn Regeln zur vollwertigen Ernährung. Vollwertig Essen und Trinken, die 10 Regeln der DGE). Zugegriffen am 03.04.2018

28

Kann man gesund altern?

Inhaltsverzeichnis

© Springer-Verlag GmbH Deutschland, ein Teil von Springer Nature 2022
U. Rabast, *Gesunde Ernährung, gesunder Lebensstil*, https://doi.org/10.1007/978-3-662-65230-5_29

Lässt sich unser Leben verlängern, so ist die Frage des „Wie" vorrangig. Ist es wünschenswert, unser Leben um jeden Preis zu verlängern? Ist es überhaupt möglich, gesund zu altern? Frau Prof. Dr. Lehr, unsere frühere Gesundheitsministerin, brachte es auf den Punkt: „Es ist nicht entscheidend, dem Leben Jahre zu geben, wichtiger ist es, den Jahren Leben zu geben." Bei 40 % der Senioren im häuslichen Bereich und bei 90 % der Senioren in den Rehakliniken besteht eine Mangelernährung. Zwangsläufig ist dies mit einer Reihe an Einschränkungen verbunden, die eine Verschlechterung der Lebensqualität bedingen. Wer nur eine Gehgeschwindigkeit von 80 cm pro Sekunde hat, schafft es in Deutschland nicht, die Ampel während einer Grünphase zu passieren. Untersuchungen an sogenannten Master-Athleten, Sportlern, die teilweise noch im achten Lebensjahrzehnt an Wettkämpfen teilnehmen, zeigen aber, welche Leistungen auch im hohen Alter noch möglich sind.

Auch im Alter lassen sich die Gesundheitssituation und die verbleibende Lebenserwartung beeinflussen. Bei vielen Menschen nehmen die Plastizität und damit die Anpassungsfähigkeit des Gehirns an neue Situationen erst Mitte des neunten Lebensjahrzehnts stark ab. Die Verletzlichkeit des Organismus durch Krankheit, Unfälle und Abnutzung nimmt zwar im Alter zu. Prospektive kontrollierte Kohortenstudien weisen aber auf positive Effekte der regelmäßigen Bewegung zur Einschränkung des demenziellen Risikos hin. Regelmäßige körperliche Aktivität senkt das demenzielle Risiko um 28 %. Als Anregung kann man den Rat geben, einen virtuellen Hund 30 Minuten pro Tag auszuführen. Ist die Gehgeschwindigkeit allerdings zu gering oder neigt man gar zum Stehenbleiben, wenn man ein Gespräch führt, so können dies erste Hinweise auf eine beginnende Demenz sein („Stops walking while talking"-Test). Auch minimale Änderung der Gangregelmäßigkeit können gravierende Auswirkungen haben. So verdoppelt bereits die Schritt-zu-Schritt-Variabilität um 1,7 cm das Sturzrisiko.

Bei der Ernährung von Senioren gilt es, Besonderheiten dieses Lebensabschnitts mit zu berücksichtigen. Bei den Sinneswahrnehmungen lässt mit zunehmendem Alter auch die Intensität von Geruch und Geschmack nach. Damit sinkt die Attraktivität der Nahrungsmittel, und der Appetit ist reduziert. Ein lückenhaftes Gebiss oder eine schlecht sitzende Prothese schränken die Kaufähigkeit ein und verleiten dazu, weiche Nahrungsmittel, im Sinne von Soft Food, zu bevorzugen. Die abnehmende Mobilität erschwert und ändert das Einkaufs- und Kochverhalten. Eine Anpassung an die meist andere Lebensweise und den veränderten Gesundheitszustand ist deshalb häufig erforderlich.

29.1 Sarkopenie und Frailty

Allein das allmähliche Nachlassen der Muskelkraft bedingt eine Reihe von Veränderungen im Alltagsleben. Zwischen dem 30. und 80. Lebensjahr verlieren wir 30 % der Muskelmasse. Sarkopenie (Muskelschwund) und Frailty (Gebrechlichkeit) sind sich im Alter häufig einstellende Gesundheitsprobleme. Frailty ist definiert durch körperliche Schwäche, rasche Ermüdbarkeit, verminderte Aktivität, reduzierte Gehgeschwindigkeit und unbeabsichtigten Gewichtsverlust. Liegen drei der genannten Kriterien vor, kann die Diagnose gestellt werden.

29.1.1 Verlust an Muskelmasse – was lässt sich dagegen tun?

Unsere Skelettmuskulatur benötigt Energie. Ist die Energiezufuhr unzureichend, führt dies zu Schwäche, Ermüdung, allgemeiner Kraftlosigkeit und Gewichtsabnahme. Überdies wird das Risiko für die Gebrechlichkeit erhöht. Jeder Gewichtsverlust bedingt auch den Verlust von körpereigenem Eiweiß. Bei älteren Menschen ist der Eiweißverlust bei einer Gewichtsabnahme ausgeprägter als bei jüngeren Menschen. Eine Gewichtsabnahme bei übergewichtigen Senioren bedarf deshalb einer strengen Indikation. Übergewichtige Senioren mit reduzierter Muskelmasse haben ebenso wie Pflegeheimbewohner mit einem BMI < 20 kg/m^2 ein erhöhtes Risiko, gebrechlich zu werden. Verliert ein älterer Mensch infolge einer Erkrankung Muskelmasse, so wird diese nach der Gesundung nur bedingt wieder aufgebaut.

Muskulatur besteht vor allem aus Eiweiß (Protein). Nahrungsprotein kann den Aufbau von Muskelmasse stimulieren. Tierisches Eiweiß ist wirksamer als pflanzliches, und schnell verdauliches Molkenprotein führte bei älteren Menschen zu einer ausgeprägteren Proteinsynthese als langsamer verdauliches Kasein. Für ältere Menschen sind möglicherweise die von den Fachgesellschaften für den gesunden Erwachsenen empfohlenen 0,8 g Protein/kg Körpergewicht und Tag nicht ausreichend. Beim alten Menschen ist der Bedarf höher, um die Funktionalität der Muskelmasse zu erhalten.

Die Deutsche Gesellschaft für Ernährung (DGE) hat Ende 2017 ihre Empfehlungen angepasst. Für Erwachsene bis unter 65 Jahre wird unverändert die Zufuhr von 0,8 g Protein/kg Körpergewicht pro Tag empfohlen. Für den über 65-Jährigen empfiehlt man die tägliche Zufuhr von 1 g Protein/kg Körpergewicht und Tag. In der Women's Health Study mit 24.000 Teilnehmerinnen sank bei einer höheren Eiweißzufuhr das Gebrechlichkeitsrisiko. 2013 wurden von der internationalen Arbeitsgruppe der Geriater evidenzbasierte Empfehlungen für die Proteinaufnahme im Alter veröffentlicht (PROT-AGE-Studiengruppe). Für über 65-Jährige werden 1,0–1,2 g/kg Körpergewicht, bei körperlicher Aktivität über 1,2 g/kg Körpergewicht

empfohlen. Der Bedarf kann im Krankheitsfall auf 1,2–1,5 g/kg und in schweren Fällen bis auf 2 g/kg Körpergewicht ansteigen. Die Fachgesellschaften empfehlen, die Eiweißmenge gleichmäßig über den Tag zu verteilen. Einzelne Mahlzeiten sollten mindestens 20 g Protein enthalten.

Anscheinend ist aber neben der Menge und der Güte des zugeführten Proteins auch dessen Verteilung auf die Mahlzeiten mitentscheidend. Wurden pro Tag bei drei Mahlzeiten 80 % des Proteins zur Mittagsmahlzeit verzehrt, so war die Muskelproteinsynthese ausgeprägter als bei gleichmäßiger Verteilung der Proteinmenge auf vier Mahlzeiten.

In einer kleineren Studie mit 41 Altenheim-Patienten im Alter von 75–95 Jahren bedingte die zusätzliche Gabe von 2-mal 4 g an essenziellen Aminosäuren (EAS) im Vergleich zum Placebo eine Verbesserung von Ernährungszustand und Serum-Albumin. Die tägliche körperliche Aktivität und die Handkraft nahmen zu, und der körperliche und geistige Zustand verbesserten sich. In der Kontrollgruppe blieb der Zustand unverändert, oder es kam zu Verschlechterungen. Derartige Behandlungen mit Nahrungsergänzungsmitteln sollten mit einem körperlichen Trainingsprogramm kombiniert und die vorliegenden positiven Ergebnisse in größeren Studien überprüft werden.

29.1.2 Vitamin D und Muskelmasse

Mitentscheidend für den Muskelaufbau ist die Höhe der Vitamin-D-Konzentration im Blut. Senioren weisen häufig zu niedrige Serumkonzentrationen auf. Dies kann Muskelschmerzen, Schwäche und Gangstörungen bedingen und gilt als unabhängiger Risikofaktor für das Auftreten von Stürzen. Bei zwei Dritteln der Bewohner eines Altenheims war Vitamin D im Serum deutlich erniedrigt.

Neben einem unzureichenden Verzehr Vitamin-D-haltiger Nahrungsmittel sind die unzureichende Sonnenlichtexposition und die altersbedingt herabgesetzte Vitamin-D-Synthese der Haut mitursächlich. Senioren nehmen mit der Nahrung häufig deutlich weniger als die pro Tag empfohlene Menge von 400 IE (10 µg) Vitamin D zu sich. War der Vitamin-D-Status schlecht, konnten durch zusätzliche Vitamin-D-Gabe Muskelkraft und Leistungsfähigkeit erhöht und das Sturzrisiko vermindert werden.

Wenige Nahrungsmittel, u. a. fetter Seefisch und Leber, enthalten Vitamin D. Eine Supplementierung mit 700–800 IU Vitamin D pro Tag wird empfohlen. Eine Serumkonzentration von 75 nmol/l gilt bei Senioren als optimal für den Erhalt der körperlichen Leistungsfähigkeit und zur Sturzprävention. Die Empfehlungen von DGE und Robert Bosch Institut weichen hiervon teilweise ab. Auch mit der Nahrung aufgenommene Antioxidanzien und Spurenelemente tragen zum Erhalt der Fitness bei. Sie sind enthalten in Obst, Gemüse (Beta-Karotin, Vitamin C), Pflanzenölen, Weizenkeimen, Nüssen (Vitamin E), Fisch, Fleisch, Eiern (Selen), Käse (Zink), Vollkornprodukten.

Das Risiko, in den nächsten 3–6 Jahren gebrechlich zu werden, war erhöht, wenn die Serumkonzentrationen für Karotinoide, Vitamin C, Vitamin E und Selen niedrig waren. Positive Effekte sind auch von ausreichend aufgenommenen Omega-3-Fettsäuren zu erwarten. Beinkraft und die Fähigkeit, vom Stuhl aufzustehen, letztlich die körperliche Leistungsfähigkeit, waren positiv mit dem ausreichenden Verzehr von fettem Seefisch korreliert.

29.2   Was sollten Senioren bei der Ernährung beachten?

Es gilt, für eine ausreichende Energiezufuhr zu sorgen. Auch der übergewichtige und adipöse Senior sollte hierauf achten. Er sollte nur bei einer zwingend gegebenen medizini-

schen Indikation abnehmen. Hier gilt es, auf eine ausreichende Proteinzufuhr zu achten und ein ergänzendes Krafttraining einzuplanen, um so den Verlust an Muskelmasse möglichst gering zu halten. Ein ausgeprägtes Übergewicht sollte vermieden werden. Es ist mit funktionellen Einbußen und dem Risiko der Gebrechlichkeit verbunden. Im Alter gelten BMI-Werte zwischen 22 und 30 kg/m^2 als vorteilhaft. Die Energiezufuhr sollte auf den jeweiligen BMI und die auszuübende Tätigkeit abgestimmt werden. Man rechnet mit einem durchschnittlichen Energiebedarf zwischen 24 und 36 kcal/kg Körpergewicht und Tag. Die regelmäßige Kontrolle des Körpergewichts ist zur Beurteilung der ausreichenden Energiemenge unerlässlich.

> Auch für Senioren ist der Verzehr von Lebensmitteln mit einem hohen Gehalt an Omega-3-Fettsäuren im Rahmen einer gesunden Ernährung zu empfehlen. Sie finden sich in fettem Seefisch (Lachs, Makrele, Hering). Ferner können als Pflanzenöle Walnuss- oder Rapsöl angewendet werden.

Bei unzureichender Nahrungszufuhr können Flüssigkost (Formuladiäten) oder Eiweißkonzentrate hilfreich sein. Letztlich gelten zusätzlich zu den angepassten Empfehlungen zur Energie-, Protein- und Vitamin-D-Zufuhr auch für Senioren die Empfehlungen der Fachgesellschaften für eine gesunde Ernährung.

Fazit
Im Alter sind die optimale Versorgung mit Energie und die ausreichende Proteinzufuhr wesentlich. Für über 65-Jährige ist die bislang empfohlene Menge von 0,8 g Eiweiß/kg Körpergewicht möglicherweise zu gering. Die DGE empfiehlt deshalb inzwischen 1 g Protein/kg Körpergewicht und Tag. Die Ernährung sollte abwechslungsreich sein. Um oxidative Schäden an der Muskulatur zu verhindern und damit funktionelle Verluste zu reduzie-

ren, gilt es, Nährstoffe mit antioxidativen Eigenschaften aufzunehmen. Der Verzehr von Obst und Gemüse sollte sich an den Ampelfarben, besser noch: an den Regenbogenfarben orientieren. Die optimale Versorgung mit Vitamin D ist essenziell. Die Einnahme eines Supplements ist zu empfehlen.

Korrigierbare Ernährungsprobleme sollten frühzeitig erkannt und angegangen werden. Erforderliche Unterstützung beim Essen und beim Einkaufen sollten organisiert und für eine ausreichende, dem Gesundheitszustand angepasste körperliche Aktivität gesorgt werden.

Weiterführende Literatur

Annweiler C, Schott AM, Berrut G et al (2009) Vitamin D-related in physical performance: a systematic review. J Nutr Health Aging 13:893–898

Grune T (2011) Altern in Gesundheit. Einfluss sekundärer Pflanzenstoffe auf den Alterungsprozess. Aktuel Ernährmed 36(1):36–38

Guinness Buch der Rekorde (1980, 1995, 2008, 2016)

Jagger C, Gilles C, Mascone F et al (2006) Inequalities in healthy life years in the 25 countries of the European Union in a cross-national meta-regression analysis. Lancet 372:2124–2131

Lauterbach K, Lüngen M, Stollenwerk B et al (2006) Zum Zusammenhang zwischen Einkommen und Lebenserwartung. Studien zu Gesundheit, Medizin und Gesellschaft 1/2006 (PDF)

Luy M (2006) Leben Frauen länger oder sterben Männer früher? Public Health Forum 14(50):18–20

Mackenbach JP (2006) Health inequalities: Europe in profile. UK Presidency of the EU, Rotterdam. (PDF)

Meng SJ, Yu LJ (2010) Oxidative Stress, molecular inflammation and sarcopenia. Int J Mol Sci 11:1509–1526

Mitchell R, Popham F (2008) Effect of exposure to natural environment on health. Lancet 372:1655–1660

Möllmann-Bardak A, Kilian H (2014) Armut macht krank! Der Zusammenhang von sozialer Lage und Gesundheit. Ernährungs-Umschau 61:M667–M671

Muff C, Weyers S (2010) Sozialer Status und Ernährungsqualität. Evidenz, Ursachen, und Interventionen. Ernährungs-Umschau 57:84–89

Rabast U (2008) Lebensverlängerung durch Ernährungsfaktoren. Med Welt 59:73–82

Richter-Kuhlmann E (2014) Prävention: Lebenserwartung von Männern könnte gesteigert werden. Dtsch Ärztebl 111:148

Rondanelli M, Opizzi A, Antonelli N et al (2011) Effect of essential amino acid supplementation on quality of life, amino acid profile and strength in institutionalized elderly patients. Clin Nutr 30:571–577

Rott C, d'Heureuse V, Kliegel M et al (2001) Die Heidelberger Hundertjährigen-Studie: Theoretische und methodische Grundlagen zur sozialwissenschaftlichen Hochaltrigkeitsforschung. Z Gerontol Geriatr 34:356–364

Sebastiani P, Solovieff N, Puca A (2010) Genetic signatures of exceptional longevity in humans. Science. https://doi.org/10.1126/science.1190532

Sieber CC (2009) Ein geriatrisches Syndrom im Fokus der Ernährungsmedizin. Aktuel Ernährmed 34:69–73

Statistisches Bundesamt (2007) Lebenserwartungen in Deutschland

Statistisches Bundesamt (2013) Annahmen der 10. koordinierten Bevölkerungsvorausberechnung der Bevölkerung Deutschlands bis 2050. Destatis, Wiesbaden

Volkerts D (2015) Welche Kost für wen? Aktuel Ernährmed 40(1):S32–S33

Volkerts D, Bollwein J, Diekmann R et al (2011) Die Rolle der Ernährung bei der Entstehung von Sarkopenie und Frailty. Ernährungs-Umschau 58:486–493

Internetadressen

Faust V, Psychiatrie heute. www.psychosoziale-gesundheit.net/pdf/faust1_hochbetagte.pdf. Zugegriffen am 20. 06.2018

Luy M, Bundesinstitut für Bevölkerungsforschung (2002) Warum Frauen länger leben: Erkenntnisse aus einem Vergleich von Kloster- und Allgemeinbevölkerung. Materialien zur Bevölkerungswissenschaft 106, Wiesbaden. https://www.ssoar.info/ssoar/bitstream/handle/document/33398/ssoar-2002-luy-Warum_Frauen_langer_leben_.pdf

www.wissenschaft-online.de/abo/lexikon/bio/

Serviceteil

Stichwortverzeichnis

Printed by Wilco bv, the Netherlands